Inhaltsübersicht

Checklisten der aktuellen Medizin ▰▰▰▰▰▰

Der Grundgedanke:

➤ Mediziner in Klinik/Praxis und Personal in Dialyseeinheiten benötigen – unabhängig von ihrem Ausbildungsstand – handlungsrelevante Informationen.
➤ Der Zugriff zu den Informationen soll einfach und schnell möglich sein.
➤ Die Fakten müssen dabei umfassend und konkret dargestellt werden.

Das Konzept:

➤ Ein Stichwort wird *einmal ausführlich* behandelt.
➤ Die Checklisten sind trotz der Faktenfülle handlich, kompakt und übersichtlich.
➤ Das ausführliche Sachregister mit Erklärung der verwendeten Abkürzungen ermöglicht einen raschen Informationszugriff.
➤ Die Informationen lassen sich direkt in die Praxis umsetzen.
➤ Farbliche Untergliederung erleichtert die Orientierung.

In der Checkliste Nephrologie finden Sie:

im grauen Teil:
Grundlagen und Arbeitstechniken
➤ Anamnese und klinische Untersuchung
➤ Diagnostik (Labordiagnostik, bildgebende Diagnostik mit Beispielabbildungen), Nierenbiopsie
➤ Hilfen zur Differentialdiagnose bei Hämaturie und Proteinurie

im blauen Teil:
Alle nephrologischen Krankheitsbilder und internistische Komplikationen des niereninsuffizienten Patienten
➤ Moderne Klassifikation
➤ Diagnostik und Differentialdiagnosen
➤ Konkrete Therapievorschläge mit vielen praktischen Informationen, u. a. Dosisanpassung der gängigen Pharmaka bei Niereninsuffizienz

im roten Teil:
Operative Interventionen und Nierenersatztherapie
➤ U. a. Embolisation der Niere
➤ Hämodialyse und Peritonealdialyse als „klassische Blutreinigungsverfahren" bis hin zu modernen speziellen Methoden wie Plasmapherese
➤ Nierentransplantation

Checkliste
Nephrologie

Bernd Grabensee

Unter Mitarbeit von
D. Bach, Th. Busch, St. Degenhardt, E. Flicker, P. Heering,
G. Heise, A. Hetzel, M. Hollenbeck, S. Hübner, K. Ivens, B. Klein,
M. Koch, B. Kutkuhn, J. Plum, H. Röwemeier, A. Voiculescu

75 Abbildungen in 117 Einzeldarstellungen
73 Tabellen

1998
Georg Thieme Verlag
Stuttgart · New York

Zeichnungen: Joachim und Kitty Hormann, Stuttgart

Umschlaggrafik: Cyclus DTP Loenicker, Stuttgart

Die Deutsche Bibliothek – CIP-Einheitsaufnahme

Grabensee, Bernd:
Checkliste Nephrologie : 73 Tabellen / Bernd Grabensee. – Stuttgart ;
New York : Thieme, 1998

Wichtiger Hinweis:

Wie jede Wissenschaft ist die Medizin ständigen Entwicklungen unterworfen. Forschung und klinische Erfahrung erweitern unsere Erkenntnisse, insbesondere was Behandlung und medikamentöse Therapie anbelangt. Soweit in diesem Werk eine Dosierung oder eine Applikation erwähnt wird, darf der Leser zwar darauf vertrauen, daß Autoren, Herausgeber und Verlag große Sorgfalt darauf verwandt haben, daß diese Angabe dem **Wissensstand bei Fertigstellung des Werkes** entspricht.

Für Angaben über Dosierungsanweisungen und Applikationsformen kann vom Verlag jedoch keine Gewähr übernommen werden. **Jeder Benutzer ist angehalten,** durch sorgfältige Prüfung der Beipackzettel der verwendeten Präparate und gegebenenfalls nach Konsultation eines Spezialisten festzustellen, ob die dort gegebene Empfehlung für Dosierungen oder die Beachtung von Kontraindikationen gegenüber der Angabe in diesem Buch abweicht. Eine solche Prüfung ist besonders wichtig bei selten verwendeten Präparaten oder solchen, die neu auf den Markt gebracht worden sind. **Jede Dosierung oder Applikation erfolgt auf eigene Gefahr des Benutzers.** Autoren und Verlag appellieren an jeden Benutzer, ihm etwa auffallende Ungenauigkeiten dem Verlag mitzuteilen.

Geschützte Warennamen (Warenzeichen) werden **nicht** besonders kenntlich gemacht. Aus dem Fehlen eines solchen Hinweises kann also nicht geschlossen werden, daß es sich um einen freien Warennamen handele.

© 1998 Georg Thieme Verlag, Rüdigerstraße 14, D-70469 Stuttgart
Printed in Germany

Satz und Druck: Druckhaus Götz GmbH, Ludwigsburg
Gesetzt auf CCS Textline (Linotronic 630)

ISBN 3-13-106331-9   1 2 3 4 5 6

Die Checklisten der aktuellen Medizin dienen als übersichtliche und aktuelle Informationsquelle sowie fachspezifische Gedächtnisstütze; sie sind konzipiert für den klinischen Alltag und gleichermaßen zum gezielten Nachschlagen sowie zum systematischen Lesen geeignet. In ihrer handlichen Form sind sie immer griffbereit und erlauben eine rasche Orientierung über

- wesentliche Haupt- und Nebensymptome einer Erkrankung
- notwendige und wichtige Untersuchungen zur Diagnostik
- konservative und evtl. chirurgische Therapiemöglichkeiten
- differential-diagnostische und differential-therapeutische Überlegungen bei häufigen sowie schwierigen Krankheitsbildern und Symptomen.

Die Checklisten sind vornehmlich bestimmt für
- Assistenzärzte
- fortgeschrittene Studenten in den klinischen Semestern
- Klinikärzte, die nicht auf das im einzelnen abgehandelte Fachgebiet spezialisiert sind
- niedergelassene Ärzte aller Fachrichtungen.

Die Checklisten wollen und können ein Handbuch und Lehrbuch nicht ersetzen. Zur straffen, aber nicht vereinfachenden Gliederung werden die meisten Angaben nur stichwortartig formuliert. Bewußt wurde zugunsten einer praxis- und klinikanhen Aktualität in Diagnostik und Therapie der Nachteil fehlender Literaturhinweise und der Verzicht auf die Beschreibung sehr seltener Krankheitsbilder in Kauf genommen.

Bisher sind 39 Checklisten aus dem Bereich der konservativen und operativen Medizin erschienen.

Die Checkliste „Nephrologie" ergänzt das breite Spektrum der Themata der Checklisten. Das Fachgebiet der Nephrologie hat in den letzten Jahren eine überproportional rasche Entwicklung in Diagnostik und Therapie erfahren. Wir sind aufgrund der sehr sorgfältigen Bearbeitung dieses Themas durch kompetente Autoren überzeugt, daß auch dieser Band die bisherigen Erfolge der Checklisten fortsetzt.

Unverändert sind wir dem Georg Thieme Verlag, insbesondere Herrn A. Hauff, Frau Dr. Bettina Hansen und Frau Eva-Cathrin Schulz für die tatkräftige Förderung und Organisation dieses Konzeptes zu Dank verpflichtet.

Herne, im Juni 1998   Alexander Sturm

Anschriften

Autor

Prof. Dr. B. Grabensee
Medizinische Universitätsklinik
Klinik für Nephrologie und
Rheumatologie
Moorenstr. 5, 40225 Düsseldorf

Mitarbeiter

Priv.-Doz. Dr. D. Bach
Abtlg. Nephrologie/Dialyse
Städt. Kliniken Krefeld
Luther Platz 40, 47805 Krefeld

Dr. Th. Busch
Facharzt für Innere Medizin –
Schwerpunkt Nephrologie
Konstantinstr. 3, 47441 Moers

Dr. St. Degenhardt
Dialyseeinrichtung Nettetal
Sassenfelder Kirchweg, 41334 Nettetal

Dr. E. Flicker
Akademisches Lehrkrankenhaus
Klinikum Lippe-Detmold
Röntgenstr. 18, 32756 Detmold

Prof. Dr. P. Heering
Medizinische Universitätsklinik
Klinik für Nephrologie und
Rheumatologie, Moorenstr. 5
40225 Düsseldorf

Frau Dr. G. Heise
Medizinische Universitätsklinik
Klinik für Nephrologie und
Rheumatologie
Moorenstr. 5, 40225 Düsseldorf

Dr. G. A. Hetzel
Medizinische Universitätsklinik
Klinik für Nephrologie und
Rheumatologie
Moorenstr. 5, 40225 Düsseldorf

Priv.-Doz. Dr. M. Hollenbeck
Medizinische Universitätsklinik
Klinik für Nephrologie und
Rheumatologie
Moorenstr. 5, 40225 Düsseldorf

Frau Dr. S. Hübner
Medizinische Universitätsklinik
Klinik für Nephrologie und
Rheumatologie
Moorenstr. 5, 40225 Düsseldorf

Frau Priv.-Doz. Dr. K. Ivens
Medizinische Universitätsklinik
Klinik für Nephrologie und
Rheumatologie
Moorenstr. 5, 40225 Düsseldorf

Frau Dr. B. Klein
Medizinische Universitätsklinik
Klinik für Nephrologie und
Rheumatologie
Moorenstr. 5, 40225 Düsseldorf

Priv.-Doz. Dr. M. Koch
Nephrologisches Zentrum Mettmann
Gartenstr. 8, 40822 Mettmann

Prof. Dr. B. Kutkuhn
Akademisches Lehrkrankenhaus
Dormagen
Dr. Geldmacher-Str. 20
41540 Dormagen

Priv.-Doz. Dr. J. Plum
Medizinische Universitätsklinik
Klinik für Nephrologie und
Rheumatologie
Moorenstr. 5, 40225 Düsseldorf

Frau Dr. H. Röwemeier
Medizinische Universitätsklinik
Klinik für Nephrologie und
Rheumatologie
Moorenstr. 5, 40225 Düsseldorf

Frau Dr. A. Voiculescu
Medizinische Universitätsklinik
Klinik für Nephrologie und
Rheumatologie
Moorenstr. 5, 40225 Düssldorf

Herausgeber

Prof. Dr. med. Felix Largiadèr
Vorsteher des Departments
Chirurgie und Direktor der
Klinik für Viszeralchirurgie
Universitätsspital, CH-8091 Zürich

Prof. Dr. med. Alexander Sturm
Ärztlicher Direktor des Universitäts-
klinikums Marienhospital
Ruhr-Universität Bochum
D-44625 Herne

Dr. med. Otto Wicki
Spezialarzt FMH für Chirurgie
CH-6707 Iragna

Die Checkliste Nephrologie soll das breite Spektrum der Themen von mittlerweile 39 Checklisten sinnvoll ergänzen. Im vorliegenden Band wird zum Ausdruck gebracht, daß die moderne klinische Nephrologie ein unverzichtbarer Bestandteil der Inneren Medizin ist. Es wird deutlich gezeigt, daß die Nephrologie nicht auf die Dialyse begrenzt ist, sondern daß zu ihren Inhalten unterschiedliche akute und chronische Nierenparenchymerkrankungen ebenso zählen wie zahlreiche immunologische, metabolische und maligne Systemerkrankungen, bei welchen das Ausmaß der Nierenbeteiligung von großer Bedeutung für den Verlauf der Erkrankung ist. Verschiedene Formen der Hypertonie, Störungen des Elektrolyt-, Wasser- und Säurebasenhaushaltes werden ebenso dargestellt wie zahlreiche akute und chronische durch Pharmaka induzierte Störungen der Nierenfunktion. Bei der Betreuung von Patienten mit chronischer Niereninsuffizienz treten zunehmend endokrine und metabolische Störungen, die den gesamten Organismus betreffen in den Vordergrund. Dies wird in entsprechenden Kapiteln dargestellt. Die Nierenersatztherapieverfahren wie Hämodialyse, Peritonealdialyse, kontinuierliche Hämodialyse- und Hämofiltration sowie andere extrakorporale Verfahren wie z. B. Plasmapherese und Immunadsorption werden dargestellt. Mit den differenzierten Einsatz dieser Verfahren kommt dem Nephrologen eine wichtige Aufgabe innerhalb der Inneren Medizin und insbesondere der Internistischen Intensivmedizin zu. Die Nierentransplantation ist ein Bereich, ohne den moderne klinische Nephrologie nicht denkbar ist.

Entsprechend den praktischen Bedürfnissen ist die Checkliste in 3 Teile gegliedert. Der erste Teil (graue Balken) befaßt sich mit der aktuellen Diagnostik im Bereich der Nephrologie einschließlich bildgebender Verfahren und Funktionsuntersuchungen.

Der zweite Teil (blaue Balken) beschreibt möglichst vollständig Krankheitsbilder, unter Einbeziehung breiter Differentialdiagnose und akuter Therapie. In diesem Abschnitt werden auch die zahlreichen internistischen Komplikationen des chronisch niereninsuffizienten Patienten behandelt.

Der dritte Teil (rote Balken) enthält kurze Beschreibungen wichtiger operativer Interventionen bei Nieren- und Hochdruckerkrankungen und stellt darüber hinaus die Verfahren zum Nierenersatz und zur Elimination einschließlich aktueller Indikationen dar. Zuletzt wird der derzeitige Stand der Nierentransplantation aufgezeigt.

Die Auswahl und der Umfang der vorliegenden Kapitel entspricht der Bedeutung der diagnostischen Maßnahmen, der dargestellten Erkrankungen und der therapeutischen Möglichkeiten. Dabei spielen langjährige klinische Erfahrung und persönliche Meinung des Autors eine nicht unerhebliche Rolle.

Die wichtigen für die nephrologische Diagnostik unabdingbaren Röntgenbilder verdanke ich Herrn Prof. Dr. U. Mödder und Herrn Dr. M. Cohnen (Institut für Diagnostische Radiologie, Medizinische Univ.-Klinik Düsseldorf). Die Abbildungen der Nierenbiopsien steuerte Herr Prof. Dr. U. Helmchen (Kerninstitut für Pathologie der Univ. Hamburg) bei. Beiden gilt mein Dank nicht nur für das Bildmaterial, sondern für die jahrelange, für den Nephrologen unverzichtbare Kooperation. Dank gilt meinen im einzelnen aufgeführten Mitarbeitern, die wesentlichen Anteil an der vorliegenden Checkliste hatten.

Nicht zuletzt bedanke ich mich sehr bei den Verantwortlichen des Georg Thieme Verlages, die die Darstellung der Nephrologie in einer Checkliste ermöglichten. Hier möchte ich neben den Herren A. Hauff und Dr. A. Bob vor allem Frau Dr. Bettina Hansen und Frau Eva-Cathrin Schulz danken, ohne deren tatkräftige Unterstützung, stetiges Drängen und sachkundige Beratung dieses Buch nicht entstanden wäre.

Düsseldorf, im April 1998   Bernd Grabensee

Vorbemerkungen zu Anamnese und klinischen Befunden

➤ Anamnese und klinische Befunde sind ebenso wie in anderen Bereichen der Inneren Medizin auch in der Nephrologie wesentliche Säulen der Diagnostik und sind unverzichtbar vor dem Einsatz technischer Untersuchungen (Labor, Bildgebung usw.).
➤ Unvoreingenommene ausführliche Anamnese und Erhebung klinischer Untersuchungsbefunde vor dem Hintergrund der Kenntnis des gesamten internistisch-nephrologischen Spektrums kann nicht nur entscheidend für die Diagnose sein, sondern trägt dazu bei, weitere technische Untersuchungen begrenzt und gezielt einzusetzen. Die internistisch-neurologische klinische Untersuchung ist von immenser Bedeutung, da Erkrankungen der Niere sich sehr selten am Organ selbst manifestieren (z.B. Pyelonephritis, Nierensteinkolik), sondern meist von klinischen Zeichen außerhalb der Niere geprägt sind.

Grundlagen der Anamnese

➤ Die Anamnese dient zum einen dazu, ein umfassendes Bild über das aktuelle Krankheitsgeschehen und frühere Erkrankungen sowie über die Gesamtsituation des Patienten in seinem sozialen und beruflichen Lebensraum zu erhalten. Zum anderen dient sie dazu, ein Vertrauensverhältnis zwischen Arzt und Patient aufzubauen. Letzteres ist in der Nephrologie von besonderer Bedeutung, da der Patient meist mit unklaren Vorstellungen über seine Erkrankung und großer Angst vor einschneidenden Maßnahmen wie z.B. Nierenbiopsie oder Dialysebehandlung zum Nephrologen geschickt wird.
➤ Eine **schematische Einteilung** der Anamnese ist sinnvoll in:
  1. Aktuelle Erkrankung.
  2. Frühere Erkrankungen.
  3. Medikamentenanamnese.
  4. Vegetative Anamnese.
  5. Sozial-Berufsanamnese.
  6. Familienanamnese.

1. Aktuelle Erkrankung

➤ **Allgemein:** Art und Lokalisation der Beschwerden, erstmaliges Auftreten, Abhängigkeit der Beschwerden von äußeren Umständen und Ausmaß der Beeinträchtigung des Allgemeinbefindens.
➤ **Koliken:** Unmittelbar auf die Niere bezogene Beschwerden stellen sich als kolikartige Nierenschmerzen mit Ausstrahlen in die Genitalregion und/oder Innenseite des Oberschenkels dar. Meist treten sie auf infolge:
  – Nephrolithiasis.
  – Papillennekrose (Analgetikaabusus).
  – Koagelbildung bei Hämaturie (Nierenzellkarzinom, Uroepithelkarzinom, hämorragische Diathese, Niereninfarkt, Nierenvenenthrombose, IgA-Glomerulonephritis u.a.).
  – Intermittierende Hydronephrose.
  – Kolikartige Nierenschmerzen können auch bei Zustand nach urologischer Instrumentation oder nach Nierenbiopsie mit Hämaturie auftreten.

1.1 Anamnese

➤ Auf die Niere bezogene nichtobstruktive Nierenschmerzen treten als **Dauer-schmerz mit oder ohne Fieber** auf:
  – Bei fieberhaften Patienten besteht der Hinweis auf Pyelonephritis, infizierte Hydronephrose oder pararenalen Abszeß.
  – Bei nichtfieberhaften Patienten und Nierendauerschmerz muß an Kapsel-dehnungsschmerz infolge Nierenvenenthrombose, subkapsulärem Häma-tom (z. B. nach Trauma oder infolge Antikoagulation oder Thrombozytope-nie) ebenso gedacht werden wie an Glomerulonephritiden, Einblutung in Nierentumoren oder Nierenzysten oder an einen Niereninfarkt.
  – Das sogenannte „Loin pain hematuria"-Syndrom bei jungen Frauen, meist unter oralen Kontrazeptiva, mit Hämaturie und wiederholten Schmerzattak-ken in der Lendenregion (Vasospasmen der Nierenarteriolen?) ist extrem sel-ten.
➤ **Extrarenale Symptome** können auf die aktuelle Nierenerkrankung hinweisen. Dazu gehören z. B.:
  – Hodenschmerz, Hautveränderungen und/oder Gelenkbeschwerden und all-gemeine Abgeschlagenheit bei Vaskulitiden.
  – Deutliche Ödeme beim Nephrotischen Syndrom.
  – Kopfschmerzen und Sehstörungen bei Hypertonie.
  – Polyneuropathische Beschwerden bei diabetischer Nephropathie.
  – Nicht selten kommt schmerzfreie Makrohämaturie bei polyzystischer Nie-renerkrankung oder bei IgA-Glomerulonephritis vor.
➤ **Urämie:** Deutliche Beeinträchtigung des Allgemeinbefindens bei Urämie ist nur durch gezielte Fragen eruierbar, z. B. nach: Magen-Darm-Symptomatik, Müdig-keit, verändertem Schlaf-Wachrhythmus mit tagsüber häufigem Einschlafen und nachts Schlaflosigkeit.
◨ *Beachte:* Nicht selten ist die aktuelle Erkrankung für den Patienten nicht nach-vollziehbar, da er zunächst mit pathologischen Laborbefunden wie z. B. Protein-urie, Hämaturie und/oder Erhöhung des Serumkreatinins überwiesen wird.

2. Frühere Erkrankungen

➤ Früher erfaßte und als harmlos angesehene Proteinurien und Hämaturien und/ oder Blutdruckerhöhungen (häufig als situativ gedeutet).
➤ **Vorhergehende Erkrankungen des Herz-Kreislaufsystems**, wie Schlaganfall und Herzinfarkt, als Hinweis auf allgemeine Arteriosklerose und langjährige Hy-pertonie.
➤ **Kinderkrankheiten** und andere Infektionen als Hinweis auf symptomarme Glo-merulonephritiden.
➤ **Maligne Erkrankungen** als Hinweis auf Nierenbeteiligung:
  – Entweder mit direktem Befall (z. B. seltener Nierenbefall bei malignem Lymphom).
  – Als Paraneoplasien (z. B. Glomerulonephritis bei kleinzelligem Bronchialkar-zinom und anderen Karzinomen, sowie bei malignen Lymphomen).
➤ Frühere Bestrahlungen oder Chemotherapien mit möglicher Nierenschädigung.
➤ Augen-, Hals-, Nasen-, Ohren-, Haut- und rheumatische Erkrankungen als Hin-weis für Systemerkrankungen mit Nierenbeteiligung.
➤ Viruserkrankungen mit Persistenz und Nierenbeteiligung wie z. B. HIV-Infek-tion, Hepatitis B und C.

➤ Langjährige Stoffwechselerkrankungen wie Diabetes mellitus, bei denen der Patient ebensowenig einen Zusammenhang zu späteren Nierenerkrankungen sieht, wie bei chronisch entzündlichen Darmerkrankungen (z. B. Amyloidose mit Nierenbeteiligung bei Morbus Crohn).

3. Medikamentenanamnese

➤ Eine genaue Medikamentenanamnese ist für die Diagnose von Nierenerkrankungen von entscheidender Bedeutung, da es eine sehr große Zahl durch Pharmaka induzierte Nierenerkrankungen gibt, die in Symptomatik und auch im histologischen Befund ohne Kenntnis der Medikamentenanamnese nicht von genuinen Nierenerkrankungen zu unterscheiden sind (z. B. Glomerulonephritis, interstitielle Nephritis).

➤ Pharmaka, die eine Glomerulonephritis hervorrufen, die morphologisch nicht von einer primären (z. B. membranösen oder minimal change) Glomerulonephritis unterscheidbar ist. Dazu gehören z. B. Gold, D-Penicillamin bzw. nichtsteroidale Antiphlogistika.

➤ Zahlreiche Pharmaka, die für eine akute interstitielle Nephritis verantwortlich sind, werden im Kapitel akute interstitielle Nephritis dargestellt (s. S. 268).

➤ Pharmaka, die zu einer chronischen interstitiellen Nephritis führen, sind fast ausschließlich Analgetika wie früher Phenacetin, heute Paracetamol meist in Kombination mit Koffein (hohes Suchtpotential), und seltener Aspirin oder nichtsteroidale Antiphlogistika.

➤ Pharmaka, die einen systemischen Lupus erythematodes induzieren (ANA positiv, Anti-DNA-Ak negativ): Procainamid, Chinidin, Hydralazin, α-Methyldopa, Carbamazepin, Isoniazid u. a.

➤ Pharmaka, die ein Akutes Nierenversagen bewirken, wie z. B. nichtsteroidale Antiphlogistika, Antibiotika (Cephalosporine, Aminoglykoside u. a.), Zytostatika (Cis-Platin, Methotrexat, Methyl-CCNU, Hydroxy-UREA u. a.), Röntgenkontrastmittel, Pharmaka, die Myolyse oder Hämolyse bewirken (siehe Akutes Nierenversagen S. 258).

➤ Pharmaka, die zu deutlichen Störungen des Elektrolyt- und Säure-Basenhaushaltes führen:
   – Hypokaliämie infolge Schleifendiuretika und Thiaziden.
   – Hyperkaliämie infolge kaliumsparender Diuretika und Aldosteronantagonisten, häufig in Kombination mit ACE-Hemmern oder AT_1 Rezeptorantagonisten.
   – Hypernatriämie infolge Salzzufuhr (Bikarbonattherapie, hypertone Natriumlösung bei Niereninsuffizienz).
   – Hyponatriämie durch Diuretika, antineoplastische Pharmaka und viele andere.
   – Hyperkalzämie infolge Vitamin D-Überdosierung.
   – Hypokalzämie infolge Schleifendiuretika.
   – Metabolische Alkalose infolge Schleifendiuretika.
   – Metabolische Azidose infolge Karboanhydratasehemmern, oder als Laktatazidose (z. B. Biguanide, Salicylate u. a.).

➤ Zahlreiche Pharmaka, die bei bestehender Einschränkung der Nierenfunktion mannigfache Veränderungen hervorrufen, sind anamnestisch zu erfragen, wie z. B. seltene ZNS-Symptome bei hochdosierter Gabe von Penicillinen, Schwindel und Eßstörungen bei Aminoglykosiden, Myositis bei Fibraten, Hypoglykämien bei oralen Antidiabetika und Polyneuropathie infolge Nitrofurantoin.

4. Vegetative Anamnese

➤ **Gewicht und Größe:**
- Schnelle Gewichtsschwankungen bei Nierenerkrankungen und Ödemen.
- Starker Gewichtsverlust infolge Anorexia nervosa oder Bulimie mit hypokaliämischer Alkalose und Niereninsuffizienz.

➤ **Appetit:** Eingeschränkt bei zunehmender Niereninsuffizienz.

➤ **Durst:**
- Polydipsie bei Diabetes insipidus.
- Wenig Durst als Hinweis für Exsikkose und Akutes Nierenversagen (häufig bei alten Patienten).

➤ **Erbrechen:** Hinweis auf Wasser- und Elektrolytstörungen bis zur hypokaliämischen Alkalose oder hypovolämischem Akutem Nierenversagen.

➤ **Stuhlgang:**
- Durchfälle bei Urämie oder Systemerkrankungen mit Nierenbeteiligung, wie z.B. Amyloidose.
- Obstipation infolge Exsikkose oder infolge Pharmaka, wie z.B. kalziumhaltige Phosphatbinder bei chronischer Niereninsuffizienz.

➤ **Miktion:** Pollakisurie, Dysurie und Nykturie als Hinweis für Harnwegsinfektion oder Störung des Harnabflusses, z.B. bei Prostataerkrankungen.

➤ **Menarche, Menses, Menopause, Geburten:** Hier finden sich oft Hinweise für eine Disposition zu Nierenerkrankungen, z.B. Pyelonephritis oder Präeklampsie bei vorbestehender Nierenerkrankung in der Schwangerschaft.

➤ **Schlaf:** Gestört bei zunehmender Urämie.

➤ **Husten:** Z.B. infolge Einnahme von ACE-Hemmern, Lungenbeteiligung bei Systemerkrankungen wie Morbus Boeck (Sarkoidose) oder immunologischen Systemerkrankungen mit pulmorenalem Syndrom.

➤ **Auswurf:** Hinweis für Infektion bei immunsuppressiver Therapie unterschiedlicher Nierenerkrankungen.

➤ **Fieber:** Symptom von infektiösen Nierenerkrankungen, immunologischen Systemerkrankungen oder als B-Symptomatik bei malignen Erkrankungen mit Nierenbeteiligung.

➤ **Schweißneigung:** Bei unterschiedlichen Hypertonieformen, oder als Symptomatik bei malignen Lymphomen und Nierenbeteiligung.

➤ **Dyspnoe:**
- Asthma bronchiale bei Churg-Strauß-Syndrom.
- Hinweis auf zunehmende renale Anämie.
- Hinweis auf interstitielles Lungenödem infolge Niereninsuffizienz.

➤ **Hautjucken:** Z.B. Hinweis auf ausgeprägten sekundären Hyperparathyreoidismus.

➤ **Noxen:**
- *Alkohol:* Mehr als 40–60 g/d kann zu Hypertonie führen, bzw. eine bestehende Hypertonie verstärken.
- *Nikotin:* Neben dem Risiko für Arteriosklerose und Malignomentstehung ist eine Beeinträchtigung der Nierenfunktion und Hypertonieverstärkung eindeutig nachgewiesen.

5. Sozial- und Berufsanamnese

➤ Exposition gegenüber Schadstoffen mit Nephrotoxizität (z.B. Halogenkohlen-wasserstoffe wie Tetrachlorkohlenstoff u.a.).
➤ Das soziale Umfeld ist entscheidend bei der Planung der Nierenersatztherapie, z.B. Heimdialyse, Transplantation mit Verwandten- oder Nichtverwandten (Ehe- oder Lebenspartner können bei Blutgruppengleichheit spenden).

6. Familienanamnese

➤ Darunter fällt z.B. die essentielle Hypertonie, Diabetes mellitus Typ II, arterio-sklerotische Komplikationen, polyzystische Nierenerkrankung, Alport-Syn-drom, familiäres Mittelmeerfieber mit Amyloidose und zahlreiche seltene here-ditäre Nierenerkrankungen (s. hereditäre Nierenerkrankungen S. 231 ff).

1.2 Klinische Untersuchung

Grundlagen

➤ **Vorbemerkungen** zur klinischen Untersuchung s. Anamnese S. 1.
➤ Der nephrologische Patient bedarf wie jeder internistische Patient einer ausführlichen Untersuchung mit Inspektion, Palpation, Perkussion, Auskultation und klinischen Funktionsmessungen.
➤ Die Niere selbst bietet nur selten klinische Symptome mit Hinweisen auf Erkrankungen wie z.B. Klopf- und Palpationsschmerz bei Pyelonephritis oder Inspektions- und Palpationsbefund bei polyzystischer Nierenerkrankung.
➤ Zahlreiche Befunde an extrarenalen Organsystemen geben einen klinischen Hinweis auf nephrologische Erkrankungen. In diesem Rahmen soll keine Darstellung der Technik klinisch-internistischer und neurologischer Untersuchungen erfolgen, sondern im folgenden soll auf typische, mit Nierenerkrankungen in Zusammenhang stehende Befundkonstellationen hingewiesen werden, die an unterschiedlichen Organsystemen klinischer Untersuchung zugänglich sind.

Allgemeine Inspektion

➤ **Ethnischer Hintergrund:**
  – Z.B. Amyloidose bei familiärem Mittelmeerfieber bei Türken, Armeniern und Juden.
  – Makrohämaturien bei Afrikanern mit Papillennekrose und Niereninsuffizienz infolge Sichelzellanämie.
  – Nephrotisches Syndrom bei Einwohnern von Malaria (Quartana)-Endemiegebieten (z.B. Westafrika).
➤ Sattelnase und Ulzera im Nasen-Sinusbereich bei Wegener-Granulomatose und relapsierender Polychondritis, jeweils mit Glomerulonephritis.
➤ Fokaler Schwund des subkutanen Fettgewebes, zum Teil mit umschriebener Hyperplasie (partielle Lipodystrophie) bei membranoproliferativer Glomerulonephritis mit C_3-Nephritisfaktor.
➤ Onychoosteodysplasie (Dysplasie der Nägel und der Patella) bei nail-patellasyndrom mit Glomerulonephritis und Nephrotischem Syndrom (Texturanomalien der glomerulären Basalmembran).
➤ Spina bifida ist nicht selten mit Doppelureter, Hufeisenniere, Hydronephrose und Harnwegsinfektionen vergesellschaftet.
➤ Proportionierter Minderwuchs als Hinweis für kongenitiale oder frühkindlich erworbene Nierenerkrankung, oft mit abnormem Zahnwuchs. Dysproportionierte Größenminderung („Sitzzwerg") bei ausgeprägtem primärem oder sekundärem Hyperparathyreoidismus und Ostitis fibrosa.

Augen

➤ Keratokonjunktivitis bei systemischem Lupus erythematodes und Wegener-Granulomatose (DD Morbus Reiter), Keratokonjunktivitis sicca bei Sjögren-Syndrom.
➤ Episkleritis, Skleritis bei Wegener-Granulomatose und Polychondritis.
➤ Uveitis bei Sarkoidose und Morbus Behçet und bei einer besonderen Form der tubulointerstitiellen Nephritis (TINU-Syndrom).
➤ Iridozyklitis bei rheumatischen Erkrankungen mit Nierenbeteiligung.
➤ Katarakte bei längerer höherdosierter Kortikoidtherapie oder selten beim Alport-Syndrom.

➤ Typische Augenhintergrundbefunde bei: Diabetischer Nephropathie, maligner Hypertonie, Hyperviskositätssyndrom bei Paraproteinämie, Cholesterinembolien.

Hals, Nasen, Ohren

➤ Ulzerierende Veränderungen in Mund und Nebenhöhlen bei Wegener-Granulomatose.
➤ Nasen- und Ohrenveränderungen bei Polychondritis.
➤ Gingivahyperplasie bei Therapie mit Ciclosporin A und Nifedipin.
➤ Parotisschwellung und trockene Schleimhäute bei Sjögren-Syndrom.
➤ Mundsoor bei immunsupprimierten Patienten (HIV-Infektion oder immunsuppressive Therapie).
➤ Gichttophi im Bereich der Ohren.
➤ Blau-livide verfärbtes Ohr mit Konsistenzverlust („floppy ear") zum Teil mit Kehlkopf- und Trachealkollaps bei relapsierender Polychondritis (mit nekrotisierender Glomerulonephritis).
➤ Innenohrschwerhörigkeit beim Alport-Syndrom.

Haut

➤ Hautveränderungen infolge ausgeprägter Ödeme bei nephrotischem Syndrom und bei chronischer Niereninsuffizienz.
➤ Blaß-bräunliche Hautveränderungen bei chronischer Niereninsuffizienz und renaler Anämie.
➤ Erysipel, Impetigo oder superinfizierte Wunden als Ursache einer Poststreptokokken-Glomerulonephritis.
➤ Kutanes B-Zell-Lymphom (z. B. Sézary-Syndrom, Mycosis fungoides), häufig vergesellschaftet mit IgA-Glomerulonephritis.
➤ Livide nekrotische Knoten der Haut und Livedo reticularis bei Cholesterinembolien (meist nach diagnostischen und therapeutischen Eingriffen an Arterien mit schwerer ulzerierender Arteriosklerose), oft mit Hypertonie und Niereninsuffizienz (renovaskuläre Hypertonie).
➤ Osler-Knoten bei bakterieller Endokarditis mit begleitender Glomerulonephritis.
➤ Raynaud-Phänomen bei immunologischen Systemerkrankungen mit Nierenbeteiligung (z. B. progressive systemische Sklerose, systemischer Lupus erythematodes, Kryoglobulinämie).
➤ Zyanose und Akrennekrose bei Kälteexposition infolge Kryoglobulinämie.
➤ Schmetterlingserythem und makulopapulöse Exantheme an sonnenexponierten Stellen bei systemischem Lupus erythematodes.
➤ Petechien mit Thrombozytopenie bei Hämolytisch-urämischem Syndrom und bei thrombotisch-thrombozytopenischer Purpura (HUS/TTP), mit normaler Thrombozytenzahl bei Purpura Schoenlein-Henoch mit IgA-Nephritis.
➤ Kutane Vaskulitis mit palpabler Purpura, Papeln, Urtikaria, Bullae und exulzerierende Knoten bei Glomerulonephritis im Rahmen immunologischer Systemerkrankungen (Purpura Schoenlein-Henoch, Wegener-Granulomatose, mikroskopische Polyangiitis, Churg-Strauß-Vaskulitis u. a.).
➤ Hautveränderungen mit Atrophie und Fibromen, zum Teil Übergang in Hautkarzinome bei Patienten nach Nierentransplantation und Langzeittherapie mit Immunsuppressiva.

➤ Viruswarzen bei Patienten mit Langzeitimmunsuppression.
➤ Herpes zoster und Herpes simplex bei immunsupprimierten Patienten mit immunologischen Nierenerkrankungen oder nach Nierentransplantation.

Leber, Milz, Lymphknoten

➤ Ikterus und Niereninsuffizienz bei Leptospirose (Morbus Weil).
➤ Leberzirrhose kann mit IgA-Glomerulonephritis vergesellschaftet sein.
➤ Zeichen der chronischen Hepatitis bzw. Leberzirrhose bei Dialysepatienten mit chronischer Hepatitis B oder C.
➤ Kryglobulinämie mit membranopoliferativer Glomerulonephritis meist bei Hepatitis C.
➤ Akutes Nierenversagen bei fortgeschrittener hydropischer Leberzirrhose (hepatorenales Syndrom).
➤ Splenomegalie bei systemischem Lupus erythematodes, Malaria, infektiöser Endokarditis, Amyloidose, lymphatischen Systemerkrankungen, paraneoplastische Glomerulonephritis bei Morbus Hodgkin und bei Non-Hodgkin-Lymphomen.
➤ Tastbare Lymphknotenvergrößerungen bei Morbus Hodgkin und Non-Hodgkin-Lymphomen mit paraneoplastischer Glomerulonephritis und bei Morbus Boeck (Sarkoidose) mit Nierenbeteiligung.
➤ Infektiöse Erkrankungen mit Lymphknotenvergrößerungen bei immunsupprimierten Patienten z. B. nach Nierentransplantation.

Gastrointestinaltrakt

➤ Glomerulonephritis bei Patienten mit Morbus Crohn oder Colitis ulcerosa und intestinaler Bypassoperation.
➤ Systemische Amyloidose bei Morbus Crohn.
➤ IgA-Glomerulonephritis bei Zöliakie.
➤ Divertikulose und Divertikulitis bei bis zu 80 % der Patienten mit polyzystischer Nierenerkrankung.
➤ Obere und/oder untere Gastrointestinalblutungen sind häufiger bei Patienten mit chronischer Niereninsuffizienz vor allem infolge Ösophagitis, peptischer Ulzera, ischämischer Kolitis, Divertikulose, Divertikulitis und Angiodysplasie (in allen Bereichen des Gastrointestinaltraktes). Die Blutungsneigung wird verstärkt durch eine urämische Koagulopathie.
➤ Alle Erkrankungen des Gastrointestinaltraktes, welche mit ausgeprägten Durchfällen einhergehen, können zu Akutem Nierenversagen infolge Wasser- und Elektrolytverlust führen.
➤ Akute Pankreatitis kann Ursache eines akuten Nierenversagens sein. Sie kommt häufiger bei Patienten mit chronischer Niereninsuffizienz und Dialysetherapie und nach Nierentransplantation (vor allem bei hohen Steroiddosen) vor.

Herz und Gefäße

➤ Nierenembolien mit renovaskulärer Hypertonie bei Patienten mit absoluter Arrhythmie und Vorhofflimmern.
➤ Akute Glomerulonephritis bei bakterieller Endokarditis.
➤ Akutes Nierenversagen bei schwerer Herzinsuffizienz und nach Myokardinfarkt.
➤ Nephrotisches Syndrom bei Perikarditis constrictiva.

Methoden und Indikationen

➤ **Gelegenheits-Blutdruckmessung:**
  - *Methode:* Die Gelegenheits-Blutdruckmessung entspricht Einzelmessungen durch den Arzt oder Assistenzpersonal und wird auch „Praxisblutdruck" genannt.
  - *Indikationen:*
    • Im Rahmen jeder körperlichen Untersuchung.
    • Zur Therapiekontrolle bei arterieller Hypertonie.
    • Bei Erstdiagnose einer arteriellen Hypertonie mit Blutdruckmessung an beiden Armen und palpatorisch am Bein zum Ausschluß einer Aortenisthmusstenose.
  - *Vorteile:* Die Gelegenheits-Blutdruckmessung ist problemlos, schnell und preiswert durchzuführen und als Screeningmethode geeignet.
  - *Nachteile:* Bei 15–20% der Patienten werden deutlich höhere Werte gemessen als in Alltags-Situationen vorliegen, man bezeichnet dies als „Weißkittel-Effekt" bzw. „Weißkittel-Hypertonie", s.u.
➤ **Blutdruck-Selbstmessung:**
  - *Methode:* Die Patienten führen regelmäßig (2–3 × täglich) Blutdruckmessungen aus und protokollieren diese Werte.
  - *Indikationen:*
    • Bei Patienten mit nachgewiesener „Weißkittel-Hypertonie".
    • Bei sehr schwankenden Blutdruckwerten und schwer zuzuordnenden Beschwerden unter Therapie (Kopfschmerzen, Orthostasestörungen etc.).
    • Bei Patienten mit wechselndem Antihypertensiva-Bedarf. Dies sind häufig nephrologische Patienten z.B. unter Dialysebedingungen.
    • Bei allen Patienten mit behandelter Hypertonie.
  - *Vorteile:* Gute Beurteilung der Blutdruckeinstellung unter Alltagsbedingungen, kein „Weißkittel-Effekt" und Verbesserung der Patienten-Mitarbeit (Compliance), da der Patient den Effekt der Medikation beobachten kann.
  - *Nachteil:* Keine Erfassung nächtlicher Blutdruckwerte.
➤ **Nichtinvasive 24-Stunden-Blutdruckmessung:**
  - *Methode:* Durch vollautomatische, kleine, tragbare Geräte wird der Blutdruck tagsüber in 15–20minütigen, nachts in 30minütigen Intervallen auskultatorisch oder oszillometrisch gemessen und gespeichert. Man erhält ein Tagesprofil des Blutdrucks (vgl. S. 15).
  - *Indikationen:*
    • Einmalige 24-Stunden-Blutdruckmessung bei jeder neu diagnostizierten Hypertonie zum Ausschluß einer nicht behandlungsbedürftigen „Weißkittel-Hypertonie".
    • Bei schwer einstellbarer Hypertonie (Über- oder Untertherapie? Ungünstige Wirkdauer der verordneten Antihypertensiva? Ungünstiger Dosierungsabstand?) wird ggf. mehrfach über 24 h der Blutdruck gemessen.
    • Bei sekundären Hypertonien zur Erfassung nächtlicher hypertensiver Blutdruckwerte und zur Therapie-Kontrolle.

2.1 Nichtinvasive Blutdruckmessung

– *Vorteile:*
- Der „Weißkittel-Effekt" entfällt. 15 – 20 % der aufgrund von Gelegenheitsmessungen behandelten Patienten sind außerhalb der Praxis normoton.
- Durch ca. 80 Messungen innerhalb eines Tages kann die Blutdruckhöhe sehr genau eingeschätzt werden, die Dokumentation der nächtlichen Werte ist v. a. bei Patienten mit renalen, renovaskulären und anderen sekundären Hypertonieformen wichtig.
- Bessere Therapiekontrolle: Normotonie? Übertherapie? Sind Einnahmezeitpunkt und Wirkdauer optimal?
- Bessere Abschätzung des kardiovaskulären Risikos (z. B. bei nächtlich hohen Blutdruckwerten): Kardiovaskuläres Risiko und renales Risiko (Progression der Niereninsuffizienz) sinken mit abnehmenden Blutdruckhöhen. Niedrig normale Werte ($< 130/85$ mmHg) sind vor allem erstrebenswert bei Patienten mit Linksherzinsuffizienz, Aortendissektion, Diabetes mellitus Typ I und renoparenchymatösen Erkrankungen.
– *Nachteile:*
- Hohe Kosten durch Geräteanschaffung und Patienteninstruktion.
- Schlafstörungen, die Messung wird von $< 5 \%$ der Patienten wegen Schlafstörungen abgebrochen.

Techniken und Durchführung

🔵 *Beachte* bei Erstmessung des Blutdrucks:
- Immer an beiden Armen messen.
- Immer bei stehendem und liegendem Patienten messen.
➤ **Auskultatorische Blutdruckmessung:** Die auskultatorische Blutdruckmessung ist die Methode nach Riva Rocci. Hierbei wird eine aufblasbare Manschette benutzt, deren Druck langsam abgelassen wird. Die auskultierbaren Töne sind die Korotkow-Töne, sie entsprechen systolischem und diastolischem Blutdruck (s. u.).
1. Der Patient sitzt oder liegt, eine Ruhepause von 5 Minuten soll eingehalten werden. Der Oberarm wird auf Herzhöhe gelagert.
2. Anlegen einer aufblasbaren Manschette (Tabelle 1) um den Oberarm.
3. Palpation der A. brachialis und rasches Aufpumpen der Manschette. Der Manschetten-Druck soll ca. 20 mmHg höher sein als der Druck, bei dem kein Puls mehr palpabel ist.
4. Plazierung des Stethoskops über der A. brachialis und langsames Ablassen des Drucks, d. h. um 3 mmHg/s.

Tabelle 1 Blutdruckmanschetten-Größe in Abhängigkeit vom Armumfang

	Armumfang (cm)	Manschettenbreite (cm)	Manschettenlänge (cm)
Kind	13 – 20	8	13
Erwachsener	17 – 26	11	17
	24 – 32	13	24
	32 – 42	17	32

5. Auskultation während des Ablassens des Manschetten-Drucks – Korotkow-Phasen:
   - *Korotkow-Phasen* (Abb. 1):
     I: Erstes hörbares Geräusch.
     II und III: Ton mit Geräusch (überwiegend bei Phase III).
     IV: Korotkow-Geräusche werden leiser und tiefer.
     V: Völliges Verschwinden der Geräusche.
   - Der Phase I entspricht der systolische, der Phase V der diastolische Blutdruck.
   - Ausnahme: Patienten mit hohem Herzzeitvolumen (Schwangere, Jugendliche, bei Hyperthyreose oder Fieber). Hier entspricht der Druck bei deutlicher Tondämpfung („Phase IV") dem diastolischen Blutdruck.
➤ **Oszillometrische Messung:** Die oszillometrische Messung ermittelt den Blutdruck aufgrund der pulssynchronen Druckschwankungen, die sich während des Ablassens des Manschettendrucks ergeben. Dies entspricht den pulssynchronen Schwankungen der Manometernadel. Oszillometrisch läßt sich der mittlere arterielle Druck exakt messen, der systolische und diastolische werden automatisch berechnet und angezeigt.

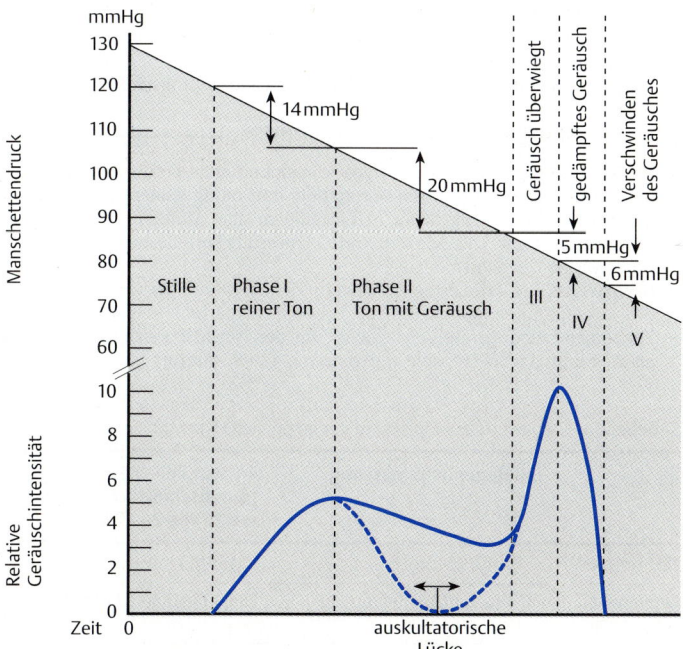

Abb. 1   Phasen der indirekten Blutdruckmessung und Entstehung der Korotkoff-Geräusche

2.1 Nichtinvasive Blutdruckmessung ▮▮▮▮▮▮▮

➤ **Palpatorische Messung:**
  – Die palpatorische Blutdruck-Messung ist auch im Bereich der unteren Extremität verwendbar, hier muß aber beachtet werden, daß evtl. vorgeschaltete Stenosen die Messung verfälschen können.
  – Der erste palpierbare Puls beim Ablassen des Manschettendrucks entspricht dem systolischen Blutdruck, der diastolische Blutdruck kann mit dieser Methode nicht bestimmt werden.

Fehlerquellen bei der Blutdruckmessung ─────────

➤ **Falsch hohe Blutdruckwerte:**
  – Meßpunkt unterhalb der Herzhöhe.
  – Manschette in bezug zum Armumfang zu klein.
  – Zu rasche Druckentlastung (diastolischer Wert zu hoch).
  – Schwere Sklerose der A. brachialis (Arteriosklerose, Mönckeberg-Sklerose).
  – Venöse Stauung des Oberarmes.
  – Eingeschränktes Hörvermögen des Untersuchers oder falsche Position des Auskultationsortes (diastolisch).
➤ **Falsch niedrige Blutdruckwerte:**
  – Meßpunkt oberhalb Herzhöhe.
  – Zu rasche Druckentlastung (systolischer Wert zu niedrig).
  – Stenose der A. subclavia (Armdifferenzen > 15 – 20 mmHg).
  – Auskultatorische Lücke (Korotkow-Phase II).
  – Eingeschränktes Hörvermögen des Untersuchers (systolisch).

Beurteilung der Untersuchungsergebnisse ─────────

➤ **Vorbemerkung:** Alle gängigen Hypertoniedefinitionen beruhen auf Gelegenheitsblutdruckmessungen. Die Korrelation zum blutig gemessenen „wahren" Blutdruck ist zwar eng, kann in Einzelfällen aber Differenzen von bis zu 30 mmHg betragen. Die Langzeitblutdruckmessung korreliert gut mit den Blutdruckwerten bei Selbstmessung.
➤ **Grenzwerte:** Die definierten Grenzwerte der WHO und der Deutschen Hochdruckliga für die Hypertonie und die Grenzwerthypertonie zeigt die Tabelle 2 .
➤ Zunehmend niedrigere Blutdruckwerte für den Normalbereich definiert, bzw. als Zielblutdruck bei Therapie angegeben ($\leq$ 130/85 mmHg).

Tabelle 2 Grenzwerte zur Einteilung der arteriellen Hypertonie

	Gelegenheitsmessung	24-Stunden-Messung (durchschnittliche Tageswerte von 7 – 22 Uhr)
Normotonie	< 140/90 mmHg	< 135/85 mmHg
Grenzwert-Hypertonie	140 – 159/90 – 94 mmHg	135 – 146/85 – 87 mmHg
Hypertonie	> 160/95 mmHg	> 146/87 mmHg

➤ **Tagesprofil:**
  – *Tagesspitzen:* Physiologisch sind kleine Blutdruck-Gipfel um 11 Uhr und 15 Uhr, vgl. Abb. 2.
  – *Nachtabsenkung* (vgl. Abb. 2):
    • Die nächtliche Blutdruckabsenkung bei der 24-Stunden-Blutdruckmessung muß 10 – 15 % betragen.
    • Patienten ohne ausreichende Nachtabsenkung haben ein hohes Risiko hypertensiver Endorganschäden.
    • Bei einer 24-Stunden-Messung ohne nächtliche Absenkung besteht der Verdacht einer sekundären Hypertonie (ca. 10 % aller Hypertoniker). Differentialdiagnostisch muß eine Schlafstörung ausgeschlossen werden. Ein Profil mit nächtlicher Absenkung schließt jedoch eine sekundäre Hypertonie nicht aus.
➤ **Druckdifferenz zwischen beiden Armen:**
  – Bei einer reproduzierbaren Blutdruckdifferenz zwischen beiden Armen von > 20 mmHg systolisch oder 10 mmHg diastolisch sollte eine A. subclavia-Stenose ausgeschlossen werden.
  – Ist der Druck an der unteren Extremität niedriger als an den Armen, muß eine Aortenisthmusstenose und eine Stenose der Becken-Bein-Arterien ausgeschlossen werden.
➤ **Blutdruckanstieg im Bereich normotoner Werte:** Bei Patienten mit renalem Risiko (z. B. Diabetes mellitus Typ I und Nierenparenchymerkrankungen) sowie bei Patienten mit kardiovaskulärem Risiko (z. B. Linksherzinsuffizienz, Aortendissektion) sollten Werte < 130/85 mmHg angestrebt werden.

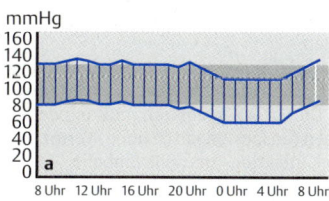
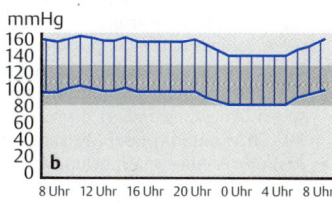
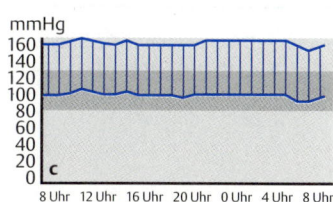
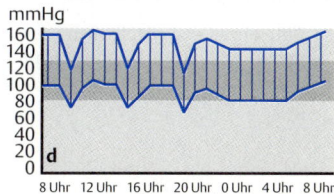

Abb. 2 a – d   24-Std.-Blutdruckprofil-Beispiele: a) normotensives Profil, b) hypertensives Profil mit physiologischer Nachtabsenkung, c) hypertensives Profil ohne Nachtabsenkung, d) Profil bei Gabe kurzwirksamer Antiyhpertensiva (Patient klagte über Schwindel)

2.2 Direkte („blutige") Blutdruckmessung ▬▬▬

Indikationen (sehr selten) ▬▬▬▬▬▬▬▬▬▬▬▬▬▬▬▬

➤ **Verdacht auf Pseudohypertonie:**
  – Wiederholte Orthostase-Probleme oder erhebliche Leistungsinsuffizienz bei Senkung deutlich erhöhter nicht-invasiv gemessener Blutdruckwerte in den normotensiven Bereich.
  – Über Jahre dokumentierte hypertensive Blutdruckwerte ohne Endorganschäden (Ausschluß durch Untersuchung der Retina und Echokardiographie) und Unverträglichkeit verschiedener Antihypertensiva.
➤ **Verdacht auf Pseudonormotonie:** Schwere hypertensive Endorganschäden trotz dokumentierter Normotonie über viele Jahre und trotz Ausschluß einer nächtlichen Hypertonie durch eine 24-Stunden-Blutdruckmessung.
➤ **Unsicherheit** der auskultatorischen Messung des diastolischen Blutdrucks bei großem Armumfang.
◉ Sehr strenge Indikation (siehe Kontraindikationen und Risiken).

Kontraindikationen ▬▬▬▬▬▬▬▬▬▬▬▬▬▬▬▬▬▬▬▬▬▬▬

➤ **Hämorrhagische Diathese:** Quick $< 50\%$, PTT > 42 s, Thrombozyten $< 100.000/$ µl.
➤ **Pathologischer Allen-Test**, s. u.

Durchführung und Risiken der direkten Blutdruckmessung ▬▬▬

➤ **Vor der Punktion: Allen-Test:** Kompression der A. ulnaris und A. radialis, bis die Hand abgeblaßt ist. Anschließend Lösen der Kompression der A. ulnaris und Beibehalten der Kompression der A. radialis. Wenn die Hand nicht sofort wieder rosig wird, reicht die arterielle Versorgung der Hand über die A. ulnaris nicht aus, die A. radialis darf nicht punktiert werden.
➤ **Punktion** der A. radialis (oder A. femoralis). Über eine intraarteriell eingelegte Braunüle werden die vermittelten Pulsaktionen mit Hilfe eines mechanoelektrischen Druckumwandlers direkt erfaßt. Die Arterienpunktion muß mindestens 30 – 60 Minuten vor der Messung erfolgen (ansonsten falsch hohe Werte).
➤ **Risiken:** Aneurysma spurium, A.V.-Fistel, Infektion, arterielle Embolie.

Bewertung ▬▬▬▬▬▬▬▬▬▬▬▬▬▬▬▬▬▬▬▬▬▬▬▬▬▬▬▬▬▬

➤ Differenzen des systolischen oder diastolischen Druckes zum nicht-invasiv gemessenen Blutdruck von > 15 mmHg müssen als relevant angesehen und bei der weiteren Therapie berücksichtigt werden.

Grundlagen

➤ **Indikation:** Die Urinanalyse ist Bestandteil jeder Grunduntersuchung.
➤ Eine frische Urinprobe wird als Mittelstrahlurin gewonnen (s. u.) und mit einem Teststreifen untersucht. Bestimmt werden pH, Eiweiß, Glukose und Hämoglobin. Nur bei enger klinischer Indikation ist eine suprapubische Blasenpunktion oder sehr selten eine Katheterisierung aus diagnostischen Gründen erforderlich.
➤ Teststreifen haben hohe Empfindlichkeit für Eiweiß (gut für Albumin, keine Paraproteine). Bei sehr hohem und sehr niedrigem pH Fehlmessungen.
➤ Hb falsch positiv bei Bakterienbefall, falsch negativ nach Ascorbinsäure (Vit. C).

Gewinnung von Urinproben

➤ **Mittelstrahlurin:** Mittelstrahlurin ist Spontanurin, bei der die erste Urinportion und die letzten Tropfen verworfen werden.
  – *Indikationen:*
    • Die Gewinnung von Mittelstrahlurin ist die Methode der Wahl zur bakteriologischen Untersuchung des Urins, d. h. bei klinischem Verdacht einer Harnwegsinfektion, bei Leukozyturie bzw. bei Erregernachweis im Harnsediment.
    • Im Regelfall sollten alle Urinuntersuchungen (Sediment etc.) mit Mittelstrahlurin durchgeführt werden. Die Ausnahmen sind spezielle Indikationen (z. B. Clearance-Messungen), vgl. u.
  – *Praktisches Vorgehen:*
    • Die Genitalregion wird mit Wasser und evtl. milden Substanzen gereinigt und abgetrocknet.
    • Bei der Miktion die erste Urinportion ablaufen lassen. Ohne Stop des Urinflusses wird die zweite Urinportion in einem sauberen Gefäß aufgefangen, für mikrobiologische Untersuchungen muß ein steriles Gefäß verwendet werden. Die letzten Tropfen der Miktion sollen wiederum verworfen werden.
  – *Besonderheiten/Fehlerquellen:*
    • Vor der Gewinnung des Mittelstrahlurins zur mikrobiologischen Untersuchung mehrere Tage vorher keine Antibiotikagabe.
    • Bei fehlender Reinigung der Genitalregion oder Abbruch des Harnstrahls besteht die Gefahr der bakteriellen Kontamination.
    • Bei Frauen kann Fluor die Proteinanalyse verfälschen, während der Menstruation ist die Kontamination mit Erythrozyten und Protein wahrscheinlich.
➤ **Katheterurin:**
  – *Indikation:* Katheterurin wird entnommen, wenn kein Mittelstrahlurin gewonnen werden kann.
  – *Praktisches Vorgehen:* Reinigung des Genitale (s. o.).
    • Dauerkatheter: Katheter desinfizieren und aus dem Katheter (nicht aus dem Beutel) mindestens 10 ml entnehmen.
    • Einmalkatheterisierung: Unter sterilen Bedingungen katheterisieren und 10 ml Urin entnehmen. Einmal-Katheter entfernen (sehr seltene Indikation).

3.1 Urindiagnostik

> **Suprapubische Blasenpunktion:**
> - *Indikationen:* Die suprapubische Blasenpunktion wird durchgeführt, wenn weder Mittelstrahlurin noch Katheterurin gewonnen werden können, bei Nachweis verschiedener Keime zur Diagnose einer Harnröhreninfektion und zum Ausschluß einer Infektion der ableitenden Harnwege und der Blase.
> - *Praktisches Vorgehen:*
>   - Die Blase des Patienten muß gefüllt sein, der Patient soll Harndrang verspüren (ggf. vorher Diuretikum verabreichen).
>   - Rasur der Schamhaare und Desinfektion.
>   - Punktion: 1–2 Querfinger oberhalb der Symphyse wird senkrecht zur Haut punktiert, 10–20 ml Urin werden aspiriert, am besten unter Sonographiekontrolle.
>   - Punktionsnadel entfernen und die Punktionsstelle für 10 min komprimieren.
> - *Besonderheiten:* Die suprapubische Blasenpunktion ist die Methode, bei der eine Kontamination der Urinprobe praktisch ausgeschlossen ist.
> **24-h-Sammelurin:**
> - *Indikationen:* Bestimmung der Kreatinin-Clearance, Bestimmung der Elektrolyte im 24-Stundenurin (Natrium, Kalium, Kalzium, Chlorid), Analyse einer Proteinurie, Detektion verschiedener Stoffwechselprodukte (z.B. Katecholamine – hierbei wird der Urin während der Sammelperiode mit 0,1 normaler Hcl angesäuert).
> - *Praktisches Vorgehen:* Die genaue Instruierung des Patienten ist beim 24-h-Sammelurin besonders wichtig.
>   1. Zeitpunkt Null (am besten morgens): Blase entleeren. Erst jetzt beginnt die Sammelperiode.
>   2. Sammeln jedes Urintropfens in ein Plastikgefäß. Es ist darauf zu achten, daß das Gefäß mit dem Namen des Patienten beschriftet ist. Der Patient soll vor einer Defäkation Urin lassen, da sonst während der Defäkation unwillkürlich Urin verloren werden kann.
>   3. Nach exakt 24 Stunden wird die Blase nochmals vollständig in das Sammelgefäß entleert.
> - *Besonderheiten/Fehlerquellen:* Verlust von Urin während der Defäkation, Mißachten der oben genannten 3 Schritte beim Sammeln des Urins.
> **3-Gläserprobe bei Hämaturie** ist wenig wegweisend (bei initialer Hämaturie Hinweis auf Blutungsursache in Urethra oder Prostata, bei terminaler und totaler Hämaturie vesikal bzw. supravesikal).

Farbe

> **Normaler Urin** ist klar und gelb. Farbveränderungen geben einen Hinweis auf pathologische Veränderungen.
> **Dunkelbraun oder dunkelgelb:** Bilirubinurie.
> **Rot:** Hämoglobinurie, Myoglobinurie, Porphyrie, Rifampicin-Therapie.
> **Weiß:** Pyurie, Kristallurie.

Spezifisches Gewicht und Osmolalität

> **Normwerte:** Das spezifische Gewicht beträgt 1001–1035, es bietet einen Anhalt für die Urinosmolalität. Ein spezifisches Gewicht von 1010 entspricht einer Urinosmolalität von 285 mosm/kg H_2O und bedeutet isoosmotischen Druck zum Plasma.

➤ **Erhöhtes spezifisches Gewicht:** Ein hohes spezifisches Gewicht weist auf einen konzentrierten Urin hin. Sind im Urin bestimmte Substanzen vermehrt gelöst (Kontrastmittel, Glukose, Protein), spiegelt ein erhöhtes spezifisches Gewicht nicht mehr die Urinkonzentration wider.

➤ Ein **erniedrigtes spezifisches Gewicht (< 1005)** zeigt einen verdünnten Urin an.

pH-Wert

➤ Der Urin-pH wird üblicherweise mit einem Teststreifen bestimmt und ist abhängig vom Säure-Basen-Gleichgewicht.

➤ **Normwert:** pH < 7,0.

➤ **pH > 5,5:** Bei Patienten, die nicht in der Lage sind, einen Urin-pH < 5,5 zu erreichen, liegt eine distal tubuläre Azidose (RTA-Typ I, s. S. 34) vor.

➤ **pH < 5,5:** Intakte distal tubuläre Funktion.

Proteinurie

➤ **Normwerte:** Die Albuminausscheidung des Nierengesunden ist ≤ 30 mg/24 h.

➤ **Pathologische Werte:** Ursachen und Differentialdiagnose der Proteinurie S. 78.
  – Ein Nachweis einer Proteinurie von > 150 mg/24 h beim Erwachsenen ist pathologisch und sollte weiter abgeklärt werden.
  – Mikroalbuminurie: 30 – 300 mgAlbumin/24 h.
  – Nephrotisches Syndrom: Eine Proteinausscheidung > 3,5 g/24 h-Urin definiert eine Proteinurie im nephrotischen Bereich.

➤ **Nachweismethoden:**
  – *Qualitativer Proteinnachweis:* Mit Hilfe eines Teststreifens kann Protein ab Konzentrationen von 150 mg/l nachgewiesen werden, der Einfluß der Verdünnung kann aber nicht ausreichend berücksichtigt werden. Ein positiver Proteinnachweis per Teststreifen sollte daher von einem nachfolgenden 24-Stunden-Sammelurin (S. 18) kontrolliert werden.
  – *Quantitativer Proteinnachweis:* Die Methode der Wahl ist die nach Biuret im 24 h-Urin.
  – *Bence-Jones-Proteine:*
    • Bence-Jones-Proteine sind leichte Ketten von Immunglobulinen, sie treten bei monoklonalen Gammopathien auf. Bence-Jones-Proteine können nicht mit Teststreifen nachgewiesen werden. Dazu müssen 7,5 ml Sulfosalicylsäure mit 2,5 ml Urin versetzt werden. Hierbei wird das gesamte Eiweiß gefällt.
    • Die Methode der Wahl zum Nachweis von Leichtketten im Urin ist die Immunelektrophorese aus einem 24-Stunden-Urin. Die Immunelektrophorese des Urins gestattet den Nachweis von monoklonalen L-Kettendimeren, d. h. Bence-Jones-Protein. Zum sicheren Ausschluß einer monoklonalen Gammopathie ist die Serumelektrophorese allein nicht ausreichend, da Plasmazellen gelegentlich nur harngängige Leichtketten synthetisieren, die sich in der Serumelektrophorese zumindest mit konventionellen Methoden nicht nachweisen lassen.
    • Der Nachweis von Bence-Jones-Protein mit der Kochprobe ist wegen der Häufigkeit falsch-negativer Befunde obsolet.
  – *Mikroalbuminurie:* Eine Mikroalbuminurie wird im Radioimmunassay für Albumine nachgewiesen. Zudem ist ein Frühtest in Form eines Teststreifens (Mikraltest) verfügbar. Wichtig bei Diabetikern!

– *Unterscheidung glomeruläre/tubuläre Proteinurie:* Zur Erkennung des Urin-protein-Ausscheidungsmusters eignet sich das Verfahren der SDS-PAGE (Sodiumdodecylsulphat-Polyacrylamid-Gelelektrophorese). Hierbei werden die Urinproteine nach Denaturierung mit SDS und Aufzwingen negativer Überschußladungen ausschließlich nach Maßgabe der Molekülmasse getrennt. Bei der glomerulären Proteinurie wird Albumin (relative Molekülmasse 60 kd) ohne (selektive glomeruläre Proteinurie) oder mit (nicht selektive glomeruläre Proteinurie) Beimischung höherer molekularer Serumproteine ausgeschieden. Bei der tubulären Proteinurie lassen sich im Urin lediglich niedermolekulare Eiweißkörper < 60 kd nachweisen (z.B. Präalbumin, Beta-II-Mikroglobulin, Lysozym).

Hämaturie

➤ **Vorbemerkung:** Der Nachweis von Hämoglobin im Urin ist ein pathologischer Befund, eine mikroskopische Urinuntersuchung ist erforderlich. Wenn bei der Urin-Mikroskopie keine Erythrozyten nachgewiesen werden, müssen eine Hämoglobinurie oder eine Myoglobinurie differentialdiagnostisch beachtet werden.

➤ **Teststreifen bei Verdacht auf Hämaturie:** Die praktische Nachweisgrenze des Ortholidin-Teststreifens (Sangur-Test, Combur-Test) liegt bei 5 – 10 Erythrozyten/µl. Dies entspricht ca. 3 – 5 Erythrozyten pro Gesichtsfeld.

➤ **Differentialdiagnose der Hämaturie** S. 79.

➤ **Differentialdiagnose des roten Urins:** Beim rotgefärbten Urin ist die Unterscheidung zwischen Hämoglobinurie (z.B. hämolytische Anämie) und Myoglobinurie (Rhabdomyolyse) schwierig. Als einfaches Unterscheidungsmerkmal kann die Farbe des Serums herangezogen werden. Da Myoglobin wegen des geringen Molekulargewichts die Niere besser passieren kann als Hämoglobin, ist das Serum bei einer Myoglobulinämie klar, nicht aber bei einer Hämoglobinämie.

◉ *Beachte:* Jede Makrohämaturie sollte noch während der Blutung abgeklärt werden. Diagnostik: Sonographie, Zystoskopie, i.v.-Urogramm, CT.

➤ **Mikrohämaturie** s.u. (Sedimentbeurteilung).

Sedimentbeurteilung (Mikroskopie)

➤ **Technik:**
– *Aufbereitung der Probe:* Sediment von 10 ml im Urin, 5 Minuten bei 2000 U zentrifugiert. Der Überstand wird dekantiert und das Zentrifugat wird auf einen Objektträger aufgetragen.
– *Mikroskopie* mit 40er Objektiv und 10er Okular.

➤ **Mikrohämaturie:**
– *Definition:* ≥ 2 Erythrozyten pro Gesichtsfeld in 20 – 30 aufeinanderfolgenden Gesichtsfeldern.
– *Erythrozyten-Form* (vgl. Abb. 3):
  • Deformierte Erythrozyten (Akantozyten = Erys mit keulen- oder kugelförmigen Ausstülpungen) weisen auf eine glomeruläre Blutungsquelle hin. Deutlicher Hinweis bei > 50%, jedoch niemals Beweis.

Abb. 3 a–d Verschiedene Erythrozyten-Morphologie bei Hämaturie. Rasterelektronenmikroskopie: a) eumorphe Erythrozyten; b) dysmorphe Erythrozyten. Phasenkontrastmikroskopie: c) eumorphe Erythrozyten; d) dysmorphe Erythrozyten

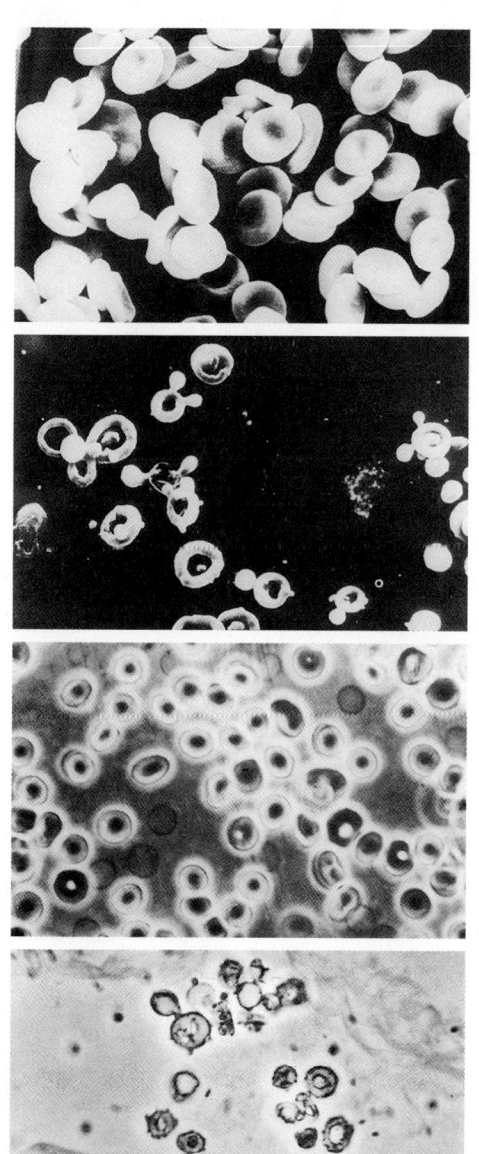

a

b

c

d

3

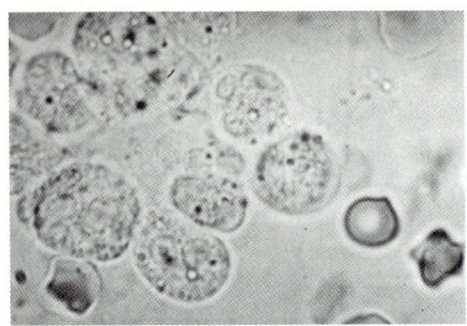

Abb. 4 Leukozyten im Harnsediment (Phasenkontrastmikroskopie)

- Uniformes Aussehen der Erythrozyten (bikonkav geformte doppelkonturierte Erys) spricht für eine postrenale Ursache der Erythrozyturie.
- 🔘 *Beachte*: Versuche einer Quantifizierung der Mikrohämaturie pro Zeiteinheit (Addis-Count) haben sich nicht bewährt.

➤ **Leukozyten** (Abb. 4): Der Nachweis von ≤ 2 Zellen/Gesichtsfeld ist normal.
  – *> 2 Leukozyten:* Harnwegsinfekt oder Entzündung.
  – *Pyurie ohne Bakteriennachweis:* Differentialdiagnostisch müssen Prostatitis, chronische Urethritis, renale Tuberkulose, Nierensteine oder Papillenspitzennekrosen ausgeschlossen werden.
  – *Eosinophile:* Der Nachweis von Eosinophilen ist ein Hinweis für eine interstitielle Nephritis.

➤ **Tubuläre Epithelzellen:**
  – Tubuläre Epithelzellen kommen in normalen Urinproben nicht vor. Diese großen Zellen mit prominenten Zellkernen werden oft bei akutem Nierenversagen, Glomerulonephritis oder Pyelonephritis diagnostiziert.
  – Bei Patienten mit nephrotischem Syndrom werden degenerierte Tubulusepithelzellen in Form von Fettkörperchen oder als „Malteserkreuze" nachgewiesen.

➤ **Zylinder:** Zylinder repräsentieren eine Akkumulation aus Protein und zellulären Elementen, d. h. einen Ausguß des Tubuluslumens.
  – *Hyaline Zylinder*: Hierbei handelt es sich um durchsichtige Ausgüsse der Sammelrohre durch Ausfall von Tamm-Horsfall-Glykoprotein. Hyaline Zylinder können auch bei Nierengesunden auftreten und werden vor allem bei Dehydratation, aber auch bei stärkerer Proteinurie im Urin gefunden.
  – *Erythrozytenzylinder* sind Hinweis auf eine glomeruläre Blutung.
  – *Leukozytenzylinder* sind häufig bei der Pyelonephritis, der interstitiellen Nephritis aber auch Vorkommen bei Glomerulonephritis.
  – *Tubulusepithel-Zylinder* werden bei Patienten mit akutem Nierenversagen, Glomerulonephritis und tubulointerstitiellen Erkrankungen beobachtet, Leukozyten und Tubuluszellen oft nur im Phasenkontrastmikroskop unterscheidbar.
  – *Wachszylinder* stellen degenerierte zelluläre Elemente dar, häufig bei chronischer Niereninsuffizienz.
  – *Fettzylinder* meist bei ausgeprägter Proteinurie.

➤ Urinsedimentuntersuchung muß vom Arzt vorgenommen werden. Sie erfolgt im hochgestellten Morgenurin (sollte nicht alkalisch sein). Untersuchung spätestens nach 2 h (Raumtemperatur) bzw. 4 h (Kühlschrank). Sichere Information nur mittels Phasenkontrastmikroskop.

Weitere Parameter der Urindiagnostik

➤ **Glukose:** Normalerweise wird Glukose nicht im Urin gefunden. Das Vorhandensein von Glukose ist Hinweis auf eine Hyperglykämie (z.B. Diabetes mellitus) oder eine verminderte proximal-tubuläre Glukosereabsorption. Darüber hinaus treten Glukosurien auf in der Schwangerschaft, bei Kindern und seltenen hereditären Formen (z.B. harmlose genetische Glukosurie bei Männern).
➤ **Leukozytenesterase:** Ein positiver Nachweis ist Hinweis für einen erhöhten Leukozytenanteil im Urin. Der Test ist positiv bei > 5 Leukozyten pro Gesichtsfeld.
➤ **Nitrit:** Der positive Nitritnachweis im Urin ist nicht sehr spezifisch, weist aber auf das Vorhandensein von Bakterien hin, die in der Lage sind, Nitrat zu Nitrit zu reduzieren. Ein positiver Test weist auf > 10 Organismen/ml hin. Nitrite werden durch Enterobakterien gebildet (E. coli, Klebsiellen, Proteus) nicht durch andere Bakterien.

3.2 Serumdiagnostik

Vorbemerkung

➤ Zur Erkennung, Differentialdiagnose und Verlaufskontrolle von Nierenerkrankungen gehört neben der Harndiagnostik die Bestimmung verschiedener Parameter im Blut.

Serum-Kreatinin

➤ **Grundlagen:** Das Serum-Kreatinin dient der Abschätzung der glomerulären Filtrationsrate (GFR), da Kreatinin primär filtriert und nur zu einem geringen Teil tubulär sezerniert wird. Das Serumkreatinin steigt erst bei einer > 50%igen Abnahme der GFR an (sog. Kreatinin-blinder Bereich).
➤ **Normwert:**
 – Männer: 42 – 80 µmol/l (0,6 – 1,2 mg/dl)
 – Frauen: 50 – 102 µmol/l (0,5 – 0,8 mg/dl).
➤ **Erhöhtes Serumkreatinin:** Große Muskelmasse, hohe muskuläre Aktivität, bei chronischer Niereninsuffizienz (S. 271) und Akutem Nierenversagen (S. 258).
➤ **Differentialdiagnose:** Veränderungen des Serum-Kreatinins, die nicht ursächlich auf einer Beeinträchtigung der glomerulären Filtration beruhen:
 – *Erhöhtes Serum-Kreatinin:* Ketoazidose, Einnahme von Medikamenten die die tubuläre Sekretion von Kreatinin hemmen (Cimetidin, Acetylsalicylsäure, Trimethoprim, Triamteren, Amilorid und Spironolacton), akuter Muskelzerfall (z. B. Trauma, Verbrennung).
 – *Erniedrigtes Serum-Kreatinin:* Verminderte Muskelmasse in Verbindung mit Kachexie, Alter und geringer Proteinzufuhr bzw. Aufnahme.

Serum-Harnstoff

➤ **Grundlagen:** Serum-Harnstoff wird glomerulär frei filtriert, aber ca. 50% des Serum-Harnstoffes werden reabsorbiert. Dadurch ist der Serum-Harnstoff kein verläßlicher Parameter zur Bestimmung der glomerulären Filtrationsrate.
➤ **Normwerte:**
 – 10 – 25 mg/dl (3,6 – 8.9 mmol/l).
 – Die Harnstoffkonzentration kann auch als Harnstoff-N bzw. BUN (Blood Urea Nitrogen) angegeben werden. Hieraus ergeben sich folgende Umrechnungsfaktoren:
 • SI-Einheiten (mmol/l): Harnstoff $\times$ 2 = Harnstoff-N.
 • Konventionelle Einheiten (mg/dl): Harnstoff $\times$ 0,64 = Harnstoff-N. Harnstoff-N $\times$ 2,14 = Harnstoff.
➤ **Harnstoff-Erhöhung:** Die obere Normgrenze der Harnstoff-Konzentration wird erst ab Absinken der glomerulären Filtrationsrate auf $\leq$ 25% überschritten. Akutes Nierenversagen S. 258, chronisches Nierenversagen S. 271.
➤ **Differentialdiagnose:** Eine Reihe von Zuständen beeinflußt den Serum-Harnstoff unabhängig von der glomerulären Filtrationsrate:
 – *Erhöhter Serum-Harnstoff:* Eiweißreiche Ernährung, gastrointestinale Blutungen, Steroide, Tetrazykline, Gewebetrauma.
 – *Verminderter Serum-Harnstoff:* Eiweißarme Ernährung, Lebererkrankungen.

Vorbemerkung

➤ Die nachfolgenden serologischen Untersuchungen werden herangezogen, um Systemerkrankungen wie systemischen Lupus erythematodes, rheumatoide Arthritis, Glomerulonephritiden und Hepatitiden zu diagnostizieren.

Komplementfaktoren

➤ Die Bestimmung von Komplementfaktoren C3 und C4 ist von klinischer Bedeutung bei SLE und anderen Immunkomplexvaskulitiden.
➤ Bei Immunkomplexbildung kommt es zum Verbrauch von Komplementfaktoren, dieser wird in der Regel durch quantitative Bestimmung von C3 nachgewiesen.
➤ **Methode:** Als Methoden zum quantativen Nachweis von C3 kommen die Immundiffusion sowie nephelometrische Methoden zur Anwendung.
➤ **Normwerte:** Der Normalspiegel der Komplementkomponente C3 liegt zwischen 80 und 200 mg/dl, bei C4 zwischen 16 und 47 mg/dl.
➤ **Befunde:** Komplementverminderung der klassischen Komplementfaktoren C3 u. C4 findet sich bei SLE, membranoproliferativer GN, akuter postinfektiöser GN und bei Kryoglobulinämie.

Rheumafaktoren

➤ Rheumafaktoren sind Autoantikörper, die gegen die Fc-Region des IgG gerichtet sind. Rheumafaktoren sind in der Regel polyklonal, d.h. sie gehören allen Immunglobulinklassen an.
➤ **Methode:** Am häufigsten wird der Latex-Agglutinationstest angewandt. Er beruht auf der Agglutination mit IgG-beladenen Latexpartikeln.
➤ **Befunde:**
  – Ein Titer > 1 : 20 wird als positiv angesehen. Nephelometrisch ist der Wert > 20 U/ml erhöht.
  – Rheumafaktoren treten in 75 – 80 % der Patienten mit rheumatoider Arthritis während des Verlaufes der Erkrankung auf. Sie finden sich auch im Serum von Patienten mit anderen Autoimmunerkrankungen (SLE, Sjögren-Syndrom u. a.), B-Zell-lymphoproliferativen Erkrankungen und im höheren Alter.

Kernantikörper (ANA)

➤ Antinukleäre Antikörper (ANA) sind Autoantikörper, die in erster Linie gegen intranukleäre Nukleinsäuren, Nukleoproteine oder Ribonukleoproteine gerichtet sind und insbesondere bei Systemerkrankungen auftreten. Bei positivem ANA-Befund erfolgt die weitere Differenzierung z.B. durch Bestimmung der ENA (extrahierbare nukleäre Antikörper) und andere Subspezifizierungen.
➤ Ein ANA-Screening ist bei Verdacht auf Kollagenose indiziert.
➤ **Methode:** Zum Eingangs-Screening eignet sich die indirekte Immunfluoreszenz unter Verwendung der Hep-2-Zellen.

3.3 Spezielle Laboruntersuchungen

➤ **Immunfluoreszenz:** Der Standard-Kernantikörpertest wird an fixierten Zellen (Hep-2-Zellen) auf Objektträgern durchgeführt, die mit Patientenserum und nachfolgend mit konjugiertem Antihuman-IgG (oder IgM) inkubiert werden. Hep-2-Zellen sind menschliche Larynxkarzinomzellen mit großen Zellkernen und ohne extrazelluläre Matrix. Die Objektträger werden unter dem Immunfluoreszenzmikroskop auf Intensität und unterschiedliche Muster der Fluoreszenz ausgewertet.

Antikörper gegen DNA

➤ Es finden sich zwei verschiedene Antikörper gegen DNA, solche gegen die Einzelstrang-DNA und solche gegen Doppelstrang-DNA. In der Immunfluoreszenz zeigen Antikörper gegen Doppelstrang-DNA (ds-DNA) ein homogenes Muster. Im allgemeinen sind die Konzentrationen der Anti-DNA-Antikörper mit der Krankheitsaktivität korreliert, jedoch finden sich zahlreiche Ausnahmen.
➤ **Normwerte:** Die Bestimmung der Antikörper erfolgt im Radioimmunoassay (Normbereich < 7 U/ml) oder im ELISA (Normbereich < 40 U/ml).
➤ **Befunde:** Während Antikörper gegen Einzelstrang-DNA bei Infektionen und vielen Autoimmunerkrankungen vorkommen, zeigen die Antikörper gegen Doppelstrang-DNA eine sehr hohe Spezifität für SLE.

Antineutrophile zytoplasmatische Antikörper (ANCA)

➤ ANCA sind eine Gruppe von Autoantikörpern unterschiedlicher Spezifitäten. Sie kommen vor allem als p-ANCA (meist gerichtet gegen Myeloperoxidase) und c-ANCA (gerichtet gegen Proteinase 3) vor.
  – Die c-ANCA weisen eine hohe Sensitivität zum aktiven Morbus Wegener auf mit hoher Spezifität.
  – Die p-ANCA sind weniger spezifische Vaskulitismarker. Man findet sie bei der mikroskopischen Polyangiitis, aber auch bei anderen Erkrankungen wie Churg-Strauß-Vaskulitis, klassische Polyarteriitis nodosa, rheumatoide Arthritis, Morbus Crohn, Colitis ulcerosa, autoimmune Hepatitis und primäre biliäre Zirrhose.
  – Weder der c-ANCA noch der p-ANCA oder der Nachweis von Proteinase oder Myeloperoxidase-Antikörper erlauben die sichere Feststellung eines Zusammenhangs mit Organmanifestationen bei ANCA-assoziierten Erkrankungen.
➤ **c-ANCA:** Der c-ANCA-Typ ist bei 84–100 % von Patienten mit aktiver Wegener-Granulomatose nachweisbar. Dieser Nachweis ist weniger häufig bei limitierten Formen einer Wegener Granulomatose. Positive Befunde sind außerdem beschrieben worden bei Churg-Strauß-Vaskulitis (25–30 %), klassische Polyarteriitis nodosa (2–28 %) und gesunden Patienten (1–2 %).
➤ **p-ANCA:** In der perinukleären Anfärbung werden p-ANCA nachgewiesen. Bei 90 % von Patienten mit einer ANCA-assoziierten Vaskulitis-GN kann ein Myeloperoxidase(MPO)-Antikörper nachgewiesen werden. MPO-Antikörper sind weniger spezifisch. Vorkommen bei mikroskopischer Polyangiitis und anderen Vaskulitisformen.
➤ Atypische-ANCA bei Colitis ulcerosa, Morbus Crohn u. a. Erkrankungen.

3.3 Spezielle Laboruntersuchungen

27

Labordiagnostik

> **Methoden:** Zur weiteren Differenzierung bei positivem ANCA steht ein ELISA zur Verfügung, mit dem Antikörper gegen gereinigte Enzyme aus neutrophilen Granulozyten nachgewiesen werden. Die Serum-ANCA-Spiegel werden am besten in der Flow-Zytometrie gemessen, der ANCA-Verlauf geht in der Regel parallel zur klinischen Aktivität der Erkrankung. In jedem Fall sollte ein positives Ergebnis für c-ANCA oder p-ANCA mit Nachweis der Antikörper für Proteinase oder MPO weiter spezifiziert werden.

> **Indikationen:** Der Nachweis von antineutrophilen zytoplasmatischen Antikörpern ist heute Bestandteil jeder immunologischen Diagnostik zum Nachweis von Vaskulitiden. Bei Diagnose einer Systemerkrankung mit positivem ANCA-Nachweis kann dieser zur Verlaufskontrolle herangezogen werden, ist jedoch kein alleiniger Parameter für die immunologische Aktivität der Erkrankung.

Anti-Basalmembran-Antikörper

> **Vorkommen:** Antibasalmembran-Antikörper können in Seren und in linearen Ablagerungen der Basalmembran bei Patienten mit einer rapid progressiven Glomerulonephritis mit und ohne pulmonale Hämorrhagien nachgewiesen werden. Die glomeruläre Basalmembran (GBM) besteht hauptsächlich aus Kollagen Typ IV, Laminin, Fibronektin und Proteoglykanen.

> **Spezifität der Antikörper:** Die Autoantikörper richten sich gegen den NC-Anteil der Alpha III-Kette des Typ IV-Kollagens.

> **Nachweismethoden:** Die beste Methode ist der ELISA. Die Antikörper können auch mit Hilfe eines Immunblots nachgewiesen werden, diese Immunfluoreszenztechnik ist jedoch weniger sensitiv und weniger spezifisch als der ELISA.

> **Indikationen:**
> – Die Indikation besteht zur Klärung pulmonaler Hämorrhagien und bei Patienten mit Verdacht auf rapid progressive Glomerulonephritis. Die Notwendigkeit der Verlaufskontrolle besteht bei Nachweis dieser angeführten Erkrankungen.
> – Die Paralleltestung für Anti-Basalmembran-Antikörper und ANCA ist zum Ausschluß einer rapid progressiven Glomerulonephritis zwingend erforderlich, vgl. S. 123.

C3-Nephritis-Faktor (C3-NeF)

> Bei der membranoproliferativen Glomerulonephritis (MPGN) sind verschiedene Typen nachweisbar. Pathognomonisch für die MPGN Typ II (dense deposit disease) sind Autoantikörper gegen C3-Konvertase des Aktivierungsweges. Der C3-NeF hat eine hohe diagnostische Sensitivität für die MPGN Typ II.

Kryoglobuline

> **Klassifikation:** Die Kryoglobuline sind in 3 Hauptgruppen gemäß ihrer Zusammensetzung klassifiziert.
> – *Typ-I-Kryoglobulin* besteht aus einem einzelnen kryopräzipitablen monoklonalen Immunglobulin der IgE-, IgM- oder IgA-Klasse, ohne bekannte Antikörperspezifität.
> – *Typ-II-Kryoglobulin* besteht aus einem monoklonalen Immunglobulin (in der Regel IgM, aber auch IgG oder IgA) mit Antiglobulinaktivität gegenüber polyklonalen IgG.

3

- *Typ-III-Kryoglobulin* besteht aus Ein- oder Mehrklassen polyklonaler Immunglobuline (Igf, IgM) und manchmal nicht immunglobuliner Moleküle wie C3.
➤ Typ II und Typ III sind gemischte Kryoglobulinämien. Renale Beteiligung vor allem bei Typ II (siehe Kapitel Kryoglobulinämie S. 156).
➤ Das IgM besitzt Rheumafaktorcharakter und bindet an das polyklonale Igf.
➤ Nachweis von Kryoglobulinen im Serum nach Transport im 37° Wasserbad.
➤ **Klinisch** treten bei einer Kryoglobulinämie vaskuläre Purpura und Petechien auf (60 – 100%), gefolgt vom Raynaud-Phänomen (50%), Arthralgien, Hautnekrosen und Glomerulonephritis.

Tubuläre Enzyme

➤ Die Bestimmung von Enzymen renalen Ursprungs gilt als diagnostischer Indikator zur Früherkennung verschiedener renaler Erkrankungen.
  - Enzyme lassen sich als Antigene oder über ihre Aktivität im Urin nachweisen.
  - Von den verschiedenen lysosomalen, zytosolischen oder im tubulären Bürstensaum der Niere lokalisierten Enzymen wird die Aktivität der N-Acetyl-β-D-Glukosaminidase (NAG) am häufigsten gemessen. Der diagnostische Vorteil dieses lysosomalen tubulären Enzyms ist die Stabilität im Urin und das Molekulargewicht von 130 000, das eine glomeruläre Filtration ausschließt. N-Acetyl-β-D-Glukosaminidase ist lysosomal lokalisiert.
  - Die Alanin-Aminopeptidase, die alkalische Phosphatase und die α-Glutamyl-Transferase sind im Bürstensaum lokalisiert.
  - Die Referenzwerte variieren methodisch stark.
➤ **Indikation:** Die Indikation zur Durchführung dieser Enzymuntersuchungen liegt im Bereich wissenschaftlicher und epidemiologischer Untersuchungen.

Nierenfunktionsdiagnostik

Grundlagen und Übersicht

➤ **Funktion:** Clearancemessungen stellen die Grundlage zur exakten Erfassung der Nierenfunktion für klinische und wissenschaftliche Fragestellungen dar. Die Fähigkeit der Nieren zur Regulation des Flüssigkeitshaushalts, der Elektrolyte, des Säure-Basen-Haushalts und der metabolischen Homöostase steht in enger Beziehung zu glomerulärer Filtrationsrate (GFR) und renalem Plasmafluß (RPF).

➤ **Indikationen:** Die Kreatinin-Clearance ist klinisch indiziert zur Abklärung renaler Funktionsstörungen. Die seitengetrennte Clearance-Messung wird mit Hilfe der Radio-Isotopen-Clearance durchgeführt. Die Inulin-Clearance ist beschränkt auf gutachterliche und wissenschaftliche Fragestellungen.

– *Glomeruläre Filtrationsrate* (GFR): Die GFR entspricht der Clearance einer Substanz, die frei filtriert, nicht aber tubulär sezerniert oder rückresorbiert wird. Die Bestimmung der glomerulären Filtrationsrate kann detailliertere Auskunft über die renale Funktionsleistung geben als das Serumkreatinin (vgl. S. 24), sie wird als Maß der Funktionskapazität der verbleibenden Nephrone bewertet.

– *Renaler Plasmafluß* (RPF): Dem renalen Plasmafluß entspricht die Clearance einer Substanz, die sowohl glomerulär filtriert als auch tubulär sezerniert wird, so daß diese Substanz während einer Nierenpassage vollständig eliminiert wird (S. 33).

➤ **Grenzen der Clearancemessungen:** Mit Clearancemessungen allein lassen sich keine Differentialdiagnosen der Nierenerkrankungen stellen.

➤ **Methoden:**
– *Glomeruläre Filtrationsrate:*
  • Kreatinin-Clearance S. 30.
  • Inulin-Clearance S. 31.
  • Radioisotopen-Clearance S. 32 (z. B. ^{99}mTc-DTPA).
  Renaler Plasmafluß:
  • PAH-Clearance S. 33.
  • ^{131}J-Hippuran-Clearance S. 33.

Glomeruläre Filtrationsrate

➤ **Definitionen:** Die GFR bezeichnet die Menge an Flüssigkeit, die pro Zeiteinheit von beiden Nieren glomerulär filtriert wird (Primärfiltrat). Die Differenz zwischen der „normalen" und der maximal erreichbaren GFR (z. B. unter Aminosäureinfusion) wird als „renale Funktionsreserve" bezeichnet.

➤ **Bestimmung der GFR:**
– *Berechnung der Clearance* (Kreatinin-Clearance S. 30, Inulin-Clearance S. 31, Radioisotopen-Clearance S. 32).
– *Cockcroft-Formel:* Eine rechnerische Abschätzung der GFR ist (mit Ungenauigkeiten) nach der Cockcroft-Formel möglich:

  • Männer $C_{CR} = \dfrac{(140 - \text{Alter}) \times \text{Gewicht}}{(\text{Serumkreatinin} \times 72)}$

  • Frauen $C_{CR} = \dfrac{(140 - \text{Alter}) \times \text{Gewicht}}{(\text{Serumkreatinin} \times 85)}$

4.1 Clearancemessungen

➤ **Normwerte:** Die Größe der GFR ist intraindividuell sehr konstant, interindividuell jedoch recht variabel. Bezieht man die GFR zur besseren Normierung auf die Körperoberfläche, so ergeben sich ab einem Alter von ca. 2 Jahren folgende Normwerte:
- Männlich: 88 – 174 ml/min $\times$ 1,73 m².
- Weiblich: 87 – 147 ml/min $\times$ 1,73 m².

➤ **Beurteilung:** Folgende z.T. physiologische Schwankungen sind ggf. zu berücksichtigen:
- Tageszeit: Maximum der GFR am Nachmittag, Minimum der GFR in der Nacht.
- Ausmaß der Proteinaufnahme: Unter proteinreicher Ernährung kommt es zu einer Zunahme der glomerulären Filtration (Filtrationsreserve).
- Extrazellulärer Flüssigkeitsraum.
- Schwangerschaft: In bestimmten Situationen kommt es zu einem Anstieg des Glomerulumfiltrates (Schwangerschaft, Akromegalie, Frühstadium des Diabetes mellitus).
- *Pathologische Werte* vgl. Akutes Nierenversagen S. 258 und chronische Niereninsuffizienz S. 271. GFR-Reduktion jedoch auch bei normalem Kreatinin (Kreatinin-klinischer Bereich).

Clearance-Modell

➤ Mit Hilfe der Clearance-Modelle wird die glomeruläre Filtrationsrate bestimmt.
➤ **Definition der Clearance:** Die renale Clearance einer Substanz stellt die Plasmamenge dar, die pro Zeiteinheit komplett über die Nieren von einem bestimmten Stoff befreit wird.
➤ **Formel:** Clearance (C) [ml/min] = $\dfrac{U \times V}{P \times t}$

U = Urinkonzentration der Substanz, V = Urinvolumen, P = Plasmakonzentration der Substanz. t = Zeit (Maßeinheit mg/dl, ml, Minute)

➤ **Markersubstanzen:** Die ideale Markersubstanz zur Bestimmung der GFR wird nur glomerulär filtriert und nicht tubulär sezerniert, rückresorbiert oder metabolisiert. Eine Substanz, die diese Bedingungen in idealer Weise erfüllt, ist Inulin, eine Fructosepolymer von ca. 5200 Dalton. Die Bestimmung der Inulin-Clearance ergibt bei geeigneten Untersuchungsbedingungen die genauesten Resultate. Sie ist jedoch mit einem klinischen und labortechnischen Aufwand verbunden, der diese Technik zumeist auf wissenschaftliche Fragestellungen begrenzt. Für Routinefragestellungen werden zumeist weniger genaue, aber einfacher durchzuführende Methoden angewendet, z.B. die Kreatinin-Clearance (s.u.).

Kreatinin-Clearance

➤ Kreatinin wird ausschließlich renal eliminiert und frei filtriert (113 Dalton MW). Kreatinin wird zusätzlich im proximalen Tubulus sezerniert, wobei der sezernierte Anteil bei zunehmender Niereninsuffizienz größer wird und somit bei zunehmender Niereninsuffizienz die Kreatinin-Clearance von der GFR abweicht.
➤ **Durchführung:**
1. *24-h-Sammelurin* (S. 18) und Messung der Kreatininkonzentration im Sammelurin.

Tabelle 3 Sensitivität der Kreatinin-Clearance

GFR (ml/min)	> 80 ml/min	40 – 80 ml/min	< 40 ml/min
Kreatinin-Clearance /GFR (%)	110 – 130 %	150 – 200 %	bis 250 %

2. *Bestimmung des Serumkreatinins* einmalig zu einem beliebigen Zeitpunkt während der Sammelperiode. Die Clearance wird nach der üblichen Formel, S. 30, berechnet.
   - *Problem:* Entscheidend für die Verläßlichkeit der Messung ist eine genaue Instruierung des Patienten (Sammelurin S. 18).
   - Die Messung der Kreatininkonzentration erfolgt laborchemisch meist kalorimetrisch mittels Jaffe-Reaktion im Autoanalyser.
➤ **Normwerte:** Die Normwerte der Kreatinin-Clearance liegen im Mittel bei 95 – 120 ml/min.
➤ **Sensitivität:** Bei reduzierter Nierenfunktion überschätzt die Kreatinin-Clearance die GFR z.T. deutlich, Tabelle 3.
➤ Bei Dialysepatienten (vor allem CAPD) ist die renale Restfunktion wichtig (siehe adäquate Dialyse). Um annähernd verläßliche GFR-Werte zu erhalten, wird der Mittelwert zwischen Kreatinin-Clearance (überschätzt GFR) und Harnstoff-Clearance (unterschätzt GFR durch Rückresorption) gebildet. GFR $\approx$ (C_{Krea} + C_{Hstf})/2.

Inulin-Clearance

➤ Inulin wird labortechnisch mit der Resorcin-Methode gemessen. Nach der Entfernung von Proteinen aus der Probe wird Inulin hydrolytisch gespalten und die entstehende Fruktose kolorimetrisch quantifiziert.
➤ **Durchführung:** Das im folgenden beschriebene Verfahren wird in verschiedenen Kliniken modifiziert eingesetzt. Das Prinzip ist aber das gleiche.
   1. Der Patient erhält zunächst eine Initialdosis von 2,5 g Inulin als Bolus über ca. 30 s injiziert.
   2. Im Anschluß erfolgt eine perfusorgesteuerte Dauerinfusion mit einer Geschwindigkeit von 1,5 g/h. Bei höheren Serumkreatininwerten sollte die Dauerinfusion entsprechend reduziert werden. Es werden Inulinserumspiegel von ca. 20 mg/dl angestrebt.
   3. Die ersten 30 min. nach Starten der perfusorgesteuerten Dauerinfusion gelten als Vorperiode. Während dieser Zeit soll der Patient 500 ml Tee oder elektrolytarmes Wasser trinken.
   4. Nach Ablauf der 30 min. wird der Patient aufgefordert, die Blase komplett zu entleeren. Der so gewonnene Urin wird verworfen.
   5. Es folgen zwei jeweils 1stündige Urinsammelperioden. Am Anfang und am Ende jeder Urinsammelperiode erfolgt eine Abnahme von 10 ml Venenblut kontralateral zur Infusionsseite. Während dieser beiden Sammelperioden sollte der Patient weiterhin ca. 1000 ml Flüssigkeit zu sich nehmen. Eine Mindesturinmenge von jeweils 200 ml sollte bei jeder Urinprobe gewonnen werden.
   6. Die Berechnung der Inulin-Clearance erfolgt als Mittelwert aus den jeweils 1stündigen Urinsammelperioden nach der Clearanceformel (S. 29).

4.1 Clearancemessungen

➤ **Inulin-Clearance als Steady-State:**
- *Indikationen:* Bei Patienten, die für eine Urinsammlung nicht geeignet sind: Kinder, Patienten mit Harnabflußstörungen, unkooperative Patienten.
- *Methode:* Hier kann die Inulin-Clearance aus den Serumkonzentrationen im Steady-State (ab ca. 1,5 h nach Inulin-Infusion) berechnet werden. Es wird vorausgesetzt, daß die zugeführte Menge im Steady-State gleich der renal ausgeschiedenen Menge ist.
- *Problem:* Dieses Vorgehen ist durch eine erhöhte Ungenauigkeit belastet, insbesondere bei verzögerter Steady-State-Einstellung:
  - Bei Patienten mit Ödemen, Aszites oder vergrößertem Extrazellulärraum.
  - Bei Patienten mit höhergradiger Niereninsuffizienz und inadäquater Adaptation der Inulininfusionsrate.

Radioisotopen-Clearance

➤ **Grundlagen:**
- *Bedeutung:* Zur Vereinfachung der Laboranalytik wurden Radioisotopenverfahren entwickelt, bei denen Substanzen mit ähnlichen Filtrationseigenschaften wie Inulin eingesetzt werden. Bei einfacherer Laboranalytik sind radioaktive Isotope jedoch nachteilig, wenn Wiederholungsmessungen notwendig sind.
- *Indikation:* Die Isotopen-Clearance ist das Verfahren der Wahl zur seitendifferenten Nierenfunktionsprüfung.
- *Kontraindikationen:* Schwangerschaft, evtl. ist eine Jodallergie zu beachten.
- *Voraussetzung:* Eine Nuklearmedizinische Abteilung ist für den Umgang mit den Substanzen und die Durchführung der Radioisotopen-Clearance entsprechend ausgerüstet.

➤ **Tracersubstanzen und Sensitivität:** Als Tracersubstanzen kommen folgende Verbindungen in Frage:
- ^{51}Cr-EDTA: Geringfügige Unterschätzung der GFR im Vergleich zur Inulin-Clearance (bis 10%), diese Substanz wird am häufigsten eingesetzt.
- ^{125}J-Iothalamat: Geringe Überschätzung der GFR im Vergleich zur Inulin-Clearance (bis 10%).
- ^{99}mTc-DTPA: Geringe Überschätzung der GFR im Vergleich zur Inulin-Clearance (bis 10%).

➤ **Methode:**
- Bei den Radioisotopen-Untersuchungen werden Aktivitäten im μCi-Bereich verabreicht.
- Es können auch hier Verfahren mit und ohne Urinansammlung eingesetzt werden. Letztere, die als „single shot"-Methode die GFR rechnerisch ableiten, sind mit ähnlichen Ungenauigkeiten verbunden, wie für die Inulin-Clearance beschrieben.

Renaler Plasmafluß

➤ **Bedeutung:** Über viele Jahre wurde die Clearance der Paraaminohippursäure (C_{PAH}) oder die nuklearmedizinische Bestimmung von Hippuran oder Jod zur Bestimmung des effektiven renalen Plasmaflusses angewandt. Die Messung des effektiven renalen Plasmaflusses wird in der klinischen Praxis selten angewandt, aber ist unter klinisch-wissenschaftlichen Bedingungen von Bedeutung. Durch Bestimmung der glomerulären Filtration und des renalen Plasmaflusses kann die Filtrationsfraktion errechnet werden.

➤ **Grundlagen:** Der renale Plasmafluß kann aus der Clearance einer Substanz berechnet werden, die bei einer einzigen Nierenpassage vollständig aus dem Plasma entfernt wird. Dies kann nur für eine Substanz zutreffen, die frei glomerulär filtriert und vollständig tubulär sezerniert wird. Einer solchen Bedingungen kommt die Paraaminohippursäure (PAH) sehr nahe. Die PAH wird bei der Nierenpassage nur zu etwa 70–90 % aus dem Plasma eliminiert. Die mit der PAH gemessene Clearance wird daher auch als „effektiver renaler Plasmafluß" (ERPF) bezeichnet.

➤ **Normwerte für den ERPF:**
  – Männer: 613 ± 162 ml/min × 1,73 m².
  – Frauen: 531 ± 138 ml/min × 1,73 m².

➤ **Der effektive renale Blutfluß** (ERBF) läßt sich unter Kenntnis des Hämatokrits berechnen: ERBF = ERPF / (1-Hämatokrit).

➤ **Durchführung der PAH-Clearance-Messung:** Die Versuchsbedingungen für die PAH-Clearance sind ähnlich, wie bereits für die Inulin-Clearance beschrieben, S. 31. Daher können beide Untersuchungen bei Bedarf auch gemeinsam am Patienten durchgeführt werden.
  1. Der Patient erhält initial eine Bolusinjektion PAH von 0,6 g.
  2. Im Anschluß erfolgt eine perfusorgesteuerte Dauerinfusion in einer Dosierung von 0,4 g/h (Zielkonzentration von PAH im Serum ca. 1–2 mg/dl).
  3. Die ersten 30 min. nach Starten der perfusorgesteuerten Dauerinfusion gelten als Vorperiode. Während dieser Zeit soll der Patient 500 ml Tee oder elektrolytarmes Wasser trinken.
  4. Daraufhin entleert der Patient seine Blase und es erfolgt analog zur Inulin-Clearancebestimmung die Urinsammlung in zwei einstündigen Fraktionen sowie entsprechende parallele Blutabnahmen (S. 31).
  5. PAH wird labortechnisch durch eine Diazotierung und Umsetzung mit bromwasserstoffsaurem alpha-Naphtylamin kolorimetrisch quantifiziert.

➤ **Hippuran-Radioisotopen-Clearance:** ¹³¹J-Hippuran erlaubt eine zufriedenstellende Abschätzung des renalen Plasmaflusses bei einer renalen Extraktion von 80 %, die etwa der von PAH entspricht. Vor- und Nachteile des Verfahrens entsprechen der Messung der GFR mit radioaktiven Markern, S. 32.

Weitere Parameter zur Bestimmung der GFR

➤ **Dextran:** Spezielle Clearancetechniken mit polydispersem Dextran erlauben für wissenschaftliche Zwecke eine molekulargewichtsbezogene Bestimmung der glomerulären Filtration.

➤ **Harnstoff** ist zur Abschätzung der GFR nicht geeignet, da Harnstoff sowohl glomerulär filtriert als auch tubulär sezerniert bzw. rückresorbiert wird und die Produktionsrate stark abhängig von der Nahrungszufuhr ist (nur in Kombination mit Kreatinin bei Dialysepatienten s. o.).

4

4.2 Spezielle Diagnostik der Nierenfunktion ▬▬▬▬▬

Tubuläre Funktion: Renale tubuläre Azidose (RTA) ───────

➤ **Formen:**
- *Distale RTA (klassische, Typ I):*
  • Der Defekt beruht auf der Unfähigkeit des distalen Tubulus, einen Ionen-
  gradienten über das gesamte Lumen aufrechtzuerhalten.
  • Befunde: $K^+\uparrow$, hyperchlorämische metabolische Azidose, Nephrokalzino-
  se, Urin pH $> 5{,}5$.
- *Proximale RTA (Typ II):*
  • Der Defekt beruht auf einer eingeschränkten proximalen Reabsorption
  von Bikarbonat.
  • Befunde: $H^+\uparrow$, K^+.
- *RTA Typ IV:*
  • Ein Mangel von Aldosteron führt zu einem Hypoaldosteronismus mit ein-
  geschränkter distaler Reabsorption von Natrium, hieraus resultiert eine
  verminderte Ionenausscheidung und eine verminderte Kaliumexkretion.
  Diese Form der RTA wird auch mit normalem Aldosteron als Voltage-de-
  pendant RTA beobachtet.
  • Befunde: Aldosteron $\downarrow$, $K^+\uparrow$, hyperchlorämische metabolische Azidose.
➤ **Grundlagen zu Funktionsuntersuchungen des tubulären Systems:**
- Unter normalen Stoffwechselbedingungen fallen im Überschuß H^+-Ionen an,
  die in den Urin eliminiert werden und dort erscheinen:
  1. Als freie H^+-Ionen.
  2. Kombiniert als Puffer-Anionen, z. B. HPO_4^-, H_2PO_4.
  3. Kombiniert mit NH_3 als NH_4^+.
- Die Elimination von H^+-Ionen kann dann als Netto-Säureausscheidung ge-
  messen werden. Die Netto-Säureausscheidung ist die Summe der freien ti-
  trierbaren Azidität, des Ammoniums im Urin und des Urinbikarbonates.
➤ **Ammoniumchloridbelastung:**
- *Indikation:* Verdacht einer distal-tubulären Azidose (RTA I).
- *Methode:*
  • Dem Patienten wird $0{,}1$ g/kg KG Ammoniumchlorid per os verabreicht.
  • Anschließend werden stündlich über 6 Stunden Urinvolumina unter-
  sucht. Bestimmt werden pH, titrierbare Azidität und Ammonium.
  • Die Plasma-Bikarbonat-Spiegel werden alle 2 Stunden untersucht.
- *Befunde:*
  • Bei Vorliegen einer distal-tubulären Azidose entsteht eine metabolische
  Azidose, ohne daß es zu einem Abfall des Urin-pH $< 5{,}3$ mmol/l kommt.
  • Eine gesunde Niere ist in der Lage, innerhalb von 4 Stunden einen Urin-pH
  $< 5{,}3$ zu entwickeln. Ein normaler Befund schließt eine RTA Typ I aus.

➤ **Natriumbikarbonatbelastung:**
  – *Indikation:* Verdacht einer RTA II, d.h. zur Untersuchung der proximalen Reabsorption von Bicarbonat (s.o.).
  – *Methode:*
    • 6 Uhr morgens: Dem Patienten wird Ammoniumchlorid 0,1 g/kg KG verabreicht, um den Plasmabikarbonatgehalt < 20 mmol/l zu senken.
    • 10.00 Uhr morgens: Intravenöse Infusion von 5%igem Natrium-Bicarbonat. Ziel ist der Anstieg des Plasma-Bikarbonats um 1 – 1,5 mmol/l/h. Die Plasma-Bikarbonat-Konzentration sollte mindestens 30 mmol/l erreichen.
    • Die Plasmabikarbonatbestimmungen im Urin werden stündlich durchgeführt.
  – *Befunde:* Bei nierengesunden Patienten sollte Bikarbonat im Urin erst ab einem Plasma-Bikarbonat $\geq$ 26 mmol/l erscheinen. Bei Patienten mit proximaler RTA (Typ I) erscheint Bikarbonat bereits unterhalb dieser Schwelle im Urin. Bei Patienten mit RTA II besteht eine fraktionelle Bikarbonat-Exkretion von mehr als 15%. Die Berechnung der fraktionellen Bikarbonat-Exkretion erfolgt über die nachstehend angeführte Formel:

$$FE_{HCO3}\,(\%) = \frac{C_{HCO3}\,(ml/min)}{C_{crea}\,(ml/min)} \times 100$$

➤ **Weitere Untersuchungen:**
  – Bei Patienten mit einer RTA Typ IV kann die Niere einen sauren Urin produzieren, jedoch ohne ausreichende maximale Säureausscheidung. Zur Diagnostik gehört die Bestimmung der Plasmareninaktivität und der Aldosteronkonzentration (hyporeninämischer Hypoaldosteronismus). Weiterführende Tests können auch mit Hilfe einer Natrium-Sulfat-Belastung durchgeführt werden, die in diesem Falle eine Ammoniumchloridbelastung ersetzen kann.
  – Weitere tubuläre Funktionstests wie die Bestimmung der tubulären Resorption von Glukose, Phosphat und bestimmter Aminosäuren werden nur bei spezieller Diagnostik seltener Erkrankungen (z.B. Fanconi-Syndrom) angewandt. Glucosurie, Phosphaturie und Aminoazidurie jedoch auch bei proximaler Tubulusschädigung (z.B. interstitielle Nephritis S. 268).

5.1 Konventionelle Sonographie

Anatomische Grundlagen

➤ Beide Nieren liegen retroperitoneal, sie sind jeweils von einer Kapsel umgeben.
➤ **Orientierende Lagepunkte:**
  – *Längsachse:* Die anatomische Längsachse verläuft normalerweise von kranio-medial nach latero-dorsal.
  – *Rechte Niere:*
    • Oberer Nierenpol: 12. BWK
    • Unterer Nierenpol: 3. LWK
  – *Linke Niere:* Die linke Niere liegt in der Regel 1 – 2 cm höher als die rechte.
  – *Entfernung zur Mittellinie:* Abhängig von der Körpergröße beträgt die Entfernung zur Mittellinie 5 – 7 cm.

Indikationen

➤ Orientierende internistisch-nephrologische Untersuchung im Rahmen einer Abdominalsonographie.
➤ Differentialdiagnostische Beurteilung eines akuten Nierenversagens (ANV), d. h. Ausschluß eines postrenalen ANV.
➤ Beurteilung und Differenzierung von renalen und pararenalen Raumforderungen, z. B. einer Zyste oder eines Tumors.
➤ Verlaufsuntersuchungen bei bilateralen Schrumpfnieren (Dialysepatienten und Patienten nach Nierentransplantation), da Nierenzellkarzinome häufiger als bei Nierengesunden sind.
➤ Verdacht einer renovaskulären oder renoparenchymatösen Erkrankung.
➤ Verdacht einer Systemerkrankung mit Nierenbeteiligung, z. B. Diabetes mellitus, Vaskulitis oder Amyloidose.
➤ Kontrolle vor und während einer Punktion des Pyelons oder des Parenchyms (Nierenbiopsie S. 71).
➤ Kontrolle nach Punktion zum Ausschluß einer Blutung oder eines Harnstaus.

Technik und Untersuchungsgang

➤ Die Sonographie der Nieren erfolgt mit einem Linearschallkopf und 3,5 Mhz.
➤ Die Untersuchung erfolgt am liegenden Patienten.
➤ Der Patient sollte nüchtern sein, da sonst Darmschlingen die Sicht einschränken können.
➤ Zur Orientierung wird zunächst in Rückenlage sonographiert. Zur Größenbestimmung und zur Zuordnung von Strukturen wird die Links- bzw. Rechtslage gewählt.
➤ Die Untersuchung erfolgt von der ventrolateralen Seite der Niere aus. Bei speziellen Fragestellungen kann auch von dorsal sonographiert werden. Der Patient liegt dann in Bauchlage, die Lendenlordose wird z. B. durch eine Rolle ausgeglichen.

Komplikationen

➤ Die konventionelle Nierensonographie ist risikofrei.

Bildgebende Diagnostik

Befundung und Diagnosen

➤ **Vorbemerkungen:**
- Die Sonographie ist eine subjektive Methode, sie unterliegt den subjektiven Beurteilungskriterien des jeweiligen Untersuchers und seiner Erfahrung.
- Die Befunde sollen dokumentiert werden, pathologische Befunde sollten durch einen zweiten Untersucher bestätigt werden.
- Pathologische Befunde führen meist zum Einsatz des nächst aufwendigeren (und kostenintensiveren) Verfahrens, z. B. der Computertomographie (S. 59).

➤ **Kriterien:**
- Größenbestimmung in drei Ebenen.
- Beurteilung der Atemverschieblichkeit.
- Struktur und Kontur des ventralen und dorsalen Parenchyms und Dichtevergleich mit Milz und Leber.
- Beschaffenheit der Markpyramiden.
- Beurteilung der Nierenvenen. Eine exakte Beurteilung der renalen Gefäße obliegt der farbkodierten Dopplersonographie; orientierend hilft die Sonographie.
- Beurteilung des perirenalen Raums.
- Beurteilung der postrenalen Abflußverhältnisse (Darstellbarkeit des Ureters, Lymphknoten).

➤ **Normalbefund** (Abb. 5):
- *Größe der Nieren:*
  - Längsdurchmesser: 10,5 – 12 cm.
  - Querdurchmesser: 4,5 – 6 cm.
  - Sagittaldurchmesser: 4 – 5 cm.
  - Volumen: 170 cm^3/1,73 m^2 Körperoberfläche.
- *Atemverschieblichkeit:* 3 – 7 cm
- *Parenchym:* Die Parenchymdicke beträgt ventral und dorsal 1,5 – 2 cm.
- *Parenchym/Pyelonreflex:* Das Verhältnis von Parenchym zu Pyelonreflex beträgt beim jungen Erwachsenen 1,5 – 1,8. Dieses Verhältnis nimmt im Alter durch Parenchymreduktion ab (1,1 – 1,3).
- *Dichtevergleich Milz und Leber:* Leber und Milz sind normalerweise echodichter als die Niere.

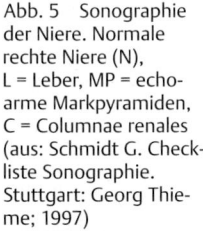
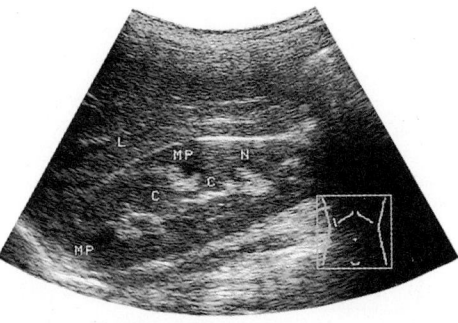

Abb. 5 Sonographie der Niere. Normale rechte Niere (N), L = Leber, MP = echoarme Markpyramiden, C = Columnae renales (aus: Schmidt G. Checkliste Sonographie. Stuttgart: Georg Thieme; 1997)

5

5.1 Konventionelle Sonographie

- *Beschaffenheit der Markpyramiden:*
  - Markpyramiden erscheinen echoärmer als das Parenchym.
  - Zwischen den Markpyramiden wölben sich die Bertini-Säulen vor.
- *Perirenaler Raum:*
  - Kranio-medial des oberen Nierenpols Darstellung der Nebennieren (drei-eckförmig).
  - Ansonsten ist der perirenale Raum echodichter als das Nierenparenchym.
- *Postrenale Abflußverhältnisse:*
  - Diskret echoarmes Muster im Pyelon ist normal.
  - Gelegentlich Ureterabgang darstellbar.
  - Ureterverlauf selten verfolgbar.
➤ **Wichtige pathologische Befunde** s. Abb. 6.

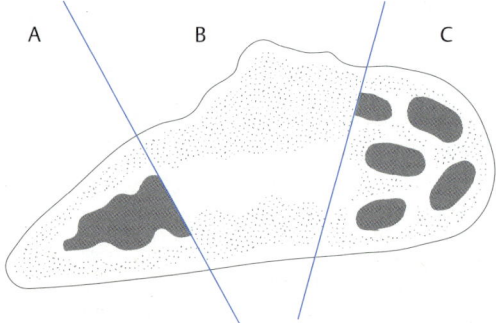

Abb. 6 Schematische Darstellung eines sonographischen Längsschnitts mit: A = intrapelvine Flüssigkeit, B = parenchymatöse Raumforderung, C = multiple intra-pelvine und parenchymatöse Zysten

Technische Grundlagen

➤ **Farbkodierung:**
- Vom Schallkopf ausgesandte Ultraschallimpulse, die von Grenzflächen reflektiert werden, werden bei ihrem Wiedereintreffen am Schallkopf bezüglich folgender Punkte untersucht:
  1. Laufzeit zwischen Sendung und Empfang.
  2. Amplitude.
  3. Frequenzverschiebung bezogen auf die Sendefrequenz.
- Aus der Laufzeit (1.) und der Amplitude (2.) ergibt sich das sonographische B-Bild.

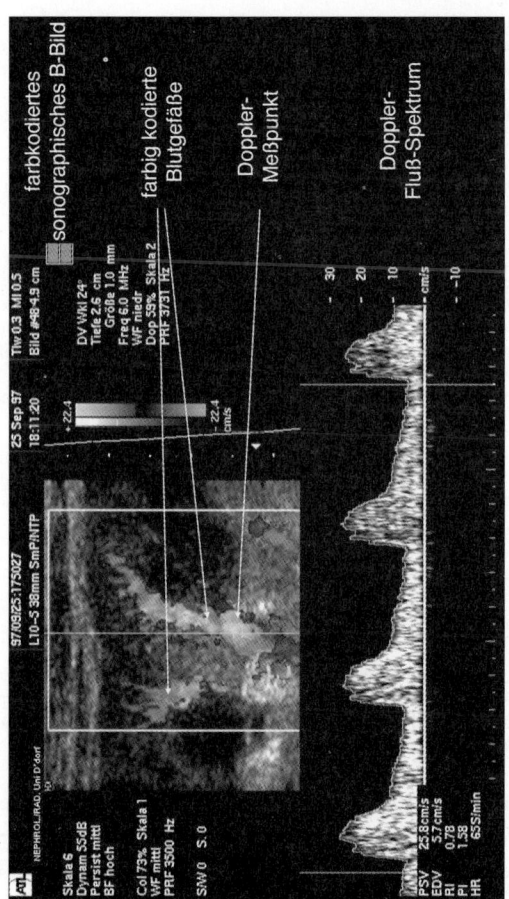

Abb. 7 Schwarz-weiße Wiedergabe eines farbkodierten duplexsonographischen Bildes. Man sieht einen Ausschnitt eines unauffälligen Transplantates. Einzelheiten siehe Text

5.2 Farbkodierte Duplexsonographie

– Frequenzverschiebung/Doppler-Effekt: Werden Ultraschallimpulse von Grenzflächen (Erythrozytenkonglomeraten) reflektiert, die sich vom Schallkopf wegbewegen, wird die Frequenz des Empfängerimpulses niedriger sein. Wird der Impuls von Erythrozyten reflektiert, die sich auf den Schallkopf zubewegen, wird die Frequenz gegenüber der Sendefrequenz nach Reflektion erhöht sein. Alle Bildpunkte, bei denen eine Frequenzänderung zu messen ist, werden farbig kodiert. Den unterschiedlichen Flußrichtungen werden unterschiedliche Farben, meist rot und blau zugeordnet. Langsame Blutflüsse (geringe Frequenzverschiebung) werden mit satten Farben, schnelle Blutflüsse mit entsättigten, hellen Farben dargestellt. Die Farbkodierung stellt real-time die Blutgefäße dar.

➤ **Duplex:**
– *Methode:* Während die Farbkodierung überwiegend der Orientierung dient, kann man mit dem gepulsten Doppler die Doppler-Frequenzverschiebung an jedem beliebigen Bildpunkt exakt messen. In Kenntnis des Winkels zwischen dem Ultraschallimpuls und dem Gefäßverlauf läßt sich hieraus die Flußgeschwindigkeit errechnen. Diese wird zeitabhängig im sogenannten Doppler-Fluß-Profil dargestellt (Abb. 8).
– *Befunde:*
   • In renalen Arterien findet man nach einem systolischen Flußmaximum physiologischerweise einen holodiastolisch-antegraden Blutfluß. Bei intraparenchymalen Flußwiderstandserhöhungen sinkt der diastolische Fluß gegenüber dem systolischen, bei sehr hohen Flußwiderständen kann er sistieren.
   • Aus dem Verhältnis der systolischen und diastolischen Flußgeschwindigkeit können Indizes berechnet werden, die den Flußwiderstand widerspiegeln. Die Formeln des Resistive Index (RI) und des Pulsatility Index (PI) zeigt Abb. 8.
   ◨ *Merke:* Hohe Index-Werte entsprechen hohen Flußwiderständen.

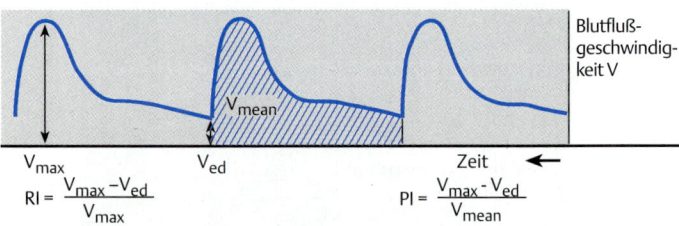

$$RI = \frac{V_{max} - V_{ed}}{V_{max}} \qquad PI = \frac{V_{max} - V_{ed}}{V_{mean}}$$

Abb. 8   Schema eines physiologischen renalen Flußprofils. Resistive Index (RI) und der Pulsatility Index (PI) ergeben sich nach den angegebenen Formeln aus der maximalen systolischen (V_{max}), der enddiastolischen (V_{ed}) und mittleren Flußgeschwindigkeit (V_{mean})

Pathologische Duplexbefunde bei Nierenarterienstenose (NAST) der nativen Niere

➤ Vorselektionierte Patienten, bei denen der Verdacht auf eine NAST besteht (renovaskuläre Hypertonie S. 245), werden nüchtern untersucht.

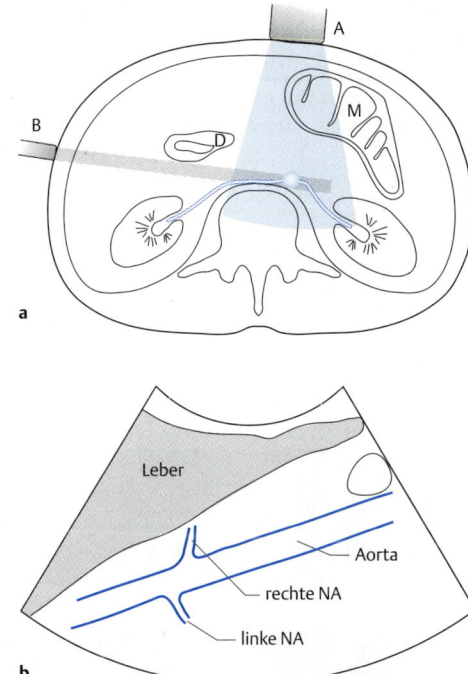

Abb. 9 a und b   Schema der Schnittebenen zur Untersuchung der Nierenarterien (NA). a) Querschnitt durch den Oberbauch. Die Aorta ist quer getroffen, die NA gehen fast waagerecht ab. Dieser Schnitt ist ungünstig, da sich abgangsnah wenig Farbmarkierung und ein schlechtes Doppler-Fluß-Profil ergeben. Die linke NA ist oft luftüberlagert (Magen = M; D = Duodenum); b) Sagittal gekippter koronarer Längsschnitt. Aus der längs dargestellten Aorta zieht die rechte NA auf den Schallkopf zu, die linke vom Schallkopf weg. Dieser Schnitt ist selten luftüberlagert, Farbkodierung und Doppler-Fluß-Profil sind gut. Die Untersuchung erfolgt in Linksseitenlage

➤ Kaudal des Truncus coeliacus werden die Nierenarterien in leicht gekippten Querschnitten und in sagittal gekippten koronaren Längsschnitten in Linksseitenlage dargestellt (Abb. 9 a und b).
➤ **Erfolg der Untersuchung:**
  – 60–90 % der Nierenarterien sind, abhängig von Gerät und Untersucher, darstellbar.
  – Durch direkte und indirekte Kriterien können NAST mit bis zu 90 %iger Sensitivität und Spezifität erkannt werden.
  – Zur Wertigkeit der Methode in der Diagnostik der renovaskulären Hypertonie S. 245.

5.2 Farbkodierte Duplexsonographie

Tabelle 4 Kriterien einer Nierenarterienstenose

direkte Kriterien	indirekte Kriterien
systolische Spitzengeschwindigkeit in der Nierenarterie > 180 cm/s	Einseitige NAST: RI intrarenal einseitig um mehr als 0,05 niedriger. Beidseitige NAST: RI intrarenal beidseits unterhalb der altersentsprechenden Norm
oder	
systolische Spitzengeschwindigkeit in der Nierenarterie mehr als das 3,5fache der aortalen Geschwindigkeit	altersabhängige RI-Normwerte: ≤ 30 Jahre: 0,52 – 0,62 31 – 50 Jahre: 0,55 – 0,68 51 – 60 Jahre: 0,60 – 0,73 61 – 70 Jahre: 0,65 – 0,82

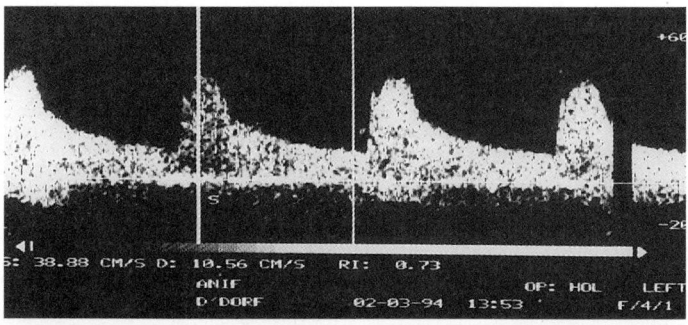

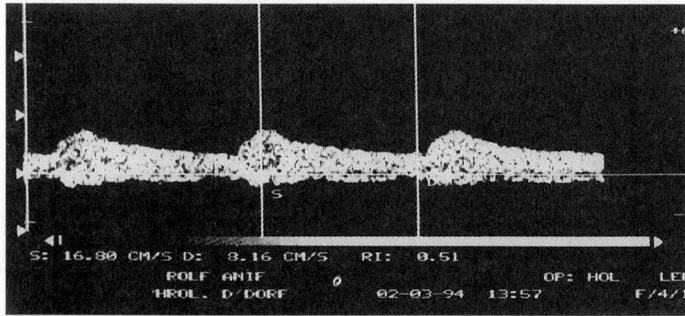

Abb. 10   Oben normales intrarenales Doppler-Fluß-Profil mit einem RI von 0,73, unten poststenotisches Profil mit einem RI von 0, 51 (90%ige Stenose)

➤ **Befunde:**
   – Stenosen führen zu Flußbeschleunigungen, die durch hellere Farben farbkodiert werden. Poststenotische Turbulenzen sind an rot-blauen Mosaikmustern zu erkennen. In suspekten Bezirken wird die Flußgeschwindigkeit unter Berücksichtigung des Winkels duplexsonographisch gemessen. Die Stenosekriterien zeigt die Tabelle 4.
   – Intrarenal (poststenotisch) sind die Flußprofile verändert. Die systolischen Geschwindigkeiten sind stärker reduziert als die diastolischen. Dies führt in der poststenotischen Niere zu niedrigeren Resistive Index (RI)-Werten (Abb. 10), die als indirekter Hinweis auf eine Stenose gewertet werden können (Stenosekriterien Tabelle 4).
➤ **Weitergehende Diagnostik:** Bei duplexsonographischem NAST-Nachweis oder bei Hinweisen auf NAST ist eine Angiographie (DSA, S. 54) ggf. in PTA-Bereitschaft indiziert (PTA = perkutane transluminale Angioplastie).

Pathologische Duplexbefunde bei Nierenarterienstenose (NAST) der Transplantat-Niere

➤ **Erfolg der Untersuchung:**
   – Die Transplantatgefäße sind zwar oft sehr geschlängelt, wegen der oberflächlichen Lage jedoch meist leichter darzustellen als die der nativen Nieren.
   – Die Anzahl der Polarterien ist aus dem OP-Bericht bekannt, 90 – 95 % aller bekannten Arterien sind vollständig darstellbar.
➤ **Befunde:**
   – Lokalisierte Flußbeschleunigungen > 180 cm/s bzw. lokale Beschleunigungen um mehr als das 2,5fache verglichen mit prästenotischen oder weit poststenotischen Geschwindigkeiten weisen auf eine NAST hin (Sensitivität und Spezifität von mehr als 90 %).
   – Indirekte Zeichen wie bei den nativen Nieren eignen sich bei Transplantatnieren nicht.

Pathologische Duplexbefunde bei Venenthrombosen der Transplantat-Niere

➤ **Befunde:**
   – Komplette Venenthrombosen werden anhand folgender Kriterien erkannt:
     1. Fehlende Darstellung von Venen intrarenal und im Hilus und
     2. Pendel-Blutfluß in den intrarenalen Arterien (Abb. 11).
   – Komplette Nierenvenenthrombosen führen zu einer maxmalen Steigerung des Flußwiderstandes, es fließt gar kein Blut mehr durch die Niere. Blut, das während der Systole in die Nierenarterien fließt, strömt in der Diastole retrograd wieder heraus. Die durchschnittliche Flußgeschwindigkeit über einen Pulszyklus beträgt exakt Null.

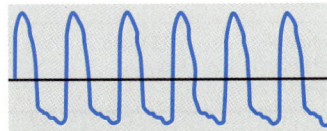

Abb. 11 Pathognomonisches intrarenales Doppler-Fluß-Profil bei kompletter Transplantatvenen-Thrombose

5.2 Farbkodierte Duplexsonographie

➤ **Konsequenz:** Der farbduplexsonographische Befund einer kompletten Nierenvenenthrombose der Transplantat-Niere ist so hochspezifisch, daß man ohne weitere Diagnostik die Indikation zur sofortigen operativen Revision stellen kann.

Pathologische Duplexbefunde bei Transplantat-Abstoßung

➤ **Indikation:** Die farbkodierte Duplexsonographie kann neben der klinischen Beobachtung frühzeitig Hinweise auf eine Abstoßungsreaktion geben.

➤ **Intra- und extrarenale Ursachen** von erhöhten Widerstandsindizes:
  – Postischämisches akutes Nierenversagen
  – Akute Abstoßungsreaktion
  – Erhebliche Ciclosporin-Überdosierung
  – Aufstau des Nierenbecken-Kelch-Systems
  – Extrarenale Kompression
  – Erniedrigter diastolischer Blutdruck
  – Bradykardie

➤ **Befunde:**
  – Bei Abstoßungen kommt es bereits sehr früh zu einer Erhöhung des Flußwiderstandes (Dopplerindizes ↑). Eine Widerstandserhöhung ist jedoch kein spezifisches Zeichen einer Abstoßungsreaktion.
  – Bei einem einmalig bestimmten erhöhten Widerstandsindex ist es nicht möglich zu entscheiden, ob dieser z.B. durch ein postischämisches akutes Nierenversagen oder durch eine Abstoßung verursacht ist, daher werden serielle Untersuchungen durchgeführt:
    • Bei seriellen Untersuchungen (alle 3 – 4 Tage) kann man Abstoßungsreaktionen an einem ansteigenden Widerstandsindex deutlich besser erkennen als an einem Einzelwert.
    • Bester Parameter ist der PI-Anstieg pro Tag. Bei anderen Parametern ist die Spanne der unklaren Befunde sehr groß (Tabelle 5).

Tabelle 5 Grenzwerte für die Erkennung von Transplantatabstoßungsreaktionen

Abstoßungs-reaktion	PI-Anstieg	PI-Einzelwert	RI-Anstieg	RI-Einzelwert
Unwahrscheinlich (NPV 95%)	kein Anstieg	< 1,5	– 4% (Abfall)	< 0,7
unklar	0 – 6%/Tag	1,5 – 3,6	– 4 bis + 12%/Tag	0,7 – 0,95
wahrscheinlich (PPV 75%)	6 – 15%/Tag	3,6 – 5	12 – 15%/Tag	0,95 – 1,03
sehr wahrscheinlich (PPV 95%)	> 15% pro Tag	> 5,0	> 15%/Tag	> 1,03

NPV = Negativer Vorhersagewert, PPV = Positiver Vorhersagewert

➤ **Konsequenzen:**
  – Bei PI-Anstiegen wird frühzeitig die Indikation zur Transplantatbiopsie gestellt, falls nicht der gesamte klinische Verlauf gegen eine Abstoßung spricht. Auf diese Weise können Abstoßungen früh histologisch gesichert und behandelt werden.
  – Fällt ein erhöhter PI im Verlauf einer Abstoßungstherapie nicht ab, besteht der Verdacht auf eine unzureichend behandelte Abstoßung. Auch hier sollte frühzeitig durch Rebiopsie geklärt werden, ob eine weitere Ausweitung der Immunsuppresion notwendig ist.

Pathologische Duplexbefunde bei arteriovenösen Fisteln

➤ **Ursache:** Arteriovenöse Fisteln sind in aller Regel durch Transplantatbiopsien verursacht.
➤ **Nachweis:** Arteriovenöse Fisteln lassen sich sehr gut im Transplantat, aber auch in nativen Nieren als rot-blaue „Konfetti-Wolken" erkennen. Die drainierenden Venen zeigen einen beschleunigten und pulsatilen Fluß, die zuführenden Arterien einen deutlich erniedrigten Flußwiderstand.
◙ *Beachte:* Blutungskomplikationen sind bei einer erneuten Biopsie bei Patienten mit größeren Fisteln häufig.

Pathologische Duplexbefunde bei Hämodialysefisteln

➤ Unter Verwendung von hochfrequenten Schallköpfen ist die Darstellung der Dialysefisteln ausgezeichnet möglich.
➤ **Stenosen** der Anastomose oder der Fistelvene lassen sich an einer umschriebenen Lumeneinengung und Flußbeschleunigung erkennen. Die systolische und diastolische Flußbeschleunigung ist > 200 cm/s. Wegen der schwierigen Zuordnung der farbkodierten Duplexsonographie-Befunde zu anatomischen Strukturen sollten die Untersuchungen mit dem betreuenden Dialysearzt und/oder dem Operateur durchgeführt werden.
➤ **Teilthrombosierungen** zeigen echogenes intravasales Material mit Restflüssen.
➤ **Shuntvolumen:**
  – Die duplexsonographische Flußvolumenmessung sollte durch Mehrfachmessung in der zuführenden Arterie ermittelt werden.
  – *Formel zur Berechnung des Shuntvolumens:*
    Shuntvolumen (ml/min) $= \pi \times$ Radius [cm]$^2 \times$ durchschnittliche Flußgeschwindigkeit [cm/sec] $\times 60$
  – *Hinweise auf eine insuffiziente Fistelfunktion:*
    • Ciminoshunt: Shuntvolumen < 300 ml/min.
    • Goretex-Interponat: Shuntvolumen < 550 ml/min.
  – *Hohes Shuntvolumen* als Ursache einer „high output"-Herzinsuffizienz bei Flußvolumen > 2 l/min.

Weitere Indikationen zur farbkodierten Duplex-Sonographie

➤ **Perfusionsausfälle, Nierenvenenthrombosen und Tumoren** der nativen Niere: Hier kann die farbkodierte Duplexsonographie lediglich einige Aspekte gegenüber der konventionellen Sonographie ergänzen.
➤ **Perfusionsnachweis:** Die farbkodierte Duplexsonographie kann bei Transplantat-Nieren die Szintigraphie ersetzen.

5.3 Kontrastmittel-Exposition

Grundlagen

➤ **Methoden,** bei denen jodhaltige nierengängige Kontrastmittel verwandt werden: Ausscheidungsurographie, Angiographie, Phlebographie und Computertomographie (CT).

➤ **Vorbereitung des Patienten:**
  – *Anamnese:* Wurde schon einmal Kontrastmittel verabreicht? Wie wurde es vertragen? Familienanamnese?
  – *Labor:* TSH-Bestimmung.
  – *Therapie:*
    • Bei niedrigem TSH: Natriumperchlorat 3 × 10 Trpf/die, beginnend 1 Tag vor der Untersuchung bis mindestens 3 Tage nach der Untersuchung.
    • Bei bekannter Kontrastmittelallergie: Vorbehandlung mit Glukokortikoiden sowie H_1- und H_2-Antagonisten.

➤ **Begleitende Maßnahmen** bei Kontrastmittel-Exposition (v. a. bei Niereninsuffizienz):
  – Kontrastmittelverbrauch minimieren.
  – Andere nephrotoxische Einflüsse meiden.

Komplikationen

➤ **Nierenversagen:**
  – Gelegentlich kann es in Abhängigkeit von der Kontrastmittelmenge selbst bei vorbestehender normaler Nierenfunktion zu einem Akuten Nierenversagen kommen (Inzidenz < 0,5%) (ANV S. 258).
  – *Inzidenz:* Das Risiko eines ANV ist bei eingeschränkter Nierenfunktion, gleichzeitiger Gabe nephrotoxischer Substanzen und intravasalem Volumenmangel unterschiedlicher Ursachen (z. B. Herzinsuffizienz, Leberzirrhose, enteraler Flüssigkeitsverlust) deutlich erhöht. Das höchste Risiko eines Akuten Nierenversagens nach Kontrastmittel-Exposition besteht bei diabetischer Nephropathie.
  – *Klinik* des ANV S. 262.
  – *Therapie* des ANV S. 266.

➤ **Thyreotoxische Krise:** Späte Komplikation nach 4–6 Wochen.

➤ **Kontrastmittel(Pseudo-)allergie:** Die Kontrastmittelallergie wird als „Pseudoallergie" bezeichnet, da sie dosisabhängig ist, schon bei der ersten Exposition auftreten kann und einen toxisch-idiosynkratischen Mechanismus aufweist. Die Klinik unterscheidet sich jedoch *nicht* von einer „echten" Allergie!

Betreuung nach Kontrastmittel-Exposition

➤ **Normale Nierenfunktion:** Ca. 2 l Flüssigkeitszufuhr per os.

➤ **Deutlich eingeschränkte Nierenfunktion** (Krea > 2,0 mg/dl):
  – Zusätzlich zur oralen Flüssigkeitszufuhr 2000 ml NaCl 0,45% i. v.

➤ **Prophylaxe eines ANV:** Es besteht keine gesicherte Indikation zur Diuretikagabe und postexponentieller Dialyse zur Vermeidung eines ANV. Daher sollten die Regeln zur Minimierung des Kontrastmittelverbrauchs und der Hydrierung (S. 265) dringend beachtet werden.

Indikationen

➤ Sonographisch einseitig kleine Niere.
➤ Obstruktive Nephropathie und normale Nierenfunktion.
➤ Urolithiasis.
➤ Chronische Pyelonephritis.
➤ Nieren-Tbc-Verdacht.
➤ Verdacht auf Markschwammniere.
➤ Verdacht auf Analgetika-Nephropathie.

Kontraindikationen

➤ Kontrastmittelallergie (S. 46).
➤ Schwangerschaft.
➤ Hyperthyreose.
➤ Deutlich eingeschränkte Nierenfunktion: Bei einem Kreatinin > 2,0 mg/dl wird das Nierenbeckenkelchsystem nicht mehr ausreichend kontrastiert.
➤ Geplante Schilddrüsenszintigraphie (Abstand mehrere Monate) oder geplante Radiojodtherapie, da jodhaltige Kontrastmittel die Szintigraphie verfälschen.
➤ Multiples Myelom.

Vorbereitung

➤ Gute Darmentleerung: Orale Abführmaßnahmen wie bei Darmuntersuchung.
➤ Der Patient muß am Untersuchungstag nüchtern sein.

Durchführung

➤ **Bei normaler Nierenfunktion:** Kontrastmittel-Injektion:
  20–40 ml eines jodhaltigen nierengängigen Kontrastmittels i.v. injizieren.
  – Bei Zystennieren, Adipositas und Tumorverdacht bis 1,0 ml/kg KG injizieren.
➤ **Bei eingeschränkter Nierenfunktion:** Infusionsurographie: 100 ml Kontrastmittel verdünnt mit 100 NaCl 0,9% über 10 min i.v. infundieren.
➤ **Standard-Röntgenaufnahmen:**
  – Nativaufnahmen (Abb. 15, S. 51).
  – Nach 5 und 10 min in Kopftieflage (Ureterkompression, Abb. 12, S. 49).
  – Danach in halbaufrechter Lage (Lösen der Ureterkompression).
  – Spätaufnahmen nach frühestens 30 min, bei eingeschränkter Nierenfunktion bis zu 24 h nach Kontrastmittel-Applikation (Abb. 13, S. 50).

Komplikationen

➤ **Kontrastmittel-Zwischenfall:** 1:100.00 Fälle, tödliche Verläufe in 1:35.000–1:50.000 Fällen (vgl. S. 46).
➤ **Thyreotoxische Krise** (S. 46), bei Vorbehandlung sehr selten.
➤ **Akutes Nierenversagen** (S. 258), bei diabetischer Nephropathie besteht ein höheres Risiko.
➤ **Akute Herzinsuffizienz:** Volumenbelastung durch das Kontrastmittel und wegen negativer Inotropie.

5.4 Ausscheidungsurographie

Befundung und Diagnosen

➤ **Kriterien:** In der Ausscheidungsurographie werden folgende Kriterien beurteilt:
- Nierengröße.
- Nierenform.
- Lage.
- Seitengleiche und zeitgerechte Kontrastmittel-Ausscheidung.
- Morphologie des Nierenbeckenkelchsystems.

➤ **Differentialdiagnostische Überlegungen** s. Tabelle 6.
➤ Befunde der Ausscheidungsurographie s. Abb. 12 – 14.

Tabelle 6 Differentialdiagnosen der Ausscheidungsurographie

Kleine Niere

Umschriebene Nieren-parenchymreduktion
- Papillennekrose
- Nieren-Tbc
- umschriebene Obstruktion
- Z. n. Nieren-OP
- Niereninfarkt

Normale Außenkontur
- Ischämie
- Z. n. Nierenvenenthrombose
- Obstruktive Nephropathie
- Analgetikanephropathie
- vesikourethraler Reflux

Nierenvergrößerung

Beidseitige Nierenvergrößerung bei normalem Nierenbeckenkelchsystem: Meist liegt eine nephrologische Erkrankung vor:
- Akute Glomerulonephritis
- Akutes Nierenversagen
- Systemerkrankung
- Nierenvenenthrombose
- Akute interstitielle Nephritis
- Amyloidose
- Myelomnieren
- Lymphoproliferative Erkrankungen
- Hämolytisch urämisches Syndrom

Einseitige Nierenvergrößerung
- Kompensatorische Hypertrophie
- Doppelbildung
- Malignom
- Zyste
- Umschriebene Hydronephrose

Röntgenologisch stumme Niere

Obstruktion der ableitenden Harnwege
Nierenzellkarzinom mit Durchsetzung der Nieren oder Thrombose der V. cava inf.
Nierenvenenthrombose
Subkapsuläres Hämatom (posttraumatisch, Antikoagulantien)
Nierenagenesie, Hypoplasie,
Z. n. Nephrektomie
Polyzystische Nierendegeneration
Z. n. bakterieller Infektion
Tbc
Hochgradige Nierenarterienstenose

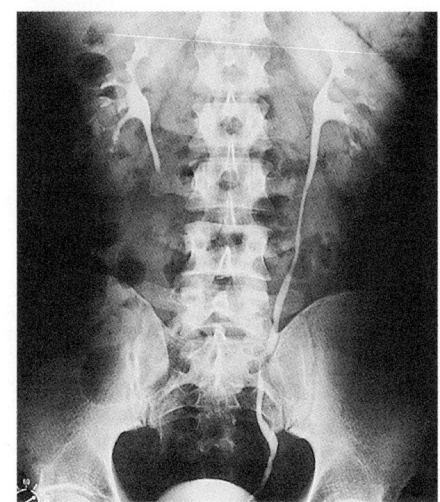

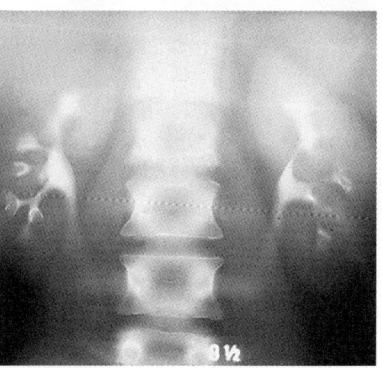

Abb. 12 a und b Ausscheidungsurographie der Niere a) I.v.-Urogramm 10 min nach Kontrastmittelinjektion: Normalbefund; b) Konventionelle Tomographie 10 min nach Kontrastmittelinjektion: Normalbefund mit regelrechter Darstellung des Nierenparenchyms und des ableitenden Harnwegsystems

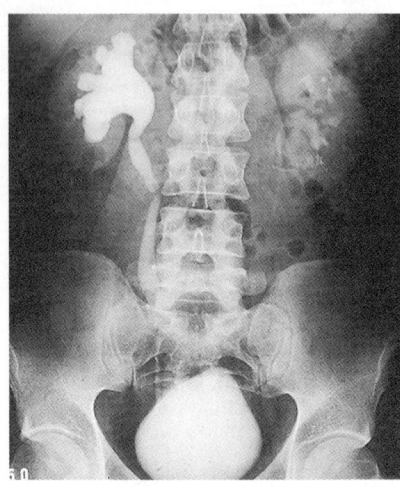

Abb. 13 Ausscheidungsurogramm: 50 min nach Kontrastmittelgabe i. v. zeigt sich eine verspätete Füllung des erweiterten rechten Nierenbeckenkelchsystems mit dilatierten Kelchen und abgerundeten Fornices (Hydronephrose)

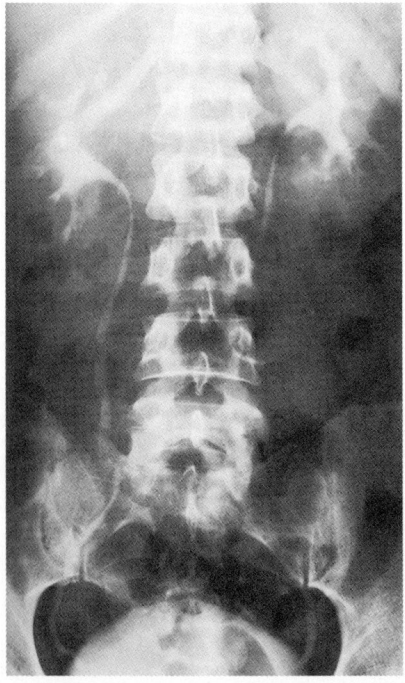

Abb. 14 Ausscheidungsurogramm: Papillennekrose. Kolbig aufgetriebene Nierenkelche, stumpfe fornices und kontrastmittelgefüllte Höhlen in den Markkegeln. 50jährige Diabetikerin mit chronischer Pyelonephritis (aus Lange S. Lehratlanten der radiologischen Diagnostik. Bd. Ableitende Harnwege/Niere. 1. Aufl. Stuttgart: Thieme 1995)

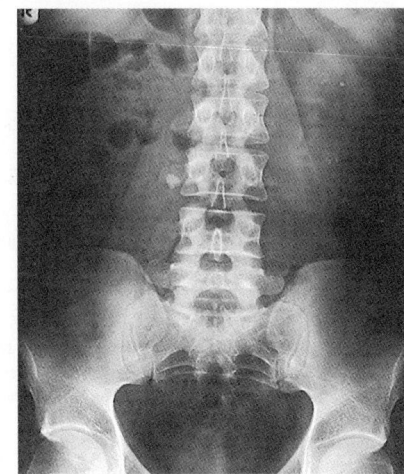

Abb. 15 Nativaufnahme:
Harnleiterkonkrement rechts
(nativ erkennbar)

➤ **Weiterführende Diagnostik:**
  – Sonographie (S. 36) und Computertomographie (S. 59) zur Beurteilung von
    Lage und Größe der Niere sowie des Parenchymsaums bzw. eines Harnstaus.
  – Funktionsszintigraphie (S. 68) bei Verdacht auf Harnabflußstörung, Nieren-
    arterienstenose, Nierenvenenthrombose, einseitig kleine Niere.
  – Aortorenographie bei Verdacht auf Nierenarterienstenose als intraarterielle
    DSA (S. 54).
  – Retrograde Darstellung des Hohlraumsystems bei Verdacht auf Obstruktion
    (retrograde Pyelographie S. 52).

5.5 Retrograde Pyelographie

Indikationen

➤ Unklare Harnleiterprozesse.
➤ Stumme Niere unklarer Ätiologie.
➤ Refluxnephropathie.
➤ Nicht durchführbare Ausscheidungsurographie.

Kontraindikationen

➤ Schwangerschaft.
➤ Infektionen der Harnblase oder des Nierenhohlraumsystems.

Durchführung

➤ Zystoskopisches Aufsuchen der Ureterostien.
➤ Injektion von 3 – 5 ml Kontrastmittel in den Ureter.
➤ Röntgenkontrastdarstellung des Ureters unter Durchleuchtung und Dokumentation der Befunde durch mehrere Zielaufnahmen in 2 Ebenen.

Komplikationen/Nachteile

➤ Pyelonephritis, Urosepsis.
➤ Kontrastmittel-Zwischenfälle (S. 46).
➤ Hoher technischer und zeitlicher Aufwand.

Befundung und Diagnosen

➤ **Kriterien:** Folgende Strukturen/Vorgänge werden beurteilt:
  – Nierenbeckenkelchsystem.
  – Ureter.
  – Kontrastmittelabstrom über das Ureterostium in die Blase und die Urethra.
  – Kontrastmittelstop im Bereich der ableitenden Harnwege.
  – Unter Durchleuchtung werden funktionelle Störungen der Urodynamik dargestellt.
➤ **Normalbefund** s. Ausscheidungsurographie Abb. 12, S. 49.

Indikationen

➤ Die Indikation ist wie bei retrograder Pyelographie zu stellen.
➤ Die Methode ist nur bei Harnstauungsnieren möglich.
➤ Häufigste Anwendung in der Nephrologie nach Nierentransplantation.

Durchführung

➤ Punktion des aufgestauten Nierenbeckenkelchsystems unter sonographischer Kontrolle.
➤ Injektion von Kontrastmittel (10 – 30 ml).
➤ Darstellung des Kontrastmittelabflusses unter Röntgendurchleuchtung.
➤ Bilddokumentation.

Vorteil gegenüber der retrograden Pyelographie und i. v.-Urographie

➤ Geringere Infektionsgefahr.
➤ Durch Kombination mit der Sonographie besitzt die Methode eine höhere Aussagefähigkeit.
➤ Keine Nephrotoxizität.
➤ Auch bei fortgeschrittener Niereninsuffizienz aussagefähig.

5.7 i. a. DSA

Grundlagen

➤ Heute wird als Standardverfahren zur Darstellung der Nierenarterien die intraarterielle (i. a.) digitale Subtraktionsangiographie (DSA) angewandt.
➤ Dabei werden die Informationsgehalte der Nativbilder und der Bildserie mit Kontrastmittel digital erfaßt und mit Hilfe eines Rechners voneinander subtrahiert. Man erhält dadurch ein Subtraktionsbild, auf dem sich nur noch die kontrastierten Anteile, also die untersuchten Gefäße darstellen.
➤ Die Aussagefähigkeit der DSA ist gegenüber der einfachen Angiographie deutlich erhöht, da keine störenden Überlagerungen mit abgebildet werden und dadurch eine bessere Bildkontrastierung erreicht wird.

Indikationen

➤ V. a. Nierenarterienstenose, Abklärung sekundärer Hypertonieformen.
➤ Präoperative Diagnostik bei Harnstauungsnieren, Anomalien u. a.
➤ Nierentumoren (Gefäßeinbruch? palliative Gefäßembolisation).
➤ Nierentraumen.
➤ Präoperativ vor elektiven Lebendnierenspenden zur Klärung der Anatomie.
➤ Einseitig stumme Niere im Ausscheidungsurogramm: Restperfusion? Anomalie?

Kontraindikationen

➤ Kontrastmittelallergie.
➤ Hämorrhagische Diathese.
➤ Relative Kontraindikation: Erheblich eingeschränkte Nierenfunktion.

Durchführung

➤ Der Patient sollte am Untersuchungstag nüchtern sein.
➤ Transfemorale Katheterisierung der Nierenarterie in Seldinger-Technik.
➤ Nativaufnahme.
➤ Anschließend Injektion von ca. 100 ml 60%iger Kontrastmittel-Lösung.
➤ Serienaufnahmen der arteriellen, kapillaren und parenchymatösen Phasen. Das Kontrastmittel fließt über das Hohlsystem bei normaler Nierenfunktion nach ca. 10 min ab.
➤ Druckverband über der arteriellen Punktionsstelle und Bettruhe für 12 h.

Befundung und Diagnosen

➤ Die diagnostische Aussage erfolgt in Kooperation mit den durchführenden Radiologen.
➤ **Maligne Nephrosklerose:** Scheinbar abrupter Abbruch der Aa. interlobares an der Mark-Rindengrenze, Infarkte infolge von Gefäßverschlüssen, im Verlauf zunehmende Niereninsuffizienz mit Schrumpfung des Organs.
➤ **Nierenarterienstenosen:** Einen Überblick über Formen, deren Vorkommen und die angiographischen Befunde gibt die Tabelle 7, S. 55.

Tabelle 7 Nierenarterienstenosen: Formen, Vorkommen und angiographischer Befund

Form	Fibromuskuläre Dysplasie	Arteriosklerotisch	Entzündlich
Vorkommen	10–20% der Fälle, Frauen bevorzugt	70–80% der Fälle, Risikofaktoren für Arteriosklerose	Selten, bei Vaskulitiden
Angiographischer Befund	Lokalisation der Stenose im mittleren oder distalen Drittel der extrarenalen Nierenarterie Multiple perlschnurartige Einengungen	Lokalisation der Stenose proximal in Aortennähe, meist isoliert und exzentrisch Wandunregelmäßigkeiten und Plaques Arteriosklerotische Veränderungen der Aorta	
Aneurysmata?	Aneurysmata selten, im Bereich einer bifurkationsfreien Gefäßstrecke gelegen	Aneurysmata häufig, mit Verkalkungen und intraluminalen schalenförmigen Thromben	Bei Polyarteriitis nodosa bilateral multiple infrarenale Aneurysmata

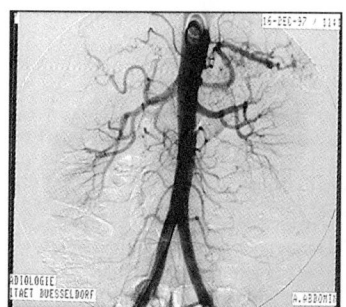
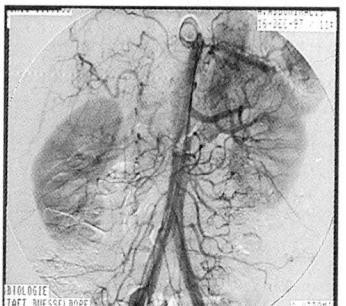

a   b

Abb. 16 a und b   Arterielle digitale Subtraktionsangiographie (DSA): Normalbefund mit unauffälliger Abbildung der Abdominalgefäße, beidseits findet sich ein kaliberkräftiger Nierenarterienhauptstamm

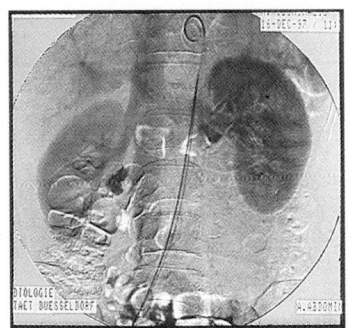

Abb. 17 Arterielle digitale Subtraktionsangiographie (DSA): Normalbefund. Parenchymkontrastierung beider Nieren mit beginnender Kontrastierung der Nierenvenen sowie der Vena cava inferior

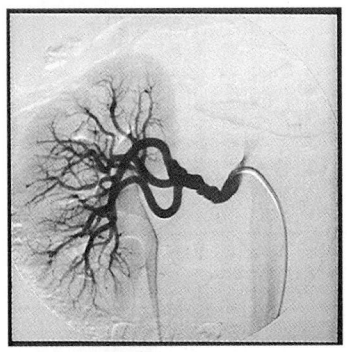

Abb. 18 Selektive arterielle digitale Subtraktionsangiographie (DSA) der linken Nierenarterie: Fibromuskuläre Dysplasie (FMD). Multiple nacheinandergeschaltete perlschnurartige Einschnürungen des Nierenarterienhauptstammes

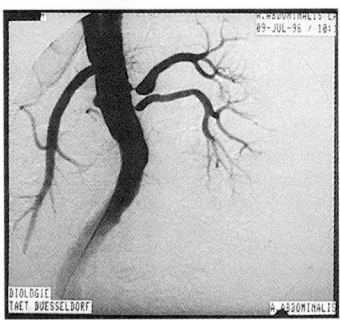

Abb. 19 i. a. DSA: Darstellung der linken Nierenarterie und eines unteren Polarterienastes – an beiden Gefäßen liegt eine höchstgradige Einengung des Gefäßlumens mit poststenotischer Erweiterung vor (Stenosegrad ca. 95%). Arteriosklerotische Nierenarterienstenosen. Re. Nierenarterie verschlossen

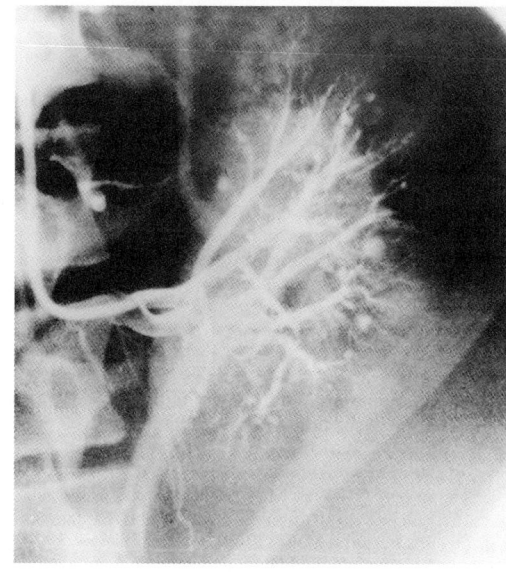

Abb. 20   Digitale Subtraktionsangiographie (DSA): Klassische Polyarteriitis no-dosa

5.8 Weitere Gefäßdarstellungen

Perkutane transfemorale Angioplastie (PTA)

➤ Die PTA ist eine Methode zur Dilatation von Gefäßstenosen mit Hilfe eines Ballonkatheters, der unter Bildwandlerkontrolle in gleicher Weise wie bei der DSA (S. 54) bis an den betreffenden Gefäßabschnitt und über die Stenose hinaus vorgeschoben wird (vgl. renovaskuläre Hypertonie S. 245).

Selektive Nierenphlebographie

➤ **Indikationen:** Verdacht auf Nierenvenenthrombose. Die Methode gilt als ergänzende, sekundäre Maßnahme.
➤ **Vorkommen von Nierenvenenthrombosen:** Nierenvenenthrombosen sind selten, sie kommen vor allem bei nephrotischem Syndrom und nach Nierentransplantation (in der Frühphase) vor.
➤ **Durchführung:**
  – Punktion der V. femoralis in Seldinger-Technik.
  – Vorschieben des Katheters bis zur Einmündung der V. renalis in die V. cava inf.
  – Nach Anfertigen der Nativaufnahmen Injektion von Kontrastmittel.
  – Anfertigen von Serienaufnahmen.
➤ **Befundung und Diagnosen:**
  – *Akute Thrombosen:*
    • In der selektiven Nierenphlebographie zeigt sich ein Verschluß der V. renalis, oder ein umflossener Thrombus ist darstellbar.
    • Die Niere ist meist vergrößert.
    • Duplexsonographisch sind negative diastolische Flüsse pathognomonisch (S. 43).
    • Im CT kann der Thrombus nachgewiesen werden, bei Tumorthromben mit Kontrastmittel-Enhancement.
  – *Chronische Verschlüsse:*
    • Kollateralkreislauf und Rekanalisation des Thrombus sind nachweisbar.
    • Die Niere ist verkleinert.

Indikationen

➤ Bei V. a. Neoplasie zur Differentialdiagnostik und zum Staging.
➤ Nephrokalzinose.
➤ V. a. Nierenabszeß.
➤ Bei einseitig stummer Niere zur Differentialdiagnostik Agenesie – Schrumpfniere.
➤ Trauma (retroperitoneales Hämatom oder Nierenruptur).
➤ V. a. Zysteneinblutung bei polyzystischer Nierendegeneration und akutem Abdomen.
➤ V. a. Nebennierenprozesse.

Vorbereitung

➤ Wie zur Ausscheidungsurographie ist eine möglichst effektive Darmentleerung im Vorfeld der Untersuchung anzustreben (S. 47).
➤ Der Patient sollte am Untersuchungstag nüchtern sein.

Durchführung

➤ Üblicherweise werden Schichtdicken von 10 mm gewählt. Man benötigt dann 12 – 18 aneinander grenzende Scans, um beide Nieren vollständig abzubilden.
➤ **Kontrastmittelgabe:**
  – *Konventionelle Technik:* Nach Abschluß der Nativserie werden 50 – 100 ml eines 60%igen jodhaltigen nierengängigen Kontrastmittels infundiert.
  – *Bolus-Technik:* Zur besseren Darstellung der intra- und extrarenalen Nierenarterien und -venen eignet sich die Bolus-Technik mit 20 ml einer 80%igen Kontrastmittellösung. Dazu sind aber kurze Abtastzeiten von kleiner als 10 s/Bild, wie sie nur von neueren Geräten gewährleistet werden können, notwendig.

Befundung und Diagnosen

➤ **Chronische Pyelonephritis:**
  – Verschmälerung des Parenchymsaums mit Einziehung der Randkontur.
  – Das gesunde Nierenparenchym kann sich pseudotumorös über das vernarbte Gewebe vorwölben.
  – Nach Kontrastmittelinjektion kommt es zum gleichmäßigen Dichteanstieg.
➤ **Pyonephrose:**
  – Organvergrößerung mit höheren Dichtewerten im erweiterten Nierenbeckenkelchsystem.
  – Die Abgrenzung zum Nierenparenchym ist unscharf, das Bild inhomogen.
  – Im Endstadium sieht man eine schalenförmige Verschmälerung des Parenchymsaums, das Hohlsystem kann durch einen Ausgußstein ausgefüllt sein.
➤ **Nierenabszeß:**
  – Hypodense Raumforderung.
  – Der Gasnachweis ist pathognomonisch, aber nur bei gasbildenden Keimen, z. B. E. coli, nachweisbar.
  – Ein Dichteanstieg in der Abszeßmembran ist nur dann vorhanden, wenn im umliegenden Nierengewebe durch Funktionseinschränkung kein Dichteanstieg mehr vorhanden ist.

➤ **Niereninfarkt:**
  – *Akut:* Nach Kontrastmittelinjektion ist ein keilförmiges Areal mit der Basis an der Nierenoberfläche zu sehen.
  – *Alter Niereninfarkt:* Nach einigen Wochen wird eine narbige Atrophie mit Einziehung der Nierenoberfläche sichtbar.
➤ **Unklare Raumforderungen: Differentialdiagnose Zyste – Tumor** s. Tabelle 8.

Tabelle 8   Differentialdiagnose der unklaren Raumforderung der Niere im CT

Kriterium/ Befund	Zyste	Nierenzellkarzinom	Angiomyolipom
Form	rund bis oval	polyzyklisch	polyzyklisch
Kontur	umschrieben, scharf abgrenzbar	unregelmäßig, wellig, unscharf begrenzt	unregelmäßig, wellig, unscharf begrenzt
Struktur	homogen	inhomogen mit hypodensen (nekrotisch-zystischen) Anteilen	inhomogen mit hypodensen Bereichen
Dichte	wasseräquivalent (0 HE)	punktförmige Verkalkungen Dichte 10 – 50 HE	hypodense Areale Dichte fettäquivalent (40 – 60 HE)
Kontrastmittelinjektion	kein Dichteanstieg	Dichteanstieg im gesamten Parenchym, nicht aber im Tumor	Dichteanstieg im gesamten Parenchym, nicht aber im Tumor

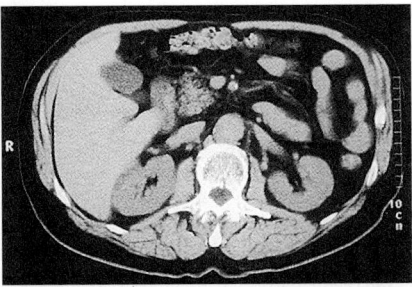

a

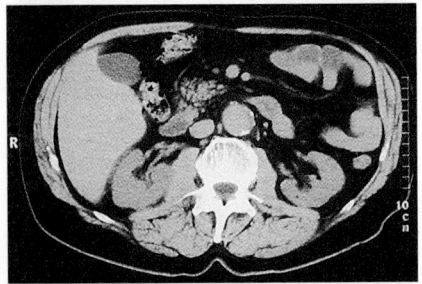

b

Abb. 21 a und b   Computertomographie (CT): Normalbefund der Nieren ohne Kontrastmittelgabe; das Nierenparenchym hat eine mittlere Dichte von ca. 30 HE (Hounsfield-Einheiten, ± 10). Das Parenchym ist glatt berandet, die Nierengefäße und der Ureter treten medialseitig im Nierenhilus aus bzw. ein

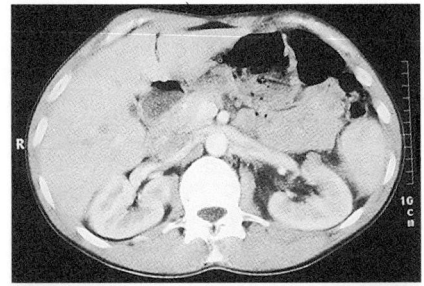

a

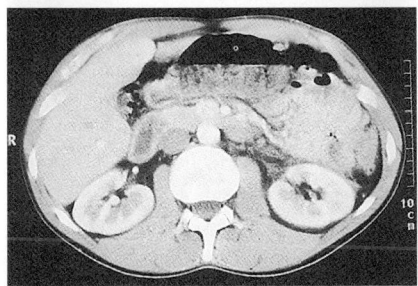

b

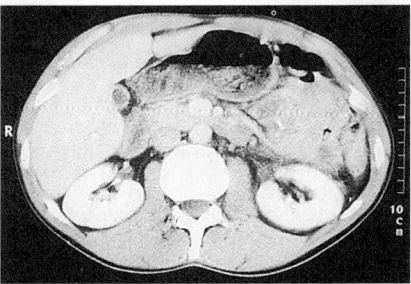

c

Abb. 22 a – d CT der Niere: Normalbefund. a) und b) frühaterielle Phase eines CT nach Kontrastmittelgabe: Die Nieren reichern kräftig und seitengleich Kontrastmittel in der Nierenrinde an. Die kortikomedulläre Differenzierung des Organs ist gut nachzuvollziehen; c) und d) spät-venöse Phase eines CT nach Kontrastmittelgabe: Jetzt hat sich ein Gleichgewicht mit homogener Kontrastmittelaufnahme des gesamten Parenchyms eingestellt. Beginnend kontrastiert sich auch das Nierenbeckenkelchsystem

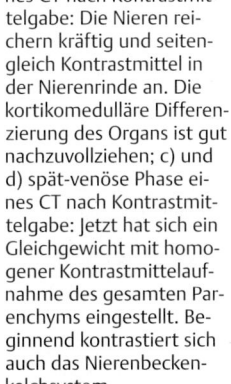

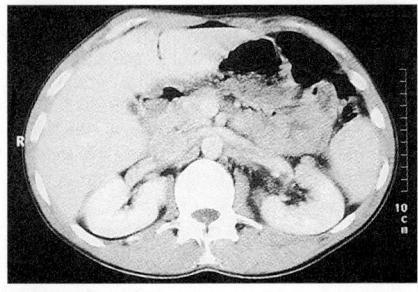

5

d

5.9 Computertomographie

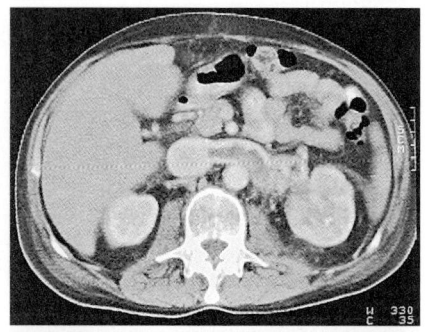

a

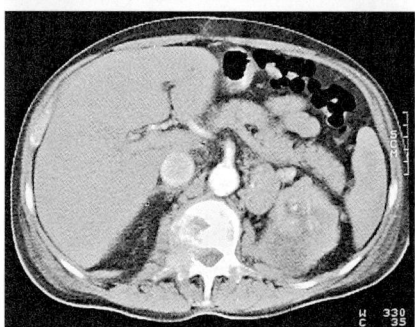

b

Abb. 23 a und b CT der Niere: Nierenzellkarzinom links. a) Die nativ erkennbar inhomogene Raumforderung am oberen Pol der linken Niere reichert nur in den Randpartien Kontrastmittel an. Sie ist als Ausdruck einer beginnenden Infiltration in das umliegende Fettgewebe unscharf abgegrenzt. Im benachbarten Wirbelkörper erkennt man bereits eine Knochenmetastase; b) In die Nierenvene ragt ein Tumorzapfen, der fast bis in die Vena cava inferior reicht

Computertomographie nach Nierentransplantation

➤ **Indikationen:**
   – Verdacht auf Hämatom, Lymphozele, Serom, Urinom (abgekapselter Einschluß von Urin, kann mehrere Liter enthalten).
   – Unklarer Harnstau: Die CT schließt sich an die antegrade Pyelographie an, der Ureter wird bis zu seiner Stenosierung verfolgt.
➤ **Besonderheiten:**
   – In der Regel verzichtet man bei Nierentransplantierten auf den Einsatz von Kontrastmittel, um das Transplantat dadurch nicht zu gefährden.
   – Die transplantierte Niere liegt in die Fossa iliaca und ist an die jeweilige A. iliaca interna, in seltenen Fällen an die A. iliaca communis anastomosiert. Sie erscheint in der Regel größer als die Nativnieren.
   – Bei gestörter Organperfusion färbt sich das Parenchym nach Kontrastmittel-Anflutung in die Gefäße nicht an.

➤ **Befundung und Diagnosen:**
- *Hämatom:* Durch eine insuffiziente Gefäßnaht kann es zum Hämatom kommen.
  - Ein frisches Hämatom hat hohe Dichtewerte (50 – 70 HE).
  - Ein älteres Hämatom ist hypodens (13 – 30 HE), es ist nicht sicher vom Abszeß zu unterscheiden.
- *Lymphozele, Serom, Urinom:*
  - Die Befunde erscheinen alle hypodens, wasseräquivalent (0 HE).
  - Beim Urinom kommt es nach Kontrastmittel-Injektion zum Dichteanstieg bei Kommunikation mit dem Nierenbeckenkelchsystem. Sonst gelingt die Differenzierung nur durch CT- oder sonographisch gesteuerte Punktion (Kreatinin u. Harnstoff ↑↑ bei Urinom).

Spiral-CT

➤ **Prinzip/Indikationen:**
- Bei der Spiral-CT wird durch kontinuierliche Rotation des Röhren-Detektor-Systems bei gleichzeitigem Tischvorschub ein Körpervolumen innerhalb kurzer Zeit zusammenhängend erfaßt.
- Der betreffende Körperabschnitt kann ohne atembedingte Artefakte dreidimensional rekonstruiert werden.
- Durch die kurzen Abtastzeiten und die gute artefaktfreie Darstellung kann der Kontrastmitteleinstrom in die Nierenarterien optimal erfaßt werden. Somit bietet sich die Spiral-CT insbesondere zur Darstellung vaskulärer Prozesse (Nierenarterienstenosen) an, wobei sie alternativ oder ergänzend zur DSA (S. 54) durchgeführt wird.
➤ **Vorteile gegenüber der DSA:**
- Nichtinvasiv, wenig belastend, einfach durchzuführen.
- Perivaskuläre Veränderungen und pathologische Befunde der Abdominalorgane werden miterfaßt.
- Bessere Aussagefähigkeit bezüglich Teilthrombosierungen und Dissektion.
➤ **Nachteile gegenüber der DSA:**
- Unzureichende Darstellung der intraparenchymatösen Anteile der Nierenarterie.
- Bisher relativ wenig verbreitet, daher relativ wenig Erfahrungen mit der Methode.

5.10 Magnetresonanztomographie (MRT)

Indikationen und Kontraindikationen

➤ **Vorbemerkung:** Die MRT findet zur Abklärung nephrologischer und urologischer Erkrankungen nur in Ausnahmefällen Anwendung. In der Regel ist eine diagnostische Zuordnung durch die Sonographie, Ausscheidungs-Urographie, CT und die klinischen Daten möglich.

➤ **Indikationen:** Lediglich beim fetalen Nephroblastom (Wilms Tumor) ist die MRT der CT und Sonographie vor allem zur Beurteilung der Tumorausdehnung und Stadieneinteilung überlegen. Bei anderen Tumoren der Nieren und komplexen Zysten wird die MRT zunehmend häufiger angewandt (z. B. Differentialdiagnose Tumor, eingeblutete Zyste), s. Tabelle 9.

➤ **Kontraindikationen:** Metallendoprothesen und Schrittmacher.

Durchführung

➤ Keine spezifische Vorbereitung.
➤ Häufig intravenöse Injektion von Gd-DTPA als Kontrastmittel.

Befundung und Diagnosen

➤ **Differentialdiagnose von Raumforderungen der Niere** in der MRT s. Tabelle 9.

Tabelle 9 Differentialdiagnose von Raumforderungen der Niere in der MRT

Raum-forderung	Befund	Indikation
Zyste	glatt begrenzt, homogen ohne Kontrastmittelanreicherung T1-Wichtung hypodens T2-Wichtung hyperdens	Bei unklaren CT-Befunden, v. a. komplexe Zysten
Nierenzell-karzinom	irregulär begrenzt, inhomogen Kontrastmittelanreicherung häufig peripher variable Signalintensität	Staging, OP-Planung
Wilms-Tumor	meist beträchtliche Tumorgröße häufig Tumorthrombus	Staging, OP-Planung
Metastase	Form, Größe und Signalintensität variabel	bei unklaren CT-Befunden
Lymphome	verminderter kortiko-medullärer Kontrast in der T1-Wichtung diffuse Organvergrößerung	bei unklaren CT-Befunden
Urothel-karzinom	Verstärkung zwischen Tumor und Nierenparenchym durch Kontrastmittel Verhalten der Signalintensität nicht gesichert	bei unklaren CT-Befunden
Angio-myolipom	aus Fettgewebe, Muskulatur und pathologischen Gefäßen bestehend inhomogen mit variabler Signalintensität	geringe Vorteile gegenüber der CT

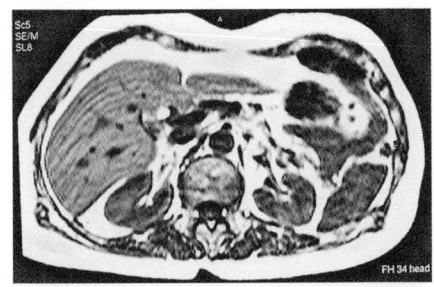

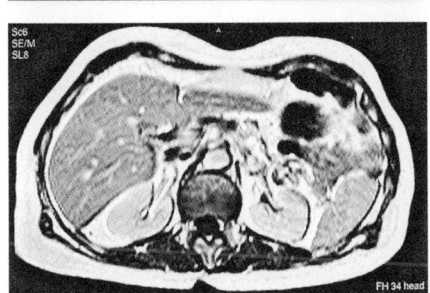

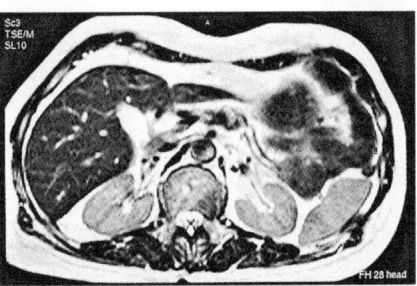

Abb. 24 a–d Magnetresonanztomographie (MRT): Normalbefund. a) In T1-Wichtung vor Kontrastmittelgabe erscheinen die Nieren signalarm im umgebenden Fettgewebe (hell); b) Nach Gabe einer Gadoliniumhaltigen paramagnetischen Substanz erhöht sich das Signal der stark durchbluteten Nieren mehr als das der Milz oder Leber. Auch die Aorta weist jetzt ein verstärktes Signal auf; c) In der T2-Wichtung erhält man aus den Nieren ein intermediäres Signal ähnlich der Milz; d) Eine fettunterdrückte Sequenz stellt vor allem Strukturen mit hohem Gehalt an stationären Flüssigkeiten dar (z. B.: Gallenblase, Spinalkanal). In beiden Aufnahmen ist die kortikomedulläre Differenzierung der Nieren gut zu erkennen

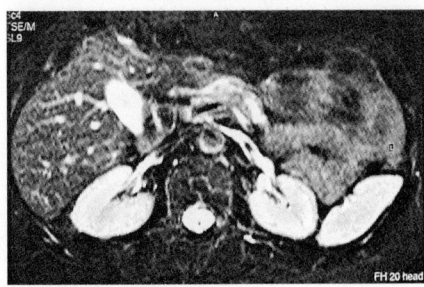

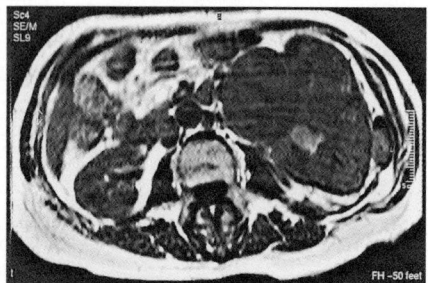

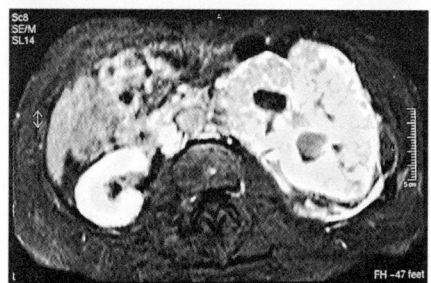

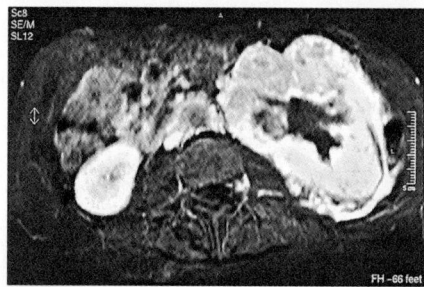

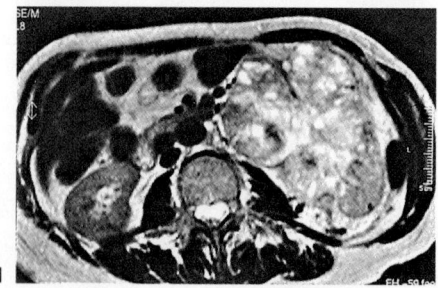

Abb. 25 a – d   MRT der Niere: Nierenkarzinom. a) Die große inhomogene Raumforderung der linken Niere ist in T1-Wichtung signalarm; b) und c) Nach Gabe eines Kontrastmittels reichert sie fleckförmig an; d) Die T2-Wichtung zeigt aufgrund der in zystisch-nekrotischen Tumoranteilen enthaltenen Flüssigkeit und dem tumorbedingten Ödem eine Signalanhebung gegenüber der gesunden Seite

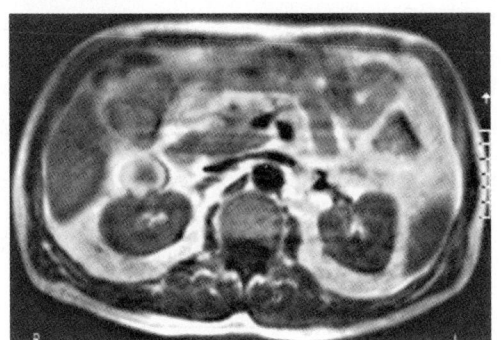

Abb. 26 MRT der Niere: Zyste mit Einblutung (aus: Lange S. Lehratlanten der radiologischen Diagnostik. Bd. Ableitende Harnwege/Niere. 1. Aufl. Stuttgart: Thieme 1995)

MR-Angiographie

➤ Die MR-Angiographie stellt zur Zeit noch kein allgemein anerkanntes radiologisches Verfahren dar und wird zunächst nur im Rahmen von klinischen Studien angewandt.
➤ Im Gegensatz zu den anderen angiographischen Methoden kommt das nicht nephrotoxische Gadolinium DTPA als Kontrastmittel zur Anwendung.
➤ Als weiterer Vorteil gegenüber den anderen Verfahren ist die fehlende Strahlenbelastung anzusehen.
➤ Nachteil: zu Polarterien häufig nicht erfaßt. Z. T. falsch positive Befunde.

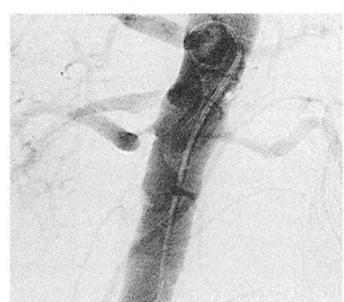
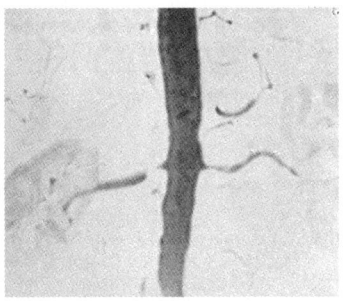

a
b

Abb. 27 a und b Arteriosklerotische Nierenarterienstenose. a) Intraarterielle DSA: Arteriosklerotische subtotale Nierenarterienstenose rechts; b) Angio-MR: Subtotale Nierenarterienstenose, Aufnahme desselben Patienten wie unter a)

5.11 Nuklearmedizinische Methoden

Indikationen für nuklearmedizinische Methoden

➤ **Nierenarterienstenosen:** Einschätzung der funktionellen Relevanz der Stenose.
➤ **Schrumpfniere:** Einschätzung der Restfunktion vor einer eventuellen Nephrektomie.
➤ **Einseitige Nierenerkrankungen:** Zur seitengetrennten Funktionsbeurteilung beider Nieren.
➤ **Harnstauungsnieren:** Zur OP-Planung, Überprüfung des Therapieerfolgs, Erkennen eines Rezidivs.
➤ **Refluxnephropathie**.
➤ **Nierentraumen:** Perfusion und Funktion der Niere, insbesondere bei Oligo-Anurie.

Methoden

➤ **Isotopennephrographie (ING):**
  – *Prinzip:* Messung der Aktivitätspassage verschiedener tubulär sezernierter Tracer über der Nierenregion. Innerhalb von 30 min nach Injektion des Radiopharmakons werden anhand von 300 Einzelmessungen seitengetrennte Aktivitäts-Zeit-Kurven erstellt (Aktivitäts-Zeit-Funktion S. 70).
  – *Tracer:* 131-J-Hippursäure, 99 m-Tc-Mercapto-Triglycin (MAG 3) u. a. Diese weisen sich durch eine hohe renale Extraktion aus, sie werden fast vollständig tubulär sezerniert.
  – *Möglichkeiten/Grenzen:* Die Methode wird zur nichtinvasiven Bestimmung der totalen und seitengetrennten Funktion eingesetzt, die Strahlenexposition ist gering. Morphologische Aussagen sind nur begrenzt möglich.
➤ **Perfusions- und Funktionsszintigraphie:**
  – *Prinzip:* Erfassung der Nierenperfusion im Seitenvergleich durch sequenzszintigraphische Bilder (Dauer: 40 s). Weitere Bilder werden in größeren Zeitabständen bis 30 min p.i. zur Erfassung der glomerulären Partialfunktion (Akvitiräts-Zeit-Kurven; Aktivitäts-Zeit-Funktion S. 70) aufgenommen.
  – *Tracer:* 99 m-Tc-Diäthyltriaminpentaessigsäure (DTPA). Diese Substanz wird ausschließlich glomerulär filtriert.
  – *Möglichkeiten/Grenzen:* Die Perfusions- und Funktionsszintigraphie bietet neben Aussagen zur Perfusion und Funktion auch morphologische Informationen.
  – *Sonderformen:*
    • Captoprilszintigraphie: Die Captoprilszintigraphie dient der Einschätzung der hämodynamischen Relevanz von Nierenarterienstenosen (S. 245). Dazu werden 25 mg Captopril (bei Niereninsuffizienz 12,5 mg) verabreicht. Die Perfusionsszintigraphie mit dem Tracer wird vor und 1 Stunde nach der Captopril-Gabe durchgeführt. Bei Nierenarterienstenose wird nach ACE-Hemmung die Aktivitäts-Zeitkurve durch Widerstandsreduktion in der Niere nach der Stenose deutlich abgeflacht.
    • Furosemidszintigraphie: Die Furosemidszintigraphie dient der Unterscheidung obstruktiver von nichtobstruktiven Nephropathien. Furosemid wird i. v. appliziert (40 mg).
    • Bei nichtobstruktiver Nephropathie kommt es zum raschen Aktivitätsabfall durch forcierte Diurese um mindestens 50% innerhalb von 5 min.

➤ **Statische Szintigraphie mit tubulär fixierten Radiopharmaka:**
  – *Prinzip:* 2 Stunden nach Injektion eines Radiopharmakons, das in der Nierenrinde tubulär abgelagert und nicht ausgeschieden wird (s. u.), werden Szintigraphiebilder erstellt.
  – *Tracer:* 99 m-Tc-Dimercaptobernsteinsäure (DMSA). DMSA ist nierenaffin, wird nicht renal eliminiert und lagert sich tubulär ab.
  – Möglichkeiten/Grenzen: Es sind nur morphologische Aussagen (Größe, Form und Lage der Niere) möglich, die Funktion kann nicht bewertet werden.

Befundung und Diagnosen

➤ **Beurteilt werden:** Nierengröße, Lage, Form, Dystopien und regionale Minderspeicherungen. Die Beurteilung der Minderspeicherung gelingt nur szintigraphisch, nicht durch ING (Isotopennephrographie, vgl. S. 68).

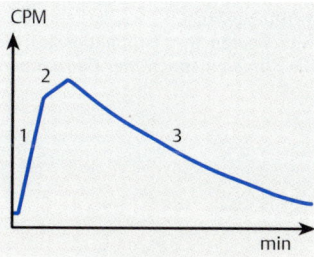

Abb. 28   Phasen der Aktivitäts-Zeit-Funktion: Normalbefund

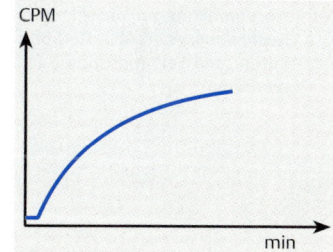

Abb. 29   Akkumulationstyp der Aktivitäts-Zeit-Funktion

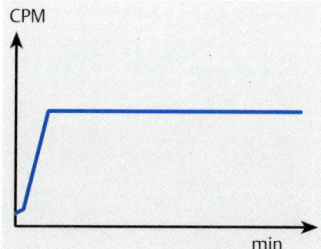

Abb. 30   Horizontal- (Isosthenurie-)Typ der Aktivitäts-Zeit-Funktion

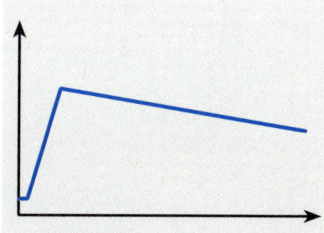

Abb. 31   Nephrektomietyp der Aktivitäts-Zeit-Funktion

5.11 Nuklearmedizinische Methoden

➤ **Seitengetrennte Aktivitätsverteilung: Aktivitäts-Zeit-Funktion:**
  – *Methoden:* ING und Perfusionsserienszintigraphie.
  – *Beurteilung* der Perfusion, Sekretion und Exkretion des Radiopharmakons. Bei normaler Nierenfunktion ergibt sich ein dreiphasiger Verlauf der Aktivitäts-Zeit-Funktion:
    1. Initialphase: Einstrom des Radiopharmakons in die Nieren, steiler Anstieg der Aktivität innerhalb von wenigen Sekunden.
    2. Sekretionsphase: Anreicherung des Isotops im Nierenparenchym, steiler Anstieg der Aktivität bis zu einem Maximum nach 3–6 min.
    3. Abflußphase: Die Abflußaktivität ist größer als die Sekretionsaktivität, der Verlauf exponentiell. Nach 20 min ist die Aktivität um mindestens 50% abgefallen.

➤ **Typische Befunde der Aktivitäts-Zeit-Funktion:**
  – *Akkumulationstyp* (Abb. 29, S. 69): Mißverhältnis zwischen Sekretion und Exkretion, die Abflußphase ist abgeflacht.
  – *Horizontal-(Isosthenurie-)typ* (Abb. 30, S. 69): Es liegt eine mäßige Funktionseinschränkung vor, die Sekretionsphase ist abgeflacht.
  – *Nephrektomietyp* (Abb. 31, S. 69): Das Nierenparenchym ist funktionslos, die Initial- und Sekretionsphase fehlen. Die Kurve entspricht der Ganzkörperretention.

Vorbemerkungen

➤ Die Nierenbiopsie stellt den Goldstandard für die Diagnostik der meisten Nierenerkrankungen dar und war Voraussetzung für die Klassifizierung wesentlicher Erkrankungen der Nieren, z. B. Glomerulonephritiden, immunologische Systemerkrankungen und für die Rejektion nach Nierentransplantation.

➤ **Zusammenfassung der Indikationen** (Einzelheiten s. u. und Tabelle 10, S. 73):
  - Die Indikationen zur Nierenbiopsie sind jedoch nicht standardisiert und werden auch von erfahrenen Nephrologen unterschiedlich gesehen.
  - Die Biopsie soll nach Beobachtung und Ausschluß urologischer Erkrankungen sowie bei Hinweis auf eine glomeruläre Erkrankung erfolgen. Dies sind begleitende Proteinurie, dysmorphe Erythrozyten im Urin, Hämaturie in Abhängigkeit von Infektionen des oberen Respirationstraktes, positive Familienanamnese.

➤ **Konsequenzen der Nierenbiopsie:** Das Ergebnis einer Nierenbiopsie führt zu einer Änderung der exakten klinischen Diagnose in mehr als 40% der Fälle und zu einer Änderung der Therapie bei mehr als 30% der Patienten.

Indikationen zur Nierenbiopsie

➤ **Drei Gründe** zur Durchführung einer Nierenbiopsie sind vordergründig:
  1. *Diagnostische Information:* Die diagnostische Aussage der Nierenbiopsie ist hoch, jedoch nicht absolut (z. B. membranöse Glomerulonephritis bei unterschiedlichen Grunderkrankungen) und muß im Kontext der gesamten klinischen Diagnostik gesehen werden.
  2. *Prognostische Aussage:* Prognostische Schlüsse aus der Nierenbiopsie zu ziehen ist weitaus schwieriger als diagnostische. Ausmaß und Schweregrad des glomerulären Befalls, Prozentsatz der sklerosierten Glomeruli und vor allem der Grad der interstitiellen Fibrose können die Prognose bestimmen. Auch diese Veränderungen sind nicht absolut, sondern müssen in Zusammenhang mit klinischen Hinweisen auf eine ungünstige Prognose gesehen werden, z. B. Hypertonie, deutliche Proteinurie und Niereninsuffizienz zur Zeit der Biopsie.
  3. *Voraussetzung zur Therapie:* Die Biopsie als Voraussetzung zur Therapie wird unterschiedlich beurteilt. Eindeutige therapeutische Entscheidungen leiten sich z. B. aus der bioptischen Diagnose einer rasch progredienten Glomerulonephritis (GN), der exakten Zuordnung eines nephrotischen Syndroms zu einer definierten Glomerulonephritis (z. B. minimal changes GN) oder aus der Ausprägung des Nierenbefalls bei systemischem Lupus erythematodes (SLE) ab. Die Entscheidung zur Änderung oder Beendigung einer nebenwirkungsreichen Immuntherapie kann durch die Biopsie erleichtert werden.

➤ **Hämaturie:**
  - *Vorbemerkung:* Bei der Indikation Hämaturie werden meist folgende Diagnosen gefunden: IgA-Nephritis, Alport-Syndrom, Syndrom der dünnen Basalmembran. In weniger als 20% der Fälle wird eine Nierenerkrankung ausgeschlossen. Die exakte Diagnose bei der Indikation Hämaturie erspart den Patienten meist aufwendige wiederholte diagnostische Maßnahmen (z. B. Zystoskopien) und gibt Arzt und Patient Sicherheit.
  - *Isolierte Hämaturie:* Die isolierte Hämaturie stellt keine absolute Indikation dar. Die Nierenbiopsie wird bei isolierter mikroskopischer Hämaturie, die länger als 6 (12) Monate persistiert, durchgeführt.

6 Nierenbiopsie

- – *Hämaturie plus Hypertonie, Proteinurie oder eingeschränkte Nierenfunktion*: Die Indikation zur Biopsie ist eindeutig gegeben, die Wahrscheinlichkeit einer glomerulären Nierenerkrankung groß.
- – *Transplantatdonor*: Die exakte Diagnose einer mikroskopischen Hämaturie ist Voraussetzung zur gewissenhaften Indikation einer Lebendspender-Transplantation.

➤ **Proteinurie:**
- – *Asymptomatische Proteinurie:* Diese stellt eine relative Indikation zur Nierenbiopsie dar, da sie meist ohne unmittelbare therapeutische Konsequenz bleibt.
- – *Zunehmende Proteinurie* mit mikroskopischer Hämaturie und/oder Einschränkung der Nierenfunktion: In diesen Fällen sollte biopsiert werden, um bei exakter Diagnose eine bessere Langzeittherapie zu gewährleisten.

➤ **Nephrotisches Syndrom:** Das Nephrotische Syndrom des Erwachsenen stellt die klarste Indikation zur Nierenbiopsie dar, da unterschiedliche Glomerulonephritiden differenziert therapiert werden, vgl. S. 114 ff.

➤ **Akutes Nierenversagen (ANV):** Beim ANV ist in folgenden Fällen eine Nierenbiopsie indiziert:
- – Eindeutige Gründe für ein ischämisches bzw. toxisches ANV (tubuläre Nekrose) liegen nicht vor.
- – Das ANV dauert länger als 14 Tage an.
- – Es gibt geringste Hinweise auf eine rasch progressive GN oder eine aktue interstitielle Nephritis.

➤ **SLE:** Bei Patienten mit systemischem Lupus erythematodes und Nierenbeteiligung ist die Biopsie eindeutig indiziert. Die Biopsie ist nicht entscheidend für die Diagnose der Erkrankung, sichert jedoch die Zuordnung zur histologischen WHO-Klassifikation und die histologische Darstellung von Chronizitäts- und Aktivitätsindizes. Eine differenzierte histologische Diagnose gewährleistet entscheidende therapeutische und prognostische Informationen.

➤ **Diabetes mellitus:**
- – Die Nierenbiopsie beim Diabetes mellitus ist nicht zur Sicherung der Diagnose einer diabetischen Nephropathie indiziert.
- – Es soll nur dann biopsiert werden, wenn frühzeitig im Verlauf des Diabetes mellitus (< 10 Jahre) eine deutliche Proteinurie und/oder eine plötzliche Verschlechterung der Nierenfunktion auftritt oder wenn bei deutlicher Proteinurie keine Retinopathie vorliegt.
- – Beim Diabetiker kommen nicht selten andere renale Erkrankungen vor. Dies gilt vor allem für Patienten mit Typ II-Diabetes mellitus.

➤ **Schwangerschaft:**
- – In der Schwangerschaft ist eine Nierenbiopsie nur dann streng indiziert, wenn ein schweres symptomatisches Nephrotisches Syndrom oder ein unklares ANV vorliegen.
- – Selten stellt ein aktiver SLE in der Schwangerschaft die Indikation zur Biopsie dar, um die Therapie der Grunderkrankung zu optimieren.

➤ **Transplantatniere:** Die Beurteilung der Transplantatniere ist eine Domäne der Nierenbiopsie.
- – *Die primäre Funktionslosigkeit* > 10 Tage stellt eine Biopsieindikation dar, um zwischen akuter tubulärer Nekrose, akuter Rejektion und Niereninfarkt zu differenzieren. Bei Hinweisen mittels farbkodierter Dopplersonographie (Perfusion ↓, Pulsatility Index ↑, S. 40) muß die Biopsie früher erfolgen.

Tabelle 10   Übersicht: Indikationen zur Nierenbiopsie

Diagnose	Indikation zur Nierenbiopsie
Hämaturie	Isolierte mikroskopische Hämaturie, länger als 6 (12) Monate persistierend
	Zusätzlich Hypertonie, Proteinurie oder eingeschränkte Nierenfunktion
	Mikroskopische Hämaturie bei potentiellem Transplantatdonor
Proteinurie	Bis 2 g/24 h persistierend und/oder zusammen mit Hypertonie bzw. eingeschränkter Nierenfunktion
	Nephrotisches Syndrom
Akutes Nierenversagen	Unklare Ursache
	Umstände nicht mit ischämischem bzw. toxischem ANV (tubuläre Nekrose) vereinbar
	Möglichkeit einer rasch progressiven GN bzw. einer akuten interstitiellen Nephritis
Systemerkrankungen	Immunologische und neoplastische Systemerkrankungen mit Nierenbeteiligung (z. B. Vaskulitiden, monoklonale Gammopathie, Amyloidose)
	systemischer Lupus erythematodes mit Hinweis auf renale Beteiligung
	Diabetes mellitus, wenn klinischer Verlauf Nierenbefall nicht erklärt
Schwangerschaft	Schweres symptomatisches Nephrotisches Syndrom
	Besonderer Verlauf bei systemischem Lupus erythematodes
	Unklares ANV
Transplantatniere	Primäre Funktionslosigkeit länger als 10 Tage
	Spätere unklare Nierenfunktionsverschlechterung
	Nichtansprechen auf Therapie einer akuten Rejektion
	Einschränkung der Nierenfunktion im Langzeitverlauf und/oder Proteinurie bzw. Nephrotisches Syndrom

6 Nierenbiopsie

- *Eine spätere unklare Nierenfunktionsverschlechterung* stellt eine eindeutige Indikation zur Biopsie dar, um zwischen akuter Rejektion, Ciclosporin- oder anderer medikamentöser Schädigung bzw. akuter interstitieller Nephritis oder früher Rekurrenz der Grunderkrankung zu unterscheiden.
- *Nichtansprechen auf die Therapie einer akuten Rejektion:* Auch hier ist die Biopsie indiziert, um über eine differenzierte Rescue-Therapie oder bei Nachweis einer CMV-Infektion über die Reduktion der Immunsuppression zu entscheiden.
- *Einschränkung der Nierenfunktion im Langzeitverlauf* und/oder Proteinurie bzw. Nephrotisches Syndrom stellen ebenfalls eine absolute Indikation zur Biopsie dar. Es muß zwischen rekurrierender GN, de novo GN, später Rejektion und anderen Erkrankungen differenziert werden.

Wiederholte Nierenbiopsien

➤ **Vorbemerkung:** Wiederholte Nierenbiopsien haben eindeutig zur Verbesserung von Diagnostik und Therapie bei Nierenerkrankungen beigetragen.
➤ **Indikationen:**
  - Eine *erneute Biopsie* ist bei Nichtansprechen auf eine etablierte Therapie z. B. Kortikoidbehandlung bei minimal changes GN indiziert. Bei erneuter Biopsie und Erfassen marknaher Glomeruli kann sich hinter einer minimal changes GN eine fokal segmental sklerosierende GN verbergen.
  - *Kontrollbiopsien zur Therapiekontrolle:*
    • Vor Entscheidung zur Langzeittherapie (> 1 Jahr) mit Ciclosporin bei unterschiedlichen Glomerulonephritiden.
    • Als Hife bei der Entscheidung zur Reduktion einer aggressiven Therapie bei Vaskulitiden oder SLE.
    • Bei der differenzierten Planung der Immunsuppression in unterschiedlichen Phasen nach Nierentransplantation.

Kontraindikationen

➤ **Absolute Kontraindikationen zur Nierenbiopsie:**
  - Hämorrhagische Diathese unterschiedlicher Genese und unkontrollierte Hypertonie.
  - *Einschränkung:*
    • In Einzelfällen kann bei von-Willebrand-Faktor-Mangel nach Normalisierung der Blutungszeit biopsiert werden.
    • Eine kontrollierte arterielle Hypertonie verbietet eine Biopse nicht.
➤ **Relative Kontraindikationen zur Nierenbiopsie:**
  - Anatomische oder funktionelle Einzelniere, Schrumpfnieren. Hier müssen im Einzelfall Risiken und Vorteile der Biopsie gegeneinander abgewogen werden. Z.B. kann bei schwerem nephrotischem Syndrom unter Bedingung der modernen Biopsietechnik auch bei einer Einzelniere biopsiert werden.
  - Niereninfektion bzw. Abszeß.
  - Nierenobstruktion.

Technik

➤ Trotz verbesserter Technik sollte die Methode erfahrenen Nephrologen mit hoher Biopsiefrequenz vorbehalten bleiben.
➤ Die Nierenbiopsie wird nahezu ausnahmslos als perkutane Biopsie durchgeführt.
➤ **Vorbereitung:**
– Die perkutane Nierenbiopsie erfolgt in Bauchlage (nur in der Schwangerschaft in sitzender Haltung).
– Die Niere wird mittels Sonographie (selten Computertomographie) lokalisiert.
– Mit Hilfe spezieller Ultraschallköpfe, die einen Kanal aufweisen, durch welchen die Nadel geführt wird, können sowohl die Nadel als auch die Niere während der Punktion beobachtet werden.
➤ **Punktion:**
– *Günstigste Lokalisation:* Rinde des unteren Nierenpols. Diese Lokalisation bietet viele Glomeruli, es sind keine größeren Arterien zu erwarten.
– *Biopsienadeln:*
  • Unterschiedliche Biopsienadeln kommen je nach Erfahrung des Untersuchers zum Einsatz. Z.B. Vim Silvermann, Menghini, Tru-cut. Bevorzugt werden heute automatische Biopsiebestecke („Pistolen") mit dünneren 14 G bis 18 G Tru-cut-Nadeln, mit welchen der Biopsievorgang nur einen Bruchteil einer Sekunde dauert.
  • Mit dünnen Biopsienadeln und Biopsieautomaten ist die diagnostische Ausbeute (Zahl der Glomeruli) ebenso gut wie bei Verwendung dickerer Nadeln. Darüber hinaus kann ohne Risiko mehrfach punktiert werden.
➤ **Erfolgskontrolle:** Um sicher zu sein, daß das Biopsat genügend Glomeruli (> 10) enthält, kann der Biopsiezylinder mittels Lupe oder Auflichtmikroskop betrachtet werden.
➤ **Beobachtung des Patienten:**
– *Stationärer Patient:* Der Patient sollte über 24 h einschließlich sonographischer Kontrollen und Kontrolle des Urinbefundes stationär beobachtet werden.
– *Ambulante Biopsien* sind in Ausnahmefällen mit mindestens 8stündiger Nachbeobachtung und im Falle von Komplikationen gewährleisteter Unterstützung einer Klinik mit Biopsieerfahrung möglich.

Komplikationen und deren Therapie

➤ Bei Beachtung der Kontraindikationen und Anwendung moderner Technik ist die Komplikationsrate gering.
➤ Ein Nierenverlust kommt nicht mehr vor.
➤ Hämaturie: Eine passagere Makrohämaturie kommt in 2 – 3 % der Fälle vor, eine Blasentamponade ist selten. Bei Blasentamponade wird ein großlumiger Spülkatheter eingelegt und die Blase über einige Tage bis zum völligen Sistieren der Blutung gespült. Bei nicht spontan sistierender Hb-wirksamer Blutung erfolgt die digitale Subtraktionsangiographie mit Ortung der Blutung und selektiver Embolisation.
➤ Perirenale Hämatomie werden in weniger als 1 % der Fälle beobachtet.

6 Nierenbiopsie

➤ AV-Fisteln kommen in weniger als 1 % der Fälle vor, sie bilden sich meist spontan zurück. Bei großer AV-Fistel (z. B. in Transplantatniere) ist die Embolisation über i. a. DSA möglich.

➤ Punktionen anderer Organe, Infektionen oder Sepsis kommen praktisch nicht mehr vor.

Untersuchung des Nierenbiopsates

➤ Das Nierenbiopsat muß von einem erfahrenen Pathologen beurteilt werden.

➤ **„Triple-Diagnostik":** Folgende Untersuchungen sind Voraussetzungen für eine exakte Diagnostik:

  – *Histologische Untersuchung* mittels konventioneller Techniken.

  – *Immunhistologische Untersuchungen:* Mittels Immunhistologie können z. B. die unterschiedlichen Formen der rasch progredienten Glomerulonephritis unterschieden werden oder eine IgA-Nephritis bzw. eine minimalchange GN (negative Immunhistologie) definiert werden.

  – *Elektronenmikroskopische Untersuchungen:* Beispiele für die Notwendigkeit der Diagnostik mittels Elektronenmikroskopie sind das Alport-Syndrom, das Syndrom der dünnen Basalmembran, die membranoproliferative GN Typ I oder II, die fibrilläre-immunotaktoide GN und die Nephropathie bei Kryoglobulinämie.

➤ **Molekularbiologische Untersuchungstechniken:**

  – Neben den klassischen Untersuchungen des Nierenbiopsates werden zunehmend mehr molekularbiologische Techniken auch in diesem Bereich angewandt. Diese werden wahrscheinlich in Zukunft von prognostischer und therapeutischer Konsequenz sein.

  – *Beispiele:*

    • In situ Hybridisierung zum Nachweis von Viren (z. B. Zytomegalie oder Hanta-Virus).

    • Untersuchungen der Expression des Renin-Gens mittels quantitativer PCR.

    • Nachweis der mRNA für Gene der Synthese und Degradation der extrazellulären Matrix.

Übersicht

➤ Die Quantität der Proteinurie kann bereits grobe Hinweise auf die Ursache geben, einen Überblick gibt die Tabelle 11.

Tabelle 11 Proteinurie: Ursachen

Quantität	Qualität	Ursachen
30 – 300 mg/24 h	Albumin (sog. Mikroalbuminurie)	Hypertensive und diabetische Nephropathie (Frühphasen)
≤ 1,5 g/24 h	Kleinmolekulare Proteine Großmolekulare Proteine	Tubulopathien Geringgradige Glomerulopathien
1,5 – 3,5 g/24 h	Klein- und großmolekulare Proteine	Chronische Glomerulonephritis Nephrosklerose Transplantatniere
> 3,5 g/24 h	Großmolekulare Proteine	Nephrotisches Syndrom

Leitmoleküle kleinmolekulare Proteine: Glomerulär: Albumin;
Tubulär: β2-Mikroglobulin.
Leitmoleküle großmolekulare Poteine: Immunglobuline

7.1 Differentialdiagnose der Proteinurie

Differentialdiagnose der Proteinurie (Abb. 32)

➤ Zur Diagnostik der Hämaturie vgl. S. 20.

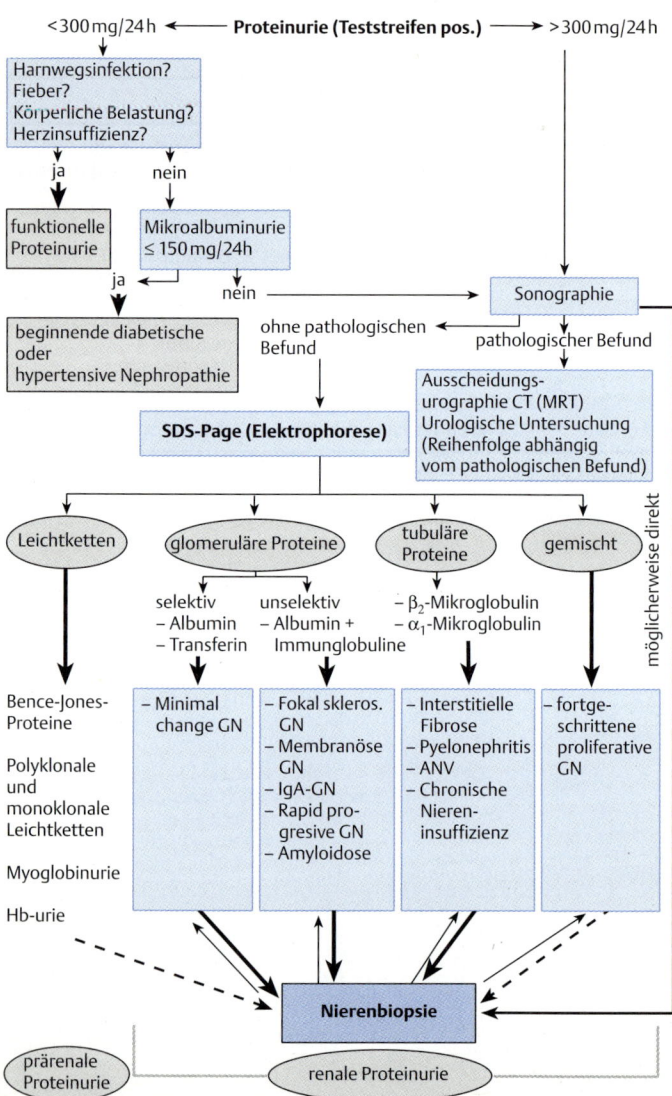

Abb. 32 Algorithmus zur Differentialdiagnose der Proteinurie

Differentialdiagnose der Hämaturie (Abb. 33)

➤ Zur Diagnostik der Hämaturie vgl. S. 20.

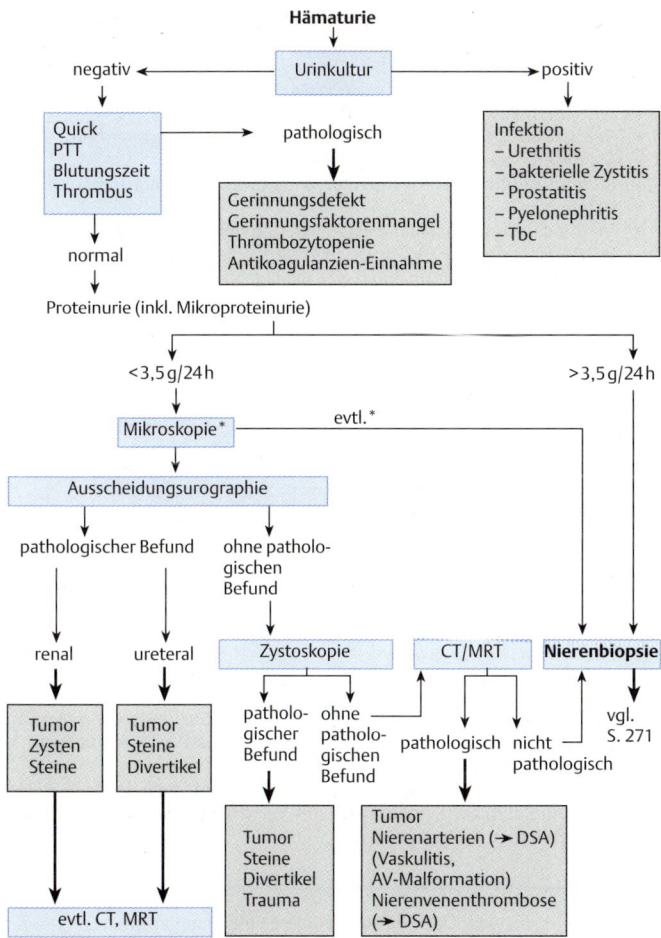

Abb. 33 Algorithmus zur Differentialdiagnose der Hämaturie

* Bei eindeutig dysmorphen oder eindeutig eumorphen Erythrozyten
kann der Untersuchungsgang abgekürzt weden:
Bei eindeutig eumorphen ➤ Ausscheidungsurographie (s.o.)
Bei eindeutig dysmorphen ➤ Auslassen der Ausscheidungsurographie und direkt Biopsie

8.1 Hyponatriämie

Grundlagen

➤ **Definition:** Serumnatrium-Konzentration < 130 mmol/l.
➤ **Häufigkeit:** Die Prävalenz der Hyponatriämie liegt bei hospitalisierten Patienten bei 1–6%. Auf Intensivstationen haben intermittierend bis zu 29% der Patienten eine Hyponatriämie.
➤ **Ursachen:**
  1. *Hypoosmolare Hyponatriämie* (vgl. Abb. 34): Serumosmolalität < 280 mosm/kg H_2O (meist zuviel H_2O und nicht zuwenig Na):
    • Verlust von Natrium- oder (häufiger) vermehrte Wasserretention.
    • Massiv erhöhte exogene Wasseraufnahme.
    • Längerdauernde Diuretikatherapie bei gleichzeitiger natriumarmer Ernährung.
    • Verminderung der renalen Wasserexkretion trotz normaler ADH-Kontrolle. Dies ist in der Regel Ausdruck eines fortgeschrittenen Nierenversagens.
    • Störung der Urindilution durch eine inadäquate ADH-Sekretion (SIADH).
    • Erhöhte Urinkonzentrierung ohne Beteiligung des antidiuretischen Hormons durch langsamen Urinfluß in den Sammelrohren (sog. „distal trickle effect"). Dieses Phänomen wird besonders häufig dann beobachtet, wenn es zu einer Reduktion des effektiven intravasalen Plasmavolumens kommt, wie bei kongestiver Herzinsuffizienz oder Leberzirrhose mit Aszites. Häufig besteht zusätzlich eine erhöhte ADH-Sekretion aufgrund einer Barorezeptorstimulation.
  2. *Pseudohyponatriämie* (isoosmolare Hyponatriämie): Serumosmolalität 280–296 mosm/kg H_2O: Stark erhöhte Plasmaproteine oder Plasmalipide.
  3. *Hyperosmolare Hyponatriämie:* Serumosmolalität > 296 mosm/kg H_2O: Hyperglykämie (z.B. Diabetes mellitus) oder hypertone Infusionen (Glukose, Mannit)
➤ **Letalität:** Patienten mit einer Hyponatriämie weisen eine hohe Letalitätsrate bis zu 30% auf. Diese resultiert aber wesentlich aus den zugrundeliegenden Begleiterkrankungen.

Klinik

➤ Die Hyponatriämie verursacht eine begleitende intrazelluläre Hypoosmolarität, die für die meisten klinischen Erscheinungen der Hyponatriämie verantwortlich ist.
➤ Bei Serumnatrium-Konzentrationen < 120 mmol/l kommt es zu Übelkeit, Erbrechen und neurologischer Symptomatik mit Verwirrtheit, Somnolenz, Stupor, Koma und zerebralen Krampfanfällen.

Diagnostik

➤ Klinische Untersuchung: Ödeme (extrazelluläre Volumenüberfüllung) oder Zeichen des Volumenmangels.
➤ Ausschluß einer Pseudohyponatriämie (s.o.).
➤ Ausschluß einer hyperosmolaren Hyponatriämie (s.o.).
➤ Nach Ausschluß anderer Ursachen bleibt die Differentialdiagnose der hypoosmolaren Hyponatriämie (s.o.). Aus praktischen Gründen empfiehlt sich die Einteilung dieser Hyponatriämieform nach pathogenetischen Gesichtspunkten, die sich an der Menge des Gesamtkörpernatriums und am extrazellulären Flüssigkeitsvolumen orientiert (Abb. 34).

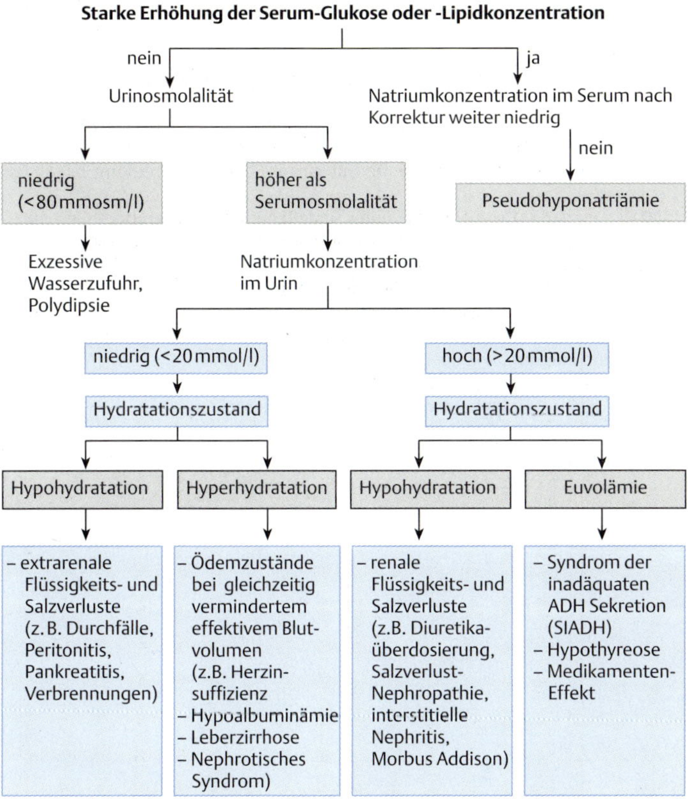

Starke Erhöhung der Serum-Glukose oder -Lipidkonzentration

nein | ja

Urinosmolalität | Natriumkonzentration im Serum nach Korrektur weiter niedrig

nein

niedrig (<80 mmosm/l) | höher als Serumosmolalität | Pseudohyponatriämie

Exzessive Wasserzufuhr, Polydipsie | Natriumkonzentration im Urin

niedrig (<20 mmol/l) | hoch (>20 mmol/l)

Hydratationszustand | Hydratationszustand

Hypohydratation | Hyperhydratation | Hypohydratation | Euvolämie

– extrarenale Flüssigkeits- und Salzverluste (z.B. Durchfälle, Peritonitis, Pankreatitis, Verbrennungen)	– Ödemzustände bei gleichzeitig vermindertem effektivem Blutvolumen (z.B. Herzinsuffizienz – Hypoalbuminämie – Leberzirrhose – Nephrotisches Syndrom)	– renale Flüssigkeits- und Salzverluste (z.B. Diuretikaüberdosierung, Salzverlust-Nephropathie, interstitielle Nephritis, Morbus Addison)	– Syndrom der inadäquaten ADH Sekretion (SIADH) – Hypothyreose – Medikamenten-Effekt

Abb. 34 Differentialdiagnose der Hyponatriäme

➤ Ursachen des SIADH: Tumoren (z.B. Bronchial CA), ZNS-Erkrankungen, Pulmonale Erkrankungen.

Therapie

➤ **Klinisch asymptomatische Hyponatriämie mit Serumnatrium von 120–130 mmol/l, die anamnestisch länger als 48 Std. besteht:**
  – Primär erfolgt die Therapie der Grundkrankheit.
  – Das Natriumdefizit wird mit oraler NaCl Gabe oder isotoner Kochsalzlösung ausgeglichen (s. Formel).
  🔹 *Natriumbedarf* (mmol) = $(Na_{soll} - Na_{ist}) \times (kg\ KG/5)$.
  – SIADH: Therapie der Wahl ist die Beschränkung der Flüssigkeitszufuhr.

8.1 Hyponatriämie

➤ **Schwere symptomatische Hyponatriämie mit Serumnatrium < 120 mmol/l:**
  - Akute Behandlung mit hypertonen Kochsalzinfusionen (z. B. 3%ige NaCl-Lösung).
  - ◉ Das *Serumnatrium* soll um 1,3 – 2,4 mmol/l × Std. angehoben werden.
  - Da hypertone Infusionslösungen gleichzeitig zu einer Zunahme des extrazellulären Flüssigkeitsraumes führen, sollten insbesondere hyperhydrierte Patienten, bei denen eine Hypervolämie zu befürchten ist (Herzinsuffizienz, Niereninsuffizienz), gleichzeitig mit einem Schleifendiuretikum behandelt werden.
  - ◉ Ca. $^1/_3 - ^1/_4$ des Urinvolumens unter Schleifendiuretika-Therapie sollen durch eine hypertone (3%ige) NaCl-Lösung ersetzt werden.
➤ **Komplikationen der Therapie:**
  - Die pontine Myelinolyse ist die Hauptkomplikation der Therapie. Sie tritt bei zu schnellem Na Ausgleich auf und ist mit einer hohen Letalität behaftet.
  - Die Inzidenz ist dann am geringsten, wenn die Natrium-Konzentration im Serum langsam, wie oben beschrieben, angehoben wird.
  - Symptome: Bulbärparalyse, Tetraparese, Koma.
  - Nur supportive, ggf. intensivmedizinische Therapie möglich.

Grundlagen

➤ **Definition:** Serumnatrium-Konzentration > 145 mmol/l.
➤ **Ursachen:** Die Hypernatriämie kann mit einem normalen, vergrößerten oder verminderten Gesamtkörpernatriumgehalt verbunden sein. Eine Hypernatriämie kann prinzipiell auf drei Ursachen zurückgeführt werden:
  – *Exzessiver Wasser- und Salzverlust:* Z. B. bei osmotischer Diurese, Diarrhoe, Schwitzen und Erbrechen. Hierbei ist das Gesamtkörpernatrium vermindert.
  – *Ungenügende Flüssigkeitszufuhr:* Bei normalem Gesamtkörpernatrium tritt ein Wasserverlust ohne wesentliche Veränderung der Natriumaufnahme ein. Das ist typischerweise beim akuten Diabetes insipidus und bei unzureichender Zufuhr von freier Flüssigkeit der Fall.
  – *Exzessive Natriumzufuhr:* Diese Ursache der Hypernatriämie ist selten. Durch akzidentelle Zufuhr hypertoner Kochsalzlösung kommt es zu einer Hypernatriämie mit erhöhtem Gesamtkörpernatrium.
➤ **Häufigkeit:** Die Prävalenz einer Hypernatriämie liegt bei über 60jährigen hospitalisierten Patienten bei ca. 1 %.
➤ **Letalität:**
  – Die Hypernatriämie ist bei hospitalisierten Patienten meist eine Begleitkomplikation schwerer Grunderkrankungen und weist eine hohe Letalität auf.
  – Bei Patienten mit einem Serumnatrium > 160 mmol/l wurde folgende Sterblichkeit (abhängig von der Grunderkrankung) festgestellt:
    • Ca. 60 % bei chronischer Hypernatriämie
    • > 70 % bei akuter Hypernatriämie.

Klinik

➤ Ein vermindertes Durstempfinden begleitet die Hypernatriämie häufig.
➤ Klinische Zeichen einer Hypernatriämie bei Dehydratation: Deutlich herabgesetzter Hautturgor, trockene Schleimhäute und tiefliegende Augen.
➤ **Neurologische Symptome:**
  – *Häufigste objektivierbare neurologische Zeichen:* Lethargie, Bewußtseinsstörungen bis hin zum Koma, Muskelzittern, Rigor und auch hyperaktive Reflexe.
  – *Bei akuter und schwerer Hypernatriämie* kann die zelluläre Dehydratation und Schrumpfung zu intrakraniellen Hämorrhagien führen.
  – *Eine langsam eintretende Hypernatriämie* kann von den Nervenzellen durch eine intrazelluläre Akkumulation organischer Solute (z. B. Taurin, Myoinositol) kompensiert werden.
  – *Eine chronische Hypernatriämie* kann zu einer myotonen Dystrophie führen.

Diagnostik

➤ Ob die Hypernatriämie Folge einer ungenügenden Wasseraufnahme oder eines inadäquaten Wasserverlustes über die Nieren ist, kann durch Messung der Urinosmolalität abgeschätzt werden (Abb. 35 S. 84).

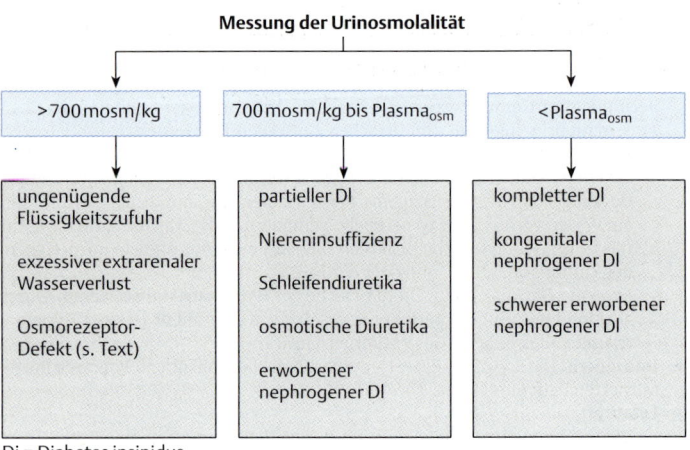

Messung der Urinosmolalität

>700 mosm/kg	700 mosm/kg bis Plasma$_{osm}$	<Plasma$_{osm}$
ungenügende Flüssigkeitszufuhr	partieller DI	kompletter DI
exzessiver extrarenaler Wasserverlust	Niereninsuffizienz	kongenitaler nephrogener DI
Osmorezeptor-Defekt (s. Text)	Schleifendiuretika	schwerer erworbener nephrogener DI
	osmotische Diuretika	
	erworbener nephrogener DI	

Di = Diabetes insipidus

Abb. 35 Differentialdiagnose der Hypernatriämie

➤ **Befunde:**
  – Differentialdiagnose der Hypernatriämie abhängig von der Urinosmolarität, vgl. Abb. 35.
  – *Osmorezeptordefekt:* Eine Urinosmolität > 700 mosm/kg H$_2$O bei Hypernatriämie läßt am ehesten eine ungenügende Flüssigkeitsaufnahme oder einen exzessiven extrarenalen Wasserverlust annehmen (Abb. 35). Eine Ausnahme stellt der zentrale Diabetes insipidus aufgrund eines Osmorezeptordefektes dar. In dieser Situation kann der Urin in Begleitung einer Hypernatriämie dann wieder hochkonzentriert werden, wenn die ADH-Ausschüttung durch einen Barorezeptor-vermittelten Mechanismus bei intravasaler Volumendepletion genügend stimuliert ist.

Therapie

➤ **Wasserdefizit:** Das zugrundeliegende Wasserdefizit kann nach folgender Formel berechnet werden:

$$\text{Wasserdefizit [l]} = \frac{(\text{Na}_{soll}-\text{Na}_{ist}) \times \text{kgKG} \times 0{,}6}{\text{Na}_{soll}}$$

  – Die Formel berechnet den Wassermangel, der ausgeglichen werden muß, um eine Natrium-Konzentration im Serum von 140 mmol/l zu erreichen. Die Formel berücksichtigt dabei allerdings keine zusätzlichen isoosmotischen Flüssigkeitsverluste, die häufig bei Einwirkung von Diuretika oder anderen extrarenalen Flüssigkeitsverlusten auftreten. Daher sollten serielle Bestimmungen der Serumnatrium-Konzentration in regelmäßigen Abständen (4–6 stündlich) durchgeführt werden.

➤ **Korrekturrate und Anpassung an verschiedene Situationen:**
- *Grundsätzlich gilt:* Die Korrektur der Hypernatriämie soll in Abhängigkeit von der Schwere über einen Zeitraum von 36–72 Std. erfolgen. Eine schnellere (zu schnelle) Korrektur der Serumnatrium-Konzentration kann zum Hirnödem mit Auftreten von Krampfanfällen und persistierenden neurologischen Ausfällen führen.
- *Akute Hypernatriämien:*
  • Bei deutlicher Kreislaufinsuffizienz mit Hypotonie bei Hypovolämie sollte initial eine schnelle Rehydratation mit einer Infusion von 20 ml/kgKG isotoner Kochsalzlösung erfolgen.
  • Für den langsamen Ausgleich der Hypernatriämie sollte eine 5%-ige Glukoselösung oder alternativ eine 0,45%-ige Kochsalzlösung eingesetzt werden.
- *Chronische Hypernatriämie:* Die Korrekturrate der chronischen Hypernatriämie sollte < 0,7 mmol/l × Std. oder < 10% der Gesamtserumnatrium-Konzentration/d liegen.

➤ **Diabetes insipidus:**
- *Kompletter zentraler Diabetes insipidus:* Diese Patienten benötigen eine Hormonsubstitution. Eingesetzt werden können:
  • ADH-Analoga wie Desmopressin (dDAVP) als Intranasal-Spray oder auch parenteral (2 ×/d) in einer Menge von insgesamt ca. 2–4 µg.
  • Lysin-Vasopresin oder Pitressin sind alternativ einsetzbare Substanzen.
- *Schwerer nephrogener Diabetes insipidus:*
  • In diesen Fällen sollten zunächst primär tubulotoxische Medikamente abgesetzt werden und eine eventuelle Hypokaliämie oder Hyperkalzämie ausgeglichen werden. Beispiele tubulotoxischer Medikamente: Antibiotika (z.B. Aminoglykoside), nichtsteroidale Antiphlogistika, Zytostatika, Lithium.
  • Als effektive Maßnahme hat sich die Gabe von Thiazid-Diuretika bewährt. Sie reduzieren das Flüssigkeitsangebot an den Sammelrohren der Nieren und bei gleichzeitigem Anstieg der Urinosmolalität den Urinfluß.
  • Da das Tubulussystem häufig nicht vollkommen resistent gegenüber der Wirkung von ADH ist, können große Dosen dDAVP (> 0,15 µg/kg × Tag, 2–3 × täglich) z.T. die Resistenz überwinden.
  • Die Verabreichung von Prostaglandin-Synthesehemmern (Indomethacin 25–50 mg/Tag) kann die Diurese ebenfalls reduzieren.

8.3 Hypokaliämie

Grundlagen

➤ **Definition:** Serumkaliumkonzentration < 3,5 mmol/l.
➤ **Häufigkeit:** Hypo- und Hyperkaliämie gehören zu den häufigsten Elektrolytstörungen. Eine große retrospektive Studie zeigte, daß mehr als 20 % der hospitalisierten Patienten intermittierend einen pathologischen Kaliumspiegel aufweisen.

Ursachen

➤ **Zusammenfassung:** Ein Kaliummangel durch eine mangelhafte Zufuhr ist selten, da Kalium reichlich in tierischen und pflanzlichen Nahrungsmitteln enthalten ist. Gastrointestinale Störungen wie Erbrechen und Durchfall sind neben diuretikabedingten Kaliumverlusten die häufigsten Gründe für eine Hypokaliämie. Dabei kommt dem direkten Verlust von K^+ über Magen-Darm-Sekreten, die nur einen Kaliumgehalt von ca. 5 – 10 mmol/l haben, zumeist nur eine untergeordnete Bedeutung zu. Vielmehr bedingen sekundär auftretende renale Mechanismen den wesentlichen Kaliumverlust. Durch Erbrechen oder Diarrhoe kommt es zur Kontraktion des extrazellulären Volumens mit Auftreten eines sekundären Hyperaldosteronismus und begleitender Alkalose, die einen verstärkten Kaliumverlust über die Nieren bedingen. Neben renalen und enteralen Kaliumverlusten muß auch die Translokation von Kalium aus dem Extrazellulärraum in den Intrazellulärraum als Folge bestimmter Stoffwechselstörungen berücksichtigt werden.

1. **Kaliumaufnahme:**
   - *Verminderte Zufuhr:* Kachexie, Alkoholismus, kaliumarme parenterale Ernährung.
   - *Absorptionsstörung:* Z.B. durch Kleie.
2. **Gastrointestinale Verluste:**
   - *Oberer Gastroinstestinaltrakt:* Erbrechen (z.B. bei Bulimie), nasogastrale Sekretabsaugung, gastrokolische Fistel.
   - *Unterer Gastroinstestinaltrakt:* Diarrhoe, Laxantienabusus, Malabsorption, villöses Adenom, Ileostoma, Fisteln, Ureteroenterostomie.
3. **Renale Verluste:**
   - *Hyperaldosteronismus:*
     - Primär: Conn-Syndrom (S. 247) und Nebennierenhyperplasie.
     - Sekundär: Chronische Herzinsuffizienz, Leberzirrhose, Nephrotisches Syndrom, Dehydratation.
     - Bartter- bzw. Gitelman-Syndrom, genetischer Defekt des $Na^+/K^+/2Cl^-$ (verminderte Furosemidwirkung) bzw. des Na^+/Cl^- (verminderte Thiazidwirkung) Kotransporters. Barrter-Syndrom beim Erwachsenen sehr selten, Gitelman-Syndrom nicht seltene Ursache einer hypokaliämischen, hypomagnesiämischen, metabolischen Alkalose.
   - *Mineralokortikoide-Effekte:*
     - Glycyrrhizinsäure.
     - Adrenogenitales Syndrom.
     - Stark erhöhte Glukokortikoide: Cushing-Syndrom, Steroidtherapie.
   - *Osmotische Diurese:* Mannitol, Koma diabeticum.
   - *Medikamenten-induzierte Kaliurese:* Diuretika und verschiedene Agentien (cis-Platin, Aminoglykoside, Amphotericin B).

– *Tubuläre Störungen:*
  • Renal-tubuläre Azidose (Typ I und Typ II, S. 34).
  • Postobstruktive Polyurie.
4. **Zelluläre Verschiebungen:**
   – *Alkalose:* Erbrechen, Diuretika, Hyperventilation, Bikarbonat-Therapie.
   – *Insulin:* Exogenes Insulin, endogene Reaktion auf Glukose, Therapie des Koma diabeticum
   – β-2-Sympathomimetika.
   – *Anabole Zustände:* Behandlung einer megaloblastären Anämie.
   – Hypokaliämische periodische Paralyse.
5. **Verluste über die Haut:** Exzessives Schwitzen, Verbrennungskrankheit.
6. **Interventionelle Therapiemaßnahmen:**
   – Therapie mit Ionenaustauschern.
   – Dialyse: Hämodialyse, Peritonealdialyse, kontinuierliche Dialyseverfahren auf der Intensivstation.

Klinik

➤ **Herz-Kreislauf-System:**
   – *Arrhythmien:* Brady- oder Tachyarrhythmien bis hin zum Kammerflimmern.
   – *EKG-Veränderungen:* Der Kaliummangelzustand führt im EKG zur Verlängerung der QT-Zeit sowie zum Auftreten einer U-Zacke.
   – *Hypotonie:* Durch den Tonusverlust der Gefäßmuskulatur findet sich häufig eine orthostatische Hypotonie.
➤ **Digitalisempfindlichkeit:** Trotz therapeutischer Serumspiegel steigt die Digitalisempfindlichkeit (Herzrhythmusstörungen).
➤ **Neuromuskuläres System:** Die Veränderung des Zellpotentials (Hyperpolarisation) durch Kaliummangel führt zur Schwäche der quergestreiften Muskulatur mit Adynamie sowie zur Abschwächung der Muskeleigenreflexe und zu Parästhesien.
➤ **Gastrointestinaltrakt:** Der Kaliummangel in der glatten Muskulatur des Darms führt zur atonischen Obstipation.
➤ **Weitere Symptome:** Polydipsie und Polyurie, Verwirrtheit, Apathie bis zum Koma.
➤ Chronische Hypokaliämie kann zur chronischen Niereninsuffizienz führen.

Diagnostik

➤ **Diagnostik der Ursache:** Zumeist ist die Ursache einer Hypokaliämie klinisch offensichtlich (Diuretika, Laxantien, Durchfälle). Bei ambulanten Patienten, die eine chronische Hypokaliämie mit nur wenigen unspezifischen Begleitsymptomen zeigen, kann sich jedoch die Diagnostik schwierig gestalten.
➤ **Basisdiagnostik:**
   – Bestimmung der Serumelektrolyte und der 24-h-Ausscheidung von Kalium, Magnesium, Natrium und Chlorid.
   – Blutgasanalyse. Eine begleitende Azidose läßt eher an einen Verlust im unteren Gastrointestinaltrakt oder an eine renale tubuläre Azidose denken.
➤ **Weiterführende Diagnostik:**
   – Hormonbestimmungen (Renin, Aldosteron, Cortisol).
   – Bildgebende Verfahren zur endokrinen Tumorsuche (CT, Szintigraphie).
   – Endoskopische Untersuchungen sowie spezielle Funktionsteste.

8.3 Hypokaliämie

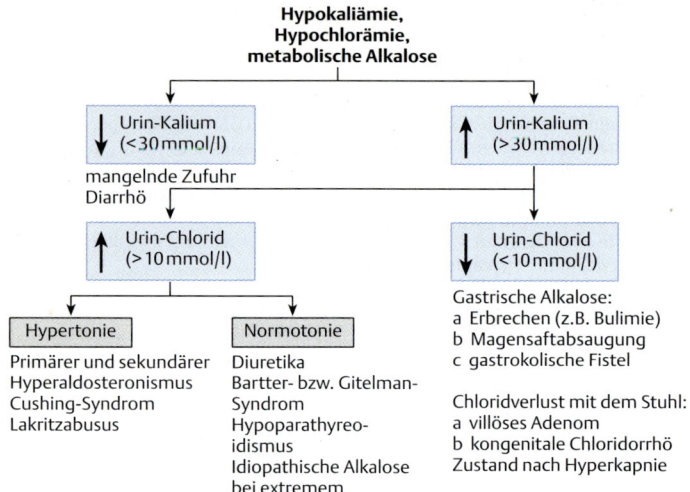

Abb. 36 Differentialdiagnose der Konstellation: Hypokaliämie, Hypochlorämie, metabolische Alkalose

➤ **Differenzierung der Hypokaliämie:** Die Abb. 36 S. 88 zeigt ein Flußschema, das bei der häufigsten Form der Hypokaliämie mit einer begleitenden metabolischen Alkalose durch wenige klinische Parameter eine wegweisende Differenzierung der Hypokaliämie ermöglicht.

Therapie

➤ **Indikationen zur Notfall-Therapie:**
– Alle Zustände von Hypokaliämie, die mit Herzrhythmusstörungen oder neuromuskulären Manifestationen einhergehen, sind als Notfall zu betrachten.
– Serum-Kaliumspiegel unter 2,5 mmol/l sollten auch in Abwesenheit von klinischer Symptomatik notfallmäßig behandelt werden.
➤ **Überwachung des Patienten:**
– *EKG-Monitorüberwachung* in allen Fällen.
– *Serum-Kaliumspiegel* sind in Abständen von 1–3 h zu überprüfen.
➤ **Kaliumsubstitution:**
– *Defizit:* Als Faustregel kann angenommen werden, daß ein Abfall des Serumkaliums aus dem Normalbereich von 1 mmol/l bereits einem Gesamtkaliumdefizit von ca. 370 mmol entspricht.
– *Im Notfall* kann über einen zentral-venösen Katheter 60 mmol/h Kaliumchlorid infundiert werden.

- *Kaliumchlorid* ist die bevorzugte Präparation für die intravenöse und orale Substitution, besonders bei volumenkontrahierten alkalotischen Patienten. Kaliumchloridlösung kann unverdünnt über einen zentralvenösen Katheter verabreicht werden (mittels Perfusor, 1 ml entsprechend 1 mmol), oder auch periphervenös mit isotoner NaCl-Lösung verdünnt mit Infusionsraten von 10–40 mmol/h infundiert werden.
- *Leichte bis mäßiggradige Formen der Hypokaliämie* (Serum-Kalium 2,5–3,0 mmol/l) können in Abwesenheit von kardialen und neuromuskulären Veränderungen am besten mit oraler Substitution ausgeglichen werden. Auch in diesem Zusammenhang ist Kaliumchlorid die bevorzugte Präparation, da es fast vollständig vom Darm resorbiert wird, z.B. Kalinor-Brause (40 mmol/Tbl.) 1–3/d (Nebenwirkungen: Übelkeit/Erbrechen).
- *Azidose und Hypokaliämie:*
  - Wird die Hypokaliämie von einer Azidose begleitet (Diarrhoe, renale tubuläre Azidose), sollte frühzeitig begonnen werden, das Kaliumdefizit auszugleichen, bevor eine Korrektur der Azidose erfolgt, da eine Alkalisierung die Hypokaliämie wesentlich verschlimmern kann.
  - In diesen Fällen kann Kalium in Form eines alkalisierenden Salzes zugeführt werden, z.B. als Kaliumzitrat oder Kaliumglukonat.
- *Alkalose und Hypokaliämie* bzw. selten Hypomagnesiämie:
  - Eine Chloridsubstitution ist in den Fällen einer gastrischen Alkalose besonders wichtig, da hiermit die wesentliche pathophysiologische Ursache des renalen Kaliumverlustes angegangen wird. Bei diesem Krankheitsbild ist deshalb auch die i.v.-Gabe von physiologischer Kochsalzlösung oder die Gabe eines H_2-Rezeptorenblockers (Verhinderung des Salzsäureverlustes) wirksam.
  - Beim Bartter- bzw. Gitelman-Syndrom (hypochlorämische, hypokaliämische, hypomagnesiämische [Gitelman-Syndrom], metabolische Alkalose, hohes Renin und hohes Aldosteron) kann die Hypokaliämie meist sehr wirkungsvoll durch die Gabe von Prostaglandinsynthese-Hemmern gebessert werden (z. B. Indomethacin 150–200 mg/die), auch wenn seit kurzem bekannt ist, daß es sich um eine genetische Störung im Bereich des tubulären $Na^+/K^+/2Cl^-$ bzw. Na^+/Cl^- Kotransporters handelt (s.o.).

8.4 Hyperkaliämie

Grundlagen

➤ **Definition:** Serumkaliumkonzentration > 5,0 mmol/l.
➤ **Häufigkeit:** Hyperkaliämische Zustände sind seltener als eine Hypokaliämie, kommen seit Einsatz der ACE-Hemmer jedoch häufiger vor.

Ursachen

1. **Verminderte renale Ausscheidung:** Dies ist der wichtigste Faktor, der zu einer Hyperkaliämie führt. Folgende Mechanismen sind beteiligt:
   - *Akute oder chronische Abnahme der glomerulären Filtratisrate* (GFR < 10 ml/min): Akutes Nierenversagen, chronische Niereninsuffizienz
   - *Tubuläre Ausscheidungsstörung für Kalium*, unabhängig vom Aldosteronspiegel:
     • Renale tubuläre Azidose Typ IV (S. 34).
     • Interstitielle Nephritis (chronische Pyelonephritis, Analgetikanephropathie).
     • Harnstauungsniere.
     • Kaliumsparende Diuretika.
   - *Hypoaldosteronismus:*
     • Primär: Morbus Addison.
     • Sekundär: Hyporeninämischer Hypoaldosteronismus, Medikamenteninduziert (nichtsteroidale Antiphlogistika, ACE-Hemmer, Heparin).
2. **Exogene Zufuhr:** Kaliumhaltige Medikamente, Blutkonserven, Diätsalz. Ca. $^1/_3$ aller Hyperkaliämien wird durch Medikamente ausgelöst, wobei kaliumchloridhaltige Präparationen (z.B. Penicillin, Diätsalz, Blutkonserven) sowie kaliumsparende Diuretika zu beachten sind.
3. **Endogene Freisetzung:** Hierbei wird vermehrt intrazelluläres Kalium freigesetzt.
   - *Zelluntergang:* Rhabdomyolyse, schwere Hämolyse, akutes Tumorlyse-Syndrom, Crush-Verletzung.
     • Ursachen der Rhabdomyolyse: Nach Crush-Verletzungen, septische Zuständen, Verbrennungen oder nach Drogen-Konsum (Kokain, Heroin).
     • Komplikation: Durch die Rhabdomyolyse kann es gleichzeitig zum Akuten Nierenversagen kommen, dann kann sich rasch eine lebensbedrohliche Hyperkaliämie entwickeln.
   - *Katabolismus.*
4. **Zelluläre Umverteilung:**
   - Azidose, Insulinmangel, Hypoaldosteronismus, Hyperkaliämische periodische Paralyse.
   - *Medikamente:* Betablocker, Digitalisintoxikation, Succinylcholin, Glukagon.
5. **Pseudohyperkaliämie:** Artifizielle Hämolyse, Leukozytose oder Thrombozytose.
➤ **Ursachen der ausgeprägten Hyperkaliämie:**
   - Bei eingeschränkter Nierenfunktion und Beeinträchtigung der tubulären Kaliumsekretion durch medikamentöse Eingriffe: Z.B. ACE-Hemmer, Spironolacton, kaliumsparende Diuretika.
   - Bei den renalen tubulären Azidose Typ IV (S. 34) wird eine gestörte Sekretion von Protonen und Kalium im distalen Tubulus registriert. Klinisch zeigen die Patienten eine hyperchlorämische metabolische Azidose und einen sauren Urin-pH.

Klinik

➤ **Neuromuskuläres System:**
  - Ähnlich wie bei der Hypokaliämie (S. 87) treten auch bei hyperkaliämischen Zuständen Parästhesien und eine Schwäche der quergestreiften Muskulatur auf.
  - Die Reflexe sind evtl. zunächst gesteigert, später abgeschwächt oder nicht vorhanden. Fokal neurologische Ausfälle wurden beschrieben.
  - Eine klinische Differenzierung zwischen Hypokaliämie und Hyperkaliämie ist anhand dieser Symptome schwierig.

➤ **Herz-Kreislauf-System:**
  - Die Hyperkaliämie senkt das Zellmembranpotential und führt zu typischen Veränderungen des Aktionspotentials am Herzen.
  - Lebensbedrohliche Situationen: AV-Block 2. und 3. Grades, plötzlich auftretendes Kammerflattern/-flimmern oder Asystolie.
  - ☑ *Beachte:* Auch bei der initialen Abwesenheit von klassischen EKG-Veränderungen (s. u. EKG-Diagnostik) kann eine Hyperkaliämie unvermittelt als erste Manifestation in einer Asystolie münden.

Diagnostik

➤ Diagnostik der Ursachen: Die Ursachen einer Hyperkaliämie sind häufig schon durch eine gezielte Anamnese einschließich Medikamentenanamnese zu eruieren.

➤ **Pseudohyperkaliämie:** Eine Pseudohyperkaliämie sollte durch Kontrollmessungen des Serumspiegels und Vermeidung einer artifiziellen Hämolyse (z. B. durch starken Sog) ausgeschlossen werden. Bei ausgeprägter Leuko- oder Thrombozytose sowie bei starkem „Muskelpumpen" bei der venösen Abnahme (Freisetzung von K^+ aus der Muskulatur) werden falsch hohe Kaliumspiegel bestimmt.

➤ **Basisdiagnostik:**
  - Serum K^+ und Na^+, K^+ im 24-h-Urin.
  - Retentionswerte (Kreatinin) zum Ausschluß einer Niereninsuffizienz.
  - Blutgasanalyse zur Überprüfung des Säure-Basen-Status.
  - Kreatininkinase und Laktatdehydrogenase zum Ausschluß einer Hämolyse bzw. Gewebsnekrose.

➤ **EKG:**
  - T-Wellen zeltförmig, AV-Blockierung, Schenkelblockbilder.
  - Bradykardie, Extrasystolen, Kammerflimmern, Asystolie.

➤ **Weiterführende Diagnostik:**
  - Überprüfung des RAA-Systems (Renin-Angiotensin-Aldosteron-System):
    • Plasma-Renin-Aktivität (ng/ml × h) und Serum-Aldosteron (pg/ml).
    • Jeweils Blutentnahme am liegenden Patienten nach mindestens 30 Minuten Ruhe.
  - Differenzierung der seltenen renalen tubulären Azidose Typ IV (S. 34) → Urin-pH, Säurebelastungstest (NH_4Cl).
  - Ausschluß eines Morbus Addison (ACTH-Kurztest: Serumcortisolbestimmung vor und nach 60 Minuten nach 0,25 mg ACTH).
  - Ausschluß autoimmunologischer Erkrankungen.
  - Ausschluß einer familiären hyperkaliämischen Paralyse → Kaliumbelastungstest im freien Intervall, Elektromyographie.

8.4 Hyperkaliämie

Therapie

➤ **Kalium-Zufuhr** stoppen!
➤ **Indikationen** einer schnellen und aggressiven Behandlung einer Hyperkaliämie:
  – Serumkaliumspiegel > 6,5 mmol/l.
  – Bei EKG-Veränderungen auch bei geringerem Ausmaß der Hyperkaliämie.
➤ **Ziele der akuten Therapie:**
  1. Antagonisierung der depolarisierenden Wirkung einer Hyperkaliämie an der Zellmembran.
  2. Rückverteilung von Kalium vom extrazellulären in den intrazellulären Raum.
  3. Steigerung der Kaliumausscheidung.
➤ **Durchführung:**
  – *Ad 1:*
    • Initiale i.v. Gabe von 10 ml 20%igem Kalziumglukonat in Abständen von 5 min. Bis zu 3 × wiederholen, falls sich keine wesentliche elektrokardiographische Besserung ergibt.
    • ◉ *Cave* bei Digitalismedikation. Bei erhöhten Digitalisspiegeln und EKG-Veränderungen auf Kalziumgabe verzichten.
  – *Ad 2:*
    • 50 mmol Natriumbikarbonat 8,4% über 5 min und/oder Infusion von Insulin und Glukose (10 – 20 Einheiten Insulin in 500 ml 10%iger Glukose über 1 h).
    • Und/oder Verabreichung von Beta-2-Sympathikomimetika (z.B. Salbutamol, Spray oder i.v.).
  – *Ad 3:*
    • Hochdosiert Schleifendiuretika unter gleichzeitiger Substitution physiologischer Kochsalzlösung: Ca. 40 – 80 mg Furosemid i.v. als Einzeldosis bei normaler Nierenfunktion, ggf. in 2 – 4 Stunden Abstand wiederholen, Bilanz kontrollieren!
    • Kationenaustauscher: Bei fortgeschrittener Niereninsuffizienz bzw. im Akuten Nierenversagen erfolgt die Kaliumelimination über einen oral oder rektal als Klysma zu verabreichenden Kationenaustauscher (z.B. Natrium- oder Kalziumpolystyrolsulfonat). Jedes Gramm des Austauschers bindet ca. 0,5 – 1 mmol Kalium.
    • Hämodialyse: Die Hämodialyse ist eine der effektivsten Möglichkeiten zur raschen Behandlung einer Hyperkaliämie und einer eventuell begleitenden Azidose. Falls eine Hämodialyse nicht zur Verfügung steht, aber die chronisch venovenöse Hämofiltration (CVVH) auf der Intensivstation eingesetzt werden können, sollte ein Filtratfluß von mindestens 1,5 l/h erreicht werden.
    • Aussetzen von Medikamenten: In jedem Fall sollten alle Medikamente mit einem ungünstigen Einfluß auf die Kaliumverteilung ausgesetzt werden (kaliumsparende Diuretika, Betablocker, nichtsteroidale Antiphlogistika, ACE-Hemmer).
    • Steroidtherapie: In speziellen Behandlungssituationen wie beim Morbus Addison ist die frühzeitige Gabe von Hydrocortison (100 mg i.v. initial) in Verbindung mit ausreichender Volumensubstitution notwendig und evtl. lebensrettend.

- Akute Rhabdomyolyse: Es sollte frühzeitig eine ausreichende Diurese durch isotone Kochsalzinfusion sowie eine Urinalkalisierung zur Verhinderung eines Akuten Nierenversagens erfolgen.
- Schwere Digitalisintoxikation: Diese Hyperkaliämien bei sind wie die Rhythmusstörungen erfolgreich durch die Gabe von Fab-Fragmenten zu behandeln.

Grundlagen

➤ **Kalziumstoffwechsel:**
  – *Normbereich (Serum):*
    • Gesamtkalzium: 2,2 – 2,58 mmol/l.
    • Freies, ionisiertes Kalzium: 1 – 1,15 mmol/l.
  – *Normbereich (Urin):* Gesamtkalzium $< 6,2$ mmol/d (< 250 mg/d). Umrechnung: mmol/l = mval $\times$ 0,5 = mg/dl $\times$ 0,25.
  – Das *Gesamtkörperkalzium* liegt zu 98 % als Hydroxyapatit im Knochen gebunden vor, 2 % in den Weichteilen und extrazellulär; intrazelluläre Konzentrationen im µMol-Bereich. Intraindividuelle Kalziumkonzentrationen werden durch adaptive Mechanismen (PTH, Vitamin D) sehr konstant gehalten. Prinzipiell folgt das ionisierte Kalzium dem Gesamtkalzium.
  – *Indikationen zur Messung des biologisch aktiven ionisierten Kalziums:* Kardiale Zwischenfälle bei Hämodialyse, Massentransfusionen, Plasmaaustauschbehandlung, Operationen mit Unterkühlung, Frühgeborene, Dysproteinämien.
➤ **Definition:**
  – Eine Hypokalzämie liegt vor, wenn das freie ionisierte Kalzium im Serum erniedrigt ist. Gesamtkalziumwerte sind nur bei normalem Gesamteiweiß und Säure-Basen-Haushalt verwertbar.
  – *Pseudohypokalzämie* bei Hypalbuminämie.
➤ **Ursachen:** Hypokalzämien sind bei präterminaler Niereninsuffizienz und bei Dialysepatienten häufig.

Klinik, Diagnostik und Differentialdiagnose

➤ **Klinik:** Hyperreflexie, Tetanie, zerebrale Krampfanfälle, Laryngospasmus, Bronchospasmus, Gallenkolik.
➤ **Diagnostisches Vorgehen** siehe Abb. 37.
➤ **Anamnese:**
  – Schilddrüsen-Operation? Chronische Nierenerkrankung? Diarrhoen? Bauchschmerzen (Pankreatitis)? Systemerkrankung (Morbus Wilson, Hämochromatose, Thalassämie)?
  – Medikamenten-Anamnese: Bisphosphonate? Kalzitonin? Östrogene? Colchicin?
➤ **Labor:**
  – Ca $< 2,1$ mmol/l; $Ca^{2+} < 1,1$ mmol/l.
  – Blutgasanalyse.
  – Kreatinin, Harnstoff, Phosphat, alkalische (Knochen-)Phosphatase, Parathormon, 25-OH-D_3, 1,25(OH)$_2$-D_3.
➤ **Differentialdiagnose** der Hypokalzämie siehe Abb. 37.

Therapie

➤ **Orale Kalziumsubstitution:** Kalziumkarbonat 3 $\times$ 2 Tbl., nach Bedarf steigern.
➤ **Vitamin D-Substitution:** Vigantol 10 000 l/Woche (Hinweise zur Vitamin D-Therapie s. S. 282).
➤ **Bei Niereninsuffizienz:**
  – Rocaltrol 0,5 µg/d oder 1-alpha 1 µg/d, nach Wirkung im Wochenabstand anpassen.
  – Bei Hypokalzämie soll das Dialysat mindestens 1,75 mmol/l Ca^{2+} enthalten.

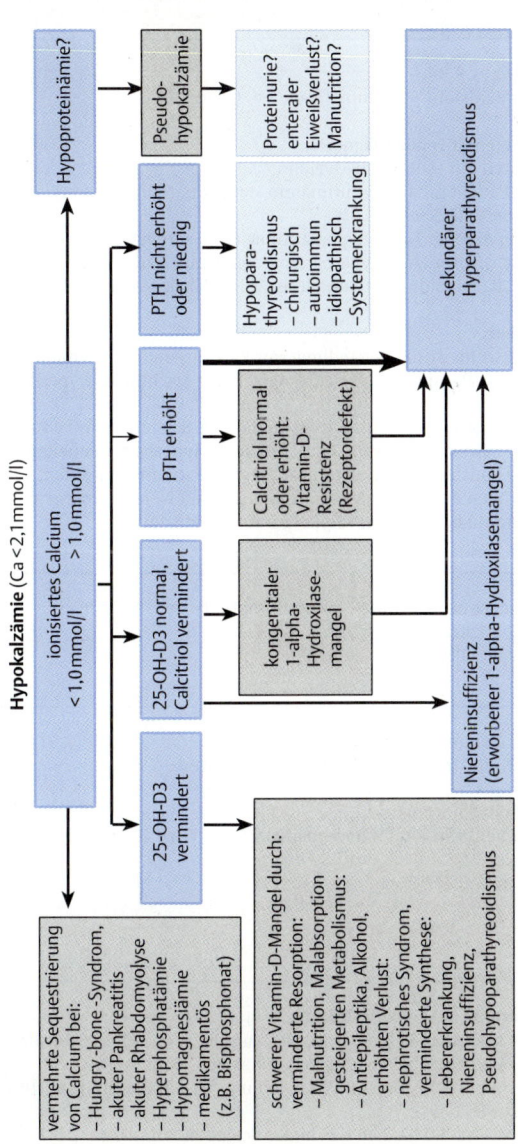

Abb. 37   Diagnostisches Vorgehen bei Hypokalzämie

Wasser- und Elektrolythaushalt

8

8.6 Hyperkalzämie

Grundlagen

➤ Kalziumstoffwechsel s. S. 94.
➤ **Definition:** Gesamtkalzium > 2,6 mmol/l, Ca^{2+} > 1,33 mmol/l.
➤ **Inzidenz:**
  – 15 % der Patienten mit soliden Tumoren.
  – 20 % der Patienten mit multiplem Myelom.
  – ca. 15/100 000 Patienten/Jahr mit primärem Hyperparathyreoidismus.
➤ **Ursachen** (vgl. Tabelle 13 S. 99):
  – *Normale Nierenfunktion:* Tumorhyperkalzämie (70 %, durch Osteolysen oder paraneoplastisch), primärer Hyperparathyreoidismus(20 %), andere Ursachen < 10 % (z. B. Sarkoidose, Tuberkulose, Milch-Alkali-Syndrom, Medikamente etc.).
  – *Niereninsuffizienz:*
    • Häufigste Ursache ist die Behandlung mit Kalzium und/oder Vitamin D: Kalziumhaltige Phosphatbinder sind derzeit die wichtigste Hyperkalzämieursache.
    • Bei adynamer Knochenstoffwechselsituation (z. B. aluminiumbedingte Mineralisationsstörung) besteht eine verstärkte Hyperkalzämieneigung.
    • Ursachen, die auch auf nicht niereninsuffiziente Patienten zutreffen, s. o.: In einigen Fällen beruht die Niereninsuffizienz auf Nephrolithiasis oder Nephrokalzinose bei primärem Hyperparathyreoidismus.

Klinik

➤ Die Hyperkalzämie ist bis 2,8 mmol/l meist asymptomatisch, bedrohlich ist sie ab 3,5 mmol/l (hyperkalzämische Krise).
➤ Symptome der Hyperkalzämie s. Tabelle 12 S. 97.

Diagnostik

➤ Kalzium (Gesamtkalzium und ionisiertes Kalzium).
➤ Eiweiß und Eiweiß-Elektrophorese, Immunelektrophorese.
➤ Phosphat.
➤ Alkalische (Knochen-)Phosphatase.
➤ Parathormon, bei Verdacht auf Tumorhyperkalzämie PTHrp (Parathormonverwandtes Peptid).
➤ Kalzium und Phosphat/24 h-Urin.
➤ D-Vitamine.
➤ Tumordiagnostik.

Therapie

➤ **Konservative Therapie bei Hyperkalzämie:**
  1. Kalziumarme Ernährung, keine Besonnung, Ausgleich des Flüssigkeitsdefizits. Absetzen einer Therapie mit Digitalis, Thiaziden, Vitamin D.
  2. Volumenrepletion: NaCl 0,9 % 6–8 l/24 h, Kalium- und Magnesiumsubstitution, ZVD-Kontrolle.
  3. Forcierte Diurese: NaCl 0,9 % 3–6 l/24 h plus Schleifendiuretikum, z. B. Furosemid i. v. (Dosis 10–50 mg/h), Kaliumsubstitution bis 40 mval/l NaCl.
  4. Bei akutem oder chronischem Nierenversagen: Dialyse gegen kalziumfreies Dialysat.

Tabelle 12 Symptome bei Hyperkalzämie

Organ bzw. System	Hyperkalzämie (2,8 – 3,4 mmol/l)	Zusätzliche Symptome bei hyperkalzämischer Krise (ab 3,5 mmol/l)
Niere	Polyurie Polydipsie Hyposthenurie	Nephrokalzinose Oligurie Anurie Akutes Nierenversagen
Magen-Darm-Trakt	Übelkeit Erbrechen Obstipation	Akute Pankreatitis
Nervensystem	Reflexabschwächung Verlangsamung Schwäche Müdigkeit Endokrines Psychosyndrom: Depression	Verwirrtheit Halluzinationen Somnolenz Koma
Herz-Kreislauf-System	QT-Zeit verkürzt Arrhythmien Klappen- und Gefäß-verkalkungen	Asystolie (cave gesteigerte Digitalisempfindlichkeit)
Bewegungs-apparat	Muskelschwäche Myalgien Arthralgien Knochenschmerzen	
Weichteile	Metastatische Verkalkungen in allen Organen, insbesondere: periartikulär Auge Lunge Peritoneum	

5. Bisphosphonate: Pamidronat i. v. 15 – 60 mg in NaCl 0,9 % über 1 – 4 h langsam i. v., je nach Wirkung zu wiederholen. Ggf. anschließend orale Therapie: Alendronat 10 – 30 mg/Tag.
6. Evtl. zusätzlich: Kalzitonin s. c. 100 IE alle 4 Stunden (oft ist dies nach Gabe von Bisphosphonaten nicht mehr erforderlich).
7. Bei Vitamin D- oder Vitamin A-abhängiger Hyperkalzämie: Prednisolon 1 mg/kg KG/Tag, je nach Wirkung zu reduzieren.
– Mithramycin, ein Zystotatikum, das bei tumorbedingten Osteolysen kalziumsenkend wirkt, ist seit der Anwendung von Bisphosphonaten meist nicht mehr erforderlich.

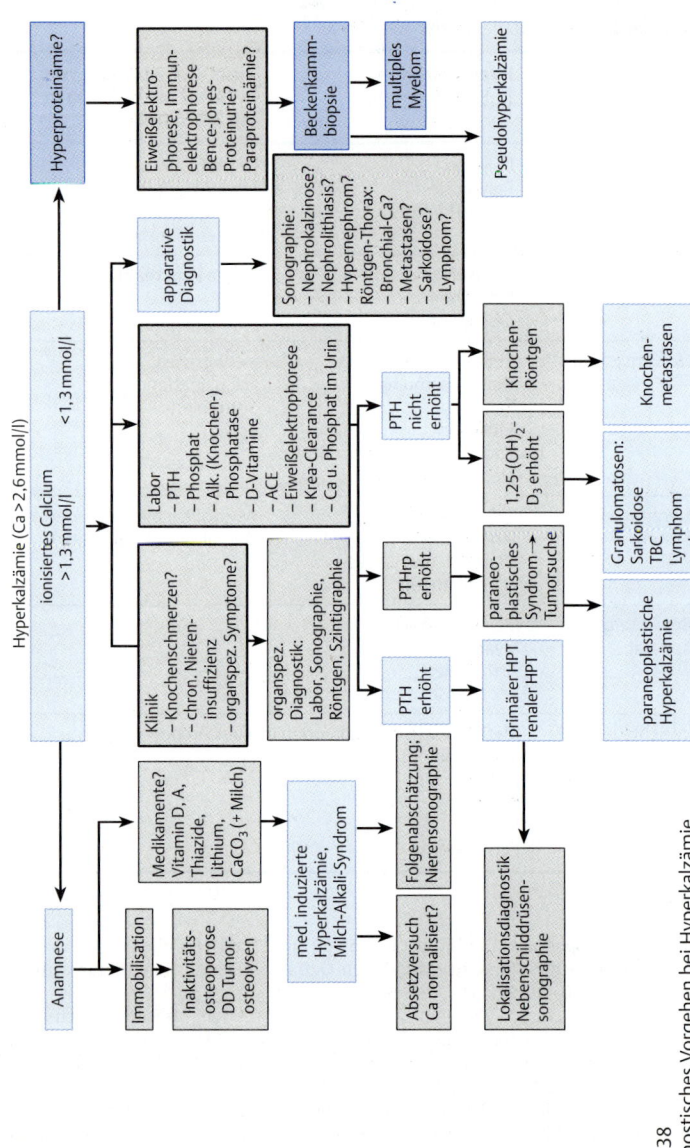

Abb. 38
Diagnostisches Vorgehen bei Hyperkalzämie

➤ **Kalziumkontrollen während der Therapie:**
 – Bei Intensivtherapie anfangs alle 2 h, dann 4 – 6 stündlich.
 – Bei Dialyse gegen kalziumarmes Dialsysat halbstündlich.
 – Bei stationärer Nichtintensivtherapie täglich, bis Ca < 3,2 mmol/l.
➤ **Therapie der Hyperkalzämie je nach Ursache bzw. pathogenetischem Prinzip** s. Tabelle 13.

Tabelle 13 Ursachen, pathogenetisches Prinzip und Therapie der Hyperkalzämie (allgemein)

Ursache	Pathogenetisches Prinzip	Therapie
Primärer Hyperparathyreoidismus, davon: – Adenom (> 85 %) – Hyperplasie (> 10 %) – Karzinom (< 1 %) – selten multiple endokrine Neoplasie: MEN I und MEN IIa	Durch PTH: – Kalziumexkretion – Phosphatexkretion – Kalziumfreisetzung aus Knochen MEN I: Hypophysenadenom (+ Insulinom + Karzinoid) MEN IIa: C-Zell-Karzinom der Schilddrüse (+ Phäochromozytom)	Operativ
Tertiärer (autonomer) Hyperparathyreoidismus bei chronischer Niereninsuffizienz (selten auch nach Transplantation)		Operativ
Tumorhyperkalzämie – Solide Tumoren: z. B. Bronchial-Ca, Mamma-Ca; Prostata-Ca – Multiples Myelom – Lymphome – Direkte Osteolyse durch Metastasen	Sekretion osteolytischer Agonisten: PTHrP IL-1 TNF Direkte Knochendestruktion	1. Symptomatisch: – Bisphosphonate – Forcierte Diurese – Evtl. kalziumfreie Dialyse 2. Tumorbehandlung
Immobilisation, prädisponierend sind: – Chronische Niereninsuffizienz – Morbus Paget – Frakturen	Knochenabbau gesteigert	1. Mobilisierung? 2. Calcitonin, Bisphosphonate, Östrogene?

Fortsetzung Tab. 13 ▶

Tabelle 13 Fortsetzung

Ursache	Pathogenetisches Prinzip	Therapie
Granulomatosen: – Sarkoidose – Tuberkulose – Andere	Erhöhte Vitamin-D-Empfindlichkeit durch ungehemmte 1α-Hydroxilierung von 25 OH-D3 in ophagen der Granud in Lymphozyten	Kortikosteroide (hemmen die 1α– Hydroxilase) Besonnung meiden Kein Vitamin D Tuberkulostatische Therapie
Endokrinopathien: – Hyperthyreose – Akuter Morbus Addison – Phäochromozytom – Akromegalie	Hoher Knochenumsatz MEN?	Therapie der Grundkrankheit
Akutes Nierenversagen (selten): Erholungsphase nach Rhabdomyolyse	Mobilisierung von Kalziumpräzipitaten aus der Muskulatur	Symptomatisch
Medikamente 1. D-Vitamine 2. Thiaziddiuretika 3. Kalziumhaltige Phosphatbinder oder Antazida (Milch-Alkali-Syndrom), hohes Dialysatkalzium 4. Vitamin-A-Intoxikation, Retinoidbehandlung	1. Hohe Kalziumabsorption, verbesserte Kalziummobilisation aus dem Knochen, verminderte Kalziumexkretion 2. Verminderte renale Kalziumausscheidung 3. Exzessive Kalziumaufnahme 4. Erhöhte Knochenresorption	Absetzen bzw. Dosisreduktion
Familiäre hypokalziurische Hyperkalzämie (FHH, heterozygot) Neonataler schwerer Hyperparathyreoidismus (NSHPT, meistens homozygot).	Verminderte Kalziumempfindlichkeit der Nebenschilddrüsen (NSD) und der Nieren durch Mutation des Kalziumsensors	Bei heterozygoter Form keine Therapie Bei NSHPT im Säuglingsalter Parathyreoidektomie
Lithiumtherapie (z. B. bei Zyklothymie)	Verminderte Kalziumsensitivität der NSD	Meistens keine Therapieänderung erforderlich

Grundlagen

➤ **Phosphatstoffwechsel:**
  – *Normwerte* im Serum und Urin s. Tabelle 14.

Tabelle 14   Phosphathaushalt: Normwerte

Serum	
Erwachsene	0,8 – 1,6 mmol/l
Kinder/Jugendliche	bis 2,1 mmol/l
Säuglinge	bis 2,6 mmol/l
Neugeborene	bis 3,1 mmol/l
Urin	
Erwachsene	Nahrungsabhängig (bis 350 mg/24 h)

Umrechnung: mmol/l = mg/dl × 0,32

  – Phosphat liegt zu 99 % intrazellulär, zu 1 % extrazellulär, davon 15 % in Eiweiß-bindung.
  – Wesentliches Organ für die Regulation der Phosphatspiegel ist die Niere.
  – Der Phosphatserumspiegel hängt ab von:
    • Zufuhr mit der Nahrung.
    • Endogener Freisetzung (pathologische Umstände).
    • Nebenschilddrüsenfunktion.
    • Nierenfunktion.
➤ **Definition:** Phosphat im Serum < 0,8 mmol/l.
➤ **Ursachen:**
  – *Verminderte Phosphatzufuhr:* Anorexia nervosa, Alkoholismus, fehlernährte Intensivpatienten.
  – *Verminderte Phosphatabsorption:* Vitamin-D-Mangel, Malabsorptionssyndrome.
  – *Verschiebung in das intrazelluläre Kompartiment:*
    • Respiratorische Alkalose: Hyperventilation bei Delirium tremens, Sepsis, Hitzschlag, Salizylatintoxikation, Coma hepaticum.
    • Behandlung des Coma diabeticum: Hohes Kohlenhydratangebot + Insulin → Translokation von Phosphat nach intrazellulär → Hypophosphatämie.
    • Schnell wachsende Tumoren, Erholungsphase nach Hypothermie, Alkoholentzug: Chronischer Phosphatmangel + akut erhöhter Bedarf.
  – *Vermehrte renale Ausscheidung:* Primärer Hyperparathyreoidismus, persistierender Hyperparathyreoidismus nach Nierentransplantation (zusätzlich Störung der tubulären Resorption in der postoperativen Phase).
  – X-chromosomal-gebundene Vitamin-D-resistente Rachitis: Gestörte tubuläre Reabsorption.
  – Fanconi-Syndrom (S. 104).

8.7 Hypophosphatämie

Klinik

➤ **Milde Hypophosphatämie** (0,4 – 0,8 mmol/l): Keine akuten Symtpome, langfristig verminderte Knochenmineralisation, verminderte Pufferkapazität (Tendenz zur metabolischen Azidose), evtl. Muskelschwäche und Parästhesien.
➤ **Schwere Hypophosphatämie** (< 0,4 mmol/l): Akut lebensbedrohlich:
  – Rhabdomyolyse, diese kann die Hypophosphatämie verschleiern.
  – Hämolyse.
  – Neurologische Komplikationen: Reizbarkeit, Epilepsie, Koma.
  – Muskelschwäche: Ateminsuffizienz und Kardiomyopathie bei beatmeten Patienten mit parenteraler Ernährung ohne ausreichende Phosphatzufuhr.
  – Azidose durch Mangel an Pufferbasen.
  – Demineralisation des Knochens.

Therapie

➤ **Hyperparathyreoidismus:** Subtotale Parathyreoidektomie.
➤ **Renaler Phosphatverlust:**
  – Phosphatsubstitution mit der Nahrung, z.B. Vollmilch enthält 35 mmol Phosphat/l.
  – Medikamentös: Reducto spezial 4 × 2 Tbl/d.
➤ **Intensivtherapie:** Kaliumphosphat 7 – 10 mmol/h, maximale Tagesdosis 80 mmol.

Grundlagen

➤ Phosphatstoffwechsel S. 101.
➤ **Definition:** Phosphat im Serum > 1,6 mmol/l.
➤ **Häufigkeit:** Bei Niereninsuffizienz Phosphat > 2,0 mmol/l bei bis zu 50% der Dialysepatienten ohne Restdiurese. Andere Ursachen sind selten.
➤ **Ursachen:**
  – *Niereninsuffizienz:* verminderte/fehlende renale Phosphatausscheidung.
  – Hypoparathyreoidismus (parathyreopriv nach Schilddrüsen-OP bzw. idiopathisch).
  – Pseudohypoparathyreoidismus (PTH, Endorganresistenz).
  – *Erhöhte exogene Zufuhr* und Absorption (Akromegalie).
  – *Erhöhte endogene Freisetzung:*
    • Massiver Zellzerfall: Chemotherapie maligner Lymphome, Rhabdomyolyse, Hitzschlag, maligne Hyperthermie.
    • Azidose fördert die Phosphatmobilisation aus dem Knochen.

Klinik

➤ Hypokalzämie (Symptome S. 94), evtl. tetanische Symptome.
➤ Weichteilverkalkungen bei zugleich hohem Kalzium, wenn das Löslichkeitsprodukt überschritten wird.

Therapie

➤ Einschränkung der Phosphatzufuhr (spezielle Diätberatung).
➤ Orale Phosphatbinder (Kalziumkarbonat, Kalziumacetat).
➤ Dialyseeffektivität erhöhen (Dauer, Dialysealter, CAPD Regime).
➤ Bei Zellzerfall (zytostatische Therapie) forcierte Diurese, ggf. Hämodialyse.
◌ *Cave:* Zusätzliche Kalziumgaben können zur Ca-Phosphat-Präzipitation führen.

Grundlagen

➤ **Magnesiumstoffwechsel:**
  – *Normbereiche (Serum):*
    • Magnesium: 0,7 – 1,6 mmol/l.
    • Ionisiert 0,45 – 0,7 mmol/l.
    • Umrechnung: mmol = mg $\times$ 0,4113.
  – *Hauptquelle:* Chlorophyll, Nüsse, Hülsenfrüchte.
  – *Nahrungsangebot* ca. 125 mmol (300 mg) pro Tag, Tagesbedarf: 0,25 mmol/kg KG/Tag. Aufgrund des Angebots ist bei sonst Gesunden die Hypomagnesieämie eine Rarität. Bei Nierenkranken besteht die Gefahr der Hypermagnesieämie.
  – *Magnesium* liegt zu ca. 90% intrazellulär, zu 10% extrazellulär. Der Körperbestand ist 1 Mol (24 g). Davon ist die Hälfte im Hydroxyapatit des Knochens gebunden. 52% des freien extrazellulären Magnesiums sind ionisiert, 35% in Eiweißbindung, der Rest an Phosphat gebunden. Biologisch aktiv und austauschbar ist nur das *freie* Magnesium.
  – *Magnesium-Aufnahme* im Duodenum (40 – 70%) bei Mg-Mangel.
  – Die *Magnesiumausscheidung* wird über die Nieren reguliert: Es wird glomerulär filtriert und zu 95% tubulär (Henle-Schleife) rückresorbiert. Magnesiumverluste durch Schleifendiuretika.
➤ **Definition:** Mg im Serum < 0,7 mmol/l.
➤ **Ursachen:**
  – Malabsorption (Alkoholismus, Vitamin D-Mangel).
    Gesteigerte Verluste: Schleifendiuretika, Laxantien, exsudative Darmerkrankungen, Fisteln, großflächige Verbrennungen.
  – Tubulotoxische Medikamente: Aminoglykoside, Amphotericin B, Cisplatin, Ciclosporin A.
  – Renale Verluste bei Fanconi-Syndrom, Bartter- (sehr selten) bzw. Gitelman-Syndrom (häufiger), angeborenes renales Mg-Verlustsyndrom.
  – Verschiebung in das intrazelluläre Kompartiment bei „hungry-bone-Syndrome", nach Massentransfusionen, bei akuter Pankreatitis. Auch bei Gesunden nach Einnahme von Schilddrüsenhormon und nach starkem körperlichen Training.

Klinik und Therapie

➤ Symptome sind schwer abzugrenzen von anderen koinzidenten Elektrolytstörungen wie Hypokaliämie, Hypophosphatämie, Hypokalzämie.
➤ Neuropsychiatrische Symptome: Irritabilität, Konzentrationsstörungen, Müdigkeit, Schwäche, Anorexie.
➤ Begleithypokalzämie mit Tetanien.
➤ Erhöhte Digitalistoxizität.
➤ Arrhythmien, oft koinzident mit Hypokaliämie.
➤ **Symptomatische Therapie:**
  – *Oral:* Magnesiumsalze, diese wirken laxierend, so daß die Therapiemöglichkeiten begrenzt sind (z.B. MgSO$_4$ 4 $\times$ 1 EL).
  – *Intravenös:* Tromcardin 250 ml/12 h bzw. 1 mmol/kg KG $\times$ h. Akut bis 4 mmol/15 min.
  – Indomethacin beim Gitelman-Syndrom (s. S. 86).

Grundlagen

➤ **Magnesiumstoffwechsel** s. S. 104.
➤ **Definition:** Mg im Serum > 1,1 mmol/l.
➤ **Ursachen:**
  – *Iatrogen:*
    • Magnesium i. v. in überhöhter Dosierung (vgl. u. Indikationen für Magnesium).
    • *Klare Indikationen für Magnesium:* Wehenhemmung und Behandlung der Eklampsie, Torsade de pointes-Kammertachykardien, Morbus Addison.
  – *Niereninsuffizienz:* Verminderte/fehlende renale Magnesiumausscheidung.
  – *Erhöhte exogene Zufuhr und Absorption:*
    • (Selbst-)medikation mit oralen Magnesium-Salzen.
    • Antazida (z. B. Maalox): Die Mg-Aufnahme wird durch die laxierende Wirkung limitiert.

Klinik

◨ *Beachte*: Die Hypermagnesiämie tritt häufig zusammen mit einer Hyperkaliämie auf.
➤ Neuromuskuläre Dämpfung und Kardiotoxizität:
  – 2,00 – 2,5 mmol/l: Übelkeit.
  – 3,0 mmol/l: Hyporeflexie, Bradykardie, Hypotonie.
  – > 5,0 mmol/l: Paralyse, Koma (Curare-ähnliche Wirkung).
  ◨ Die Kardiotoxizität ist stark abhängig von Digitalis, Kalium- und Kalziumkonzentrationen.

Therapie

➤ Einschränkung der Magnesiumzufuhr.
➤ Forcierte Diurese (bzw. Dialyse).
➤ Antidot Kalzium, z. B. 50 ml 20 % Kalziumglukonat/1 Stunde (Perfusor).

9.1 Grundlagen

Pathophysiologie

➤ **Metabolische Störungen** des Säure-Basen-Haushaltes beruhen auf einem Anstieg/Abfall der HCO_3-Konzentration im Plasma.
➤ **Respiratorische Störungen** beruhen auf einer primären Veränderung des arteriellen pCO_2.
➤ **Kompensation:** Die physiologische Gegenregulation nach einer primären Störung des Säure-Basen-Haushaltes auf metabolischer oder respiratorischer Ebene wird mit „kompensatorisch" bezeichnet. Kommt es zu einem Versagen der kompensatorischen Reaktion, so liegt eine separate zusätzliche Störung des Säure-Basen-Haushaltes vor.

Allgemeine Diagnostik

➤ Der Verdacht auf eine Störung des Säure-Basen-Haushaltes ist klinisch begründet und wird durch folgende Parameter gesichert:
  1. Veränderung des Blut-pH.
  2. Veränderung des pCO_2.
  3. Veränderung der Bikarbonatkonzentration.
➤ **Henderson-Hasselbalch-Gleichung:** In dieser Gleichung sind Verhältnisse der oben genannten Veränderungen (1.–3.) zueinander bestimmt. Für Blut gilt:

$$pH = 6{,}1 + \frac{\log HCO_3^-}{0{,}03 \times pCO_2}$$

➤ **Nomogramm** (Abb. 39): Veränderungen des Säure-Basen-Haushaltes können in einem Säure-Basen-Nomogramm abgelesen werden.

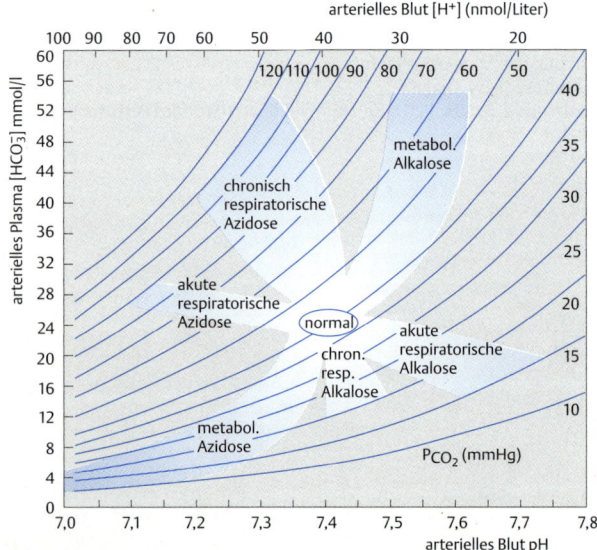

Abb. 39 Säure-Basen-Nomogramm

Grundlagen

➤ Die metabolische Azidose ist durch eine Störung des Säure-Basen-Haushaltes in Folge eines Abfalls des HCO_3^- (Plasma-Bikarbonat-Konzentration) bedingt (Säure-Basen-Nomogramm Abb. 39 S. 106).

➤ Die metabolische Azidose wird häufig von einer Hyperkaliämie begleitet (zellulärer Ionen-Shift).

➤ **Anionenlücke:**
  – Eine wichtige Information bei der Diagnostik von kombinierten Störungen des Säure-Basen-Haushaltes gibt die Anionenlücke. Die Summe der Kationen im Extrazellulärraum entspricht der Summe der Anionen. Natrium und Kalium repräsentieren im wesentlichen die Kationen, während Chlorid und Bikarbonat den größten Anteil der Anionen stellen.
  – Die Anionenlücke spiegelt die nicht gemessenen Anionen wider (Sulfate, Phosphate, organische Anionen, Albumin).
  – Die hypochlorämischen Azidosen sind durch eine normale Anionenlücke charakterisiert. Alle anderen metabolischen Azidosen ersetzen Bikarbonat durch ein Anion, welches nicht gemessen wird (z. B. Azetoazetat, Laktat) (Tabelle 15).
  – *Berechnung:* Anionenlücke = Natrium – (HCO_3^- + Cl^-).
  – *Normwert:* Die normale Anionenlücke beträgt 8 – 10 mmol/l und spiegelt vorwiegend die Albuminkonzentration wider.
  – Eine Zunahme der Anionenlücke signalisiert, daß eine nicht flüchtige Säure dem Blut zugeführt wurde (Laktatazidose, diabetische Ketoazidose, Ethylenglykolintoxikation etc.).

Tabelle 15 Ursachen und Klinik einer metabolischen Azidose mit erhöhter Anionenlücke

Ursache	Hauptanion	Klinik/Labor
Laktatazidose – Schock – Hypoxie – Z.B. Biguanid Metformin – Leberzerfall	Laktat	Kussmaul-Atmung
Ketoazidose – Diabetes – Alkohol – Hunger	Acetoacet β-hydroxy-butyrat	Kussmaul-Atmung evtl. Koma
Ethylenglykol	Glykol Laktat	Osmolare Lücke ANV
Nierenversagen	Sulfat Phosphat Versch. organische Säuren	Harnstoff ⇑ Oligurie/Anurie

9.2 Metabolische Azidose

➤ **Ursachen einer metabolischen Azidose mit erhöhter Anionenlücke** s. Tabelle 15, S. 107.
➤ **Ursachen einer metabolischen Azidose mit normaler Anionenlücke:**
  – *Säurebelastung:* Argininhydrochlorid
  – *HCO₃-Verlust:*
    • Urinableitung: Ureterosigmoidostomie, Ileumconduit.
    • Diarrhoe.
    • Carboanhydrasehemmer.
    • Renal-tubuläre Azidose Typ II (S. 34).
  – *Eingeschränkte H⁺-Sekretion, reduzierte NH₄-Ausscheidung:* Distale Azidosen (RTA I, RTA IV).
  – *Eingeschränkte NH₃-Bildung, reduzierte NH₄-Ausscheidung:*
    • Niereninsuffizienz.
    • Hyperkaliämie.
    • Aldosteronmangel.

Klinik

➤ **Herz-Kreislauf-System:**
  – Die metabolische Azidose reduziert die Flimmerschwelle und kann hierdurch möglicherweise das Risiko eines Kammerflimmerns erhöhen.
  – Bradykardie.
  – Hypotonic.
➤ **Atmung:** Klinisch präsentiert sich die metabolische Azidose durch Kußmaul-Atmung. Dies ist eine vertiefte Atmung, die den Versuch der respiratorischen Kompensation (durch Abatmen von CO₂) darstellt.
➤ Weiteres Symptom: Schwäche.
➤ Klinik der metabolischen Azidose in Abhängigkeit von der Ursache und der Anionenlücke s. Tabelle 15 S. 107 und oben. Die metabolische Acidose kann eine Progression oder Niereninsuffizienz bewirken und hat ungünstige Einflüsse auf zahlreiche Stoffwechselfunktionen.

Therapie

➤ **Primär** steht die Therapie der Grunderkrankung bzw. der Ursache im Vordergrund:
  – Absetzen von Medikamenten (Biguanide, Carboanhydrasehemmer).
  – Behandlung eines entgleisten Diabetes mellitus oder eines Kreislaufschocks.
➤ **Therapie mit NaHCO₃:**
  – *Indikation:* Signifikante Hyperkaliämie oder Azidämie mit einem pH < 7,1, bei älteren Patienten auch früher.
  – *Applikation:* In Abhängigkeit von der Grunderkrankung wird NaHCO₃ peroral (3 × 1,0–1,5 g) z.B. bei chronischer kompensierter Niereninsuffizienz Nephrotrans u.a. oder i.v. (z.B. 100 ml NaHCO₃ 4,2%) verabreicht.
➤ **Hämodialyse:** In schweren Fällen und bei Hypervolämie/Herzinsuffizienz kann die Indikation zur Hämodialyse bestehen.

➤ **Therapie der metabolischen Azidose bei diabetischer Ketoazidose:**
  – Bei Patienten mit einer diabetischen Ketoazidose besteht die Therapie aus Insulinapplikation, Flüssigkeit und Kalium.
  – *Wasser und Elektrolyte:*
    • Wasser- und NaCl-Substitution wird bei allen Patienten benötigt. Hierbei wird in der Regel mit 0,9%-iger NaCl-Lösung begonnen, gefolgt von 0,9 bzw. 0,45%-iger NaCl-Lösung.
    • Die meisten Patienten benötigen 4–6 l Flüssigkeit innerhalb der ersten 24 Stunden.
  – *Insulin:*
    • Die Patienten sollten unter stationären Bedingungen eine kontinuierliche Insulinapplikation erhalten. Zu Beginn erhalten die Patienten ca. 10–20 Einheiten, gefolgt von einer Infusion von 0,1 E/kg KG/h.
    • Die Therapie mit Insulin führt nicht nur zur Beendigung der exzessiven Glukoneogenese, sondern beendet auch die Mobilisation von Fettsäuren. Mit Abfall der Serumglukose steigt der Blut-pH an.
  – *Bikarbonat:* In der Mehrzahl der Fälle ist eine Bikarbonat-Substitution nicht erforderlich.
➤ Therapie der metabolischen Azidose bei terminaler Niereninsuffizienz siehe Nierenersatztherapie bei chronischer Niereninsuffizienz (S. 271 ff).

Störungen des Säure-Basen-Haushaltes

Grundlagen

➤ **Häufigkeit:** Die metabolische Alkalose ist die häufigste Störung des Säure-Basen-Haushaltes bei hospitalisierten Patienten.
➤ **Ursachen:**
  – *Gastrointestinaler Verlust* saurer Valenzen: Erbrechen oder Diarrhoe.
  – *Renaler Verlust* saurer Valenzen: Z.B. Diuretika.
  – *Bikarbonat-Akkumulation:*
    • Erhöhte tubuläre proximale Bikarbonatreabsorption.
    • Posthyperkapnische Zustände.
  – *Alkalibelastung*, z.B. Übersubstitution mit $NaHCO_3$.
  – *Chloridmangel:*
    • NaCl-responsiv (Cl- im Urin nach NaCl-Substitution < 20 mmol/l): Gastrische Alkalose (z.B. Bulimie), Diuretika.
    • NaCl-resistent (Cl- im Urin nach NaCl-Substitution > 20 mmol/l): Hypertensiv (Conn-Syndrom, Cushing-Syndrom, Nierenarterienstenose) oder normotensiv (Hypomagnesiämie, Hypokaliämie, Bartter- bzw. Gitelman-Syndrom).
➤ **Pathophysiologie:**
  – Die metabolische Alkalose führt primär zum Anstieg der Plasma-Bikarbonat-Konzentration (Säure-Basen-Nomogramm Abb. 39 S. 106).
  – Die häufige Hypoventilation mit Anstieg des pCO_2 ist ein gegenregulatorisches Phänomen und führt niemals zu einer vollständigen Korrektur der Alkalose. Wichtig ist die Differentialdiagnose gegenüber der respiratorischen Azidose mit sekundärer metabolischer Kompensation.

Klinik

➤ Hyperreflexie, Tetanie, Parästhesien.
➤ Schwäche, Adynamie.
➤ Polyurie.
➤ Darmatonie, Meteorismus.
➤ Hypokaliämie bzw. Hypomagnesiämie (Gitelman-Syndrom).
➤ Bewußtseinsstörung, Koma.

Therapie

➤ **Grundlagen:** Volumensubstitution mit NaCl.
  – *NaCl-responsive Formen der metabolischen Alkalose:* Eine extrazelluläre Volumendepletion führt zu einer Reduktion der GFR und einer Stimulation der proximal-tubulären Reabsorption. Dies führt zu einer niedrigen Urinkonzentration von Chlorid (< 10 mmol/l). Diese Alkalosen (vgl. Ursachen) antworten auf eine Therapie mit NaCl, die eine Korrektur des extrazellulären Volumens induziert (siehe auch Therapie der Hypokaliämie S. 88).
  – *NaCl-resistente Formen der metabolischen Alkalose:* Alkalosen ohne Volumendepletion werden durch eine eingeschränkte distale Azidifikation aufrechterhalten. Die Patienten sind oft hypertensiv und sprechen auf eine Volumenapplikation mit NaCl nicht an, vgl. Ursachen. Eine erhöhte distale Säureausscheidung des Nephrons unterhält die Alkalose trotz der extrazellulären Volumenüberlagerung und der arteriellen Hypertonie, bei fehlender arterieller Hypertonie und Hypomagnesiämie an Gitelman-Syndrom denken (s. S. 104).

➤ **Behandlung der Grundkrankheit:**
  – Beendigung einer Drainage über die Magensonde.
  – Therapie der Bulimie (siehe Hypokaliämietherapie S. 88).
  – Beendigung einer Diuretikatherapie bzw. eines Diuretikaabusus.
  – Therapie von Cushing-Syndrom und primärem Hyperaldosteronismus.
  – Ausgleich von Volumenmangel oder Elektrolytentgleisung (NaCl und Kcl).

➤ **Applikation von sauren Valenzen:** Die Applikation saurer Valenzen bleibt auf schwere lebensbedrohliche Alkalosen beschränkt. Bei schwerer Alkalose (Plasmabikarbonat > 40 mmol/l) und bei schweren klinischen Komplikationen (hepatische Enzephalopathie, Arrhythmien, Krämpfe) kann die Verabreichung von Argininhydrochlorid erfolgen. Bei eingeschränkter Nierenfunktion muß eine engmaschige Kaliumkontrolle erfolgen (Cave: Hyperkaliämie).

9.4 Respiratorische Azidose

Grundlagen

➤ Ein hoher arterieller pCO_2 und ein niedriger pH weisen auf eine respiratorische Azidose hin (Säure-Basen-Nomogramm Abb. 39 S. 106).
➤ **Ursachen:**
  – *Akute Azidose:* Atemwegsobstruktion, Läsion des Atemzentrums, Zirkulationsstillstand, neuromuskuläre Defekte, restriktive Ventilationsstörungen, mechanische Mangelventilation.
  – *Chronische Azidose:* chronisch obstruktive Lungenerkrankung (COPD), Läsion des Atemzentrums, neuromuskuläre Defekte, restriktive Ventilationsstörungen, evtl. Adipositas.

Klinik

➤ Symptome der akuten Hyperkapnie: Tachykardie, RR Anstieg, Störungen des zentralen Nervensystems wie Angst, Kopfschmerzen, Verwirrung, akute Psychosen, Koma.

Therapie

➤ **Akute respiratorische Azidose:**
  – Therapie der Grundkrankheit.
  – *Schnelle und ausreichende O_2-Gabe, schnelle Korrektur des pCO_2:* Die O_2-Gabe und die Korrektur des pCO_2 erfolgen in Abhängigkeit von der zugrundeliegenden Ursache.
  – Applikation von $NaHCO_3$ nur bei zusätzlicher metabolischer Azidose, vgl. S. 108.
➤ **Chronische respiratorische Azidose:**
  – Therapie der Grundkrankheit.
  – *Langsame O_2-Gabe:* Die Notwendigkeit der vorsichtigen Verabreichung von O_2 bei Patienten mit CO_2-Retention gilt als gesichert. Der Atemantrieb dieser Patienten beruht mehr auf der Hypoxie als auf der Hyperkapnie. Infolgedessen kann ein rascher Ausgleich des pO_2 durch hochdosierte O_2-Gaben zu einer weiteren Verschlechterung der alveolären Ventilation und zu einer Verschlechterung der Hyperkapnie führen.
  – *Langsame Korrektur des pCO_2:* Die Hyperkapnie wird nur langsam ausgeglichen. Solange es gelingt, eine ausreichende Oxygenierung aufrechtzuerhalten, ist es ungefährlicher, die Hyperkapnie über Stunden oder über Tage auszugleichen. Ein überschneller Ausgleich induziert das Risiko einer posthyperkapnischen metabolischen Alkalose mit neuromuskulären Störungen und kardialen Arrhythmien.
  – Gegebenenfalls Korrektur einer metabolischen Alkalose, vgl. S. 108.

Grundlagen

➤ Ein niedriger arterieller pCO_2 und ein hoher pH sprechen für eine respiratorische Alkalose (Säure-Basen-Nomogramm Abb. 39 S. 105).
➤ **Ursachen:**
  – Bei akuter Hypokapnie fällt die Bikarbonatkonzentration nur wenig ab. Eine reduzierte Netto-Säureausscheidung über mehrere Tage führt dagegen zu einer respiratorischen Alkalose.
  – *Hypoxie:* Anämie, Ventilations-/Perfusionsstörung. Die Hypoxie ist eine häufige Ursache der primären Hyperventilation. Ein $pO_2 < 60$ mmHg führt zu einer stimulierten Ventilation.
  – *Zentralnervös vermittelt:* Xanthine, Salicylate, Hyperventilation, Sepsis mit gramnegativen Erregern.
  – *Pulmonal:* Lungenembolie, mechanische Hyperventilation.

Klinik

➤ Die klinischen Erscheinungen des hypokapnischen Patienten werden in der Regel durch die zugrundeliegende Erkrankung überlagert.
➤ Die akute Hypokapnie führt zu Verwirrtheit und gelegentlichen Krämpfen. Auch bei fehlender Hypoxämie führt die Hypokapnie zu einer Einschränkung von mentalen Funktionen wie Urteilsfähigkeit und Diskriminierung. Diese zentralnervösen Störungen beruhen möglicherweise auf einem eingeschränkten zerebralen Blutfluß. Bei einem pCO_2 von 20 mmHg ist der zerebrale Blutfluß auf ca. 40% reduziert.
➤ Bei einem wachen Patienten führt die akute respiratorische Alkalose nicht zu wesentlichen kardiovaskulären Veränderungen.
➤ Beim beatmeten Patienten führt die akute Hypokapnie zu einem reduzierten Herz-Minuten-Volumen und einem reduzierten Blutdruck mit erhöhtem peripherem Widerstand.

Therapie

➤ **Ausgleich der Hypoxie:** Eine Korrektur der Hypoxie führt zu einer Aufhebung der respiratorischen Alkalose. Die Behandlung besteht in einer Therapie der Grundkrankheit (Ausgleich der Anämie, Blutdrucksteigerung bei Hypotonie, O_2-Gabe bei Ventilations-/Perfusionsstörungen etc.).
➤ **Hypokapnie:** Es gibt keine effektiven Maßnahmen, die Hypokapnie zu therapieren. Eine Anreicherung der Beatmung mit CO_2 hat sich nicht als erfolgreich erwiesen. Ebenso führt eine weitere Stimulation der Beatmung nicht zu einer Therapie der Grundkrankheit.
➤ Bei respiratorischer Alkalose ist es das Ziel, die Grunderkrankung zu diagnostizieren. Gelingt es nicht, die Ursache zu identifizieren, müssen auch zentralnervöse Erkrankungen und Raumforderungen, gramnegative Sepsis und nicht diagnostizierte Lebererkrankungen miteinbezogen werden.

Grundlagen

➤ **Definition:** Glomerulonephritiden (GN) sind entzündliche meist immunpatho-genetisch vermittelte, nicht eitrige, beide Nieren befallende Erkrankungen, die glomeruläre Strukturen (Kapillarendothel und -epithel, kapilläre Basalmembra-nen, Mesangium und Epithel der Bowman-Kapsel) in unterschiedlicher Form (diffus, segmental oder fokal) betreffen. Rückwirkungen auf nachgeschaltete Tu-buli gehören ebenso wie Veränderungen im Interstitium zur Erkrankung, wel-che das gesamte Nephron betrifft.

➤ Die **Einteilung** der mit unterschiedlichen klinischen Erscheinungen einherge-henden Erkrankung erfolgt nach histologischen, immunhistologischen und elektronenmikroskopischen Kriterien (s.u.).

➤ **Pathogenetisch** liegen den Glomerulonephritiden meist immunologische Me-chanismen zugrunde, bei denen zirkulierende Antigen- Antikörperkomplexe (Immunkomplexe) oder selten Antikörper gegen Bestandteile der glomerulären Basalmembran (Anti GBM-Nephritis) zur Schädigung führen, die durch Media-torsysteme vermittelt wird (Komplementkaskade, Gerinnungskaskade, Prosta-glandine, Zytokine u. a.). Die Art und Anordnung von Immunkomplexen defi-niert neben morphologischen Veränderungen die Erkrankung. Glomerulo-nephritiden ohne Nachweis von Immunkomplexen werden pathogenetisch Fehlfunktionen der T-Lymphozyten zugeordnet (minimal change GN) oder sind Ausdruck einer rapid progressiven GN Typ III (fast immer Wegener-Granuloma-tose oder mikroskopische Polyangiitis) als sogenannte pauciimmune GN.

➤ **Abgrenzung primäre – sekundäre GN:** Primäre GN, die sich an den Glomeruli ohne Zeichen einer Systemerkrankung abspielen, werden von sekundären GN abgegrenzt, bei denen die renale Beteiligung einer Systemerkrankung vorliegt. Eine strenge Trennung ist nicht immer möglich, da die glomeruläre Erkrankung oft die einzig faßbare Manifestation einer Systemerkrankung darstellen kann (z.B. rapid progressive GN, IgA-GN, fibrilläre bzw. immunotaktoide GN).

  – *Primäre GN* sind überwiegend morphologisch bzw. aus Klinik und Verlauf definiert. Pathophysiologisch und klinisch bestehen Gemeinsamkeiten bzw. Überlappungen.

  – *Sekundäre GN:* Folgende unter den primären GN subsumierte Erkrankungen sind überwiegend (Rapid progressive GN = RPGN) oder teilweise (IgA-GN, fi-brilläre GN-immunotaktoide GN) definitionsgemäß den sekundären GN zu-zuordnen, vgl. Tabelle 16 S. 115.

Klinik

➤ Unterschiedliche, überwiegend morphologisch bzw. im Einzelfall aus dem Ver-lauf definierte GN stellen sich klinisch unter 5 Syndromen dar (siehe Tabelle 16 S. 115).

➤ **Ödeme** sind meist gering ausgeprägt bei akuter GN, rapid progressiver GN (RPGN), Nephritischem Syndrom und chronischer GN, und deutlich ausgeprägt bei Nephrotischem Syndrom.

➤ **Hypertonie:** Eine Hypertonie liegt fast immer vor bei akuter GN, in 50% bei RPGN, seltener beim Nephrotischen Syndrom und häufig beim Nephritischen Syndrom. Schwere Hypertonie mit Folgeschäden (Augenhintergrund, Herz) fast immer bei der chronischen GN.

Tabelle 16 Übersicht: Klinische Einteilung der Glomerulonephritiden (GN)

Klinisches Syndrom	Klinik	Labor	Primäre GN	Vorkommen als sekundäre GN
1. Akute GN (S. 121)	Akute Erkrankung Hypertonie Ödeme	Makro- und Mikrohämaturie Proteinurie Kreatinin evtl. ↑	Postinfektiöse GN	+
2. Rapid progressive GN (S. 123)	Deutliches Krankheitsgefühl Extrarenale Symptome Geringe Hypertonie	Wie 1. Kreatinin ↑ in Tagen–Wochen, Proteinurie > 1 g/24 h	Rapid progressive GN Typ I, II und III	+++
3. Nephrotisches Syndrom (S. 118f)	Schleichender Beginn Ausgeprägte Ödeme Hypertonie möglich	Proteinurie > 3,5 g/24 h Meist Mikrohämaturie Serum-Albumin ↓ Serum-Cholesterin ↑ Kreatinin meist normal	Minimal change GN Fokal-segmental-sklerosierende GN Membranöse GN Membranoproliferative GN Fibrilläre GN–immunoataktoide GN Selten IgA GN	++
4. Asymptomatische Proteinurie u. Hämaturie bzw. Nephritisches Syndrom	Unauffällig Meist Hypertonie	Glomeruläre Proteinurie und Hämaturie Kreatinin normal bis ↑	IgA GN Fibrilläre GN–immunoataktoide GN	+
5. Chronische GN	Niereninsuffizienz Deutliche Hypertonie	Wie 4. Kreatinin ↑	Wie 3. und 4. Außer minimal change GN	+

Glomerulonephritiden

10

Diagnostik

➤ **Anamnese:**
- Vorhergehende Infektion, Hinweise auf Endokarditis (akute GN), Allgemein-symptome, Gelenkbeschwerden, HNO-Befall, Hautveränderungen, Lungen-erkrankungen mit oder ohne Hämoptysen (rapid progressive GN), Ödeme, frühere Proteinurie, Pharmaka (Gold, D-Penicillamin u.a.) als Hinweis auf un-terschiedliche GN mit Nephrotischem Syndrom.
- Maligne Tumoren und maligne Lymphome als Hinweis auf sekundäre GN mit Nephrotischem Syndrom.
- Makrohämaturie und schwere Hypertonie mit Folgeschäden können Hinwei-se auf eine IgA-Nephritis sein.
- Ursachen für eine Amyloidose wie chronische Entzündungen, monoklonale Gammopathien und Diabetes mellitus als Differentialdiagnose des Nephroti-schen Syndroms (vgl. Tabelle 17 S. 119).
- Familienanamnese zur Differentialdiagnose (Alport-Syndrom, familiäres Mittelmeerfieber).

➤ **Klinische Untersuchung:** Ausführliche internistische Untersuchung ein-schließlich mehrfacher Blutdruckmessung im Liegen oder Sitzen und im Stehen mit 24-h-Blutdruckmessung (meist fehlendes nächtliches Absinken der Blut-druckwerte).

➤ **Urinuntersuchungen:**
- *Urinteststreifen:* Glukose, Eiweiß, Erythrozyten, Leukozyten, Nitrit.
- *Sedimentuntersuchung* (S. 20) inkl. Erythrozytenmorphologie.
- *Urinprotein:* SDS-PAGE-Elektrophorese. Differentialdiagnose der Proteinurie S. 78.
- Urinkultur (Mittelstrahlurin S. 17).
- 24-h-Sammelurin (S. 18) zur endogenen Kreatininclearance (S. 30) und Pro-teinbestimmung (S. 19).

➤ **Serumuntersuchungen:**
- BSG, C-reaktives Protein (CRP).
- Blutbild: Hb, Erythrozyten, Leukozyten, Thrombozyten, Retikulozyten.
- Kreatinin, Harnstoff, Harnsäure.
- Elektrolyte, Leberenzyme, LDH.
- Blutgerinnung: Quick, PTT, Fibrinogen und AT III.
- Elektrophorese.
- Lipidstatus.
- *Immunologische Untersuchungen* je nach Klinik und Verdachtsdiagnose:
  - Immunglobuline, Immunelektrophorese.
  - Komplementfaktoren (bei Abfall Hinweis auf akute GN, mebranoprolife-rative GN und systemischen Lupus erythematodes [SLE]) werden von La-bor zu Labor etwas verschieden definiert.
  - Antistreptolysintiter (ASL) als Hinweis auf akute GN.
  - Autoantikörper: Hep-2-Zelltest, ANA (S. 25), Anti-ds-DNS-Antikörper (S. 26), Cardiolipin-AK, Kryoglobuline (bei 37°C abnehmen und ins Labor bringen S. 27), c-ANCA (S. 26), p-ANCA (S. 26), Antibasalmembran-AK (S. 27).
  - Virusserologie: Hepatitisserologie (A, B, C), evtl. EBV, CMV, HIV, Hanta-Vi-rus.
  - Evtl. weitere serologische Analysen (z.B. Mykoplasmen, Leptospiren u.a.).

➤ **Bildgebende Verfahren:**
  – Sonographie: Nieren, Harnblase und Oberbauchorgane.
  – Röntgen-Thorax in zwei Ebenen.
➤ **Funktionsuntersuchungen:**
  – Endogene Kreatininclearance (S. 30).
  – Evtl. Inulin- und PAH-Clearance (S. 31) oder Isotopenclearance (S. 32).
➤ **Nierenbiopsie** (S. 73):
  – Die entscheidende diagnostische Maßnahme zur Klassifizierung der Glomerulonephritis, zur Prognosebeurteilung und Voraussetzung einer differenzierten Therapie ist die perkutane Nierenbiopsie mit Untersuchung von Histologie, Immunhistologie und Elektronenmikroskopie („Triple-Diagnostik"): Dabei werden Veränderungen im Bereich des Mesangiums, des Endothels, des viszeralen und parietalen Epithels charakterisiert. Alle vier genannten Zelltypen können proliferieren (Abb. 40) bzw. sekundäre Veränderungen aufweisen.
  – Weitere Beschreibungen der Veränderungen beziehen sich auf das Ausmaß des Organbefalls (diffus oder fokal) bzw. des Befalls im Schlingenkonvolut (segmental oder global), vgl. Abb. 41 S. 118.

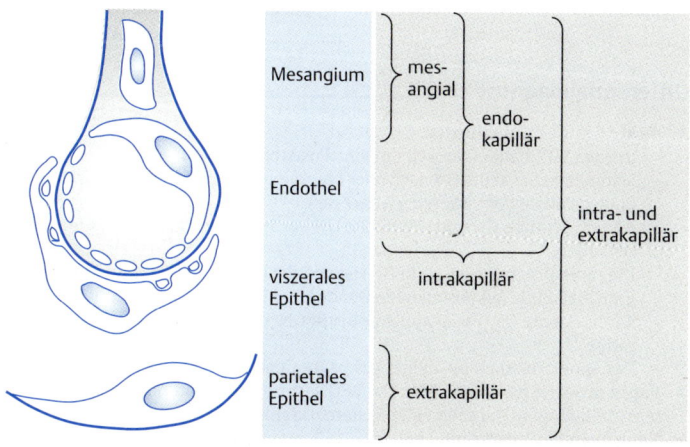

Abb. 40 Pathomorphologische Begriffe bei Glomerulonephritis I (aus: Kuhlmann U, Walb D. Nephrologie. 2. Aufl. Stuttgart: Thieme; 1994)

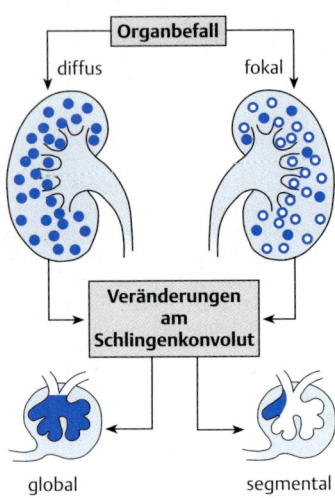

Abb. 41   Pathomorphologische Begriffe bei Glomerulonephritis II (aus: Kuhlmann U, Walb D. Nephrologie. 2. Aufl. Stuttgart: Thieme; 1994)

Differentialdiagnose

➤ **Akute Glomerulonephritis:**
  – In etwa 90 % handelt es sich um eine Poststreptokokken-GN.
  – Seltener ist die akute GN nach oder bei anderen bakteriellen Infektionen, z. B. Endokarditis oder viszeralen Abszessen.
  – Andere primäre GN und sekundäre GN bei Systemerkrankungen sind auszuschließen.
  – Die rapid progressive GN (RPGN) ist von der akuten GN oft nur bioptisch abgrenzbar. Zum Teil bestehen fließende Übergänge z. B. bei bakterieller Endokarditis akute GN (intrakapillär) oder RPGN (intra- und extrakapilläre Proliferation).
  – Der Spontanverlauf bei akuter GN ist im Gegensatz zur RPGN günstig.
➤ **Rapid progressive GN (RPGN):** Die RPGN ist überwiegend Ausdruck einer Nierenbeteiligung im Rahmen einer Systemerkrankung (vgl. S. 123).
➤ **Nephrotisches Syndrom:**
  – Das Nephrotische Syndrom kommt bei unterschiedlichen primären GN und bei zahlreichen anderen Erkrankungen vor.
  – In Tabelle 17 S. 119 sind unterschiedliche Ursachen dargestellt.
  – Die Abgrenzung muß über die Morphologie hinaus klinisch erfolgen, da unterschiedliche Erkrankungen die gleiche Nierenhistologie aufweisen können: Z.B. minimal change GN bei malignem Lymphom oder membranöse GN bei unterschiedlichen malignen Erkrankungen.

Tabelle 17 Ursachen des Nephrotischen Syndroms (NS)

Primäre Glomeru- lonephritiden	Membranöse GN: 30 – 50 % NS Erwachsener (S. 133) Fokal segmental sklerosierende GN (S. 131): Minimal change GN (S. 128): – 20 % der NS-Fälle Erwachsener – 80 % bei Kindern Membranoproliferative GN (S. 137) IgA-Nephropathie (S. 139) Fibrilläre GN–Immunoataktoide GN (S. 142)
Immunologische Systemerkran- kungen	Systemischer Lupus erythematodes (S. 144) Mixed connective tissue disease (S. 161) Dermatomyositis Schoenlein Henoch-Purpura (S. 154) Systemische Vaskulitiden (einschl. Morbus Wegener) (S. 149) Kryoglobulinämie (S. 156)
Infektions- erkrankungen	Infektiöse Endokarditis Hepatitis B u. C HIV Malaria Toxoplasmose Schistosomiasis
Sonstige Ursachen	Diabetes mellitus (S. 171) Multiples Myelom (S. 182) Amyloidose Malignes Lymphom Karzinome Alport- Syndrom (Prä)eklampsie Transplantatglomerulopathie (S. 417) Pharmaka (Gold, Penicillamin u. a.)

➤ **Asymptomatische Proteinurie und Hämaturie bzw. Nephritisches Syndrom:** Neben primären und sekundären Glomerulonephritiden müssen ausgeschlossen werden:
  – Alport-Syndrom und Syndrom der dünnen Basalmembran.
  – Andere hereditäre Nierenerkrankungen z. B. polyzystische Nierenerkrankungen (Sonographie!), Nephronophthise.
  – Unterschiedliche immunologische Systemerkrankungen.
➤ **Chronische GN:** Veränderungen wie bei chronischer GN können durch alle anderen Systemerkrankungen, infektiösen und hereditären Nierenerkrankungen hervorgerufen werden.

10.1 Grundlagen und Übersicht

Allgemeine Therapiemaßnahmen

➤ **Normalisierung des Blutdrucks:**
  – Unabhängig von der Grunderkrankung soll der **Blutdruck auf $\geq$ 135/85 mmHg eingestellt werden.** Beachte die Aufhebung des zirkadianen Rhythmus mit nächtlich hohen Werten (Durchschnittswerte bei 24 h Messung < 135/85 mmHg).
  – Medikamentöse Therapie wie bei essentieller Hypertonie S. 240:
    • Diuretika, Betablocker, Kalziumantagonisten (Zurückhaltung bei Dihydropyridinen wie Nifedipin u. a.), ACE-Hemmer bzw. A_{II}-Rezeptorantagonisten.
    • Bei Serumkreatinin > 1,5 mg/dl Schleifendiuretika (z. B. Furosemid, Torasemid, Piretanid) bzw. Xipamid und Dosisreduktion der meisten ACE-Hemmer. ACE-Hemmer bzw. A_{II} Rezeptor Antagonisten und Kalziumantagonisten (meist in Kombination mit Diuretika) werden bevorzugt. Es gibt Hinweise einer höheren nephroprotektiven Potenz von Kalziumantagonisten vom Verapamil- und Diltiazem-Typ.

➤ **Ernährung:**
  – Trinkmenge 1,5 – 2,5 l/d.
  – Salzarme Kost (5 – 7 g NaCl/d).
  – Eiweißrestriktion auf 0,6 – 0,8 g/kg KG/d plus im Urin ausgeschiedene Proteinmenge (auch beim Nephrotischen Syndrom).

➤ **Nephrotisches Syndrom:**
  – *Diuretika:*
    • Die Diuretikawirkung ist nicht voraussehbar, daher mit kleinen Dosen beginnen, z. B. 12,5 mg Hydrochlorothiazid oder kleinstmögliche Dosen von Kombinationsdiuretika mit Kaliumsparern, je nach Wirkung steigern. Tägliches Wiegen, nicht mehr als 1 kg KG Abnahme pro Tag.
    • Schleifendiuretika bei Serumkreatinin > 2 mg/dl.
  – *Eiweiß:* Albumininfusionen sind wenn überhaupt nur für einige Tage und bei bedrohlichen Ödemen indiziert, z. B. bei Pleuraerguß, Perikarderguß, Gewichtszunahme > 10 kg und/oder Serumalbumin < 2 g/dl unter gleichzeitiger Diuretikatherapie.
  – *Thromboembolieprophylaxe bei Ödemausschwemmung:* Heparintherapie, die PTT soll auf das 1,5 – 2fache der Norm angehoben werden, evtl. AT III-Substitution.
  – *Weitere Maßnahmen:* Bei über Monate und Jahre dauerndem und nicht kompensierbarem Nephrotischem Syndrom: Dicumarol zur Thromboembolieprophylaxe (Quick 25 – 35 %) und Coenzymreduktasehemmer zur Cholesterinsenkung (z. B. Simvastatin 10 – 20 mg/d).

Spezielle Therapiemaßnahmen

➤ Immuntherapien bzw. immunmodulierende Therapien werden bei den einzelnen GN-Formen dargestellt (S. 121 ff).
➤ Immunmodulierende Therapien beruhen auf Ergebnissen klinischer Studien, ihre Wirksamkeit ist nicht eindeutig pathophysiologisch erklärbar.

Grundlagen

➤ **Definition/Histologie:**
  – Diffuse proliferative exsudative GN meist ohne extrakapilläre Proliferation nach bakterieller (meist Streptokokken) Infektion.
  – Immunkomplexnephritis mit elektronendichten subepithelialen Depots („humps").
➤ **Pathogenese:** Die akute postinfektiöse (endokapilläre) GN ist eine Immunkomplexerkrankung. Das Antigen ist nicht definiert, es gibt Hinweise auf lösliche Streptokokkenantigen. Zur Pathogenese der GN allgemein vgl. S. 114.
➤ **Epidemiologie:** Die akute postinfektiöse GN ist eine sehr seltene Erkrankung im Erwachsenenalter, die meisten Betroffenen sind Kinder.

Klinik

➤ **Erkrankungsbeginn:** Die akute postinfektiöse GN beginnt meist 8–30 Tage nach Infektion des Rachenraumes oder der Haut mit β-hämolysierenden Streptokokken der Serogruppe A.
➤ **Deutliche Allgemeinsymptome** mit Abgeschlagenheit, Übelkeit und Erbrechen.
➤ Makro- oder Mikrohämaturie, Proteinurie (nephritisches Sediment, s. u.).
➤ **Hypertonie** mit Kopfschmerzen bis hin zu Somnolenz und Krämpfen.
➤ **Nierenfunktionsstörung** bis hin zum ANV.

Diagnostik

➤ **Urin:**
  – Nephritisches Sediment mit dysmorphen Erythrozyten und granulierten Zylindern.
  – Proteinurie < 3 g/d.
➤ **Serum/Blutbild:**
  – Zeichen der akuten Entzündung: BSG-Erhöhung, CRP-Erhöhung und Leukozytose.
  – Serum-Kretinin erhöht (80 % der Fäle).
  – Komplementfaktoren C3 und C4 erniedrigt.
  – Antistreptolysintiter und/oder Antidesoxyribonuklease B (Anti-DNAse B) oft erhöht. Die Anti-DNAse B ist auch bei vorausgegangenen Streptokokkeninfektionen der Haut positiv.
➤ **Sonographie:** Sonographisch normal große Nieren mit verdichtetem Parenchym. Nicht zu unterscheiden vom Befund bei Akutem Nierenversagen (ANV) und RPGN.
➤ **Nierenbiopsie:**
  – *Indikation:* Bei länger anhaltender Erkrankung bzw. länger als 14 Tage andauernder Kreatininerhöhung.
  – *Histologie* siehe Abb. 42 S. 122.

Differentialdiagnose

➤ **Akute GN** bei bakterieller Endokarditis und infiziertem ventrikuloatrialem Shunt oder Immunkomplexerkrankung nach Infekten (Streptokokken, Staphylokokken u. a.). Diese sind nur durch klinische Umstände abgrenzbar, z. B. Zeichen der Endokarditis etc.
➤ **Rapid progressive Glomerulonephritis** (Biopsie, vgl. S. 124).

10.2 Akute postinfektiöse (endokapilläre) GN

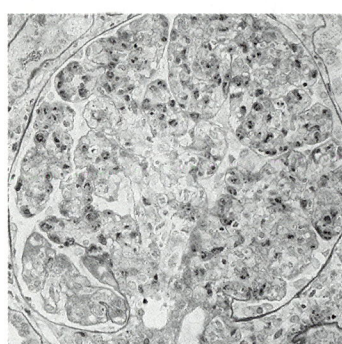 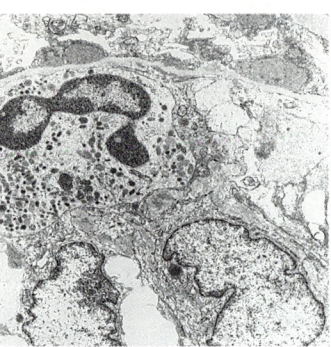

a   b

Abb. 42 a und b   Postinfektiöse endokapilläre Glomerulonephritis. a) Lichtmikroskopie (PAS): Glomerulus mit granulozytenreichen Kapillarschlingen; b) Elektronenmikroskopie: Glomeruläre Kapillaren mit Granulozyten innerhalb der Lichtung und mit sog. humps an den Außenflächen der Basalmembranen (aus: Kuhlmann U. Nephrologie. 2. Aufl. Stuttgart: Georg Thieme 1994)

➤ **Akute abakterielle interstitielle Nephritis** (S. 268), tritt neben unterschiedlichen Ursachen auch 10 – 14 Tage nach Antibiotikabehandlung auf. Befunde sind Eosinophilie im Blut, tubuläre Proteinurie, Leukozytenzylinder und Eosinophile im Urin.

➤ (Andere) Formen des akuten Nierenversagens (vgl S. 258 ff).

Therapie

➤ **Antibiotika:** 2 – 3 Wochen Penicillin G, bei Allergie Erythromycin oder Clarythromycin. Mitbehandlung von Kontaktpersonen bzw. gezielte Antibiotika-Kombinationstherapie über Wochen bei bakterieller Endokarditis oder infiziertem ventrikuloatrialen Shunt (Herausnahme!). Bei Nichtansprechen operativer Klappenersatz bzw. Revision.

➤ **Hypertoniebehandlung:** Mit Diuretika, Kalziumantagonisten und/oder ACE-Hemmern.

➤ **Dialyse:** Die Indikation zur Dialyse ist selten, in folgenden Situationen: $K^+ > 6,5$ mmol/l, Serumkreatinin > 7 mg/dl und/oder Lungenödem.

➤ **Steroidtherapie:**
  – *Indikation:* Nachweis von extrakapillären Halbmonden (selten).
  – *Kortikoid-Stoßtherapie* wie bei RPGN (S. 124), z.B. an 3 Tagen 500 mg Methylprednisolon tgl. i.v.

Prognose

➤ Bei Kindern ist die Prognose sehr günstig (Ausheilung in 90% der Fälle); bei Erwachsenen ist die Prognose günstig (Ausheilung in 70 – 80% der Fälle).

➤ Teilweise persistierende geringgradige Niereninsuffizienz und Hypertonie (prognostisch ungünstig).

➤ Ein Teil späterer mesangioproliferativer (nicht IgA) GN-Fälle sind wahrscheinlich Folgezustände nicht ausgeheilter akuter postinfektiöser GN.

Grundlagen ————————————————

➤ **Definition/Histologie:** Akute GN mit intra- und extrakapillärer Proliferation (Halbmonde in mehr als 50% der Glomeruli).
➤ Die RPGN ist keine nosologische Einheit, sie ist meist Ausdruck immunologischer Systemerkrankungen.
➤ **Pathogenese:** Bei gleicher Lichtmikroskopie und gleichem Verlauf der Niereninsuffizienz liegen der RPGN unterschiedliche immunpathogenetische Vorgänge und unterschiedliche Grunderkrankungen zugrunde (s. Tabelle 18).
➤ **Epidemiologie:**
  – *Häufigkeit:* Die RPGN ist eine seltene Erkrankung; es gibt Hinweise für eine Zunahme der RPGN Typ III (s. u.). Fraglich ist, ob es sich um eine echte Zunahme handelt oder die bessere Diagnostik zur häufigeren Diagnosestellung führt.
  – *Geschlecht:* Männer sind häufiger als Frauen betroffen (Ausnahme: Systemischer Lupus erythematodes).
  – *Alter* oft > 50 Jahre.
➤ **Einteilung:** RPGN Typ I–Typ III s. Tabelle 18.

Tabelle 18 Immunpathogenetische Klassifikation, Häufigkeit und immunologische Marker und Erkrankungen bei rapid progressiver Glomerulonephritis (RPGN)

RPGN Typ	Immunhistologie	Immunologische Serummarker	Erkrankung
I (< 10%)	Lineare Immunfluoreszenz durch Antibasalmembran AK (ABM-AK)	ABM-AK	Mit Lungenblutung (Goodpasture Syndrom) Ohne Lungenblutung
II (< 20%)	Granuläre Immunfluoreszenz durch Antigen AK-Immunkomplexe	Anti-DNS-AK Kryoglobuline Komplementfaktoren ↓	Systemischer Lupus erythematodes Schoenlein-Henoch-Purpura Kryoglobulinämie Membranoproliferative GN IgA-GN Postinfektiöse GN u. a.
III (> 70%)	Ohne histologische Immunphänomene	c-ANCA p-ANCA	Wegener-Granulomatose Mikroskopische Polyangiitis (pauciimmun) idiopathisch?

ABM-AK = Antibasalmembran-Antikörper; ANCA = Anticytoplasmatische Antikörper; Anti-DNS-AK = Anti-Desoxyribonukleinsäure-Antikörper; GN = Glomerulonephritis

10.3 Rapid progressive Glomerulonephritis (RPGN)

Klinik

➤ **Unbehandelt** geht die RPGN mit raschem Abfall der GFR innerhalb von Tagen bis wenigen Wochen in eine terminale Niereninsuffizienz über.
➤ **Allgemeinsymptome** mit Abgeschlagenheit und Müdigkeit wie bei einem Virusinfekt.
➤ **Extrarenale Symptome:** Bei gezieltem Befragen werden folgende extrarenale Symptome angegeben:
  – Myalgien und Arthralgien, Gewichtsabnahme, geringes Fieber.
  – Seltener Augensymptome (Iritis, Uveitis), Nasennebenhöhlensymptome, flüchtige Purpura.
➤ **Hämoptysen** bei sogenanntem pulmo-renalem Syndrom. Dies ist typisch für das Goodpasture-Syndrom heute aber häufiger bei Typ III RPGN (Tabelle 18 S. 123).
➤ **Arterielle Hypertonie** nur in 50 % der Fälle. Diese ist gut einstellbar.

Diagnostik

➤ **Urin:** Nephritischer Urinbefund mit dysmorphen Erythrozyten und glomerulärer Proteinurie (häufig 1 – 3 g/d), selten Nephrotisches Syndrom (S. 118).
➤ **Serum/Blutbild:**
  – Zeichen der akuten Entzündung: BSG-Erhöhung, CRP-Erhöhung, Leukozytose, Anämie.
  – Serum-Kreatinin: Meist deutlich erhöht und progredient.
➤ Innerhalb von Wochen zunehmende Niereninsuffizienz bis zur Dialysepflichtigkeit bei sonographisch großen Nieren (wie bei ANV).
➤ **Röntgen:** Nachweis von pulmonalen Infiltraten bzw. Infiltraten der Nasennebenhöhlen möglich.
➤ **Immunologische Untersuchungen:** Abhängig von der Grunderkrankung sind die in der Tabelle 18 S. 123 (immunpathogenetische Klassifikation etc.) dargestellten Parameter nachweisbar.
➤ **Nierenbiopsie:** Entscheidend zur Diagnostik ist die schnelle Nierenbiopsie auch bei Dialysepflichtigkeit und/oder Intensivpflichtigkeit. Die bioptische Diagnose ist entscheidend für Therapie und Prognose der RPGN.

Differentialdiagnose

➤ Akute postinfektiöse GN (S. 121), häufig nur durch Biopsie abgrenzbar.
➤ Akute GN bei bakterielle Endokarditis (Echokardiographie, TEE: Transösophageales Echo), Shunt-Nephritis (Klinik).
➤ Alle Formen des akuten Nierenversagens (S. 258).

Therapie

➤ **Kontraindikationen der Immunsuppression:**
  – Typ I RPGN und Dialysepflichtigkeit sowie histologisch deutliche Sklerosierung der Glomeruli und interstitielle Fibrose.
  – Patienten mit eindeutiger systemischer Infektion (z. B. Pneumonie, Sepsis etc.).
➤ **Kortikoide:** Bolustherapie mit 500 mg Prednisolon täglich i. v. über 3 Tage, dann 100 mg p. o. über eine Woche. Wöchentliche Reduktion um 20 mg, bei einer Dosis von 40 mg wöchentliche Reduktion um 5 mg.

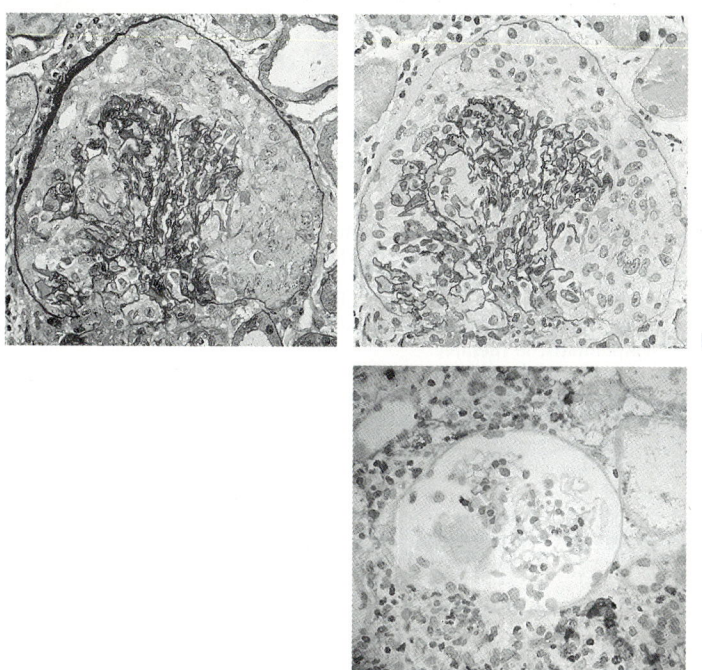

Abb. 43 a–c Nekrotisierende intra- und extrakapilläre (rapid-progressive) Glomerulonephritis. a) Lichtmikroskopie (PAS): Segmentale glomeruläre Schlingen-
nekrose und halbmondförmiges Kapselproliferat. b) und c) Immunhistologie (jeweils immunhistologischer Nachweis von IgG): Antibasalmembran-Glomerulonephritis bei Goodpasture-Syndrom mit linearen Ablagerungen von IgG entlang
der glomerulären Basalmembran (b), dagegen glomerulär negativer IgG-Befund
bei c-ANCA-assoziierter nekrotisierender Glomerulonephritis bei Wegener-Granulomatose (c)

➤ **Cyclophosphamid-Dauertherapie** zusätzlich zur Kortikoid-Therapie.
  – Die Cyclophosphamid-Dauertherapie wird bevorzugt bei Schwerstkranken
    (pulmo-renales Syndrom, Dialysepflichtigkeit) eingesetzt.
  – Die Dosis ist abhängig von der Leukozytenzahl: Absolute Lymphozytenzah-
    len < 1000/µl, Gesamtleukozytenzahl > 4000/µl.
  – 2 mg/kg KG täglich i. v. oder p. o. (100 – 200 mg Endoxan) bei Therapiebeginn.
  – 50 – 100 mg Endoxan (je nach Leukozytenzahl) als Dauertherapie über die
    Beendigung der Corticoide hinaus bis zu einem Jahr nach Beginn.

10.3 Rapid progressive Glomerulonephritis (RPGN)

➤ **Cyclophosphamid Pulstherapie:** Alternative zur Cyclophosphamid-Dauertherapie:
  – Dosis: 500 mg/m^2 Körperoberfläche i.v., Mesna (Uromitexan) zur Abschwächung der Urotoxizität (Zystitis) i.v. bei Therapiebeginn und 4–8 Stunden nach Gabe.
  – Dauer: Wiederholung nach 3 Wochen, insgesamt über eine Zeit bis zu einem Jahr oder bei fehlendem Ansprechen 8–10 Tage nach der Pulstherapie Übergang auf die orale Therapie (s.o.).

➤ **Plasmapheresetherapie:**
  – Typ I RPGN (Goodpasture Syndrom): 40–50 ml/kg KG Plasmaaustausch gegen Humanalbumin und/oder Frischplasma insgesamt über 2–3 Wochen bis zu 15 ×.
  – Typ III RPGN in ausgewählten Situationen (pulmo-renales Syndrom, Dialysepflichtigkeit), Durchführung wie bei Typ I; die Therapie ist nicht gesichert.

➤ **Symptomatische Therapie:**
  – H$_2$-Blocker (z.B. Ranitidin) oder Omeprazol (z.B. Antra).
  – Antibiotika nur gezielt bei nachgewiesenen Infektionen.
  – Immunglobuline bei Verlust durch Plasmapherese.

➤ **Nierenversagen:** Elektrolyt- und Wasserhaushalt optimieren (Therapie des Akuten Nierenversagens S.258). Frühzeitige Hämodialyse oder kontinuierliche Hämofiltration.

➤ Bei Indikation Beatmung (Respiratortherapie) mit allen Möglichkeiten.

➤ **Therapiedauer** (Kortikoid- und Cyclophosphamidtherapie):
  – Nach 6–8 Wochen noch Dialysepflicht: Kontrollbiopsie, um bei interstitieller Fibrose und glomerulärer Sklerosierung die Immunsuppression zu beenden. Ansonsten gelten die im folgenden angegebenen Zeiten.
  – RPGN Typ I: 8–10 Monate abhängig von Klinik und Nachweisbarkeit von Anti-GBM-AK.
  – RPGN Typ II abhängig von Grunderkrankung, Symptomen und Aktivitätsparametern (z.B. Anti-DNS-AK).
  – RPGN Typ III:
    • Mindestens 1 Jahr nach fehlendem Nachweis der Aktivitätsparameter.
    • Therapiemodulation: Abhängig von der Nierenfunktion und der Krankheitsaktivität (c- oder p-ANCA negativ) kann nach 6 Monaten Cyclophosphamid durch Azathioprin ersetzt werden. Die Azathioprin-Therapie wird mit kleinen Dosen Prednisolon (5–10 mg/d) und später allein über Jahre beibehalten. Azathioprindosierung 100–150 mg/Tag, abhängig von der Leukozytenzahl (4000–5000/µl), evtl. weniger. Nach völligem Verschwinden von Aktivitätszeichen (c-ANCA oder p-ANCA, CRP, Klinik) Absetzen von Azathioprin und erneute Therapie bei Rezidiv (s.u.).

Prognose

➤ **Bei frühzeitig einsetzender Therapie:**
  – RPGN Typ I: Gute Prognose, 70–80% der Patienten erreichen eine normale Nierenfunktion.
  – RPGN Typ II: Die Prognose ist abhängig von der Grunderkrankung (z. B. SLE).
  – RPGN Typ III: 60–80% langjährige Dialysefreiheit, jedoch sind Rezidive möglich. Rezidive treten nach vielen Jahren mit renalen und extrarenalen Symptomen sowohl bei Patienten mit kompensierter Nierenfunktion als auch unter Dialyse und nach Nierentransplantation auf. Meist sind sie begleitet von c-ANCA oder p-ANCA Erhöhungen. Über die Häufigkeit von Rezidiven liegen keine exakten Zahlen vor. Möglicherweise ist die Häufigkeit der Rezidive durch Gabe von Cotrimoxazol zu reduzieren (Staphylokokken als Auslöser?).
➤ **Letalität:** Bei allen Formen der RPGN beträgt die Letalität 5–15%, meist infolge infektiöser Komplikationen. Aus diesem Grund muß jeweils die immunsuppressive Therapie gegen die alleinige Dialysetherapie (bei sehr alten und multimorbiden Patienten, Patienten mit bestehenden Infektionen) abgewogen werden.

10.4 Minimal change Glomerulonephritis

Grundlagen

➤ **Definition/Histologie:**
  – Die Erkrankung ist charakterisiert durch lichtmikroskopisch weitgehend unauffällige Glomeruli und negative Immunhistologie.
  – Elektronenmikroskopisch Verschmelzung der Fußfortsätze (Podozyten) bei unauffälliger Basalmembran.
➤ **Pathogenese:** Die Pathogenese ist nicht geklärt.
➤ **Epidemiologie:**
  – Die minimal change GN ist die häufigste Ursache des Nephrotischen Syndroms im Kindesalter (80–90 % der Fälle, Jungen sind häufiger als Mädchen betroffen).
  – Bei Erwachsenen ist die minimal change GN in 20 % der Fälle Ursache eines Nephrotischen Syndroms.

Klinik

➤ **Nephrotisches Syndrom** mit ausgeprägten Ödemen.
➤ **Hypertonie** bei 20–40 % der Erwachsenen.

Diagnostik

➤ **Urin:**
  Meist selektive Proteinurie bis zu 20–40 g/d.
  – Mikrohämaturie nur in 30 % der Fälle.
  – Hyaline Zylinder, keine granulierten Zylinder. Fetteinschlußkörperchen in Epithelzellen (Malteser Kreuze) im Polarisationslicht.
➤ **Serum:**
  – Normale Retentionswerte. Falls eine Niereninsuffizienz besteht ist dies Ausdruck eines prärenalen (funktionellen) akuten Nierenversagens infolge Hypalbuminämie und Hypovolämie.
  – Weitere Parameter: Elektrophorese, Cholesterin, Triglyzeride und alle Untersuchungen zur Differentialdiagnose des Nephrotischen Syndroms (S. 118). DD der minimal change GN s. u.
➤ **Sonographie:** Allenfalls etwas vergrößerte Nieren mit verdichtetem Parenchym (Veränderungen unspezifisch).
➤ **Nierenbiopsie:** Die Nierenbiopsie ist indiziert (vgl. S. 71), Histologie s. o.

Differentialdiagnose

➤ Alle Ursachen des Nephrotischen Syndroms (Tabelle 17 S. 119) sind so lange anzunehmen, bis die histologische Diagnose geklärt ist.
➤ Die minimal change GN kann Ausdruck eines malignen Lymphoms (Morbus Hodgkin und Non-Hodgkin-Lymphome) oder eines Bronchialkarzinoms sein.
➤ Weitere Ursachen: AIDS, Heroin, nichtsteroidale Antiphlogistika.
➤ Bei fehlendem Ansprechen der Proteinurie auf Steroide handelt es sich wahrscheinlich um eine fokal-segmental sklerosierende GN (bei der Biopsie werden Veränderungen in marknahen Glomeruli manchmal nicht erfaßt).

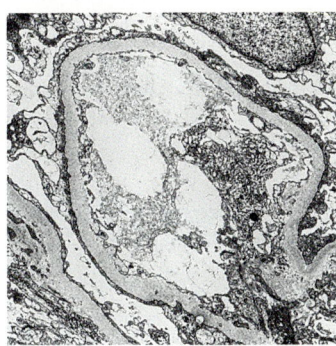 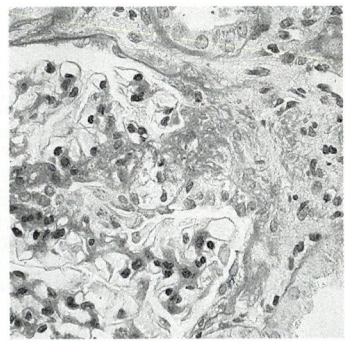

a   b

Abb. 44 a und b   a) Minimal changes. Elektronenmikroskopie: Glomeruläre Kapillaren mit diffusem Verlust der Deckzellfüßchen; b) Minimal changes mit fokaler und segmentaler Sklerose. Lichtmikroskopie (PAS): Glomerulus mit segmentaler Schlingenverdichtung in Harnpolnähe und mit hier ausgebildeter Synechie

Therapie

➤ **Symptomatische Therapie** des Nephrotischen Syndroms (S. 120).
➤ **Steroide:**
   – Prednison (z. B. Decortin H) 1 mg/kg KG/d für 6 Wochen bzw. bis einschließlich 14 Tage nach Ansprechen der Therapie (24 h-Proteinurie < 1 g).
   – Wöchentliche Dosis-Reduktion um 50 % bis auf 20 mg/d, dann alle drei Tage um weitere 5 mg reduzieren.
➤ **Vorgehen bei häufigen Rezidiven** (> 3 – 4 Rezidive/Jahr):
   – *Steroidabhängigkeit* (Rezidiv unter niedriger Dosis oder 2 Wochen nach Absetzen der Steroide) oder *Steroidresistenz* (keine Beeinflussung der Proteinurie nach 8 Wochen).
   – Beim 1. Rezidiv gleiche Therapie.
   – Bei weiteren Rezidiven Rebiopsie zum Ausschluß einer fokal-segmental sklerosierenden GN.
   – Einsatz alternativer Therapiemöglichkeiten, s. u.
➤ **Alternative Therapiemöglichkeiten:**
   – *Prednison/Chlorambucil:*
      • Prednison 1 mg/kg KG/d, ausschleichen wie oben und Chlorambucil (Leukeran) 0,15 mg/kg KG/d für 2 Wochen; 0,3 mg/kg für insgesamt 4 Wochen.
      • Therapiedauer: 2 Wochen nach Erreichen einer Proteinurie < 1 mg/d, längstens 10 Wochen.
      • Maximaldosis Chlorambucil 11 mg/kg KG.
   – *Prednison/Cyclophosphamid:*
      • Prednison wie oben und Cyclophosphamid (Endoxan) 2 – 3 mg/kg KG/d über 8 Wochen.
      • Leukozyten nicht < 5000/μl.

10.4 Minimal change Glomerulonephritis ▬▬▬▬

– *Ciclosporin A:*
- Ciclosporin A ist vor allem bei Steroidunverträglichkeit bzw. deutlichen Nebenwirkungen indiziert.
- Ciclosporin A 3 – 5 mg/kg KG/d über mindestens 8 – 12 Wochen (Auslaß-versuch frühestens nach 6 Monaten).
- Ciclosporin A-Talspiegel 90 – 150 ng/ml, evtl. Schwellendosis zur Remissionserhaltung prüfen.

Prognose ──────────────────────────

➤ Günstig, die minimal change GN führt niemals zur chronischen Niereninsuffizienz.
➤ **Ansprechen auf alleinige Prednisontherapie:**
  – Kinder in über 90% der Fälle.
  – Erwachsene in 60 – 70% der Fälle.
➤ Bei Einsatz der genannten Therapiemaßnahmen kommt es (fast) immer zur Ausheilung des Nephrotischen Syndroms.

Grundlagen

➤ **Definition/Histologie:**
  - Die Erkrankung ist charakterisiert durch lichtmikroskopisch sichtbare Sklerosierung und Hyalinisierung jeweils eines Teils der Kapillarknäuel in einem zunächst meist kleinen Prozentsatz der Glomeruli (segmental und fokal).
  - Immunhistologisch Ablagerung von IgM, IgG und Komplement C_3.
  - Elektronenoptisch auch in den nicht sklerosierten Schlingen diffuser Verlust der Podozyten: „Minimal change GN mit fokal segmentaler Sklerose".

➤ **Pathogenese:** Die Pathogenese ist nicht geklärt. Evtl. mit minimal change GN und mesangioproliferativer GN Entität mit unterschiedlicher Ausprägung bzw. Übergang von minimal change GN in FSSGN.

➤ **Epidemiologie:** Die FSSGN ist die zweithäufigste Ursache des Nephrotischen Syndroms im Erwachsenenalter (10 – 20 % der GN im Kindes- und Erwachsenenalter) und macht ca. 20 % des Nephrotischen Syndroms bei Erwachsenen aus.

Klinik

➤ Nephrotisches Syndrom mit ausgeprägten Ödemen.
➤ Hypertonie in 30 – 50 % der Fälle.
➤ Bei Diagnosestellung in ca. 30 % der Fälle geringe Niereninsuffizienz.

Diagnostik

➤ **Urin:**
  - Unselektive Proteinurie 3,5 – 40 g/d. Sehr selten geringere Proteinurie.
  - Meist Hämaturie.
➤ **Serum:** Retentionswerte, meist besteht eine geringgradige Niereninsuffizienz.
➤ **Weitere Parameter** wie bei minimal change GN und zur Differentialdiagnose des Nephrotischen Syndroms (s. S. 118) bzw. zur DD der FSSGN s. u.
➤ **Sonographie:** Verdichtetes Parenchym, bei Niereninsuffizienz evtl. etwas kleiner als bei minimal change GN (Veränderungen unspezifisch).
➤ **Nierenbiopsie:** Histologie s. o.

Differentialdiagnose

➤ Alle Ursachen des Nephrotischen Syndroms (Tabelle 17 S. 119) sind so lange anzunehmen, bis die histologische Diagnose geklärt ist.
➤ Die fokal segmental sklerosierende GN kann sich hinter einer minimal change GN verbergen (S. 128).
➤ Nicht von der primären FSSGN abzugrenzende Läsionen finden sich bei Heroinabusus, HIV-assoziierter Nephropathie, vesikouretralem Reflux und als Folge glomerulärer Hyperfiltration (Reduktion der Nierenmasse aus unterschiedlichen Gründen).

Therapie

➤ Symptomatische Therapie des Nephrotischen Syndroms (S. 120).
➤ **Steroide:** Prednison wie bei minimal change GN (S. 129), jedoch 1,5 mg/kg KG/die in den ersten 2 Wochen.

10

10.5 Fokal segmental sklerosierende Glomerulonephritis ■

➤ **Kombination:** Prednisolon mit Chlorambucil (Leukeran) und Cyclophosphamid (Endoxan) früher als bei minimal change GN (vgl. S. 129), d. h. kein zweiter alleiniger Prednisolonversuch bei Rezidiv oder Nichtansprechen. Dosierung von Chlorambucil und Cyclophosphamid wie bei minimal change GN (S. 129).

➤ **Ciclosporin A:**
   – 3 – 5 mg/kg KG/d in Kombination mit Kortikoiden oder als Monotherapie als häufig eingesetzte Alternative zu Chlorambucil oder Cyclophosphamid.
   – Therapiedauer mit Ciclosporin A bei Ansprechen über 1 Jahr (Kontrollbiopsie) oder länger (evtl. nach Auslaßversuch).
   – Ciclosporin A-Talspiegel 90 – 150 ng/ml.
   – Schwellendosis zur Remissionserhaltung ermitteln, evtl. Langzeittherapie über viele Jahre, da nach Absetzen von Ciclosporin A Rezidive vorkommen.

Prognose

➤ Die Prognose ist ungünstig.
➤ Maximale Therapieerfolge (Kontrolle des Nephrotischen Syndroms und Erhalten der Nierenfunktion) über Jahre sind nur bei ca. 50 % der Patienten gegeben.
➤ Die meisten Patienten entwickeln nach 5 – 10 Jahren eine dialysepflichtige Niereninsuffizienz.
➤ **Hinweise für eine ungünstige Prognose sind:**
   – Ausgeprägte Glomerulosklerose und tubulointerstitielle Veränderungen in der Biopsie.
   – Proteinurie > 10 g/d.
   – Erhöhtes Serumkreatinin.
   – Nichtansprechen auf Steroide.
➤ **Transplantatniere:**
   – Die FSSGN kann in einer Transplantatniere mit den Symptomen einer ausgeprägten Proteinurie und Nierenfunktionsverlust rekurrieren. Patienten mit ausgeprägter Proteinurie und schnellem Nierenfunktionsverlust (in der nativen Niere) haben ein höheres Risiko des Rekurrierens der FSSGN nach einer Transplantation.
   – Die Therapie der rekurrierenden FSSGN im Transplantat ist unbefriedigend. In Einzelfällen Besserungen mit Cyclophosphamid (Endoxan) und Tacrolimus (Prograf) zusätzlich oder anstelle des Ciclosporins als Immunsuppressivum.
   – Die FSSGN wird meist als Kontraindikation zur Lebendspendertransplantation gesehen.

Grundlagen

➤ **Definition/Histologie:**
 – Die membranöse GN ist eine klassische Immunkomplexnephritis.
 – Histologisch ist sie durch eine Verdickung der glomerulären Basalmembran mit charakteristischen „Spikes" auf der Außenseite der Membran definiert. Die Spikes entsprechen subepithelialen Ablagerungen von IgG und Komplement.
➤ **Pathogenese:**
 – In 70–80% der Fälle idiopathisch.
 – In 20–30% sekundäre GN (Tabelle 19).
➤ **Epidemiologie:** Die membranöse Glomerulonephritis ist die häufigste Ursache des Nephrotischen Syndroms im Erwachsenenalter (30–50%).

Tabelle 19 Ursachen einer sekundären membranösen Glomerulonephritis

Immunologische Erkrankungen	Systemischer Lupus erythematodes (S. 143) Rheumatoide Arthritis (S. 161) Mixed connective tissue disease (S. 161) Sjögren-Syndrom (S. 162) Hashimoto-Thyreoiditis Primär biliäre Zirrhose
Neoplasien	Karzinome (Lunge, Mamma, Magen, Kolon, Ovar) Malignes Melanom Non-Hodgkin-Lymphome
Infektionen	Hepatitis B und C Malaria Syphilis Schistosomiasis Filariose
Pharmaka	Gold D-Penicillamin Probenecid Quecksilber Nichtsteroidale Antirheumatika
Nach Nierentransplantation	De novo Transplantat-Glomerulonephritis (selten rekurrierend S. 417)

Klinik

➤ **Meist deutliches Nephrotisches Syndrom.** Nur in < 20% der Fälle liegt kein Nephrotisches Syndrom vor, die Proteinurie ist < 3,5 g/d.
➤ **Hypertonie** in etwa 30–50% der Fälle bei Diagnosestellung.
➤ **Nierenfunktion:** Bei Diagnosestellung ist das Serumkreatinin meist normal.

10.6 Membranöse Glomerulonephritis

➤ **Thromboembolische Komplikation:** Die membranöse GN geht mit einer hohen Inzidenz von Nierenvenenthrombose und anderen thromboembolischen Komplikationen einher. Selten ist eine Lungenarterienembolie der erste Hinweis auf die Erkrankung.

Diagnostik

➤ **Urin:**
  – Unselektive glomeruläre Proteinurie (vgl. S. 78).
  – Mikrohämaturie in ca. 50% der Fälle.
➤ **Gerinnung,** v.a. bei Verdacht einer Thromboembolischen Komplikation: AT III niedrig, Fibrinogen erhöht.
➤ **Serum:** Retentionswerte, Elektrophorese, Cholesterin, Triglyzeride, Parameter der gesamten Differentialdiagnose des Nephrotischen Syndroms (S. 118) und zur DD der sekundären membranösen GN (S. 133).
➤ **Bildgebende Verfahren:**
  – Sonographie: Differenzierte Untersuchung von Oberbauch, Retroperitoneum und Nieren.
  – Bei V.a. Nierenvenenthrombose Computertomogramm und/oder Cavographie mit Darstellung der Nierenvenen.
➤ **Ausschluß einer sekundären membranösen GN:** Hierzu muß neben der internistischen Routinediagnostik eine umfassende Diagnostik durchgeführt werden (vgl. Tabelle 19 S. 133). Differentialdiagnostisch müssen Komplementfaktoren, ANA, Anti-DNS-AK, Rheumafaktor, Kryoglobuline, Immunelektrophorese, Tumormarker, thyreoidale AK, Hepatitisserologie u.a. Parameter bestimmt werden, v.a. bei älteren Patienten (s. u.) ausführliche Diagnostik einschließlich Thorax- und Abdomen-CT sowie Knochenmarkuntersuchung.
➤ **Nierenbiopsie.**

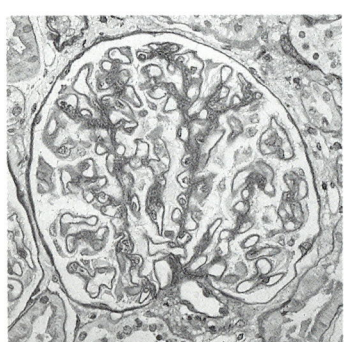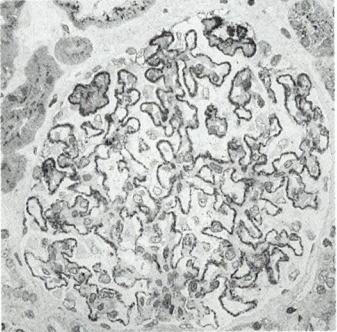

a   b

Abb. 45 a und b   Membranöse Glomerulonephritis. a) Lichtmikroskopie (PAS): Glomerulus mit gering verdickten peripheren Kapillarwänden; b) Immunhistologie (IgG-Nachweis): Granuläre Ablagerungen von IgG entlang der Basalmembranen

Differentialdiagnose

➤ Alle Ursachen des Nephrotischen Syndroms (Tabelle 17 S. 119) sind so lange anzunehmen, bis die histologische Diagnose geklärt ist.
➤ Nach histologischer Diagnose Ausschluß sekundärer Ursache (s. o. und Tabelle 19).
➤ Je älter der Patient ist, desto größer ist die Wahrscheinlichkeit einer malignen Erkrankung (bei > 60jährigen bis zu 20% der Fälle). Die membranöse GN ist nicht selten erstes Symptom der Erkrankung.

Therapie

➤ Es gibt kein allgemein akzeptiertes Therapieschema.
➤ Die Therapieentscheidung ist aus folgenden Gründen erschwert:
  – Ca. 25% der Patienten mit primärer membranöser GN zeigen eine Spontanremission.
  – Bei weiteren 30–40% persistiert das Nephrotische Syndrom ohne Verschlechterung der Nierenfunktion.
  – 20–25% der Patienten werden dialysepflichtig.
➤ **Symptomatische Therapie:** Die symptomatische Therapie ist besonders wichtig:
  – Diuretika bei deutlichen Ödemen.
  – Proteinrestriktion auf 0,6–0,8 g/kg KG/d.
  – ACE-Hemmer bzw. A_{II}-Rezeptorantagonisten.
  – Koenzymreduktasehemmer.
  – Antikoagulation mit Dicumarolen.
➤ **Evtl. immunmodulierende Therapie** nach Beobachtung des Spontanverlaufs oder bei Risikokonstellation: Es wird therapiert bei 6–12 monatigem Verlauf eines nichtkompensierbaren Nephrotischen Syndroms (keine Ödemfreiheit) oder früher bei Faktoren, die Hinweise auf einen ungünstigen Verlauf geben (s. u.).
  – *Ponticelli Schema:* Über 6 Monate abwechselnd Steroide und Chlorambucil.
    • Zyklus A: 1. Monat: Methylprednisolon 1 g i. v. für 3 Tage, Prednison 0,5 mg/kg KG/d oral Tag 4–30.
    • Zyklus B: 2. Monat: Chlorambucil (Leukeran) 0,2 mg/kg KG/d oral Tag 1–30.
    • Beide Zyklen werden 2 × wiederholt, bei Leukozytenabfall unter 5000/μl Dosisreduktion.
    • Ähnliche Schemata mit reduzierten Dosen werden ebenso eingesetzt wie die Therapie mit Kortikoiden und Cyclophosphamid (Endoxan), siehe Therapie der FSSGN S. 131.
  – *Ciclosporin A in Kombination mit Prednison:*
    • Ciclosporin A: Talspiegel 90–150 ng/ml.
    • Prednison 1 mg/kg KG/d für 2 Wochen, schrittweise Reduktion bis 0,15 mg/kg KG/d am Ende des zweiten Therapiemonats, dann Therapie bis Ende des 6. Monats.
  – *Ciclosporin A Monotherapie:* Diese Therapie wird evtl. über viele Jahre durchgeführt. Die Schwellendosis zur Remission ist zu ermitteln. Bei Absetzen des Ciclosporin A treten häufig Rezidive auf.

10.6 Membranöse Glomerulonephritis

➤ **Therapie der sekundären membranösen GN:** Die Therapie richtet sich nach der Grunderkrankung.
  – Das Absetzen von verursachenden Medikamenten führt immer zur Remission, z.T. jedoch erst nach Monaten.
  – Die Hepatitis B- und Hepatitis C-Therapie mit Interferon kann zur Besserung der Nephropathie führen.
  – SLE Therapie S. 147.
  – Die Operation oder Chemotherapie von malignen Erkrankungen kann zur Remission der Nephropathie führen.

Prognose

➤ **Faktoren, die Hinweise auf einen ungünstigen Verlauf geben:**
  – Alter > 50 Jahre.
  – Männliches Geschlecht.
  – Niereninsuffizienz bei Diagnose.
  – Ausgeprägte Proteinurie (> 10 g/d).
  – Hypertonie.
  – Histologisch tubulointerstitielle Fibrose.
➤ **Primäre membranöse GN:**
  – In 50–60% der Fälle Remission oder lange Spontanverläufe mit persistierender Proteinurie.
  – Ca. 25% der Patienten sind innerhalb weniger Jahre dialysepflichtig.
➤ **Sekundäre membranöse GN:** Die Prognose ist von der Beherrschung der Grunderkrankung abhängig.
➤ **Transplantatniere:** Eine de novo membranöse GN im Transplantat führt meist innerhalb von 1–3 Jahren zum Organverlust. Die de novo membranösen GN ist nur im Zeitverlauf von einer rekurrierenden membranöse GN unterscheidbar (tritt meist früher nach Transplantation auf). Eine spezielle Therapie über die Immunsuppression nach Organtransplantation hinaus ist nicht bekannt.
➤ **Hyperlipidämie:** Ein Nephrotisches Syndrom, das über lange Jahre mit einer Hyperlipidämie einhergeht, stellt ein hohes Risiko für kardiovaskuläre Komplikationen dar. Die Therapie mit Lipidsenkern ist eindeutig indiziert.

Grundlagen

➤ **Definition/Histologie:**
- Die Erkrankung ist histologisch durch eine Proliferation und eine Verdickung der Basalmembran definiert.
- Die membranoproliferative GN ist eine Immunkomplexnephritis mit Nachweis von IgG und C3 Komplement.
- Elektronenoptisch sind Typ I (subendotheliale Depots und C3) und Typ II (intramembranöse Depots und C3) zu unterscheiden.

➤ **Pathogenese:** Idiopathisch oder als sekundäre GN (Tabelle 20).

Tabelle 20 Ursachen einer sekundären membranoproliferativen Glomerulonephritis

Immunologische Erkrankungen	Lupus Erythematodes Kryoglobulinämie (Hepatitis C-assoziiert)
Neoplasien	Leukämien Maligne Lymphome Leichtkettenkrankheit
Infektionen	Infektiöse Endokarditis Infizierter ventrikuloatrialer Shunt HIV
Chronische Lebererkrankungen	Hepatitis B und C Leberzirrhose
Sonstige Erkrankungen	Partielle Lipodystrophie (Typ II)

➤ **Epidemiologie:** Die membranoproliferative GN ist sehr selten.
- Typ I ist häufiger, meist Nephrotisches Syndrom, ältere Patienten.
- Typ II ist sehr selten, meist mit nephritischem Verlauf und betrifft jüngere Patienten. Der C3-Nephritis-Faktor ist nachweisbar, C3-Komplement ist niedrig.
- Die Inzidenz der primären membranoproliferativen GN hat weltweit in den letzten Jahren abgenommen.

Klinik

➤ Nephrotisches Syndrom (Typ I) oder nephritischer Verlauf mit rezidivierenden Makrohämaturien (Typ II).
➤ Hypertonie in 40–70% der Fälle.
➤ Symptome verschiedener Grunderkrankungen (vgl. Tabelle 20).

Diagnostik

➤ **Urin:** Unselektive Glomeruläre Proteinurie, Mikrohämaturie oder Makrohämaturie (Typ II).

10.7 Membranoproliferative Glomerulonephritis

> **Serum:**
> – C3-Nephritisfaktor positiv (Typ II), C3-Komplementfaktor deutlich erniedrigt (Typ II).
> – Selten rasch progressiver Verlauf mit Kreatininanstieg in Wochen.
> **Sonographie:** Kein Unterschied zu anderen GN, bei Niereninsuffizienz Nieren verkleinert.
> **Nierenbiopsie:** Histologie s. o.

Differentialdiagnose

> Bis zur histologischen Klärung sind alle Ursachen des Nephrotischen Syndroms (Tabelle 17 S. 119) bzw. des nephritischen Verlaufs bei unterschiedlichen GN und anderen Erkrankungen anzunehmen.
> Bei C3-Komplementerniedrigung: Lupus erythematodes, akute postinfektiöse GN.
> Ausschluß bzw. Diagnose unterschiedlicher Grunderkrankungen (überwiegend Typ I) s. Tabelle 20.

Therapie

> Therapieschemata mit Steroiden und Immunsuppressiva sind ohne Erfolg.
> **Ciclosporin A** kann in Einzelfällen das Nephrotische Syndrom günstig beeinflussen.
> **Donadio Schema:**
> – Eine günstige Beeinflussung von Nephrotischem Syndrom und Progression der Niereninsuffizienz ergibt sich durch das „Donadio Schema".
> – Dipyridamol (Persantin) 75 mg/d p. o. und Azetylsalizylsäure (Aspirin) 0,5 g/d als langfristige Therapie.
> **Bei extrakapillären Proliferationen** und rasch progressivem Verlauf Therapie wie bei RPGN (S. 124).
> **Therapie der Grunderkrankungen** bei sekundären Formen.

Prognose

> Die Prognose ist ungünstig, meist werden die Patienten innerhalb von 3–5 Jahren dialysepflichtig. Dies ist abhängig von Hypertonie, Nephrotischem Syndrom und histologischen Veränderungen.
> Rekurrierende Glomerulonephritis im Transplantat:
> – Typ I 20–30% der Fälle
> – Typ II 100% der Fälle.
> – Die GN im Transplantat muß jedoch nicht zur Niereninsuffizienz führen.

Grundlagen

➤ **Synonyma:** IgA-Glomerulopathie, Morbus Berger.
➤ **Definition und Histologie:** Die mesangiale IgA-Glomerulonephritis ist charakterisiert durch immunhistologischen Nachweis mesangialer Ablagerungen von IgA sowie C3 Komplement, nicht selten auch IgG und IgM Depots. Histologisch ist die Mesangiumproliferation charakteristisch.
➤ **Pathogenese:** Neben der idiopathischen Form gibt es selten sekundäre IgA GN bei zahlreichen Erkrankungen (s. u. Differentialdiagnose).
➤ **Epidemiologie:** Die mesangiale IgA-Glomerulonephritis ist die weltweit häufigste GN: Europa 25 % der GN, in Asien 50 % aller GN-Formen.

Klinik

➤ Das klinische Bild ist sehr variabel, die Verläufe sind unterschiedlich.
➤ Häufig zufällig entdeckte Mikrohämaturie mit Mikroproteinurie.
➤ **Rezidivierende Makrohämaturien** meist nach Infekten der oberen Luftwege in ca. 35 % der Fälle.
➤ **Hypertonie** in 20 % der Fälle, bei ungünstigem Verlauf mit zunehmender Niereninsuffizienz fast immer schwere Hypertonie. Nicht selten ist die Hypertonie die erste klinische Manifestation.
➤ Sehr selten rasch progressiver Verlauf mit Akutem Nierenversagen.
➤ Selten Nephrotisches Syndrom.
➤ Klinisches Bild der Schoenlein-Henoch-Purpura (S. 154). Die GN bei Schoenlein-Henoch-Purpura ist wahrscheinlich eine andere Ausdrucksform der gleichen Erkrankung mit Beteiligung von Haut und Intestinum.

Diagnostik

➤ **Urin:**
  – Die Urinuntersuchung mit Nachweis dysmorpher Erythrozyten erspart den Patienten zahlreiche urologische Untersuchungen.
  – Geringe Proteinurie bzw. Mikroproteinurie bzw. unselektive glomeruläre Proteinurie beim (sehr seltenen) Nephrotischen Syndrom.
➤ **Serum:** IgA-Spiegel sind in 50 % der Fälle erhöht.
➤ **Sonographie:** Unspezifisch.
➤ **Nierenbiopsie:** Histologie s. o.

Differentialdiagnose

➤ Bis zur histologischen Klärung alle Glomerulonephritiden mit nephritischem bzw. nephrotischem Verlauf (vgl. Tabelle 17 S. 119).
➤ **Alle Ursachen der rezidiverenden Makrohämaturie** (S. 20).
➤ **Alle Ursachen der Mikrohämaturie** (nach Ausschluß unterschiedlicher urologischer Erkrankungen z. B. Syndrom der dünnen Basalmembran), S. 79.
➤ **Ausschluß bzw. Diagnose unterschiedlicher Grunderkrankungen mit IgA-GN** nach histologischer Diagnose einer mesangialen IgA-GN: Lebererkrankungen, Morbus Crohn, Zöliakie, Morbus Bechterew, chronische Bronchitis, Sjögren-Syndrom.

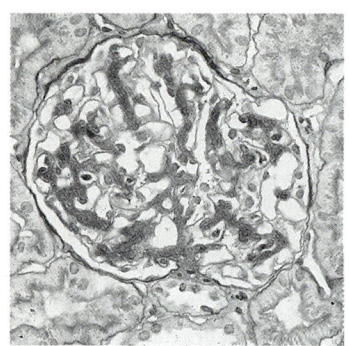
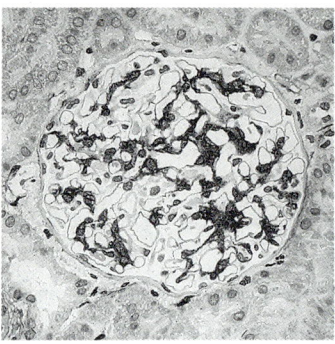

a   b

Abb. 46 a und b   IgA-Nephritis. a) Lichtmikroskopie (PAS): Glomerulus mit diffus verbreitertem und zellvermehrtem Mesangium; b) Immunhistologie (IgA-Nachweis): Glomerulus mit dominierenden mesangialen Ablagerungen von IgA

➤ **Flankenschmerz – Hämaturie-Syndrom** („loin pain hematuria syndrome"): Dieses Syndrom ist durch rezidivierende ein- oder doppelseitige Flankenschmerzen ohne Steinnachweis oder Pyelonephritis mit Mikro- oder Makrohämaturien charakterisiert. Es kommt vorwiegend bei jungen Frauen unter Einnahme oraler Kontrazeptiva vor (sehr selten).

Therapie

➤ Eine wirksame immunmodulierende Therapie gibt es nicht.
➤ **Bei respiratorischen Infektionen,** die Makrohämaturien auslösen: Kurzfristige Gabe von Penicillin G, z.B. über 3–5 Tage 3 × 1 Mega Penicillin G i.v.
➤ **Bei rasch progressiven Verläufen** mit histologisch extrakapillären Halbmonden: Immunmodulierende Therapie wie bei RPGN (S. 124).
➤ **Bei ausgeprägtem Nephrotischem Syndrom** (z.B. bei histologisch minimal change GN mit IgA-Ablagerungen): Prednisontherapie wie bei minimal change GN (S. 129), jedoch deutlich schlechtere Ansprechraten.
➤ **Hypertonie:** Die Therapie der Hypertonie ist die entscheidende symptomatische Therapie. ACE-Hemmer oder A_{II} Rezeptorantagonisten sollen frühzeitig in die Therapie einbezogen werden.
➤ Therapie mit Fischöl (z.B. Eicosapen 12 g/d) über Monate bis Jahre kann auch bei deutlichen histologischen Veränderungen die Progression günstig beeinflussen.

Prognose

➤ Bei den meisten Patienten ist die Prognose günstig, die Nierenfunktion bleibt über Jahrzehnte erhalten.
➤ Bei einem Teil der Patienten kommt es nach 10 – 20 Jahren zur progredienten Einschränkung der Nierenfunktion. Möglicherweise können diese Verläufe durch konsequente Normalisierung des Blutdruckes günstig beeinflußt werden: Durchschnittswerte < 135/85 mmHg mittels ACE-Hemmer bzw. A_{II} Rezeptorantagonisten allein oder in Kombination mit Diuretika, Kalziumantagonisten und evtl. anderen Antihypertensiva.
➤ Bei ca. 20% der Patienten ist der Verlauf bis zur Dialysepflichtigkeit in 1 – 3 Jahren progredient.
➤ **Prognostisch ungünstige Zeichen:**
   – Proliferation, Sklerose und deutliche tubulointerstitielle Veränderungen in den Nierenbiopsien.
   – Männliches Geschlecht.
   – Höheres Alter.
   – Deutliche Hypertonie.
   – Kreatininerhöhung bei Diagnose.
   – Deutliche Proteinurie (> 1 g/d).
➤ **Transplantat:** Die immunhistologischen Veränderungen rekurrieren in ca. 50% der Transplantate, aber ein Verlust der Transplantatfunktion infolge der IgA-GN ist extrem selten.

10.9 Fibrilläre GN – Immunotaktoide GN

Grundlagen

➤ Seltene Glomerulonephritiden bzw. Glomerulopathien mit elektronenmikroskopisch sichtbaren Ablagerungen von fibrillären Proteinen (nicht Amyloid), die lichtmikroskopisch Ähnlichkeit mit unterschiedlichen primären GN aufweisen, werden in fibrilläre GN und immunotaktoide GN eingeteilt.

➤ **Definition/Histologie:**
  – Bei fibrillärer GN messen die Fibrillen ca. 20 nm im Durchmesser und sind vorwiegend in der glomerulären Basalmembran zu sehen. Meist besteht weder eine monoklonale Paraproteinämie noch eine Plasmazelldyskrasie.
  – Bei der noch selteneren immunotaktoiden GN sind die Fibrillen mit 30–50 nm größer, und häufig liegt eine Plasmazelldyskrasie vor.
  – Während lichtmikroskopisch unterschiedliche GN vorgetäuscht werden können, finden sich immunhistologisch bei beiden GN-Formen Ablagerungen von Immunglobulinen und Komplement.

➤ **Epidemiologie:** Fibrilläre Glomerulonephritis – Immunotaktoide Glomerulonephritis sind seltene Glomerulonephritiden bzw. Glomerulopathien.

Klinik und Diagnostik

➤ Die Patienten fallen durch nephritisches Sediment auf, immer mit Proteinurie, meist mit Hämaturie. Auch Nephrotisches Syndrom mit unselektiver Proteinurie kommt vor.

➤ Bei Diagnose liegt häufig bereits eine Niereninsuffizienz vor.

Differentialdiagnose

➤ Bis zur histologischen, immunhistologischen und elektronenmikroskopischen Diagnostik alle Formen der chronischen GN.

➤ Nach histologischer Diagnostik Ausschluß einer Amyloidose: „Kongorotnegative amyloidähnliche GN".

Therapie und Prognose

➤ Es gibt keine gesicherte Therapie.

➤ Die meisten Patienten werden innerhalb von 2–4 Jahren dialysepflichtig.

➤ Eine Rekurrenz im Transplantat ist nicht bekannt.

Grundlagen

➤ **Epidemiologie:** Die renale Beteiligung bei systemischem Lupus erythematodes (SLE) liegt zwischen 40% und > 90%.
➤ **Definition:** Die renale Beteiligung bei SLE stellt nur ein mögliches Kriterium der definierten ACR-Kriterien dar (s. u.). Die verschiedenen histologischen Veränderungen an der Niere werden unter dem Begriff Lupusnephritis zusammengefaßt, es findet sich jedoch ein vielseitiges Spektrum von morphologischen Ausprägungsgraden (vgl. Histologie).
➤ **ACR-Kriterien des SLE:** Die Diagnose SLE ist wahrscheinlich bei ≥ 4 Kriterien.
   1. Schmetterlingserythem
   2. Diskoider Lupus erythematodes
   3. Photosensibilität
   4. Orale oder nasale Schleimhautulzera
   5. Nicht-erosive Arthritis von 2 oder mehr Gelenken
   6. Serositis (Pleuritis, Perikarditis)
   7. Nierenbeteiligung
   8. ZNS-Beteiligung
   9. Hämatologische Befunde: Coombs-positive hömolytische Anämie, Thrombopenie, Leukopenie
  10. Antikörper gegen: ds-DNA, Sm oder Phospholipide, pos. LE-Zell Test
  11. Antinukleäre Antikörper (ANA)
➤ **Histologie:** Die renale Beteiligung ist durch Ablagerungen von Immunkomplexen (DNS in Verbindung mit Anti-DNS) in den Glomeruli gekennzeichnet. Ihre Lokalisation zur glomerulären Basalmembran definiert den histologischen Typus. Nach WHO-Klassifikation werden 6 verschiedene Klassen definiert:
   – *Klasse I:* Normales lichtmikroskopisches Bild oder allenfalls Minimalveränderungen.
   – *Klasse II:* Umschriebene mesangiale Veränderungen:
   – *Klasse III A:* Fokal segmentale GN.
   – *Klasse III B:* Fokal proliferative GN.
   – *Klasse IV:* Diffuse mesangial proliferative Glomerulonephritis.
   – *Klasse V:* Membranöse Glomerulonephritis.
   – *Klasse VI:* Sklerosierende GN.
➤ **Weitere Einteilungen:** Gelegentlich werden zusätzliche Einteilungen in Abhängigkeit von Aktivität und Chronizität benutzt.
➤ **Pathogenese:** Die Pathogenese der Lupusnephritis entspricht einer Immunkomplex-assoziierten Nephritis. Eine Fehlreaktion des Immunsystems führt zu Antikörperproduktion gegen Nukleoproteine, Zytoplasma und Plasmamembranbestandteile.

Klinik

➤ Beim SLE findet sich ein breites Spektrum möglicher glomerulärer, tubulärer und interstitieller Beteiligungen.
➤ **Zwei Verlaufsformen** müssen differenziert werden:
   – Chronisch, in der Regel langsam progredient.
   – Akut und rasch über Monate bis wenige Jahre progredient zur terminalen Niereninsuffizienz.

11

11.1 SLE – Renale Beteiligung (Lupusnephritis)

➤ Rein nephritische als auch nephrotische Verläufe mit Vollbild eines Nephrotischen Syndroms (S. 118) sind möglich.
➤ In der Tabelle 21 sind klinische und laborchemische Veränderungen einer Lupusnephritis aufgeführt.

Tabelle 21   Befunde bei Lupusnephritis (fakultativ)

Klinische Symptome	
Primär klinische Symptome	Azotämie Hypertonie Renale Azidose Ödeme Anämie
Sekundär klinische Symptome	Thromboseneigung mit Emboliegefahr Blutungsneigung Atherosklerose mit Spätkomplikationen bei Dyslipo-proteinämie

Laborbefunde	
Blut	Hyperkaliämie Retentionswerteerhöhung Metabolische Azidose Normochrome Anämie Dyslipoproteinämie Hypalbuminämie Leukopenie – Thrombopenie Nachweis von ANA-AK mit Subspezifizierungen Phospholipid-AK Erniedrigtes Komplement
Urin	Nephritisches Sediment: Hämaturie, Proteinurie < 3,5 g/24 h Zellzylinder Nephrotisches Sediment: Proteinurie > 3,5 g/24 h (meist unselektiv glomerulär) Lipidurie (Fettzylinder)

Diagnostik

➤ **Urin:**
  – Mikroskopische Analyse des Urinsedimentes (vgl. Tabelle 21).
  – 24-h-Sammelurin zur Bestimmung der Kreatinin-Clearance.
  – Bei Proteinurie (Teststreifen positiv):
    1. Quantifizierung der Proteinurie zur Differenzierung nephrotisches/
       nephritisches Sediment.
    2. SDS-Elektrophorese (unselektiv glomeruläre Proteinurie, vgl. S. 78).

➤ **Blut:**
  – Retentionswerte: Kreatinin.
  – Nachweis SLE-assoziierter Autoantikörper: Anti ds DNS, Anti Sm, Anti SS-A (Ro), Anti SS-B (Lu), Phospholipid-AK u. a.
➤ Bei Anti-Phospholipid Syndrom hohe Rate an thromboembolischen Komplikationen. Häufig kein Gefäßzugang zum Hämodialyseanschluß.
➤ **Nierenbiopsie:**
  – *Indikation:* Zur histologischen Diagnose und Klassifikation nach WHO (S. 144) der renalen Beteiligung des SLE. Dies ist die Voraussetzung für eine adäquate Therapie und Langzeitkontrolle der Lupusnephritis.
  – *Kontraindikationen:*
    • Einzelniere.
    • Deutlich erhöhte Blutungsneigung.
    • Schwierige anatomische Bedingungen.
  – *Histologische Triple-Diagnostik* der Nierenbiopsie: Lichtmikroskopie, Immunhistologie und Elektronenmikroskopie.

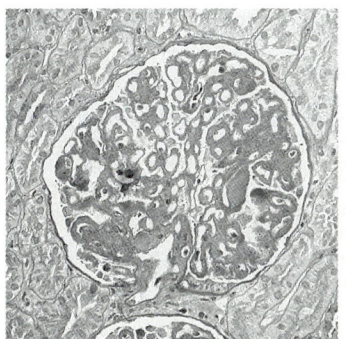
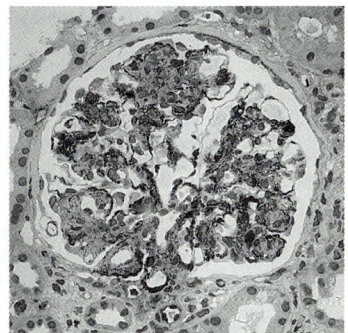
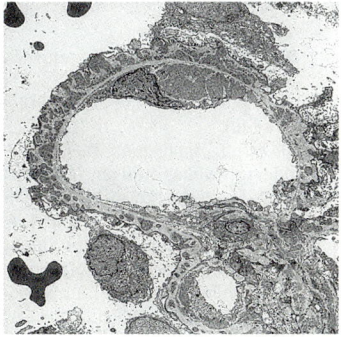

Abb. 47 a – c   SLE-assoziierte membranoproliferative Glomerulonephritis (Typ IV der WHO) mit hohen Aktivitätszeichen. a) Lichtmikroskopie (PAS): Glomerulus mit drahtschlingenartig verdickten Kapillarwänden, mit verbreitertem Mesangium und mit hyalinen Thromben in einigen Lichtungen; b) Immunhistologie (Nachweis von C3-Komplement): Grobgranuläre C3-Positivität mesangial und entlang der Kapillarwände; c) Elektronenmikroskopie: Glomeruläre Kapillaren mit mesangialen, subendothelialen und subepithelialen elektronendichten Depots

11

Therapie

➤ **Therapie-Entscheid:** Die Entscheidung zur Therapie bei Vorliegen einer Lupusnephritis wird geprägt von klinischen, immunologischen und histologischen Kriterien. Entscheidend für das Ausmaß und die Art der Therapie sind nicht nur der Nachweis bestimmter Veränderungen, sondern die Aktivität und der bereits eingetretene Schaden.

➤ **Indikationen zur Therapie:**
– Nachweis einer rasch progredienten Niereninsuffizienz mit bioptischer Sicherung einer akut-nekrotisierenden oder intra- und extrakapillär proliferierenden Glomerulonephritis (Halbmondbildung).
– Bioptischer Nachweis einer Lupusnephritis WHO Klasse III, IV oder V (mit begleitendem Nephrotischem Syndrom).
– Schweres Nephrotisches Syndrom, ggf. auch ohne bioptische Zuordnung, aber nachgewiesener SLE.
– WHO-Klassenwechsel aus I oder II in III–V.
– Therapie auch bei eingetretener Niereninsuffizienz.
– Unabhängig von der renalen Beteiligung erfordern natürlich extrarenale Manifestationen des SLE eine Therapie (Haut, Gelenke, ZNS, Lunge, Leukopenie, Thrombopenie u.a.).

➤ **Keine Indikationen zur Therapie bei Lupusnephritis:**
– WHO Klasse I oder II mit konstanter, minimaler Manifestation.
– Bioptisch nachgewiesene höhergradige glomeruläre und tubulointerstitielle Atrophien und Vernarbungen (> 50–70%).
– Eingetretene terminale Niereninsuffizienz mit irreversiblen Veränderungen.

➤ **Übersicht Therapeutika:** Grundsätzlich stehen folgende Substanzen zur Therapie in oraler und intravenöser Applikationsform zur Verfügung:
– Glukokortikoide, z.B. Prednison, Methylprednisolon.
– *Zytotoxische Substanzen:* Cyclophosphamid, Azathioprin, Chlorambucil.
– *Ciclosporin A* kann in Einzelfällen angewendet werden.
– *Weitere Substanzen:* Thrombozytenaggregationshemmer, Medikamente zur Defibrinisierung (Ancrod), Immunglobuline oder monoklonale Antikörper haben sich bisher erst in experimentellen Ansätzen als wirksam erwiesen.

➤ **Kortikosteroide:**
– *Indikation:*
• Klassen III–V oder Klassenwechsel in diese Klassen (in Kombination mit Cyclophosphamid).
• Rapid progressive Glomerulonephritis: Initial Steroid-Bolus-Therapie (s.u.).
– *Dosierung/Applikation:* Die initiale Appikation der Kortikosteroide kann oral oder intravenös erfolgen. Initialdosis 1 mg/kg/KG/d über 30 Tage, danach stufenweise Reduktion auf eine Erhaltungsdosis von ca. 5–10 mg Prednison/d.
– *Steroid-Bolus (Pulse)-Therapie:* Diese Therapie wird initial bei rasch-progredienter Glumerulonephritis durchgeführt, dabei wird je 1 g Methylprednisolon i.v. an 3 aufeinanderfolgenden Tagen verabreicht.
– Anschließend Steroide in absteigender Dosierung beginnend mit 100 mg Prednison/Tag; wöchentliche Reduktion um 20 mg/Tag. Erhaltungsdosis 0,1 mg/kg KG/Tag.

➤ **Cyclophosphamid:**
– *Substanz:* Cyclophosphamid ist ein Alkylans mit selektiver Wirkung auf B-Lymphozyten.

– *Indikation:* Cyclophosphamid ist Therapeutikum der Wahl bei:
- WHO-Klasse III und IV.
- Bei rasch-progredienter GN in Verbindung mit Steroiden (s. o.).
– *Dosierung/Applikation* (Tabelle 22):
- Die Standardtherapie stellt heute die sog. i. v. Bolustherapie mit hochdosierter Gabe von Cyclophosphamid in 1 monatigen Intervallen über 6 Monate, danach in 3 monatigen Intervallen bis zu 2 Jahren dar.
- Vorteile gegenüber einer niedrig dosierten peroralen Therapie stellen die geringere kumulative Dosis und dadurch die reduzierte Wahrscheinlichkeit der Induktion von sekundären Neoplasien dar.

Tabelle 22   Durchführung der Cyclophosphamid i. v. Bolus-Therapie bei SLE-Nephritis (WHO III, IV, V und RPGN)

Dosis	$500 – 750 \, mg/m^2$ Körperoberfläche
Applikation	Intravenös, gelöst in 250 ml NaCl 0,9 % Infusion über 60 Minuten
Begleitende Therapie	1. Unterhaltung einer ausreichenden Diurese mit Infusion von mindestens 2 000 – 2 500 ml Glucose 5 % über 24 h. 2. Gabe von Mesna (Uromitexan) zur Bindung von Harnmetaboliten von Cyclophosphamid und Verhinderung einer hämorrhagischen Zystitis. 4 Dosen 6 stündlich. 3. Gabe von Antiemetika
Laborkontrolle/ Dosisreduktion	Kontrolle des weißen Blutbildes nach 8 – 10 Tagen Bei Leukopenie < 1 500/ μl Reduzierung der nächstfolgenden Cyclophosphamid-Dosis um 25 %.

➤ **Azathioprin:** Nur bei Kontraindikationen gegen Cyclophosphamid, sonst keine renale Indikation.
➤ Plasmapherese bzw. Immunadsorption (s. S. 397).
➤ Diese Therapie bleibt speziellen Situationen, meist lebensbedrohlichen SLE-Verläufen und/oder schweren Leuko- und Thrombopenien vorbehalten.
➤ **Anti-Phospholipid AK-Syndrom:** Bei SLE Aktivität Immuntherapie (z. B. Cyclophoshamid). Ansonsten symptomatisch (Dicumarol Dauertherapie).

Prognose

➤ Die Prognose ist in Abhängigkeit des morphologischen Typs, des Ausmaßes der Grunderkrankung, des Patientenalters und der Häufigkeit des Auftretens von Sekundärkomplikationen zu bewerten.
➤ Renale Verlaufsformen bis zur terminalen Niereninsuffizienz variieren zwischen wenigen Monaten bis zu Zeiträumen > 10 Jahren. Bei Erreichen der terminalen Niereninsuffizienz und Dialysetherapie ist häufig ein Aktivitätsrückgang des SLE zu verzeichnen.
➤ **Transplantation:** Kontraindikationen zur Nierentransplantation bestehen generell nicht, die immunologischen Probleme (hohe präformierte Antikörpertiter, Rejektionsaktivität, kardiovaskuläre Sekundärprobleme) verschlechtern das Transplantationsergebnis nicht sicher.

11.2 Vaskulitiden: Klassifikation

Klassifikation der Vaskulitiden nach der ACR-Definition

➤ Eine systematische Einteilung von Vaskulitiden mit renalem Befall ist gemäß
den betroffenen Gefäßabschnitten gegeben. Die Übersichtsabbildung (Abb. 48),
modifiziert nach der Chapel Hill Konferenz 1994, zeigt eine Klassifikation der
Vaskulitiden nach dem Gefäßbefall in der Art und Größe der betroffenen Gefäße
gemäß der Definition der ACR (American College of Rheumatism) – Definition.
Dies ist die heute gebräuchlichste Einteilung der Vaskulitiden.

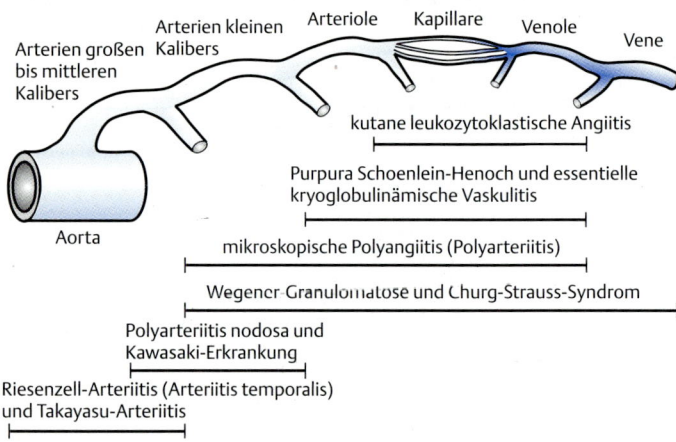

Abb. 48   Übersichtsabbildung modifiziert nach der Chapel Hill Konferenz 1994

Grundlagen

➤ **Epidemiologie:**
– Die genaue Häufigkeit der Erkrankung ist schwer zu bestimmen. Die Prävalenz in der weißen Bevölkerung ist deutlich gegenüber der schwarzen Bevölkerung erhöht.
– Männer und Frauen sind gleich häufig betroffen.
– Das mittlere Alter bei Krankheitsbeginn liegt bei 40 Jahren. Selten ist die Erkrankung in der Adoleszenz.
◉ *Merke:* Bis zu 30% ätiologisch unklare Fälle von Akutem Nierenversagen bei Patienten > 60 Jahren sind einer RPGN vom Wegener-Formenkreis zuzuordnen.

➤ **Definition:**
– Die Wegener-Granulomatose (WG) umfaßt folgende Trias:
  1. Systemische, vaskulitische Gefäßläsion an den kleinen Gefäßen.
  2. Nekrotisierende Granulome, vorzugsweise am Respirationstrakt.
  3. Eine immunhistologisch negative Glomerulonephritis, klinisch häufig rapid-progredient verlaufend.
– In den Formenkreis der Wegener-Granulomatose gehört die mikroskopische Polyangiitis **(MPA)**, auch als Panarteriitis nodosa mikroskopische Form bezeichnet. Diese unterscheidet sich von der klassischen Panarteriitis durch den ausschließlichen Befall der kleinen Gefäße (s. Abb. 47).
– Wegen der in situ fehlenden Immundepots in der Immunhistologie gehören Wegener-Granulomatose und mikroskopische Polyangiitis definitionsgemäß zu den sogenannten „pauci-immun"-Vaskulitiden.

➤ **Pathogenese:**
– Pathogenetisch spielen anticytoplasmatische Autoantikörper eine wesentliche Rolle: ANCA = Antineutrophile zytoplasmatische Autoantikörper. Es treten Schädigungen im Bereich des Gefäßendothels auf.
  • Klassischer c-ANCA mit der Proteinase-3 (PR3) als Zielantigen bei Wegener-Granulomatose.
  • Perinukleäre Form als p-ANCA, das Hauptzielantigen ist die Myelperoxidase bei mikroskopischer Polyangiitis.
– Die Abbildung 49 S. 150 zeigt die Einordnung der vaskulitischen klinisch-pathologischen Syndrome in die einzelnen immunpathologischen Kategorien. Im Zentrum steht das pulmorenale Syndrom mit der Wegener-Granulomatose als Kernerkrankung. Darum gruppieren sich andere Entitäten (Anti-GBM-Erkrankung, Immunkomplexerkrankung z.B essentielle Kryoglobulinämie) oder p-ANCA-assoziierte Erkrankungen.

Klinik

➤ **Prodromi:** Wegener-Granulomatose und mikroskopische Polyangiitis sind durch ein sehr unspezifisches, oft über mehrere Wochen und Monate anhaltendes Prodromalstadium gekennzeichnet:
– *Vaskulitische Allgemeinsymptome:* Fieber, Nachtschweiß, Gewichtsverlust.
– *Arthralgiforme Beschwerden:* Arthralgien, Myalgien, Rheumafaktoren negativ (teilweise positiv).
– *Sinusitis und Rhinitis* assoziierte Beschwerden: Rezidivierende Infekte der oberen Luftwege, ulzerierende Läsionen in Mund und Nase.

Niere und Systemerkrankungen

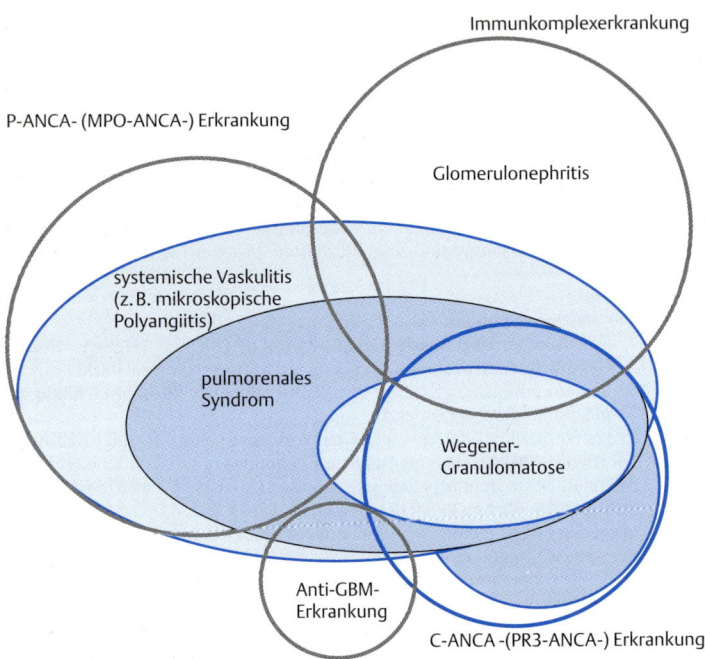

Abb. 49   Einordnung der vaskulitischen klinisch-pathologischen Syndrome (modifiziert nach Jennette und Falk)

- *Unspezifische gastrointestinale Beschwerden:* Infektionen, gelegentlich Diarrhoen.
- *Neuromuskulär:* Verschiedene Neuropathien und zentralnervöse Manifestationen.
- *Ophthalmologische* Beteiligung (z.B: Episkleritis).
➤ **Manifeste Stadien:**
  - *Renale Manifestation:*
    • Initial zunächst asymptomatische Mikrohämaturie glomerulären Ursprungs mit Nachweis von Akanthozyten und zumeist nur geringer begleitender Proteinurie.
    • Später klinisches Bild einer rapid-progredienten Glomerulonephritis (RPGN, S. 124). Diese ist histologisch durch eine fokal-segmental nekrotisierende oder intra-/extrakapillär proliferierende Glomerulonephritis gekennzeichnet.

- *Pulmonale Beteiligung:*
  - Bei parallel bestehender pulmonaler Beteiligung kommt es über eine alveoläre Hämorrhagie zu Hämoptysen und in einigen Fällen zu dem lebensbedrohlichen Krankheitsbild des sog. pulmor-renalen Syndroms.
  - *Definition des pulmorenalen-Syndroms:* Klinisch Befall von Lunge und Niere mit Zeichen einer generalisierten Vaskulitis (pulmonale Hämorrhagien) und rasch fortschreitender Niereninsuffizienz (intra-/extrakapillär proliferierende Glomerulonephritis), vgl. Abb. 49 S.150.

Diagnostik

➤ Die Diagnostik umfaßt klinische, serologische, bildgebende und bioptische Parameter. Die Tabelle 23 zeigt die wesentlichen diagnostischen Schritte und in Anlehnung an die ACR 1990 Kriterien zur Wegener-Granulomatose-Klassifikation.
➤ Einen Röntgen-Thoraxbefund bei Wegener-Granulomatose mit pulmo-renalem Syndrom zeigt die Abb. 50 S. 152.

Tabelle 23 Diagnostik bei Wegener-Granulomatose (WG) und mikroskopischer Polyangiitis (MPA)

Klinik	Ulzerationen im HNO-Trakt (hämorrhagisch, purulent) Beginnendes ANV unklarer Ätiologie Arthralgien Bei MPA kleinfleckige palpable Purpura
Labor	Unspezifisch: Entzündungsparameter ⇑ Azotämie Nephritisches Urinsediment Spezifisch: Nachweis von c-ANCA (WG) mit hoher Sensitivität und Spezifität (> 90%), p-ANCA (MPO) weniger spezifisch
Bildgebende Diagnostik	Im Röntgen-Thorax: „flüchtige Infiltration" Rundherde, z. T. kavernenartig imponierend
Histologie	Niere: Nekrotisierende/intra-extrakapillär proliferierende Glomerulonephritis Bildung von sog. „Halbmonden" (immunhistologisch negativ, RPGN Typ III nach Couser Klassifikation*) In sehr seltenen Fällen intrarenaler Nachweis von Granulomen HNO-Trakt/Pulmo: Nekrotisierende Granulome Vaskulitis der kleinen Gefäße

Immunhistologische Definition der RPGN nach Couser:
RPGN Typ I: Nachweis von Antikörpern gegen glomeruläre Basalmembran
RPGN Typ II: Immunkomplexbildung
RPGN Typ III: Fehlender Nachweis von Immunkomplexen bzw. glomerulären Basalmembran-Antikörpern (siehe Abb. 42 S. 122 bei RPGN)

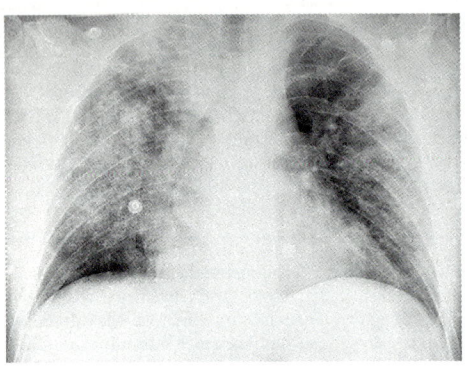

Abb. 50   Röntgen-Thoraxbefund eines 37jährigen Patienten mit einem pulmo-
renalen Syndrom bei Wegener-Granulomatose. Histologisch rapid-progressive
Glomerulonephritis. Diffuse alveoläre Infiltrate mit pulmonalen Hämorrhagien
(klinisch Hämoptyse)

Therapie

➤ **Indikation:** Bei Diagnose einer Wegener-Granulomatose oder einer mikrosko-
pischen Polyangiitis ist unbedingt zu therapieren.
➤ **Übersicht Therapeutika:** Grundsätzlich stehen folgende Substanzen zur Thera-
pie in oraler und intravenöser Applikationsform zur Verfügung:
  – Steroide: Glukokortikoide z. B. Prednison, Prednisolon, Methylprednisolon.
  – Zytotoxische Substanzen: Cyclophosphamid, Azathioprin, Methotrexat.
  – Weitergehende, entweder additive oder alternative Therapiemöglichkeiten:
    • Plasmapherese und verwandte Verfahren (Immunadsorption).
    • Monoklonale Antikörper: Anti-cd4 und cd52.
    • Antibiotika: Cotrimoxazol (z. B. bei alleinigem HNO-Befall oder als Rezi-
      divprophylaxe neben immunsuppressiver Therapie).
  – *Ohne gesicherten Stellenwert/Therapieansatz sind:* Immunglobuline, Ciclospo-
    rin A.
➤ **Derzeitig empfohlener Therapieansatz bei rapid-progressiver Glomerulo-
nephritis:**
  – Initial Beginn einer Steroid-Pulse-Therapie an 3 konsekutiven Tagen mit je-
    weils 500 – 1000 mg Methylprednisolon i. v.
  – Anschließend 100 mg/d in absteigender Dosierung mit Dosisreduktion um
    20 – 40 mg/Woche.

– Begleitend dazu Cyclophosphamid: Abhängig von der Krankheitsausprägung und des Gesamtzustandes des Patienten:
  • 2–3 mg/kg KG/d oral über mindestens 6–12 Monate.
  • Alternativ intermittierende i.v.-Bolusgaben in 4wöchigen Abständen mit jeweils 500–750 mg/m² KO über 6 Monate (6 Zyklen, Leukozytenzahl nicht < 3000/µl, evtl. Dosisanpassung). Abhängig von der Krankheitsaktivität (ANCA Titer), gefolgt von 6 Zyklen in 3monatigen Abständen. Maximale Gesamttherapiedauer 24 Monate.
– Bei extrarenaler hoher Krankheitsaktivität Azathioprin (2–3 mg/kg/KG), ggf. Methotrexat in Einzelfällen als Dauertherapie.
– Cotrimoxazol als orale Dauerprophylaxe scheint die Inzidenz von Rezidiven zu reduzieren. Therapiebeginn unter laufender Immunsuppression (500–1000 mg/Tag).
➤ **Derzeitig empfohlene Therapie bei pulmorenalem Syndrom:** Abhängig von der extrarenalen Krankheitsausprägung (Beatmungspflichtigkeit) additiver Plasmaphereseeinsatz unter Verwendung von Humanalbuminlösung: 7–10 Zyklen mit 100% Plasmavolumen-Austauschmenge oder ggf. Immunadsorption. Plasmapheresetherapie auch bei RPGN mit Dialysepflichtigkeit (nicht allgemein anerkannte Indikation).

Prognose

➤ Die Prognose ist abhängig vom Zeitpunkt der Erstdiagnose, Ausmaß und Art (Chronizität) der renalen histologischen Veränderungen und der extrarenalen Beteiligung (insbesondere pulmonalen Beteiligung).
➤ **Therapeutische Erfolge** mit Stabilisierung der renalen Funktion sind bei 60–80% der Patienten festzustellen.
➤ **Hauptprobleme** stellen die durch die immunsuppressive Therapie induzierten infektiösen Begleiterkrankungen (opportunistische Infektionen, Sepsis) sowie bei extrarenalem Befall die bestehende Multimorbidität dar.
➤ **Letalität:** Die 5-Jahres-Letalität beträgt 8–25%.
➤ **Rezidive:**
  – Unter dauerhafter Nierenersatztherapie kommt es häufig zu Rezidiven. Daher ist häufig auch bei terminaler Niereninsuffizienz eine Erhaltungstherapie z.B. mit Azathioprin erforderlich.
  – Nach Nierentransplantation besteht trotz Immunsuppression ebenfalls die Möglichkeit eines Rezidives.

11.4 Schoenlein-Henoch-Purpura

Grundlagen

➤ **Epidemiologie:**
  – Kinder sind deutlich häufiger betroffen als Erwachsene, bei den < 20jährigen liegt der Häufigkeitsgipfel zwischen dem 3. und 10. Lebensjahr.
  – Das männliche Geschlecht überwiegt geringfügig (1,2 – 1,4 : 1).

➤ **Definition:** Die Schoenlein-Henoch-Purpura gehört zu den sich renal und überwiegend extrarenal manifestierenden Vaskulitiden mit bevorzugtem Befall der Arteriolen und der kleinen Kapillargefäße siehe Abb. 48. Extrarenale Manifestationsgebiete sind insbesondere die Haut (palpable Purpura), der Gastrointestinaltrakt (Angina abdominalis, Darmbluten) sowie die großen Gelenke.

➤ **Pathogenese:** Eine Vielzahl von Antigenen sind an der Immunpathogenese der Schoenlein-Henoch-Purpura beteiligt, z.B. Medikamente, Nahrungsmittel, Immunisierung über Insekten-Vektoren. IgA ist die häufigste Antikörperklasse in den Immunkomplexen.

Klinik

➤ **Prodromi:** Bei der Mehrzahl der Patients geht der Erkrankung ein Infekt der oberen Luftwege voraus.

➤ **Organmanifestationen:**
  – *Hautsymptomatik:* Ein Exanthem tritt in 100% der Fälle auf: Bevorzugt an den Streckseiten der Extremitäten mit Betonung der unteren Körperhälfte findet sich ein stark rotes, papulöses Exanthem mit z.T. begleitenden ödematösen Anschwellungen der umgebenden Hautareale. Nach Abblassen bleiben gelegentlich noch bräunliche Hautveränderungen zurück.
  – *Gelenksymptomatik:* In 60 – 80% der Fälle periartikuläre Schwellungen und Schmerzen vor allem der großen Gelenke (Arthralgien, keine Arthritiden).
  – *Gastrointestinale Beteiligung:* In 60 – 80% der Fälle in Form von diffusen abdominellen Beschwerden und in geringerer Frequenz enteralen Blutverlusten.
  – *Renale Beteiligung:*
    • r < 50% der Patients haben eine renale Beteiligung.
    • Die renale Symptomatik beginnt 1 – 10 Wochen nach Krankheitsbeginn.
    • Führendes Symptom ist eine Mikrohämaturie glomerulären Ursprungs, nicht selten kommt es auch zur Makrohämaturie. Bei der Hälfte der Patients besteht eine mäßiggradige begleitende Proteinurie.
    • In der Nierenbiopsie findet man das Spektrum von Glomerulonephritiden mit mesangialen IgA-Ablagerungen, in einigen Fällen jedoch auch diffus intra- wie auch extrakapillär proliferierende Glomerulonephritiden mit Immunkomplexablagerungen, die klinisch unter dem Bild einer rapid-progressiven Glomerulonephritis verlaufen (Typ II).
    • Das Ausmaß der renalen Beteiligung bestimmt meist die gesamte Krankheitsprognose.

Diagnostik

➤ Die eigentliche Diagnose der Schoenlein-Henoch-Purpura erfolgt in erster Linie klinisch unter Berücksichtigung des Exanthems und Darmsymptome.
➤ In etwa 50 % finden sich erhöhte IgA-Serumspiegel. In der Differentialdiagnose zur postinfektiösen Glomerulonephritis (S. 121) lassen sich keine erniedrigten Serumkomplementspiegel nachweisen. Selten p-ANCA positiv.
➤ Die Hautbiopsie zeigt nur unspezifische vaskulitische Veränderungen mit IgA-Ablagerungen (leukozytoklastische Vaskulitis).
➤ Die Nierenbiopsie zeigt Veränderungen wie bei IgA-Nephritis (Abb. 46 a u. b).

Therapie

➤ **Primäre Therapie bei leichteren Verläufen:** Rein symptomatisch mit Analgesie und antiinflammatorischen Substanzen. Acetylsalicylsäure ist kontraindiziert.
➤ **Steroide:**
 – Eine gastrointestinale Symptomatik spricht gut auf Steroide an: Prednison 1 mg/kg KG/d.
 – Intra-extrakapilläre Glomerulonephritis: Therapie mit Steroiden. Hier sind eine Pulstherapie (vgl. RPGN Typ II S. 124) sowie Cyclophosphamid indiziert.
➤ Einzelne Fallberichte messen der Plasmapheresetherapie einen Stellenwert bei.

Prognose

➤ Die überwiegende Zahl der Erkrankungsfälle hat eine gute Prognose. Die kutanen und Gelenkmanifestationen bilden sich innerhalb weniger Wochen zurück, es besteht jedoch die Möglichkeit eines Rezidivs.
➤ Über den extrarenalen Krankheitsverlauf hinaus kann ein nephritisches Harnsediment persistieren.
➤ Erst bei bioptisch nachgewiesener IgA-Nephropathie mit einer Proteinurie von > 3 – 5 g/24 h ist die Langzeitprognose als schlecht mit Endstadium in der terminalen Niereninsuffizienz zu betrachten.
➤ Bei Verlauf als RPGN ist die terminale Niereninsuffizienz binnen weniger Wochen möglich, jedoch grundsätzlich prognostisch günstiger zu bewerten als bei anderen RPGN-Formen.

11.5 Kryoglobulinämie

Grundlagen

➤ **Definition:** Pathologische Bildung von Immunglobulinen (IgG und IgM), die bei Kälte reversibel präzipitieren. Vaskulitis kleiner Gefäße (Abb. 47).

➤ **Einteilung:** Nach Art und Verteilung der pathologischen Immunglobuline unterscheidet man drei Kryoglobulinämietypen:
- *Typ I:* Enthält ein einziges monoklonales Immunglobulin.
- *Typ II:* Polyklonales IgG, monoklonales IgM.
- *Typ III:* Polyklonales IgG, polyklonales IgM.
- Anm.: Das IgM besitzt Rheumafaktorcharakter und bindet an das polyklonale IgG.

➤ **Pathogenese:**
- *Typ I Kryoglobulinämie:* Diese tritt meistens bei multiplem Myelom, bei Morbus Waldenström und bei der benignen monoklonalen Gammopathie auf.
- *Typ II und III (gemischte) Kryogloblinämie:*
  - Ca. 70% der gemischten Kryoglobulinämien sind sekundär, d.h. sie sind mit autoimmunen, lymphoproliferativen, hepatobiliären und infektiösen (Hepatitis B und C, EBV) Erkrankungen assoziiert.
  - Die restlichen < 30% sind gemischte essentielle Kryoglobulinämien.

➤ **Renale Beteiligung:** Eine renale Beteiligung ist insbesondere bei der Typ II Kryoglobulinämie beschrieben worden: Membranoproliferative Glomerulonephritis oder membranöse GN. Häufig sind die histologischen Veränderungen so charakteristisch, daß die GN als kryoglobulinämische GN bezeichnet wird (meist bei Hepatitis C).

➤ **Epidemiologie:**
- Die gemischte Kryoglobulinämie manifestiert sich meist im Alter von 40 – 50 Jahren.
- Frauen sind etwas häufiger als Männer betroffen.
- Die Typ I Kryoglobulinämie ist eine seltene Komplikation bei lymphoproliferativen Erkrankungen.

Klinik

➤ Vaskulitische Purpura, meist an den unteren Extremitäten mit dem histologischen Bild einer leukozytoklastischen Vaskulitis.

➤ Systemische Vaskulitis mit Beteiligung mehrerer Organe (Leber, Niere, ZNS).

➤ Raynaud-Syndrom.

➤ Arthralgien.

➤ Fieber.

➤ Bei sekundärer Kryoglobulinämie Symptome der Grunderkrankung.

➤ **Bei renaler Beteiligung:**
- Meistens isolierte Proteinurie mit mikroskopischer Hämaturie.
- In ca. 20% der Fälle nephrotisches Syndrom.
- Selten akutes nephritisches Syndrom mit Makrohämaturie, Proteinurie, Hypertonie und rapidem Anstieg der Retentionswerte bis hin zum oligoanurischen akuten Nierenversagen.
- Niereninsuffizienz im Stadium der kompensierten Retention ohne weitere Progression.
- Begleitende arterielle Hypertonie.

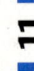

Diagnostik

➤ **Urin:** Untersuchung auf Proteinurie und Hämaturie.
➤ **Serum:**
  – Nachweis von Kryoglobulinen im Serum (Serum muß sofort nach Abnahme in ein 37 °C warmes Wasserbad verbracht werden).
  – Immunglobuline (IgM erhöht).
  – Evtl. Subtypisierung der Immunglobuline in Speziallaboratorien, da sich aus dem Typ der Kryoglobulinämie ein Hinweis für die möglicherweise zugrundeliegende Erkrankung gibt.
  – Rheumafaktor.
  – Paraproteine (meist Typ $\varkappa$).
  – Komplement (C_3, C_4, und CH50 sind erniedrigt).
  – Virusserologie, insbesondere HBsAg und HCV-AK (evtl. auch HCV-Nachweisversuch mittels PCR).
  – Weitere Untersuchungen in Abhängigkeit von der Grunderkrankung.
➤ **Biopsie:**
  – Nierenbiopsie zur Feststellung einer Kryoglobulinämie-assoziierten Glomerulonephritis (membranoproliferative GN).
  – Hautbiopsie bei vaskulitischer Purpura.
  – Knochenmarkbiopsie bei Verdacht einer lymphoproliferativen Erkrankung.

Therapie

➤ Häufig ist keine Therapie notwendig (spontane Remission).
➤ Therapie der Grunderkrankung bei sekundären Kryoglobulinämien.
➤ Bei Hepatitis B und C, die mit einer Kryoglobulinämie assoziiert sind, kann eine α-Interferon-Therapie zur Behandlung der Grundkrankheit in Betracht gezogen werden (Ansprechen der Therapie in etwa 30–50%, aber fast immer Rückfall nach Absetzen).
➤ Bei akuter Exazerbation der extrarenalen Symptomatik und bei schneller Verschlechterung der renalen Funktion kann eine Plasmapherese (mit oder ohne Kryopräzipitation), begleitet von Cyclophosphamid-und Methylprednisolongaben, erfolgen, z.B. Methylprednisolon „pulse"-Therapie gefolgt von einer niedrig dosierten oralen Prednisolon- und Cyclophosphamid-Gabe (Dosierung wie bei Wegener-Granulomatose S. 152).
➤ Aggressive Immunsuppression nur nach sicherem Ausschluß einer Grunderkrankung, essentielle Kryoglobulinämie sehr selten.

Verlauf und Prognose

➤ Bei ca. $1/3$ der Patienten mit renaler Beteiligung wurde eine spontane partielle bis komplette Remission beobachtet.
➤ In weiteren 30% kommt es nicht zu einem signifikanten Fortschreiten der renalen Erkrankung.
➤ Bei der gemischten Kryoglobulinämie mit renaler Beteiligung wird eine Letalität von 30% 10 Jahre nach Krankheitsbeginn beobachtet.
➤ Todesursachen bei der gemischten Kryoglobulinämie können infolge systemischer Vaskulitis, kardiovaskuläre oder zerebrale Ereignisse ebenso wie Infektionen sein.

11.6 Progressiv systemische Sklerose/Sklerodermie (PSS) ■

Grundlagen

➤ **Definition:** Systemerkrankung des Bindegewebes mit Organbeteiligung durch Kollagenanhäufung.
➤ **Pathologie:** Fibrose und obliterierende Angiopathie: „Zwiebelschalenangiopathie" mit Intimaproliferation.
➤ **Epidemiologie:**
  – *Inzidenz:* 1/100 000 Einwohner/Jahr.
  – *Geschlecht:* w : m = 3 : 1.
  – *Alter:* Manifestation im 3.–5. Jahrzehnt.
  – *Nierenbeteiligung* in ca. 30 % der Fälle.

Klinik

➤ **Haut** (90–95 % der Fälle) – **3 Phasen:** Ödematös, induriert, atrophisch.
  – *Hände:* Ödem, Verhärtung von distal fortschreitender Sklerosierung, Mikronekrosen („Rattenbißnekrosen") der Fingerkuppen, sekundäres Raynaud-Phänomen (Raynaund-Syndrom oft Monate vor Krankheitsbeginn).
  – *Gesicht:* Teleangiektasien, Mikrostomie.
  – *Sonstiges Integument:* Vitiligo, Pigmentationen, Kalzinosis.
➤ **Gastrointestinaltrakt** (80 % der Fälle):
  – Sklerosierung des Zungenbändchens.
  – Hypomotilität des Ösophagus, seltener des gesamten Intestinums.
  – Malabsorption, Fettstühle, Diarrhoe.
➤ **Lunge** (40 % der Fälle): Fibrose mit restriktiver Ventilationsstörung, pulmonaler Hypertonie und interkurrenten Pneumonien.
➤ **Herz** (40 % der Fälle):
  – Perikarditis, Myokardfibrose, koronarer Befall.
  – Sekundäre Beteiligung bei Lungen- und Nierenbeteiligung.
➤ **Niere** (ca. 30 % der Fälle):
  – Arterielle Hypertonie mit Aktivierung des Renin-Angiotensin-Systems durch obliterierende Angiopathie besonders der Aa. interlobulares.
  – „Renal crisis" (ca. 10–40 %) mit maligner Hypertonie und plötzlicher Nierenfunktionsverschlechterung (vgl. HUS S. 169).
  – Fibrinoide Nekrosen der Glomeruli und Arteriolen und multiple Niereninfarkte mit nachfolgender Niereninsuffizienz sowie Proteinurie.
➤ **Muskeln und Gelenke** (20–50 % der Fälle): Muskelschwäche, Arthralgien.
➤ **CREST-Syndrom:** Das CREST-Syndrom ist eine sehr seltene Sonderform der Sklerodermie mit:
  – **C**alcinosis cutis, **R**aynaud-Syndrom, Ösophagusbeteiligung (engl. **E**sophagus), **S**klerodaktylie, **T**eleangiektasien.
  – Das CREST-Syndrom ist eine mildere Verlaufsform, die Prognose ist wegen geringerer Organmanifestationen besser.

Diagnostik

➤ **Typische Hautveränderungen:** Klinik (s. o.), evtl. wird vor der Therapie eine Hautbiopsie entnommen. Befund: Atrophie der Oberhaut, De- und Hyperpigmentierung, perivaskuläres Ödem zu Beginn; Zugrundegehen der Hautanhangsgebilde; von Kollagen eingemauerte Schweißdrüsen.

➤ **Ösophagusfunktion:** Motilitätsstörungen mit Schluckstörungen, Wandstarre und Weitstellung der distalen $2/3$ des Ösophagus werden durch Ösophagusbreischluck und Ösophagusmanometrie diagnostiziert.
➤ **Regelmäßige Untersuchungen:** Blutdruckmonitoring, EKG und Echokardiographie, Röntgen-Thorax sowie Lungenfunktions-Untersuchungen.
➤ **Urin:** Proteinurie (meist < 2 g/d), 24-h-Sammelurin zur Kreatinin-Clearance-Bestimmung.
➤ **Blut:**
  – Blutbild (unspezifische Veränderungen), CRP ↑, BSG ↑, Anämie.
  – Erhöhte Retentionswerte und verminderte Kreatininclearance.
  – Stimulation der basalen Plasma-Renin-Aktivität.
➤ **Immunologische Untersuchungen:**
  – Hypergammaglobulinämie (25–50% der Fälle).
  – Positiver Rheumafaktor (30–40% der Fälle).
  – Antinukleäre Antikörper (ANA, bei 60%–90%).
  – Anti-SCL 70 (Antitopoisomerase 1) bei 40% der Patienten mit diffuser Verlaufsform.
  – ACA (anticentromere Antikörper) in 70% bei CREST-Syndrom, bei CREST-Syndrom kann kein Anti-SCL 70 nachgewiesen werden.
  – Leberenzyme erhöht, Hypothyreose (selten).

Differentialdiagnose

➤ **Zirkumskripte Sklerodermie (Morphaea):** Umschriebene Sklerosierung der Haut ohne interne Beteiligung.
➤ **Mischkollagenosen** (Sharp-Syndrom, mixed connective tissue disease, S. 161):
  – Überlappungssymptomatik aus SLE, Sklerodermie, Polymyositis und rheumatoider Arthritis.
  – Eine Organbeteiligung ist selten.
  – ANA-Nachweis (Subspezifizierung anti-RNP und ENA) ist häufig.
  – Mischkollagenosen sprechen gut auf niedrigdosierte Steroide an.
➤ **Eosinophile Fasciitis (Shulman-Syndrom):** Schwellung der proximalen Extremitäten ohne Hände und Füße, Eosinophilie im Blut und Hautbiopsat.
➤ **Sekundäre sklerodermieartige Krankheitsbilder:**
  – *Medikamentös:* Bleomycin, Pentazocin.
  – *Chemische Substanzen:* Vinylchlorid, Lösungsmittel, Siliciumdioxid, Silikonimplantate etc.

Therapie

➤ Es gibt keine gesicherte Kausaltherapie.
➤ Therapieversuche mit Immunsuppressiva erbringen keinen sicheren Nutzen.
➤ Zur Erhaltung der Nierenfunktion ist eine konsequente antihypertensive Therapie notwendig. Besonders geeignet sind ACE-Hemmer (z.B: Captopril 2 × 12,5–25 mg, Fosinopril 1 × 10–20 mg), des weiteren liegen Erfahrungen mit Betablockern, Dihydralacin, Minoxidil und Methyldopa vor.
➤ **„Renal crisis":** Bei rasch fortschreitendem Verlauf Therapie wie Hämolytisch Urämisches Syndrom (HUS/TTPS S. 169).
➤ **Arthralgien:** Nichtsteroidale Antiphlogistika (NSAID).
➤ **Raynaud-Syndrom:** Kälteschutz, Nikotinverbot, Absetzen von Betablockern und ergotaminhaltigen Medikamenten, evtl. Nifedipin oder Nitroglycerin.

11.6 Progressiv systemische Sklerose/Sklerodermie (PSS) ■

➤ **Refluxösophagitis:** Antazida oder H_2-Blocker, evtl. Metoclopramid (Paspertin).
➤ Darmmotilitätsstörungen: Domperidon (Motilium), Cisaprid (Propulsin).

Prognose

➤ Die Niereninsuffizienz ist die Haupttodesursache und Indikator für die Gesamt-prognose. Frühzeitige A.V. Fistelanlage, da problematisch.
➤ Die Lungenfibrose hat eine schlechte Prognose.
➤ Die 5-Jahres-Überlebensrate bei Sklerodermie beträgt 34–73%.
➤ Nierentransplantation in Einzelfällen möglich und erfolgreich bei vordergründi-gem renalen Befall.

Rheumatoide Arthritis (chronische Polyarthritis) ──────────

➤ **Grundlagen:**
  – Die rheumatoide Arthritis ist eine chronische Multisystemerkrankung ungeklärter Ätiologie mit symmetrischer Polyarthritis und Gelenkdeformationen.
  – Extraartikuläre Manifestationen sind: Rheumaknoten, Vaskulitis, pleuropulmonale Entzündungen, Episkleritis, Sicca-Syndrom und Felty-Syndrom mit Splenomegalie und Neutropenie.
  – *Epidemiologie:*
    • Prävalenz in Deutschland ca. 0,8%.
    • Frauen : Männer = 3 : 1.
    • Erkrankungsbeginn 30.– 50. Lebensjahr.
➤ **Nierenbeteiligung** (höchstens 15% der Patienten):
  – *Nierenbeteiligung als Folge der Grunderkrankung:* Arteriitis (nekrotisierende Vaskulitis), Glomerulonephritis (membranös, mesangioproliferativ, rasch progressiv) oder durch sekundäre Amyloidose (AA Amyloidose S. 166).
  – *Therapiebedingte Nierenschädigung:*
    • Nach Verabreichung von Gold (membranöse GN) oder D-Penicillamin (membranöse GN), Analgetika (Papillennekrosen, chronische Niereninsuffizienz) oder nichtsteroidale Antiphlogistika (NSAID; akute interstitielle Nephritis).
    • Während der Therapie der rheumatoiden Arthritis sollten halbjährlich Kontrollen von Proteinurie und Hämaturie erfolgen.
➤ **Diagnostik:** Die Ätiologie einer Nierenschädigung bei rheumatoider Arthritis sollte zur Therapieplanung durch eine Nierenbiopsie geklärt werden.
➤ **Therapie:** Abhängig von der Ätiologie, es gibt keine spezifische Therapie.

Mixed Connective Tissue Disease/Sharp-Syndrom ──────────

➤ **Grundlagen:** Die mixed-connective-tissue-disease ist eine Mischkollagenose mit Überlappungssymptomatik aus SLE, Sklerodermie, Polymyositis und rheumatoider Arthritis.
➤ **Nierenbeteiligung:**
  – Eine renale Beteiligung ist sehr selten (etwa 10% der Patienten) und verläuft eher mild.
  – Schwere Verläufe mit membranöser oder diffus proliferativer GN wurden beschrieben (Lupusnephritis S. 143).
➤ **Diagnostik:** ANA-Nachweis, Subspezifizierung anti-RNP und ENA sind häufig nachweisbar. Fehlen von AK gegen ds-DNS.
➤ **Therapie:** Die mixed-connective-tissue-disease spricht gut auf niedrigdosierte Steroide an, bei schwerer Nierenbeteiligung ist eine aggressivere Immunsuppression erforderlich (vgl. jeweilige GN). Je nach dominierender Symptomatik Therapie wie bei SLE oder PSS (S. 146 bzw. 159).

11.7 Weitere immunologische Systemerkrankungen

Sjögren-Syndrom

➤ **Grundlagen:**
- Das Sjögren-Syndrom beruht auf einer gestörten Funktion der exokrinen Drüsen durch lympho- und plasmazelluläre Infiltration. Dabei treten Keratoconjunctivitis sicca mit Xerophthalmie, Xerostomie und Arthritis auf. Die Nierenbeteiligung ist eine Komplikation des Sjögren-Syndroms (s. u.).
- *Epidemiologie:* Betroffen sind besonders Frauen (w : m = 9:1) nach dem 50. Lebensjahr.
- *Ätiologie:*
  • Primäres Sjögren-Syndrom ohne faßbare Grunderkrankung.
  • Sekundär: Bei rheumatoider Arthritis, systemischem Lupus erythematodes, progressiver systemischer Sklerose und Polymyositis sowie bei primär biliärer Zirrhose und chronisch aktiver Hepatitis.

➤ **Nierenbeteiligung:**
- Bedeutsame Nierenfunktionseinschränkungen sind selten.
- Chronisch interstitielle Nephritis mit distaler (selten proximaler) tubulärer Azidose, nephrogenem Diabetes insipidus.
- Die glomeruläre Beteiligung (häufig bei sekundären Formen) geht mit nephrotischem Syndrom oder nekrotisierender Vaskulitis einher. Es kann zum dialysepflichtigen Nierenversagen kommen.

➤ **Diagnostik:** Hypergammaglobulinämie, positiver Rheumafaktor (60–90% der Fälle), Leukopenie und normochrome, normozytäre Anämie (30% der Fälle), Auto-AK (ANA 70%, Anti-SS-A/Ro 50–70%, Anti-SS-B/La 40–60%), positiver direkter Coombs-Test, Ausschluß sekundärer Ursachen und einer Kryoglobulinämie (S. 156).

➤ **Therapie:** Künstliche Tränen, künstlicher Speichel, evtl. Mukolytika. Bei renaler, pulmonaler, neurologischer Beteiligung oder Vaskulitis sind Glukokortikoide und/oder Immunsuppressiva ggf. gerechtfertigt. Evtl. GN Therapie wie bei Lupusnephritis (S. 146).

Relapsing Polychondritis

➤ **Klinik:** Die relapsing Polychondritis ist ein klinisches Erscheinungsbild mit rezidivierenden Entzündungen der Knorpel von Ohr, Nase, Trachea und Bronchialsystem; bei ca. 75% Polyarthritis/Polyarthralgie. Kardiovaskuläre Komplikationen (Aorteninsuffizienz) und vaskulitische Komplikationen sind neben der Nierenbeteiligung möglich.

➤ **Nierenbeteiligung:** Mesangiumzellproliferationen, segmental nekrotisierende GN und tubulointerstitielle Veränderungen. Selten kommt es zur membranösen GN und zu RPGN.

➤ **Diagnostik:** Klinik, Knorpelveränderungen am Respirationstrakt, Ohren u. a.

➤ **Therapie:** Steroide und Immunsuppressiva besonders bei Nierenbeteiligung (siehe RPGN S. 124).

Churg-Strauss-Syndrom

➤ Bei Churg-Strauss-Syndrom (Abb. 47) ist eine Nierenbeteiligung eher selten, im Vordergrund steht der extrarenale Organbefall. Eine hohe periphere Eosinophilie, asthmatische Anamnese und Purpura müssen an die Differentialdiagnose Churg-Strauss-Syndrom denken lassen.

➤ **Nierenbeteiligung:** Selten, noch seltener ist das Stadium der terminalen Niereninsuffizienz (Unterschied zur Wegener-Granulomatose bzw. mikroskopischer Polyangiitis).
➤ **Arterielle Hypertonie** bei bis zu 75 % der Patienten.
➤ **Diagnostik:**
   – Eosinophilie > 20 % neben zumeist geringer Erhöhung der Retentionswerte Mikrohämaturie und geringe unselektive Proteinurie, selten Vollbild des Nephrotischen Syndroms.
   – Immunserologie. C- oder p-ANCA evtl. positiv.
   – *Histologisch* können interstitielle eosinophile Infiltrate bzw. vaskulitische Befunde in glomerulären Kapillarschlingen imponieren. Selten rapid progredienter Verlauf.
➤ **Therapie:** Hochdosierte Kortikosteroide in Kombination mit Cyclophosphamid kommen zur Anwendung (bei Vaskulitis wie Wegener Granulomatose [Riesenzellarteriitis] S. 148).

Arteriitis temporalis

➤ **Nierenbeteiligung:**
   – Der Nierenbefall ist hier extrem selten, epidemiologische Daten existieren nicht, da wegen fehlender Indikation bei den Patienten keine Nierenbiopsie erfolgt.
   – In *Einzelfallberichten* fragliche Riesenzellarteriitiden der Nierenarterie, Koexistenz einer membranösen Glomerulonephritis, Amyloidose und Arteriitis temporalis sehr selten.
➤ **Klinik:** Die exkretorische Nierenfunktion ist in der Regel nicht betroffen. Passagere Mikrohämaturie, selten Hypertonie. Praktisch niemals Nephrotisches Syndrom.
➤ **Therapie:** Systemische Glukokortikoidtherapie.

Takayasu-Arteriitis

➤ **Nierenbeteiligung:**
   – Die renale Beteiligung ist selten; die häufigste renale Mitbeteiligung ist die Entwicklung einer renovaskulären Hypertonie durch entweder obliterierende Arteriitis der Nierenarterie oder eine Verengung des Ostiums der Nierenarterie bei abdomineller Aortitis.
   – *Glomerulonephritiden* sind mehrfach im Zusammenhang mit Takayasu-Arteriitis beschrieben worden.

Klassische Polyarteriitis nodosa

➤ Gefäßbefall siehe Abb. 48.
➤ Selten Niere befallen.
➤ Niereninfiltrate und Aneurismen (siehe Abb. 20), evtl. mit bedrohlicher Blutung.
➤ **Therapie:** Glukokortikoide und konsequente antihypertensive Therapie.

11.8 Sarkoidose

Grundlagen

➤ Die Sarkoidose ist eine Systemerkrankung mit epitheloidzelligen Granulomen.
➤ **Ätiologie:** Die Ätiologie ist unklar.
➤ **Epidemiologie:**
  – Betroffen sind überwiegend Nordeuropäer und schwarze Amerikaner.
  – Prädilektionsalter 20–40 Jahre.
  – Verhältnis Frauen : Männer = 4 : 3.
➤ **Histologie:** Epitheloidzellige Granulome ohne Nekrosen (DD Tuberkulose, Wegener-Granulomatose), Fibrosierungstendenz (führt zu Organschäden).

Klinik

➤ Die Symptome sind abhängig von Ort und Schwere der Organbeteiligung, Lunge und hiläre Lymphknoten sind immer betroffen.
➤ **Verlaufsformen:**
  – *Akute Verlaufsform:* Löfgren-Syndrom mit Fieber, Husten, Krankheitsgefühl, Arthritis, Erythema nodosum. Das Löfgren-Syndrom hat eine hohe Spontanheilungsrate.
  – *Chronische Verlaufsformen* mit Multiorganbeteiligung und schlechterer Prognose. Die chronische Sarkoidose ist meistens ein Zufallsbefund bei der Röntgenuntersuchung des Thorax. Symptome sind Husten, manchmal Dyspnoe. Scheinbar primär extrathorakale Sarkoidosen sind meistens unerwartete Zufallsbefunde.
➤ **Organbeteiligung (außer Nieren, s. u.):** Durch aktive Granulome oder durch sekundäre Fibrose kommt es zur Funktionseinschränkung: ZNS, Auge, Speicheldrüsen, Haut, Muskulatur, Herz, Gastrointestinaltrakt, Milz, Leber, periphere Lymphknoten, Knochen.
➤ **Nierenbeteiligung:** Die Nieren sind klinisch in 1–4 % befallen, bioptisch in 40 %:
  1. *Hyperkalzämie* mit Hyperkalziurie und Polyurie ohne direkten Nierenbefall:
     • Die Hyperkalzämie ist die Folge der Aktivierung der 1-α-Hydroxylase in Makrophagen und Lymphozyten mit ungehemmter Produktion von $1\alpha,25$-Dihydroxyvitamin D3.
     • Abfall der Glomerulären Filtrationsrate (GFR), in 10 % der Fälle Nephrolithiasis, in 1–5 % Nephrokalzinose.
     • Renaler Diabetes insipidus (DD zentraler Diabetes insipidus bei Befall der Hirnbasis); renal tubuläre Azidose.
  2. *Tubulointerstitielle Nephritis:* Granulome mit mehrkernigen Langhans-Riesenzellen, keine Verkäsung, keine Nekrosen.
  3. *Glomerulonephritis:* Fokal-sklerosierende GN, membranöse GN, membranoproliferative GN, mesangiale IgA-GN.

Diagnostik

➤ **Nierenbiopsie:** Bei Hinweis auf einen Befall der Nieren im Rahmen einer Sarko-
  idose ist immer eine Nierenbiopsie indiziert, da die Sarkoidose eine reversible
  Ursache der drohenden terminalen Niereninsuffizienz ist.
➤ **Labor:**
  – *Blut:*
    • BSG (erhöht), Blutbild, Leberwerte, Nierenwerte, Elektrophorese (typi-
      sches Bild der Entzündung). Angiotensin Converting-Enzym (ACE) erhöht.
    • Elektrolyte: Hyperkalzämie mit Hyperkalzurie (S. 96).
  – *Urin:* Urinstatus.
➤ **Sonographie** des Abdomens.
➤ Zur Diagnostik des Lungenbefalls oder der Beteiligung anderer Organe bei Sar-
  koidose vgl. Lehrbücher der Inneren Medizin.

Therapie

➤ **Indikation:** Die Nierenbeteiligung bei Sarkoidose ist eine absolute Indikation
  zur Therapie.
➤ **Therapeutika:** Beste und wirksamste Therapie sind derzeit Kortikosteroide. In
  ganz wenigen Fällen wird bei langfristigem Nichtansprechen ein Therapieversuch mit Chlorambucil 4–8 mg/Tag, alternativ MTX (Methotrexat) 10 mg/Wo-
  che unternommen.
➤ **Procedere:**
  – Kortikosteroide oral zunächst 1 mg Prednisolonäquivalent/kg KG über 4–6
    Wochen, dann allmähliche Reduktion über 9 Monate. Ziel: 5 mg Prednisolon-
    äquivalent.
  – *Langzeittherapie:* Bei Rezidiv unter Therapiereduktion Verdopplung der letz-
    ten Kortisondosis, anschließend schrittweise Reduktion auf 2,5–5 mg über
    der Rezidivdosis. Auslaßversuche nach 1, 3 und 5 Jahren auch bei Teilremis-
    sionen.
➤ **Verlaufskontrolle** anhand Lungenfunktion, ACE, bronchioalveolärer Lavage
  (BAL), evtl. Galliumszintigraphie. Kontrollintervalle alle 3 Monate, unter Dosis-
  reduktion alle 4 Wochen. Bei Nierenbefall ECC (endogene Kreatininclearance
  [S. 30]) (alle 3 Monate), Sonographie, Kontrollbiopsie bei Rezidivverdacht.
➤ **Hyperkalzämie:**
  – 20 mg Prednisolonäquivalent reichen zur Suppression der Hyperkalzämie
    mit Hyperkalzurie aus.
  – Wirkmechanismus: Suppression der 1-α-Hydroxylase, Hemmung der inte-
    stinalen Kalziumabsorption, Hemmung der renalen Kalziumreabsorption.
  ◧ *Cave:* Sonnenlichtexposition stellt Vitamin-D3 Substrat für die Calcitriolsyn-
    these bereit, hierdurch Gefahr der Hyperkalzämie. Thiaziddiuretika sind we-
    gen verminderter Kalziumexkretion kontraindiziert.

11.9 Nierenbeteiligung bei Amyloidose

Grundlagen

➤ Amyloid wird, vermutlich durch Zellen des retikuloendothelialen Systems, aus Vorläuferproteinen synthetisiert. Die Art des Vorläuferproteins bestimmt den Amyloidtyp.
➤ **Amyloidose-Typen und Pathogenese:**
  – *Systemische AA-Amyloidose:* Häufigste systemische Amyloidose. Das Serum-Amyloid-A (Akute-Phase-Protein) ist das Vorläuferprotein. Dieses Akute-Phase-Protein wird im Rahmen chronisch entzündlicher oder seltener neoplastischer Erkrankungen synthetisiert (vgl. Tabelle 24).

Tabelle 24 Erkrankungen, die zur AA-Amyloidose führen

Chronisch-entzündliche Erkrankungen	Rheumatoide Arthritis Ankylosierende Spondylitis Psoriasis-Arthritis Reiter-Syndrom Behcet-Syndrom Morbus Whipple Morbus Crohn Colitis ulcerosa SLE und andere Autoimmunerkrankungen
Chronisch-infektiöse Erkrankungen	Tuberkulose Osteomyelitis Bronchiektasien
Neoplastische Erkrankungen	Morbus Hodgkin Nierenzellkarzinom
Hereditäre Amyloidosen	Familiäres Mittelmeerfieber Muckle-Wells-Syndrom

  – *Systemische AL-Amyloidose:*
    • Seltenere Form, hier sind monoklonale Immunglobulinleichtketten das Vorläuferprotein, diese werden im Rahmen einer Plasmazelldyskrasie synthetisiert.
    • Plasmazelldyskrasien: Benigne monoklonale Gammopathie (monoklonale Gammopathie unklarer Dignität), Multiples Myelom (IgG, IgA, IgD, IgE, Bence-Jones-Myelom).
  – *Familiäre Amyloidosesyndrome mit systemischer Beteiligung:* Sehr seltene Erberkrankungen. Vorläuferproteine sind durch Punktmutation veränderte Plasmaproteine. Bei dieser Form werden meist Nieren und periphere Nerven befallen.
➤ **Dialyse-assoziierte Amyloidose** (β_2-Mikroglobulin-assoziiert).

Klinik

➤ Die Nierenbeteiligung ist häufig Erstsymptom der systemischen Amyloidosen und für den Verlauf und die Prognose mitentscheidend.
➤ **Leitsymptom:** Proteinurie, häufig mit Entwicklung eines Nephrotischen Syndroms.
➤ **Niereninsuffizienz** ist häufig, aber nicht obligat.
➤ **Weitere Organbeteiligung:** Herz (kardialer Befall tritt bei der AL-Amyloidose häufig und früh, bei der AA-Amyloidose eher selten und spät auf), Gastrointestinaltrakt, Leber, Milz, peripheres und autonomes Nervensystem (oft schwere Hypotonie im Stehen), endokrine Organe (Schilddrüse, Nebenniere) u. a.

Diagnostik

➤ **Urin:** Urinstatus, Eiweiß quantitativ, Bence-Jones-Proteine (vgl. S. 19). Bei Verdacht auf AL-Amyloidose immer auch Immunfixation im Urin durchführen, da die entsprechende Serumuntersuchung negativ sein kann.
➤ **Serum:**
  – Routinelabor inkl. BSG, CRP, LDH, Elektrophorese, antinukleäre Antikörper, Rheumafaktor, Komplementfaktoren C3 und C4.
  – *Bei Verdacht auf AL-Amyloidose zusätzlich:* Immunfixation. Bei positivem Befund unbedingt Beckenkammbiopsie zum Nachweis des Amyloids und gleichzeitig der Plasmazellerkrankung durchführen. Cave: Bei fortgeschrittener AL-Amyloidose ist häufig kein Myelom nachweisbar, immer aber die monoklonale Gammopathie.
➤ **Histologie:**
  – *Indikation zur Biopsie:* Diagnosesicherung, d. h. histologischer Amyloidnachweis.
  – *Biopsierte Gewebe:* Niere, subkutanes Fettgewebe, Rektummukosa und Rektumsubmukosa, Mundschleimhaut, Leber, Lymphknoten.
➤ **Staging:** Grundsätzlich zumindest echokardiographische Untersuchung des Herzens, da der kardiale Befall für die Gesamtprognose oder auch die Transplantationschancen entscheidend ist.

Therapie

➤ **Therapieziel** ist der Versuch, die Synthese des Vorläuferproteins zu bremsen.
  – *AA-Amyloidose:* Konsequente Behandlung der entzündlichen Grunderkrankung, Sanierung von Herdbefunden.
  – *AL-Amyloidose:*
    • Evtl. Versuch einer Chemotherapie mit Melphalan und Prednison zur Behandlung der Plasmazelldyskrasie. Eine Wirksamkeit ist allerdings nicht eindeutig belegt.
    • Angelehnt an Therapieoptionen in der Behandlung des Multiplen Myeloms werden die Gabe anderer Chemotherapieschemata (z. B. VAD), die Stammzelltransplantation und die allogene Knochenmarktransplantation diskutiert. Diese Verfahren haben aber noch experimentellen Charakter und sind hinsichtlich der Wirksamkeit nicht gesichert.

11.9 Nierenbeteiligung bei Amyloidose

➤ **Colchizin** ist zur Prophylaxe der Amyloidose bei familiärem Mittelmeerfieber indiziert. Dosis: 1 – 2 mg/d. Die Wirksamkeit ist gesichert. Colchizin hat dagegen keine sichere Wirkung bei klassischer AA-Amyloidose oder AL-Amyloidose.
➤ **Symptomatische Therapie** v. a. des Nephrotischen Syndroms (S. 120). Bei therapierefraktären Fällen evtl. Embolisation der Nieren.

Prognose

➤ Unter Nierenersatztherapie und nach Transplantation ist die Prognose der Amyloidose schlechter als bei anderen Grunderkrankungen, dennoch sind lange Überlebenszeiten vor allem bei Patienten mit AA-Amyloidose möglich.
➤ Die meist rasche systemische Progression der AL-Amyloidose (mittlere Überlebenszeit < 2 Jahre) muß bei der Wahl des Nierenersatzverfahrens berücksichtigt werden. Das bedeutet, daß die Indikation zur Nierentransplantation als eine Form der Nierenersatztherapie äußerst zurückhaltend gestellt werden sollte.

Grundlagen

➤ **Vorbemerkung:** Viele Überschneidungen des hämolytisch-urämischen Syndroms (HUS) und der thrombotisch-thrombozytopenischen Purpura (TTP) haben dazu geführt, daß diese Erkrankungen unter dem Begriff HUS-TTP zusammengefaßt werden (auch Mikroangiopathische Hämolytische Anämie).

➤ **Epidemiologie:** Das hämolytisch-urämische Syndrom (HUS) und die thrombotisch-thrombozytopenische Purpura Moschkowitz (TTP) sind im Erwachsenenalter selten.

➤ Die Letalität betrug unbehandelt 90%. Durch Einführung der Dialyse, durch bessere antihypertensive Therapie , moderne Intensivtherapie und unten genannten Therapiemöglichkeiten beträgt die Letalität heute 10–30%.

➤ **Ursachen und Pathogenese:**
  – Bei praktisch allen HUS-TTP-Fällen besteht im Frühstadium eine Endothelschädigung. Durch die Endothelschädigung wird eine vermehrte Produktion prokoagulatorischer und thromboadhäsiver Faktoren ausgelöst, die zu glomerulären Thromben und/oder zu zwiebelschalenartigen Lumeneinengungen der präglomerulären Arteriolen führt.
  – Verschiedene vermutete HUS-TTP-Auslöser:
    • Verotoxin induziert: Nach gastrointestinaler Infektion mit enterohämorrhagischen E. coli (meist Typ 0157:H7).
    • Neuraminidase induziert bei Infektion mit Haemophilus influenza.
    • Hereditäre Formen.
    • Immunologische Erkrankungen: SLE, Sklerodermie, Organstransplantatabstoßung, Graft-versus-host-disease nach Knochenmarktransplantation.
    • Toxisch oder paraneoplastisch: Mitomycin, Cyclosporin, Tacrolimus.
    • Hormonell induziert: Schwangerschaft, Wochenbett, orale Kontrazeptiva.
    • Idiopathische Formen, die sich bislang keinen anderen Gruppen zuordnen lassen.

Klinik

➤ **Leitsymptome:**
  – Coombs-negative hämolytische Anämie.
  – Fragmentozyten im peripheren Blutausstrich (> 2/Gesichtsfeld).
  – Thrombozytopenie $< 100000/\mu l$ bei Megakaryozyten-reichem Knochenmark.
  – Unterschiedliche Funktionsstörungen von Niere, ZNS oder anderen Organsystemen.

➤ **Klinische Verläufe:** HUS-TTP ist meist eine akute Erkrankung, selten sind akutrezidivierende oder chronische Verläufe (diese sind meist paraneoplastisch).

➤ **Symptome:** Es können schwere gastrointestinale Infekte, Fieber, Blutungskomplikationen, zentralnervöse Funktionsstörungen, Urämie, schwere Hypertonie oder Zeichen einer immunologischen Systemerkrankung bestehen.

11.10 HUS/TTP

Diagnostik und Differentialdiagnostik

➤ **Diagnostik:** Blutbild, evtl. Knochenmarkpunktion, Blutgerinnung, Coombs-Test bei hämolytischer Anämie (vgl. oben Leitsymptome), Autoantikörpersuche (ANA, ENA, ANCA, DNA-AK).
➤ **Wichtigste Differentialdiagnosen:** Verbrauchskoagulopathie und idiopathische thrombozytopenische Purpura.
  – Bei der Verbrauchskoagulopathie besteht im Gegensatz zu HUS-TTP eine Verlängerung der globalen Tests der plasmatischen Gerinnung (PTT, PTZ, Thrombinzeit), ein erniedrigtes Serumfibrinogen und eine deutliche Erhöhung der Fibrinspaltprodukte.
  – Bei der idiopathischen thrombozytopenischen Purpura werden weder Hämolyse noch Fragmentozyten gesehen.
  – Das in der Schwangerschaft auftretende HELLP-Syndrom zeichnet sich durch eine Erhöhung der GOT und GPT > 200 U/l aus, die bei HUS-TTP Patienten praktisch nie gesehen werden. Die Diagnose eines HELLP-Syndroms wird durch die prompte Normalisierung aller Parameter nach Entbindung gestützt (S. 208 ff).

Therapie

➤ **Kausale Therapie** bei erkennbarer Grunderkrankung.
➤ **Übersicht:**
  – *Supportive Intensivtherapie* durch Bluttransfusion, Ausgleich der Wasser- und Elektrolytstörungen, rechtzeitige Nierenersatztherapie, engmaschige Blutdrucküberwachung und -therapie sowie apparative Beatmung. Diese Maßnahmen sind wesentlich für die gesunkene Letalität (s. o.) verantwortlich.
  – *Gezielte Therapie von HUS-TTP im Erwachsenenalter:* Bislang ist nur die Wirksamkeit der Plasmaaustauschbehandlung mit fresh-frozen Plasma als Ersatzlösung erwiesen. Grundlage ist der Ausgleich verschiedener verminderter Plasmafaktoren und die Entfernung toxischer Substanzen. Eine Therapie mit alleiniger Frischplasmainfusion ist dem Plasmaaustausch sicher unterlegen.
➤ **Therapieschema:** An erster Stelle der Versorgung stehen die kausale und die intensivmedizinische supportive Therapie. Die gezielte Therapie sollte symptomorientiert erfolgen:
  – Bei klinisch wenig akut verlaufenden Formen (keine ZNS-Symptomatik, Kreatinin < 1,5 mg/dl, Thrombozytenzahl > 50 000/μl, keine neu aufgetretene maligne Hypertonie): Methylprednisolon 2 mg/kg KG mit rascher Dosisreduktion nach Ansprechen der laborchemischen und klinischen Befunde.
  – Bei allen schwereren Verläufen: Zusätzlich am gleichen Tag Plasmaaustauschbehandlung gegen Frischplasma. Wiederholung bis zu einem Thrombozytenanstieg von 50000/μl täglich, dann 3 × wöchentlich. Behandlungsende erst nach Normalisierung der Thrombozytenzahl und der LDH.
➤ **Adjuvante Therapie:** Kortikosteroide.
➤ Bei Nichtansprechen der Therapie evtl. Vincristin oder Plasmaaustausch gegen kryopräzipitiertes Plasma.
➤ **Nicht wirksam sind:** Thrombozytenaggregationshemmer, die wie Antikoagulantien und Thrombolytika zu einer Steigerung des Blutungsrisikos führen. Wahrscheinlich unwirksam sind Prostazykline und Immunglobuline.

Grundlagen

➤ Die diabetische Nephropathie (Glomerulusveränderungen bei Diabetikern) wurde 1936 von Kimmelstiel und Wilson beschrieben.
➤ **Epidemiologie:** Die diabetische Nephropathie betrifft ca. 30–35% der Diabetiker, das Risiko der diabetischen Nephropathie für Typ I- und Typ II-Diabetiker ist etwa gleich.

Klinik

➤ Frühsymptom der Nephropathie ist die Mikroalbuminurie. Die Mikroalbuminurie ist der Indikator der Nephropathie.
➤ Hypertone Blutdruckwerte.
➤ Erhöhung der Blutfette: Cholesterin und Triglyzeride.
➤ Weitere mikroangiopathische Komplikationen bei Diabetes mellitus:
  – Diabetische Retinopathie mit Proliferationen, Glaskörperblutung und Amaurosis.
  – Polyneuropathie.
  – Mikroangiopathie der Koronarien (small vessel disease).

Tabelle 25 Stadieneinteilung der diabetischen Nephropathie nach klinischen Gesichtspunkten

Stadium	Albuminurie	GFR	Blutdruck	Intervention
Beginnende Nephropathie	30–300 mg/24 h	normal	erhöht	BZ-Normalisierung, strenge Blutdruckeinstellung und Rauchverzicht können Fortschreiten aufhalten
Manifeste Nephropathie	> 300 mg/24 h	normal oder erniedrigt	immer erhöht	BZ-Normalisierung, strenge Blutdruckeinstellung, Rauchverzicht, Eiweißrestriktion können Fortschreiten verlangsamen
Dialysepflichtige Nephropathie	wechselnd meist > 1000 mg/24h	< 10 ml/min	immer erhöht	Hämodialyse CAPD Frühzeitige Nierentransplantation bzw. Nieren- und Pankreastransplantation

11.11 Diabetische Nephropathie

Diagnostik

➤ **Urin:** Kontrolle der Mikroalbuminurie zweimal jährlich.
➤ **Blut:** Kontrolle von Cholesterin (HDL- und LDL-Fraktion) und Triglyceriden,
➤ **Kontrolle des Blutdrucks** bei jedem Arztbesuch und 24 h RR Messung sowie Selbstmessung.
➤ **Nierenbiopsie:** Die Nierenbiopsie ist nur bei großer Proteinurie bzw. Verdacht einer anderen Nierenerkrankung (fehlende Retinopathie) indiziert.

Therapie und Verlauf der diabetischen Nephropathie

➤ Hohe kardiovaskuläre Mortalität des Diabetikers mit Nephropathie.
➤ **Übersicht:** Der Verlauf der diabetischen Nephropathie kann in Abhängigkeit des Stadiums in seiner Progredienz ganz entscheidend beeinflußt werden durch:
  – Akribische Blutzuckereinstellung (s. u.).
  – Frühzeitige antihypertensive Therapie (s. u.).
  – Eiweißrestriktion auf 0,6 g/kg KG/d.
  – Rauchverzicht.
  – Die Effizienz anderer Maßnahmen ist bisher nicht nachgewiesen.
➤ **Blutzuckereinstellung:**
  – *Zielgröße:* Blutzuckernormalisierung. Im Stadium der manifesten oder dialysepflichtigen Nephropathie besteht wegen der herabgesetzten renalen Insulinclearance die Gefahr der Hypoglykämien.
  – Typ II-Diabetiker sollen spätestens im manifesten Stadium auf Insulin umgestellt werden, da alle Sulfonylharnstoffe (mit Ausnahme von Gliquidon) renal eliminiert werden.
  – Regelmäßige HbA_{1c}-Kontrollen.
  – Teilnahme an Schulungsprogrammen.
  – Erlernen der intensivierten Insulintherapie.
  – Blutzuckerselbstmessungen.
➤ **Blutdruckeinstellung:**
  – Blutdruckselbstmessung.
  – Antihypertensiva sollen frühzeitig bereits bei Mikroalbuminurie eingesetzt werden:
    • ACE-Hemmer bzw. AT_1 Rezeptorantagonisten, β-Blocker, Kalziumantagonisten (nicht günstig Dihydropyridine), α-Blocker und Vasodilatatoren. Bezüglich der Mortalität ist primär nicht das Medikament, sondern die tatsächliche Blutdruckreduktion entscheidend (vgl. antihypertensive Therapie S. 240). ACE-Hemmer und AT_1-Rezeptorantagonisten zu bevorzugen.
    • Typ II-Diabetiker sollen initial bei noch normalem Serumkreatinin mit einem Diuretikum vom Hydrochlorothiazid-Typ in Kombination mit den o. g. Antihypertensiva behandelt werden. Ab Kreatininwerten ≥ 1,5 mg/dl sollte ein Schleifendiuretikum eingesetzt werden.
  – Teilnahme an einem Behandlungs- und Schulungsprogramm.

Vorbereitung auf die Nierenersatztherapie

➤ Die Vorbereitung auf die Nierenersatztherapie unterscheidet sich bis auf wenige Besonderheiten (s. u.) nicht von der nichtdiabetischer Dialysepatienten.

➤ Ab Kreatininwerten ≥ 2 mg/dl regelmäßige monatliche Vorstellung beim Arzt, da bei Diabetikern die Nierenbeteiligung rasch bis zur Dialysepflicht fortschreitet.
➤ Regelmäßige Kontrolle von Kreatinin, Harnstoff, Phosphat, Kalzium und Hb.
➤ Blutzuckernormalisierung, es besteht jedoch die Gefahr der Hypoglykämien (s.o.).
➤ Regelmäßige Blutdruckkontrollen. Sollte der Patient noch immer keine selbständige Blutdruckmessung durchführen, muß er spätestens jetzt angeleitet werden.
➤ Regelmäßige Kontrollen der Füße auf Ulzera.
➤ Regelmäßige ophthalmologische Kontrollen.
➤ Vorstellung der drei verschiedenen Nierenersatztherapieverfahren und Entscheidung des weiteren Vorgehens:
– Bei Entscheidung für die Hämodialyse rechtzeitige Shuntanlage (vgl. S. 345).
– Bei Entscheidung für die CAPD rechtzeitige Planung der Katheter-Implantation (vgl. S. 368).
– Transplantation: Bei allen transplantationsfähigen Diabetikern, die auch der Transplantation zustimmen, soll eine frühzeitige Transplantation angestrebt werden. Die Vorstellung in einem Transplantationszentrum soll noch in der prädialysepflichtigen Phase stattfinden. Aufklärung über Möglichkeiten der simultanen Nieren- und Pankreastransplantation sowie der Lebendspendertransplantation (Verwandte bzw. Partner) möglicherweise vor Dialysebeginn.
➤ **Kontrastmittelexposition:** Diabetiker haben ein größeres Risiko des kontrastmittelinduzierten ANV (vgl. S. 46). Daher darf Kontrastmittel nur bei strenger Indikationsstellung und nach entsprechender Vorbereitung mit ausreichender Flüssigkeitssubstitution vor und nach der Kontrastmittelgabe appliziert werden.
➤ **Nierenersatztherapie:** Die Nierenersatztherapie soll rechtzeitig unter Einbeziehung der laborchemischen und klinischen Verlaufsparameter beginnen (Richtwert: S-Krea 4 – 6 mg/dl Krea Clearance < 20 ml/min). Vorsicht: Nicht abwarten, bis der Patient hypervolämisch und hypertensiv entgleist und dann notfallmäßig dialysiert werden muß.

Der dialysepflichtige Diabetiker

➤ 15 – 30% der Dialysepatienten sind Diabetiker.
➤ **Probleme:**
– Die Blutdruckeinstellung bei autonomer Neuropathie ist wegen häufiger Blutdruckdysregulationen schwierig.
– Die Patienten haben eine kardiovaskuläre Exzeß-Mortalität.
➤ **Maßnahmen:**
– Frühzeitige Transplantation anstreben.
– Strenge Blutzuckereinstellung, die ein weiteres Fortschreiten der diabetischen Retinopathie verhindern kann.
– Regelmäßige ophthalmologische Kontrollen.
– Die Patienten müssen regelmäßig kardiologisch (inkl. Koronarangiographie) untersucht werden.
– Koronarangiographie auch ohne klinische Zeichen der KHK vor Transplantation.

12.1 Nierenzellkarzinom

Grundlagen

➤ **Epidemiologie:**
  – Das Nierenkarzinom stellt den häufigsten Nierentumor dar, es macht ca. 3% aller Malignome aus.
  – *Inzidenz:* Ca. 5 Erkrankungen/100 000 Einwohner/Jahr.
  – In ca. 2% der Fälle kommt das Nierenzellkarzinom bilateral vor.

➤ **Risikofaktoren/Ätiologie:**
  – Die terminale Niereninsuffizienz stellt einen deutlichen Risikofaktor für die Entstehung eines Nierenzellkarzinoms dar. Patienten unter Nierenersatztherapie, auch nach erfolgreicher Nierentransplantation, sollten regelmäßig (mindestens ein- bis zweimal jährlich) mittels Ultraschall oder bei ungünstigen Untersuchungsbedingungen mittels Computertomographie untersucht werden. Neu aufgetretene oder sich rasch verändernde Nierenzysten müssen dabei als suspekt betrachtet werden.
  – Eine gesicherte Ätiologie gibt es nicht. Das häufige Vorkommen bei Männern deutet auf hormonelle Einflüsse hin. Auch genetische Faktoren (z.B. Translokation zwischen Chromosom 3 und 8) werden diskutiert.

➤ **Histologie:** Das Nierenzellkarzinom ist ein Adenokarzinom, das seinen Ursprung von Zellen des proximalen Tubulussystems nimmt.

Klassifikation

➤ **Stadieneinteilung** s. Tabelle 26:

Tabelle 26 Stadieneinteilung des Nierenzellkarzinoms nach Holland und Robson

Stadium	Tumorausdehnung
I	Tumor innerhalb der Nierenkapsel
II	Kapsel durchbrochen, Tumor innerhalb der Nierenfaszie
III	Tumoreinbruch in die Nierenvene, V. cava inferior oder Lymphknotenbefall:
a	Nierenvene[a]/V. cava
b	Lymphknoten
c	Venen und Lymphknoten
IV	Infiltration angrenzender Strukturen oder Fernmetastasen

[a]: Teilweise wird der Tumoreinbruch in die Nierenvene wegen der relativ günstigeren Prognose dem Stadium II zugeordnet.

➤ **TNM-Klassifikation** s. Tabelle 27, die TNM-Klassifikation ist noch nicht so gebräuchlich wie die Stadieneinteilung (Tabelle 26).

Tabelle 27 TNM-Klassifikation der Nierenkarzinome

TNM	
T = Ausdehnung des Primärtumors	
T1	Tumor ≤ 7,0 cm in größter Ausdehnung, begrenzt auf die Niere
T2	Tumor > 7,0 cm in größter Ausdehnung, begrenzt auf die Niere
T3	Tumor breitet sich in größeren Venen aus oder infiltriert Nebenniere oder perirenales Gewebe, jedoch nicht jenseits der Gerota-Faszie
T3 a	Tumor infiltriert Nebenniere oder perirenales Gewebe, aber nicht jenseits der Gerota-Faszie
T3 b	Tumor mit makroskopischer Ausbreitung in Nierenvene(n) oder V. cava unterhalb des Zwerchfells
T3 c	Tumor mit makroskopischer Ausbreitung in V. cava oberhalb des Zwerchfells
T4	Tumor infiltriert über die Gerota-Faszie hinaus
N = Befall der regionären Lymphknoten	
NX	Regionäre Lymphknoten können nicht beurteilt werden
N0	Keine regionären Lymphknotenmetastasen
N1	Metastase in solitärem Lymphknoten ≤ 2 cm in größter Ausdehnung
N2	Metastase(n) in solitärem Lymphknoten > 2 cm aber ≤ 5 cm in größter Ausdehnung oder in multiplen Lymphknoten, keine > 5 cm in größter Ausdehnung
N3	Metastasen in Lymphknoten > 5 cm in größter Ausdehnung
M = Fernmetastasen	
MX	Das Vorliegen von Fernmetastasen kann nicht beurteilt werden
M0	Keine Fernmetastasen
M1	Fernmetastasen

Klinik

➤ **Leitsymptom des Nierenzellkarzinoms** ist die Hämaturie, die zumindest als Mikrohämaturie bei den meisten Patienten nachweisbar ist.
➤ **Trias:** Die klassische Trias Flankenschmerz, Flankentumor und Makrohämaturie deutet auf ein höhergradiges Tumorstadium hin und findet sich nur bei wenigen Erkrankten als diagnostisch wegweisende Symptomatik.

12.1 Nierenzellkarzinom

➤ **Paraneoplastische Syndrome:** Die Fähigkeit zur Bildung ektoper Hormone (Tabelle 28) kann zu einer Vielzahl paraneoplastischer Syndrome führen, deren Abklärung häufig erst zur Diagnose der Tumorerkrankung führt. Bei Verdacht eines paraneoplastischen Syndroms muß daher auch ein Nierenzellkarzinom ausgeschlossen werden.
➤ **Allgemeinsymptome:** Fieber, Anämie, Kachexie.

Tabelle 28   Ektope Hormonproduktion beim Nierenzellkarzinom

Ektopes Hormon	Klinik
ACTH	Cushing-Syndrom
Parathormon	Hyperkalzämie
Choriongonadotropin, Prolaktin	Gynäkomastie, Galaktorrhoe
Renin	Hypertonie
Erythropoetin	Polyglobulie
Glucagon	Hyperglykämie
Insulin-Variante	Hypoglykämie

Diagnostik

➤ **Beachte:** Die Abgrenzung zum Adenom der Niere, welches ebenfalls aus Zellsystemen des proximalen Tubulus entsteht, ist häufig schwierig und mitunter erst nach der Tumorexstirpation zu treffen.
➤ **Bildgebende Verfahren:**
  – *Vorbemerkungen:*
   • Durch die zunehmende Qualität der bildgebenden Diagnostik werden häufig asymptomatische Nierenzellkarzinome im Rahmen von Routineuntersuchungen entdeckt. Da die Prognose des Patienten entscheidend durch das Tumorstadium bestimmt wird, sind unklare Befunde durch Zusatzuntersuchungen abzuklären. Eine Verlaufsbeobachtung alleine genügt nicht.
   • Basis der bildgebenden Diagnostik sind Sonographie und Ausscheidungsurogramm.
  – *Sonographie* Abb. 51:
   • Indikation: Die Sonographie besitzt zentrale Bedeutung und ist damit die diagnostische Erstmaßnahme bei Verdacht auf das Vorliegen eines Nierentumors.

- In der Sonographie können typische Nierenzysten und Veränderungen mit soliden Anteilen gut voneinander abgegrenzt werden (vgl. Abb. 6 S. 38).
- Befund: Meist inhomogene, die Nierenkonturen überschreitende Raumforderung. Vom Gesamteindruck häufig echogleich; aber auch echoarme oder echoreiche Anteile sind möglich. Häufig zentrale echoarme Nekrosen oder Einblutungen, die Zysten vortäuschen können.

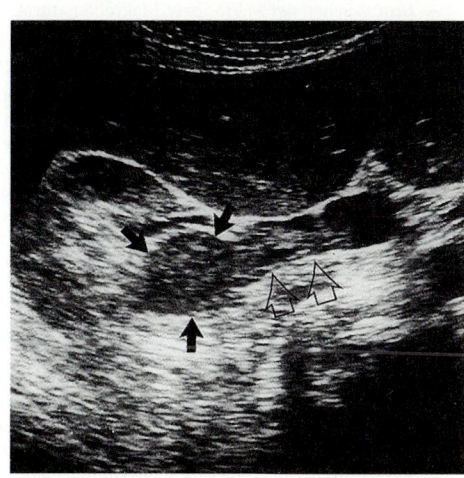

Abb. 51 Nierenzellkarzinom mit Tumorzapfen in der Nierenvene bis zur V.cava (Sonographie)

- *Ausscheidungsurographie:* Indikation: Die Ausscheidungsurographie gehört zur Basis der Diagnostik eines Nierenzellkarzinoms.
- *CT:* Die Computertomographie ist die wichtigste Zusatzuntersuchung (immer indiziert), die insbesondere Aussagen zur Tumorinvasion in angrenzende Gewebe und Lymphknotenregionen erbringt und häufig zur Diagnosesicherung beiträgt, vgl. Abb. 23 S. 62.
- *MRT:* Die Magnetresonanztomographie erbringt sensitive Aussagen zur Frage einer Tumorausdehnung in Nierenvene oder Vena cava inferior. Sie ist nur indiziert, wenn nach der CT-Diagnostik weiter Unklarheiten hinsichtlich der Cava-Infiltration bestehen (Abb. 25 S. 66) (Tabellen 8 u. 9).
- Die *arterielle Angiographie* wird als diagnostische Routinemaßnahme heute seltener angewendet, sie kann mit oder ohne Gabe vasokonstriktorischer Substanzen durchgeführt werden. Hilfreich ist diese Methode vor allem in der präoperativen Diagnostik vor geplanter Teilnephrektomie.

➤ **Punktionsdiagnostik/Zytologie:**
  👁 *Cave:* Größte Zurückhaltung bei der Punktion suspekter renaler Prozesse wegen der möglichen Gefahr der Tumorzellverschleppung. In Zweifelsfällen operative Freilegung anstreben.

12.1 Nierenzellkarzinom

➤ **Labor:**
- Evtl. Nachweis einer ektopen Hormonproduktion (vgl. Tabelle 28 S. 176).
- *Blut:* BSG, Blutbild, Elektrolyte, Retentionswerte, Leberwerte (Bilirubin, Transaminasen und alkalische Phosphatase), Eiweiß. Die Befunde zeigen meist unspezifische Veränderungen: BSG-Beschleunigung, Zeichen der Anämie oder auch Polyglobulie. Erhöhungen von Bilirubin, Alkalischer Phosphatase und Transaminasen auch ohne Nachweis einer Lebermetastasierung wurden beschrieben.
- *Urin:* Zeichen der Mikro- bzw. Makrohämaturie.

Therapie

➤ **Kurative Intention:** Die einzige Heilungschance bietet die chirurgische Tumorentfernung, in der Regel durch radikale Nephrektomie mit Entfernung von Niere, Nierenfaszie und ggf. umgebenden Lymphknoten. Die Sicherheit der Teilnephrektomie bei kleineren Tumoren ist noch nicht sicher beurteilbar; die Teilnephrektomie sollte bei bilateralem Befall in Erwägung gezogen werden, um dem Patienten eine chronische Dialysetherapie zu ersparen.
➤ **Adjuvante Therapieprotokolle** mit Strahlen-, Chemo- oder Hormontherapie werden geprüft. Eine Therapieempfehlung läßt sich hieraus bislang nicht herleiten.
➤ **Metastasen:**
- *Chirurgie:* Die Resektion solitärer Metastasen, vor allem der Lunge und des Gehirns (hier evtl. in Kombination mit einer Strahlentherapie) kann sinnvoll sein, auch Überlebenszeiten von mehr als fünf Jahren sind möglich.
- Eine gesicherte Therapie des metastasierten Nierenzellkarzinoms existiert nicht. Eine Immuntherapie mit Alpha-Interferon oder Interleukin-2 kann in fortgeschrittenen Tumorstadien zu einer begrenzten Kontrolle der Erkrankung führen. Die Proliferation des Nierenzellkarzinoms scheint deutlich von immunologischen Faktoren abhängig zu sein, hier bestehen Chancen für die Entwicklung neuer Therapiekonzepte.

Prognose

➤ Nach erfolgreicher Operation zu erwartende 5-Jahres-Überlebensraten:
- Stadium I 60–75%.
- Stadium II 40–60%.
- Nach Tumoreinbruch in die Nierenvene oder Vena cava inferior bei ca. 25–50%, bei Befall regionärer Lymphknoten oder ausgedehnten Tumoren höchstens 5–15%.

Nachsorge

➤ **Intervalle:**
- 1. Jahr vierteljährlich, 2. Jahr halbjährlich, ab dem 3. Jahr jährlich.
-  *Cave:* Bei Patienten mit hohem Tumorstadium und zweifelhafter Prognose evtl. auch engmaschigere Kontrollen!
➤ **Umfang der Untersuchungen:**
- Röntgen-Thorax in 2 Ebenen, Abdomen-CT.
- Routinelabor mit Blutbild, BSG, Nieren- und Leberwerten.

Nierenbeckenkarzinom

➤ **Epidemiologie:** Das Nierenbeckenkarzinom macht ca. 10% aller Nierenkarzinome aus.
➤ **Risikofaktor:** Analgetikanephropathie.
➤ **Histologie/Pathologie:** Urothelkarzinom des Nierenbeckens, der Nierenkelche oder des proximalen Ureters. Das Nierenbeckenkarzinom metastasiert in regionale Lymphknoten oder hämatogen in Lunge und andere Organe.
➤ **Klinik:** Leitsymptom ist die meist schmerzlose Hämaturie. Bei ausgeprägten Blutungen auch kleiner Tumoren ist die Obstruktion der Harnwege möglich.
➤ **Diagnostik:**
   – Bildgebende Verfahren (Sonographie, Ausscheidungsurographie, CT).
   – Urinzytologie.
   – Bei kleineren Tumoren endoskopische Untersuchungen.
➤ **Therapie:** Verfahren der Wahl ist die Operation entweder als Tumorexzision in frühen Stadien oder sonst als totale Nephroureterektomie, ggf. mit Entfernung befallener Lymphknoten. Die Strahlen- oder Chemotherapie haben keine gesicherte Wirkung.
➤ **Prognose:** Die 5-Jahres-Überlebensrate nach Therapie ist < 50%.

Nephroblastom (Wilms-Tumor)

➤ **Epidemiologie:** Das Nephroblastom ist ein häufiger Tumor im Kindesalter (Hauptalter 1 – 5 Jahre); im Erwachsenenalter ist das Nephroblastom selten.
➤ **Histologie/Pathologie:** Typisch für das Nephroblastom ist ein histologisches Mischbild mit epithelialen und sarkomatösen Anteilen. Der Tumor metastasiert bevorzugt hämatogen in Lunge und Leber.
➤ **Klinik:** Das Nephroblastom ist häufig ein Zufallsbefund bei der Palpation oder einer Ultraschalluntersuchung, nicht selten sind auch abdominelle Schmerzen, Hypertonie und Hämaturie. Klinische Allgemeinsymptome wie Fieber, Gewichtsverlust und Müdigkeit entstehen häufig erst im späteren Verlauf der Erkrankung.
➤ **Diagnostik:**
   – Die Diagnose läßt sich in der Regel durch bildgebende Verfahren stellen (Sonographie, Computertomographie, Ausscheidungsurographie, Magnetresonanztomographie, selten arterielle Angiographie).
   – CT versus MRT: Beide Methoden geben verläßliche Aussagen zu Ausdehnung und Metastasierung. Das MRT kann mitunter Details noch günstiger herausarbeiten. Aus unserer Sicht zuerst CT-Diagnostik; falls dann Unklarheiten bestehen bleiben → MRT.
   ◙ *Cave:* Keine Punktionsdiagnostik, da die Gefahr der Verschleppung von Tumorzellen besteht. In Zweifelsfällen: Operative Probefreilegung. Aus dem gleichen Grund große Vorsicht bzw. Zurückhaltung für die Palpation!
➤ **Therapie und Prognose:** Kombinierte Therapie aus Operation, Bestrahlung und Polychemotherapie (mit Actinomycin D, Vincristin). Mit dieser Therapie ist das Langzeitüberleben, d. h. die potentielle Heilung bei bis zu 80% der Erkrankten erreichbar. Auch bei postoperativ verbliebenen Tumorresten sind Heilungen in bis zu 70% der Fälle beschrieben.

12.2 Andere Nierentumoren

Nierensarkome

- ➤ **Epidemiologie:** Nierensarkome sind seltene Tumoren.
- ➤ **Histologie:** Fibrosarkom, Leiomyosarkom, Rhabdomyosarkom oder Liposarkom.
- ➤ **Klinik:** Die Symptome sind unspezifisch, häufig zeigen sich bei der Erstdiagnose bereits ausgedehnte Tumorstadien.
- ➤ **Therapie:** Die radikale Tumorexstirpation ist die Therapie der Wahl. Meist ist die Krankheit rasch progredient und durch Strahlen- oder Chemotherapie nicht ausreichend beeinflußbar.
- ➤ **Prognose:** Die Prognose ist schlecht, die 5-Jahres-Überlebensrate ist < 10%.

Nierenmetastasen

- ➤ **Vorkommen:** Nierenmetastasen sind bei verschiedenen Malignomen mit fortgeschrittener Metastasierung häufig, v. a. bei Bronchial-, Mamma- und Magenkarzinomen sowie malignen Lymphomen.
- ➤ **Klinik:**
  - Gelegentlich kommt es bei entsprechender Lokalisation zu einer Harnwegsobstruktion, ansonsten sind klinische Symptome selten, die Diagnosestellung erfolgt zumeist post mortem.
  - Bei malignen Lymphomen kann der renale Befall Erstmanifestation der Erkrankung sein, häufiger ist er jedoch auch hier Ausdruck ausgedehnter Tumorstadien.
- ➤ **Therapie:** Da Nierenmetastasen nur selten isoliert vorkommen und zumeist Ausdruck eines extensiv metastasierten Tumorleidens sind, ist eine Resektion in der Regel nicht sinnvoll. Eine Behandlung, sofern sie überhaupt erforderlich ist, muß daher unter palliativen Gesichtspunkten erfolgen.

Nierenadenom

- ➤ Das Nierenadenom verursacht selten klinische Symptome und ist zumeist ein Zufallsbefund bei bildgebenden Untersuchungen oder im Rahmen einer Autopsie.
- ➤ Es wird diskutiert, ob Nierenadenome eine Frühform des Nierenzellkarzinoms darstellen, da große Adenome ohne maligne Zellanteile selten sind.

Angiomyolipom (Hamartom)

- ➤ **Grundlagen:** Das Angiomyolipom ist ein nicht ganz seltener, gutartiger Tumor. Angiomyolipome treten gehäuft bei Patienten mit tuberöser Hirnsklerose auf, dann häufig bilateral.
- ➤ **Diagnostik:** Nicht selten ist das Angiomyolipom ein Zufallsbefund bei bildgebenden Untersuchungen: Sonographisch (hohe Echogenität) und computertomographisch (Nachweis von Fettanteilen) ist das Angiomyolipom in der Regel gut von anderen Nierentumoren unterscheidbar.

➤ **Klinik:** Symptome sind erst ab einer Größe > 4 cm Durchmesser zu erwarten. Angiomyolipome können im Verlauf an Größe zunehmen und selten auch in die Nierenvene oder Vena cava einwachsen. Multiple oder größere Angiomyolipome können zu Flankenschmerzen oder Hämaturie führen, dann kann eine Intervention erforderlich sein.

➤ **Therapie:** Bei kleinen Angiomyolipomen genügt die Beobachtung. Bei Unsicherheiten hinsichtlich der Genese und bei Tumoren > 4 cm sollte eine operative Freilegung und gegebenenfalls Entfernung (möglichst Nephrektomie) angestrebt werden.

➤ **Prognose:** Unter Beachtung der oben genannten Vorsichtsmaßnahmen ist die Prognose sehr gut.

Nierenbeteiligung bei soliden Tumoren und lymphoproliferativen Erkrankungen

Grundlagen

➤ Ca. 50% der Patienten mit Multiplem Myelom entwickeln im Verlauf eine Niereninsuffizienz. Das Auftreten der Niereninsuffizienz beeinträchtigt die Prognose des Multiplen Myeloms.

➤ **Pathophysiologie:**
1. Nierenschädigung durch Präzipitation von Immunglobulinleichtketten (Bence-Jones-Proteine, vgl. S. 19) mit Tamm-Horsfall-Proteinen (tubuläre sezernierte Proteine) im Tubulussystem. Durch die Präzipitation kommt es zur Blockierung und Dilatation der Tubuli. Die Folge ist eine sog. „Plasmozytomniere" bzw. „Cast Nephropathy".
2. Direkte Tubulustoxizität freier Immunglobulinleichtketten. Dies führt zur renalen tubulären Azidose bzw. Konzentrierungsdefekten.
3. Ablagerung von Immunglobulinleichtketten als AL-Amyloid oder im Rahmen einer Light-Chain-Deposition-Disease (LCDD).

◉ *Beachte:* Das Ausmaß der Nierenschädigung ist vom Ausmaß der Bence-Jones-Proteinurie abhängig. Dabei ist zu beachten, daß individuelle Bence-Jones-Proteine ein unterschiedliches nephrotoxisches Potential besitzen, d.h. der einzelne Patient hat ein individuelles Risiko der Ausbildung einer Plasmozytomniere.

Prävention

➤ Konsequente Behandlung von: Hyperkalzämie (fördert die Leichtkettenpräzipitation mit Gefahr des ANV), Hypovolämie, Hyperurikämie, Infektionen.

➤ **Vermeidung der Gabe von:** Röntgenkontrastmitteln intravasal, Aminoglykosiden, nicht-steroidalen Antiphlogistika (NSAID).

Klinik

➤ Akutes Nierenversagen (S. 258).
➤ Chronische Niereninsuffizienz (S. 271).
➤ Amyloidnephropathie (S. 166).

Diagnostik

➤ Bei chronischer Niereninsuffizienz unklarer Genese gehört die Durchführung einer Immunfixation in Serum und Urin besonders bei älteren Patienten zum Procedere.

➤ Bei bekanntem Multiplem Myelom und zunehmender Niereninsuffizienz muß im Einzelfall entschieden werden, ob eine Biopsie insbesondere zur Abgrenzung von AL-Amyloidose und „Plasmozytomniere" durchgeführt werden soll.

Differentialdiagnose

➤ Bei Monoklonaler Gammopathie und Niereninsuffizienz andere Formen der Plasmazelldyskrasien.
➤ Beispiele: Primäre AL-Amyloidose, Morbus Waldenström, Light-Chain-Deposition-Disease.

Therapie

➤ Kommt es beim Myelom zur Nierenbeteiligung, besteht in der Regel die Indikation zur Chemotherapie.
🔘 *Cave:* Melphalan kumuliert bei Niereninsuffizienz, daher ist die Gabe alternativer Substanzen zu erwägen (z. B. VAD-Schema).
➤ **Akutes Nierenversagen** (vgl. S. 258): Beseitigung prädisponierender Faktoren, Akutdialyse. Die Plasmapherese wird von einzelnen Autoren bei zuvor hoher Leichtkettenausscheidung als günstig beschrieben.
➤ **Chronische Niereninsuffizienz** (vgl. S. 271): Einleitung einer chronischen Dialysetherapie in Abhängigkeit vom Allgemeinzustand. Eine Erholung der Nierenfunktion ist auch nach längerer Dialysetherapie möglich.

13.2 Nierenbeteiligung bei Morbus Waldenström

Grundlagen

➤ Im Gegensatz zu den meist tubulären Veränderungen beim Multiplen Myelom finden sich beim Morbus Waldenström häufiger glomeruläre Schäden, die bei rund 20% der Erkrankten zur Niereninsuffizienz unterschiedlichen Ausmaßes führen.
➤ Zu den beschriebenen Veränderungen gehören Amyloidablagerungen (S. 166), Immunkomplex-Glomerulonephritiden (vgl. S. 114) sowie subendotheliale Ablagerungen des IgM-Paraproteins, das bei Morbus Waldenström produziert wird.

Klinik

➤ Die Hauptkomplikation des Morbus Waldenström ist das Hyperviskositätssyndrom, welches in unterschiedlichem Ausmaß bei nahezu allen Erkrankten im Verlauf auftritt.
➤ Die renalen Veränderungen (vgl. Tabelle 29) stehen dabei meist aber nicht im Vordergrund.

Tabelle 29   Klinik des Hyperviskositätssyndroms

Organ/System	Klinik
Neuromuskuläres System	Kopfschmerz, Schwindel, Müdigkeit Ataxie Parästhesien u. a.
Herz	Zeichen von Kardiomegalie und Herzinsuffizienz
Niere	Konzentrierungsdefekte Hämaturie Niereninsuffizienz
Auge	Retinale Blutungen Papillenödem
Andere	Akrozyanose Epistaxis Purpura u. a.

Diagnostik/Therapie

👁 Bei Auftreten der in Tabelle 29 erwähnten klinischen Zeichen an ein Hyperviskositätssyndrom denken!
➤ Die Bestimmung der Serumviskosität (als Relativmaß im Vergleich zu Wasser) ist hilfreich, die Entscheidung zu therapeutischen Schritten muß sich jedoch in erster Linie an der klinischen Symptomatik orientieren.
➤ Beurteilung des Augenhintergrundes.
➤ Neben der chemotherapeutischen Behandlung kommt der Plasmaseparation eine wichtige Bedeutung zu. Die Hyperviskosität läßt sich rasch beseitigen, auch eine längerfristige Kontrolle der klinischen Symptome durch intermittierende Plasmaseparationen ist erreichbar.

Sekundäre Glomerulopathien

➤ **Vorkommen:** Eine Nierenbeteiligung mit glomerulären Veränderungen ist bei zahlreichen soliden Tumoren (v. a. Bronchialkarzinomen und gastrointestinalen Tumoren) sowie bei malignen Lymphomen beschrieben.

➤ **Klinik:**
  – Klinisch steht eine Proteinurie, häufig mit Entwicklung eines Nephrotischen Syndroms (S. 118), im Vordergrund. Sehr selten sind Verlaufsformen mit rapid progressiver Glomerulonephritis (S. 123) oder Akutem Nierenversagen (S. 258).
  – *Merke:* Proteinurie oder Nephrotisches Syndrom können Erstsymptom der Tumorerkrankung sein und anderen Manifestationen zeitlich weit vorausgehen. Bei rund 10 % der Patienten mit Nephrotischem Syndrom findet sich eine begleitende neoplastische Erkrankung zunehmend häufiger bei > 60jährigen Patienten. Daher sollte die Diagnose eines Nephrotischen Syndroms Anlaß sein, nach einer noch okkulten Tumorerkrankung zu fahnden.

➤ **Diagnostik:** Nierenbiopsie bzw. Diagnose des ANV (S. 258) und des Nephrotischen Syndroms (S. 118).

➤ **Histologie:**
  – In den meisten Fällen eines tumorassoziierten Nephrotischen Syndroms findet man die histologischen Veränderungen der membranösen Glomerulonephritis (S. 133). Diese ist Ausdruck einer immunologischen Reaktion auf Tumorantigene mit Bildung und Ablagerung von Immunkomplexen.
  – Veränderungen im Sinne einer minimal-change-Glomerulonephritis (S. 128) sind seltener und finden sich zumeist im Zusammenhang mit lymphoproliferativen Erkrankungen, insbesondere bei Morbus Hodgkin.

➤ **Therapie:**
  – Neben der symptomatischen Therapie des Nephrotischen Syndroms (S. 120) Behandlung des Tumorleidens. Remissionen eines Nephrotischen Syndroms sind dann möglich.
  – Beachte, daß das Ausmaß der Proteinurie nicht mit der Tumormasse korreliert und daher nicht zum quantifizierbaren Maß der Tumorreduktion herangezogen werden kann. Allerdings kann das Wiederauftreten einer Proteinurie nach zunächst erfolgreicher Therapie auf ein Rezidiv der Grunderkrankung hinweisen.

Nierenversagen durch postrenale Abflußbehinderung

➤ Zahlreiche Malignome bzw. deren Metastasen können durch Kompression oder direkte Invasion der Ureteren zu einer Obstruktion der ableitenden Harnwege führen. Am häufigsten ist dies bei Zervix- oder Blasenkarzinomen zu beobachten.

➤ Die Therapie richtet sich nach der Grundkrankheit und der Lokalisation der Abflußstörung.

◉ *Cave:* Vor Anwendung nierengängiger Zytostatika muß bei Harnabflußstörungen eine temporäre Entlastung, häufig durch eine perkutane Nephrostomie, erwogen werden.

Hyperkalzämische Krise

➤ Zur hyperkalzämischen Krise siehe S. 96 f.

Nierenbeteiligung bei soliden Tumoren und lymphoproliferativen Erkrankungen 13

13.4 Renale NW d. antineoplastischen Therapie

Tumorlysesyndrom

➤ **Definition/Pathophysiologie:** Nierenschädigung durch Zellzerfall meist 24–48 Stunden nach Beginn einer Polychemotherapie. Die Nierenschädigung entsteht meist durch intratubuläre Ausfällungen von Harnsäure, seltener durch Ablagerungen von $Ca_3[PO_4]^2$ bei stark erhöhtem Kalziumphosphatprodukt.

➤ **Vorkommen:** Das Tumorlysesyndrom kommt meist bei chemotherapie-sensiblen Malignomen mit hoher Tumorzellmasse, z.B. ausgedehnten Lymphomen, Leukämien oder Hodentumoren, vor.

➤ **Klinik:** Im Rahmen des Zellzerfalls kommt es zur Hyperurikämie, Hyperkaliämie, Hyperphosphatämie und Hypokalzämie.

➤ **Prophylaxe:** Bereits vor Beginn einer Chemotherapie sollte man an die Möglichkeit eines Tumorlysesyndroms denken und prophylaktische Maßnahmen einleiten. Dies sind:
1. Eine Hypovolämie und eventuelle Elektrolytveränderungen korrigieren.
2. Für ausreichenden Flüssigkeitsumsatz sorgen (> 2,5 Liter/d).
3. Gabe von 600–900 mg Allopurinol/d mindestens 48 Stunden vor Therapiebeginn.
4. Urinalkalisierung mit Uralyt-U oder Bikarbonatzusatz zur Infusion. Der Urin-pH sollte > 7 sein.
   - ◉ *Cave:* Urinalkalisierung nur solange die Harnsäurewerte erhöht sind, da alkalischer Urin die Kalziumphosphat-Präzipitation fördert.
5. Evtl. Gabe oraler Phosphatbinder.
6. Evtl. Beginn der Chemotherapie mit niedriger Dosis (umstritten).
7. Evtl. Leukapherese bei Leukämien mit hohen peripheren Zellzahlen.

➤ **Therapie:**
- Bei beginnender Niereninsuffizienz entspricht die Therapie den o.g. prophylaktischen Maßnahmen.
- Bei Akutem Nierenversagen: Dialyse.

Nebenwirkungen von Zytostatika

➤ **Nephrotoxizität** betrifft vor allem folgende Substanzen, deren Anwendung bei vorbestehender Niereninsuffizienz nicht erfolgen sollte:
1. Cisplatin: Tubulustoxizität kann zu Hypomagnesiämie und Akutem Nierenversagen führen. Auf Wässerung und ggf. Magnesiumsubstitution achten.
2. Methotrexat: Tubulustoxizität und intratubuläre Kristallisation können zur Nierenschädigung führen.
3. Mitomycin-C und Mithramycin: Die Gabe kann zu einem hämolytisch-urämischen Syndrom (S. 169) führen.
4. Streptozotocin: Erstes Zeichen der Nierenschädigung ist eine Proteinurie, die zum Absetzen des Medikaments führen sollte.

➤ **Systemische Toxizität durch verminderte renale Clearance:** Zahlreiche Zytostatika werden renal eliminiert und müssen bei Vorliegen einer Niereninsuffizienz in ihrer Dosis reduziert werden.

Tabelle 30 Dosisanpassung von Zytostatika bei Niereninsuffizienz (aus: Kuhlmann, U., Walb, D. Nephrologie. 2. Auflage. Stuttgart: Thieme 1994)

	Dosis (in % der normalen Dosis) in Abhängigkeit vom Glomerulusinfiltrat		
	> 50 ml/min	10 – 15 ml/min	> 10 ml/min
1. Alkylantien			
Cyclophosphamid	100	75	50
Melphalan	100	75	50
Thiophosphamid	100	50	20
Busulfan	100	100	100
Chlorambucil	100	100	100
Nitrogen-Mustard	100	100	100
2. Nitrosourea			
BCNU	100	100	–
CCNU	100	100	–
Methy-CCNU	100	100	–
Streptozotocin	100	kontraindiziert!	–
3. Antimetaboliten			
Methotrexat	100	kontraindiziert!	–
6-Mercaptopurin	100	75	50
Azathioprin	100	75	50
6-Thioguanin	100	50	25
Cytarabin	100	100	90
5-Fluorouracil	100	100	100
Hydroxyurea	100	50	10
5-Azacytidin	100	50	20
L-Asparaginase	100	100	100

Fortsetzung Tab. 30 ▶

Nierenbeteiligung bei soliden Tumoren und lymphoproliferativen Erkrankungen

13

Nierenbeteiligung bei soliden Tumoren und lymphoproliferativen Erkrankungen

13.4 Renale NW d. antineoplastischen Therapie

Tabelle 30 Fortsetzung

	Dosis (in % der normalen Dosis) in Abhängigkeit vom Glomerulusinfiltrat		
4. Spindelgifte			
Vincristin	100	100	80
Vinblastin	100	100	80
VP-16 213	100	100	75
5. Antibiotika			
Adriamycin	100	100	75
Daunorubicin	100	100	75
Bleomycin	100	75	50
Mithramycin:			
hohe Dosen	100	kontraindiziert!	–
niedrige Dosen	100	100	50
Mitomycin	100	100	75
Actinomycin D	100	75	80
6. Varia			
Procarbazine	100	50	25
DTIC (Dacarbazine)	100	75	50
Hexamethylmela-mine	100	70	40
Cisplatin	100	kontraindiziert!	–

Strahlennephritis

➤ Die Strahlennephritis ist eine heute selten auftretende Nierenschädigung nach Bestrahlung von Tumoren im Abdomen oder kleinen Becken.

➤ **Risikofaktoren** sind Strahlendosen > 20 Gy, vorbestehende Niereninsuffizienz und die gleichzeitige strahlensensibilisierende Chemotherapie (Cisplatin, Adriamycin, 5-Fluorouracil, Bleomycin, Actinomycin).

➤ **Unterschieden werden:**
   1. *Akute Strahlennephritis:* Auftreten von Anämie, Proteinurie, Niereninsuffizienz, Hypertonie innerhalb von 3 – 12 Monaten nach Bestrahlungsbeginn.
   2. *Chronische Strahlennephritis:* Auftreten der o. g. Symptome Jahre nach der Strahlenexposition oder chronischer Verlauf der akuten Strahlennephritis.
   3. *Asymptomatische Proteinurie oder isolierte Hypertonie:* Monosymptomatische Verlaufsformen der Strahlennephritis. Die Hypertonie kann in eine maligne Verlaufsform mit zunehmender Niereninsuffizienz übergehen.

➤ **Therapie:** Symptomatisch, sie unterscheidet sich nicht vom Vorgehen bei sonstigen Ursachen der Niereninsuffizienz (S. 271). Wichtigste Maßnahme ist die Blutdruckeinstellung.

14.1 Harnwegsinfektionen: Übersicht und Grundlagen

Grundlagen

➤ Harnwegsinfektionen sind nach Infektionen der oberen Luftwege die häufigsten Infektionen ambulanter und stationärer Patienten.
➤ Grundsätzlich stellen Harnwegsinfektionen unabhängig von ihrer Lokalisation, ihrer Ursache und von prädisponierenden Faktoren eine Entität dar.
➤ Einteilungen in primäre (unkomplizierte) und sekundäre (komplizierte) oder in obere und untere Harnwegsinfektionen bzw. Einteilungen nach Schweregrad oder Erregerbefall haben Konsequenzen für Art und Dauer der Therapie und möglicherweise für die Prognose (nur bei Nierenbeteiligung Gefahr einer progredienten Funktionsverschlechterung).
➤ In der täglichen Praxis hat sich die Einteilung in Urethritis, Zystitis, akute Pyelonephritis, chronische Pyelonephritis und in besondere Harnwegsinfektionen bewährt.
➤ **Definition:**
   - *Symptomatische Harnwegsinfektionen:* Infektionen der Blase und/oder der Urethra mit Bakterien, Pilzen, Chlamydien, Mykoplasmen und Protozoen. Die klinische Symptomatik ist abhängig von der betroffenen anatomischen Struktur (s. jeweils dort).
   - *Asymptomatische Harnwegsinfektionen:* Infektionen der Blase und/oder der Urethra mit o. g. Erregergruppen ohne Symptome.
➤ **Prävalenz:** Die Häufigkeit von Harnwegsinfektionen ist alters- und geschlechtsabhängig.
   - Bei Frauen liegt die Häufigkeit einer Bakteriurie im Erwachsenenalter bei ca. 4 – 5 %. Im Alter nimmt die Prävalenz der Harnwegsinfektionen zu: > 30 %.
   - Bei Männern sind Harnwegsinfekte vor dem 50. Lebensjahr selten, danach nimmt die Häufigkeit durch Prostataerkrankungen zu.

Prädisponierende Faktoren

➤ **Harnabflußbehinderungen** mit Bildung größerer Restharnmengen bzw. niedrige Harnflußgeschwindigkeit oder Reflux im Bereich der ableitenden Harnwege:
   - Z.B. Blasentumoren, neurogene Blasenentleerungsstörungen, postentzündliche oder posttraumatische Harnröhrenstrikturen, Divertikel, Ureterstenosen und Ureterstrikturen, Ureterkompression durch Lymphome, Tumoren, Abszesse u. a.
   - Bei Kindern kongenitale Anomalien.
   - Bei Männern Meatusstenose, Urethralklappenbildung, Phimose, Harnröhrenstrikturen, Prostatahyperplasie, Prostatakarzinom.
   - Bei Frauen Descensus uteri, Tumoren des kleinen Beckens, Vulva-Karzinom.
➤ **Urolithiasis:** Harnsteinleiden als Wegbereiter einer Infektion und Infektionen mit Urease-bildenden Keimen als Ursache von infektbedingten Struvitsteinen.
➤ **Gravidität.**
➤ **Analgetika-Nephropathie:** Fast immer durch Harnwegsinfekte kompliziert.
➤ **Andere Nierenerkrankungen:** Z.B. diabetische Nephropathie, Glomerulonephritiden, Markschwammniere, polyzystische Nierenerkrankung.
➤ **Abwehrschwäche:** AIDS, chronisch konsumierende Erkrankungen wie Tbc oder Malignome, immunsuppressive Therapie, zytostatische Therapie.

➤ **Erregerfreundliches Milieu:** Hoher Harnglukosegehalt bei schlecht eingestelltem Diabetes mellitus oder Tubulopathien, Proteinurie bei Nephrotischem Syndrom.
➤ **Persistenz der Erreger** in einem Infektionsherd (Infektionsstein, chronische bakterielle Prostatitis, Pyelonephritis).
➤ **Blasendauerkatheter.**
➤ **Erregerfaktoren:** Adhäsionseigenschaften verschiedener Keime (vermittelt durch Fimbrien) und die Resistenz gegenüber saurem Harnmilieu, hoher Osmolarität und hohem Harnstoffgehalt begünstigen die Infektion.

Pathogenese

➤ **Aszendierende,** kanalikuläre Infektionen: Ca. 80% aller Harnwegsinfektionen, v. a. bakterielle.
➤ **Hämatogene Infektion:** Z.B. Urogenital-Tbc, Abszesse durch hämatogene Besiedlung mit Staphylokokken oder Candida species.
➤ **Per continuitatem:** Z.B. vesikovaginale Fistel, enterovesikale Fistel (Morbus Crohn), Peritonitis mit Keimpenetration.

Manifestationen einer Harnwegsinfektion

➤ Urethritis S. 192.
➤ Zystitis S. 196.
➤ Akute Pyelonephritis S. 198.
➤ Chronische Pyelonephritis S. 201.
➤ Besondere:
  – Urogenitaltuberkulose S. 204.
  – Harnwegsinfektionen bei abwehrgeschwächten Patienten S. 207.

Infektionen der Harnwege und der Nieren

14.1 Harnwegsinfektionen: Übersicht und Grundlagen

Differentialdiagnose

Tabelle 31 Differentialdiagnose Urethritis, Zystitis und akute Pyelonephritis

	Urethritis	Zystitis	Akute Pyelonephritis
Klinik	Dysurie Algurie Pollakisurie Sexualanamnese	Dysurie Pollakisurie Makrohämaturie Suprapubische Schmerzen Sexualanamnese	Fieber Schüttelfrost Flankenschmerz Dysurie, Pollakisurie Vorausgehende Harn- wegsinfekte Anamnese prädispo- nierender Faktoren
	Urethralfluor	Suprapubischer Druckschmerz	Nierenlagerklopf- schmerz
Labor	Leukozyturie Bakteriurie Positive Urinkultur Pathologisches Ure- thralsekret	Leukozyturie Bakteriurie Positive Urinkultur	Leukozyturie Bakteriurie Positive Urinkultur Leukozytenzylinder im Sediment BSG und CRP erhöht Leukozytose mit Linksverschiebung evtl. positive Blutkul- tur (Urosepsis)
Bildge- bung	Selten erforderlich	Selten erforderlich Sonographie: Blasenstein Blasentumor Großes Restharn- volumen	Sonographie: Echoarme Paren- chymareale, oft einseitiger Prozeß Harnaufstau Nephrolithiasis u. a. (siehe prädisponie- rende Faktoren S. 198)

Grundlagen

➤ **Definition:** Die Urethritis ist eine auf die vordere Urethra beschränkte Infektion. Häufig liegt jedoch eine Beteiligung benachbarter Strukturen vor (Prostata, Harnblase).
➤ **Ätiologie:**
   – *Häufige Erreger* der infektiösen Urethritis:
      • Neisseria gonorrhoeae.
      • Chlamydia trachomatis.
      • Ureaplasma urealyticum.
      • Mykoplasma hominis.
      • Herpes-simplex-Virus Typ II.
   – *Weitere:*
      • Streptokokken.
      • Koagulase-negative Staphylokokken.
      • Candida species.
      • Gardnerella vaginalis.
      • Trichomonas vaginalis (auch beim Mann).
   – *Nichtinfektiöse Urethritis* durch
      • mechanische Faktoren (transurethraler Blasendauerkatheter)
      • oder allergisch (z. B. Benutzung von Vaginalzäpfchen).
      • Urethritis im Rahmen rheumatischer Erkrankungen, z. B. Reiter-Syndrom.

Klinik

➤ Wechselnder Urethralfluor.
➤ Brennen in der Harnröhre.
➤ Dysurie.
➤ Schmerzen bei der Miktion (Algurie).
➤ **Sekretion:**
   – Eitrige Sekretion aus der Urethra bei Gonorrhoe.
   – Klares Sekret z. B. bei Trichomonaden.

Diagnostik

➤ **Urinstatus** mit Nachweis einer Leukozyturie, evtl. einer Bakteriurie.
➤ **Zytologie** des Urethralsekrets und der ersten Urinportion mit:
   – Nachweis intrazellulärer Diplokokken (Gonokokken) im Grampräparat oder im Methylenblau-Präparat.
   – Nachweis von Einschlußkörperchen bei Chlamydien.
   – Nachweis begeißelter, spitzovaler Trophozoiten von Trichomonas vaginalis und Hefen im nativen Sekret.
➤ **Sediment:**
   – Quantitative Bestimmung der Leukozyten im Sediment der ersten Urinportion (3 ml).
   – Pathologisch: $\geq$ 15 Leukozyten bei 400facher Vergrößerung.

14.2 Urethritis

➤ **Mikrobiologie:**
  – Urinkultur mit signifikanter Bakteriurie oder signifikanter Zahl von Pilzkolonien.
  – Harnröhrenabstrich mit kultureller Untersuchung auf:
    • Gonokokken.
    • Mykoplasmen.
    • Trichomonaden (Abnahme auf Spezialnährböden).
➤ **Serologische Verfahren** sind unzuverlässig.
➤ **Begleitende Untersuchungen** auf Zystitis, Adnexitis, Prostatitis, Epididymitis sowie ggf. auf Lues und HIV-Infektion.

Differentialdiagnose

➤ Urethralsyndrom (Dysurie, Pollakisurie und gehäufte Miktion bei unauffälligem Urinbefund).
➤ Prostatitis, Epididymitis.
➤ Adnexitis.
➤ Urethritis im Rahmen rheumatischer Erkrankungen (z.B. Reiter-Syndrom).
➤ Zur Differentialdiagnose der Harnwegsinfektion vgl. Tabelle 31.

Therapie

➤ Bei infektiöser Urethritis gleichzeitige Therapie des Sexualpartners.
➤ **Allgemeinmaßnahme:** Erhöhung der Diurese durch hohe Trinkmenge.
➤ **Gewöhnliche bakterielle Urethritis:** Cotrimoxazol oder Chinolone (s. Therapie der Zystitis S. 197).
➤ **Gonorrhoe** (Tabelle 32):

Tabelle 32   Therapie der Gonorrhoe

Therapie	Dosis	Bemerkung
einzeitige Therapie mit Penicillin G	z. B. 5 Mio. IE i. m.	
oder Einmaltherapie mit Ceftriaxon	0,5 g i. v. oder i. m.	
oder Gyrasehemmer	z. B. 0,5 g Ciprofloxacin	wegen häufig penicillin-resistenter Gonokokken-stämme
zusätzlich wegen häufig gleichzeitiger Chlamydien-infektion: Doxycyclin	oral 1 × tgl. 0,2 g für 2 Wochen (WHO-Empfehlung)	falls möglich, Sexual-partner in gleicher Weise behandeln
bei komplizierter Gonor-rhoe (Adnexitis, Prostatitis etc.): Ceftriaxon	1 × tgl. 2 g über 10 Tage	

➤ **Unspezifische Urethritis** durch Chlamydien, Mykoplasmen und Ureaplasma:
  – Tetracycline (z.B. Doxycyclin 2 × täglich 100 mg) für 14 Tage.
  – Bei Trichomonaden Metronidazol (1 × 2 g per os als einzeitige Therapie).
  – Bei Gardnerella ebenfalls Metronidazol (2 × täglich 0,4 g per os) für 5 Tage.
  Möglichst Sexualpartner mitbehandeln.

Komplikationen

➤ Blasenspasmus (Therapie mit Spasmolytika und Analgetika).
➤ Restharnbildung.
➤ Aszendierende Infektion der hinteren Harnröhre.
➤ Beim Mann Prostatitis und hintere Urethritis (in bis zu 25 % der Fälle).
➤ Posturethritische Harnröhrenstrikturen nach Gonorrhoe und Chlamydienure-
  thritis.
➤ Infertilität bei länger bestehender Chlamydienurethritis mit gleichzeitiger Epi-
  didymitis.
➤ Sterilität bei Frauen durch Chlamydien-Adnexitis und pelvic inflammatory
  disease als Komplikation der Gonorrhoe.

Grundlagen

- **Definition:** Auf die Blase beschränkte Harnwegsinfektion.
- **Ätiologie:**
  - *Bakterien:* Escherichia coli (ca. 80 % der Fälle, v. a. symptomatische HWI bei jungen Frauen); Proteus, Klebsiella, Enterobacter, Serratia, Chlamydien, Pseudomonas und Staphylokokken vor allem nach Instrumentationen. Enterokokken (Cave: Urinkontamination).
  - *Pilze und Parasiten:* Schistosoma haematobium, Candida species.
  - *Viren:* Adenoviren Typ 11 und 21, Polyomaviren (hämorrhagische Zystitis).
  - *Nicht bakterielle Zystitis:* Radiogene Zystitis, hämorrhagische Zystitis durch Zytostatika (z. B. Cyclophosphamid).
- **Pathogenese:**
  - Aszendierende Erreger der Darmflora wie Escherichia coli, auch koagulasenegative Staphylokokken. Wichtiger Virulenzfaktor ist die Erregeradhärenz an das Übergangsepithel. Hierbei spielen genetische Faktoren des Wirts eine besondere Rolle. Infektion meist auf die oberflächliche Blasenmukosa beschränkt.
  - *Disponierende Faktoren:* Restharnbildung, Harnabflußbehinderung, kurze Harnröhre, Immunsuppression. Bei jungen Frauen disponieren vorausgegangene Harnwegsinfektionen, vorausgehende Kohabitation, die Verwendung von Diaphragmen und spermiziden Gelen zur Kontrazeption das Auftreten von Harnwegsinfektionen.

Klinik

- Suprapubische bzw. retropubische Schmerzen.
- Lumbalgien.
- Dysurie, Algurie, Nykturie, Pollakisurie, Harnverhalt, Inkontinenz.
- Makrohämaturie bei hämorrhagischer Zystitis.

Diagnostik

- **Labor:** Urinstatus mit Leukozyturie, ggf. positive Nitritreaktion, mikroskopisch im Sediment Bakterien.
- **Mikrobiologie:** Urinkultur: Im Mittelstrahl- und Morgenurin signifikante Keimzahl nach Kass: 10^5 Keime/ml bei asymptomatischen Infektionen und bei gramnegativen Bakterien oder $10^2 – 10^4$ Keime/ml bei symptomatischen Infektionen.
- **Bildgebende Diagnostik:** Bei rezidivierender Zystitis ($\geq$ 3 Infektionen/Jahr) und bei erfolgloser Antibiotikatherapie erweiterte Diagnostik:
  - *Sonographie/Ausscheidungsurographie* mit Nachweis einer infravesikalen Obstruktion, Blasenstein, Blasentumor, Blasendivertikel.
  - *Sonographische Restharnbestimmung* nach der Miktion: Länge $\times$ Breite $\times$ Höhe (je in cm) $\times$ 0,5 = Restharnvolumen (in ml).
  - *Zystoskopie* bei therapieresistenter oder kurzfristig rezidivierender Zystitis trotz gezielter und ausreichend langer (s. u.) Antibiotikatherapie.

Differentialdiagnose

➤ Akute Pyelonephritis.
➤ Beim Mann Prostatitis.
➤ Bei der Frau Vulvovaginitis, akutes Urethralsyndrom, Adnexitis, Ovarialtumor.

Therapie

➤ **Ungezielte Therapie ohne Antibiogramm:**
  – *Bei unkomplizierter Zystitis ohne Risikofaktoren:* Einzeitige antibiotische Therapie, z.B: Fluorochinolon (z.B. 250 mg Ciprofloxacin) oder Aminopenicillin (z.B Amoxicillin 3000 mg) oder Cotrimoxazol (320 mg Trimethoprim + 1600 mg Sulfamethoxazol).
  – *Alternativ:* Antibiotische Therapie für 4 Tage: Ciprofloxacin 500 mg 2 × täglich oder Cotrimoxazol (320 mg Trimethoprim + 1600 mgl Sulfamethoxazol) 2 × täglich.
➤ **Gezielte Therapie mit Antibiogramm:**
  – *Bei Nichtansprechen der Therapie* erneute Antibiose unter Berücksichtigung des Urinstatus und des Antibiogramms für mindestens 4 Tage bzw. Suche nach atypischen Erregern (z.B. Chlamydien, Trichomonaden oder Gonorrhoe).
  – Frauen mit vorangegangenen Harnwegsinfektionen und Männer sollten mindestens 7 bis 10 Tage therapiert werden.
➤ **Candidazystitis:**
  – Eine systemische Candidainfektion muß ausgeschlossen werden (Urinkultur).
  – Es gibt keine einheitlichen Therapieempfehlungen. Möglich ist eine tägliche, kontinuierliche Irrigation mit 50 mg Amphothericin B in 1 l steriler NaCl-Lösung über einen Zeitraum von 4 – 14 Tagen bei Candida albicans und Candida glabrata.
  – Am besten perorale Gabe von Fluconazol 50 – 150 mg/d über 7 Tage je nach Schwere der Infektion.
  – Supportive Therapie: Ausreichende Flüssigkeitszufuhr, Wärmeapplikation, Spasmolytika.

Prophylaxe

➤ Bei Kontrollen wiederholt diagnostizierte Bakteriurie sollte zur Suche nach prädisponierenden Faktoren führen, z.B. Infektsteine, Descensus uteri, neurogene Blasenentleerungsstörungen.
➤ Frauen sollten dazu angehalten werden, nach der Kohabitation die Blase zu entleeren.
➤ Sehr selten Reaszensionsprophylaxe bei Frauen mit langdauernder gering dosierter Antibiotikatherapie (z.B. Co-Trimoxazol tgl. 0,24 – 0,48 g).
➤ Asymptomatische Bakteriurie stellt nur bei entsprechenden Begleitumständen eine Therapieindikation dar: Schwangerschaft, Abflußstörung, Abwehrschwäche, eingeschränkte Nierenfunktion, Einnierigkeit u. a.

Komplikation

➤ Akute oder chronische Pyelonephritis.

14.4 Akute Pyelonephritis

Grundlagen

➤ **Definition:** Gleichzeitige Entzündung des Nierenbeckens und des Niereninterstitiums (akute interstitielle Nephritis) durch Bakterien, Pilze mit lokalen und systemischen Infektionszeichen.

➤ **Ätiologie und Pathogenese:**
– Meist einseitig kanalikulär aszendierende Infektion, selten beidseitig. Selten bei hämatogenem Infektionsweg bilaterale Infektion mit oder ohne sekundäre Beteiligung des Nierenbeckens.
– Typische Keime bei aszendierend kanalikulärer Infektion: Escherichia coli, Klebsiellen, Proteus, Enterobacter, Pseudomonas aeruginosa und Staphylokokkus aureus (nach instrumentellen Eingriffen).
– Typische Keime bei hämatogenem Infektionsweg: Staphylokokkus epidermidis, Candida species.

➤ **Prädisponierende Faktoren:**
– Obstruktion bzw. Harnflußverlangsamung in den oberen, ableitenden Harnwegen: Refluxnephropathie, Kelchhalsstenosen, Tumoren des Nierenbekens, Uretertumoren, Nephrolithiasis und Ureterolithiasis mit Obstruktion, Tumorkompression des Ureters bzw. Pyelons von außen, Analgetikanephropathie, Blasenkatheter.
– Alle prädisponierenden Faktoren der Harnwegsinfektion (vgl. S. 190).

➤ **Pathologie:** Granulozytäre Entzündung des Niereninterstitiums, Ausbreitung meist von den Papillen über die Markpyramiden zum Kortex bei kanalikulär aszendierendem sowie bei hämatogenem Infektionsweg. Abszeßstraßen, Tubuluszellnekrosen, Tubuluslichtungen mit reichlich Leukozyten durchsetzt (Bildung von Leukozytenzylindern).

Klinik

➤ **Anamnese:** Fieber, Schüttelfrost, Abgeschlagenheit, Flankenschmerzen, Dysurie, vorhergehende Harnwegsinfektionen, vorangegangene Operationen mit Blasenkatheter, urologische Eingriffe, alle prädisponierenden Faktoren einer Harnwegsinfektion (S. 190).

➤ **Befund:** Klopfschmerzhaftes Nierenlager, Flankenschmerz bei tiefer Palpation, Tachykardie, Hypotonie (septische Symptomatik), Subileus, Exsikkose. Bei Bakteriämie (bis Urosepsis) Tachykardie, Hypotonie, Exsikkose, Bewußtseinstrübung (v. a. bei alten Patienten).

Diagnostik

➤ **Blut:** BSG (beschleunigt), CRP (erhöht), Blutbild: Leukozytose mit Linksverschiebung. Blutkulturen (positiv) in ca. 20% der Fälle. Retentionswerte: Anstieg von Serum-Kreatinin und Serum-Harnstoff bei postrenalem Akuten Nierenversagen (selten, < 10%).

➤ **Urin:**
– Leukozyturie, positive Nitritreaktion, Bakterien im Sediment, granuläre Zylinder aus Leukozyten im Sediment, Mikro- oder Makrohämaturie.
– Cave: Die Urinbefunde sind evtl. negativ bei kompletter, einseitiger Harnwegsobstruktion.
– Urinkultur (positiv).

➤ **Sonographie:** Unregelmäßig verteilte, echoarme Areale im Parenchym. Normal breites bis leicht verdicktes Parenchym. Echoarm demarkierte Pyramiden. Scheckige Zeichnung des Pyelons. Häufig ist der Prozeß einseitig. Evtl. Zeichen einer Harnabflußbehinderung mit Nachweis eines Harnaufstaus.
➤ **Ausscheidungs-Urographie:**
  – Die Indikation zur Ausscheidungs-Urographie sollte zurückhaltend gestellt werden, vor allem bei eingeschränkter Nierenfunktion und anamnestisch bekannter Hyperthyreose oder Kontrastmittelallergie.
  – Die Ausscheidungsurographie ist indiziert bei Erstinfektion des Mannes und bei rezidivierenden Infektionen sowie bei Veränderungen in der Sonographie.
  – Im Ausscheidungs-Urogramm finden sich Zeichen des einseitigen oder beidseitigen Harnaufstaus (vgl. Abb. 13 S. 50), evtl. Kelchverplumpung bei rezidivierender akuter Pyelonephritis oder chronischer Pyelonephritis mit akuten Schüben.

Differentialdiagnose

➤ Infizierte Nierenzyste.
➤ Perirenaler Abszeß.
➤ Akute nichtbakterielle interstitielle Nephritis (s. S. 268).

Therapie

➤ **Grampositive Erreger:** Bei Nachweis grampositiver Keime in der Mikroskopie initiale orale Therapie mit Ampicillin oder Amoxicillin (3 × täglich 1 g).
➤ **Gramnegative Erreger:** Die Aminopenicillin-Therapie ist bei gramnegativen Keimen umstritten, z. B. sind ca. 30% der Escherichia coli-Stämme Aminopenicillin-resistent. Alternativen: Cotrimoxazol (z. B. 2 × täglich 320 mg Trimethoprim + 1600 mg Sulfamethoxazol), Fluorochinolon (z. B. Ciprofloxacin 2 × täglich 500 g, oder Norfloxazin, Ofloxacin, Fleroxacin).
➤ **Nosokomiale akute Pyelonephritis** (häufig durch Pseudomonas aeruginosa oder Enterobacter-Arten): Intravenöse Zweifachtherapie mit Aminoglykosid (z. B. Gentamicin 3 – 5 mg/kg KG/d oder Tobramycin) und Cephalosporin (z. B. Cefotaxim 2 – 3 × täglich 2 g oder Ceftriaxon 1 × täglich 2 g).
➤ **Reservetherapeutika:** z. B. Ceftazidim, Imipenem, Amikacin.
➤ **Therapiedauer und -modifikation:** Nach Eingang des Antibiogramms evtl. Umstellung auf ein wirksames Antibiotikum. Die Therapiedauer beträgt mindestens 14 Tage häufig bei persistierenden Symptomen und Befunden länger (bis zu 4 – 6 Wochen).
➤ **Supportive Therapie:** Flüssigkeits- und Elektrolytausgleich, Temperatursenkung, Schmerztherapie. Bei septischem Verlauf Therapie auf der Intensivstation.

Komplikationen

➤ Abszedierende Pyelonephritis v. a. bei (unerkannter) persistierender Harnwegsobstruktion.
➤ Pyonephrose, Urosepsis, perinephritischer Abszeß.

14.4 Akute Pyelonephritis

Prophylaxe

➤ Untersuchung auf prädisponierende Faktoren (S. 190), die therapiert werden müssen, insbesondere bildgebende Diagnostik zum Nachweis struktureller Abnormitäten der ableitenden Harnwege.
➤ Nach Abschluß der antibiotischen Therapie regelmäßige Kontrolle des Urinstatus und der Urinkultur (z. B. wöchentlich für 2 Monate, dann 2 × halbjährlich).
➤ Strenge Indikation für Blasen-Dauerkatheter, niemals nur aus pflegerischen Gründen, Entfernung so früh wie möglich. Evtl. suprapubische Katheter.
➤ Urinableitung bei Dauerkatheter im geschlossenen System.
➤ Tägliche Katheterpflege, bei gutem Abfluß weder Spülungen noch Antibiotika-Prophylaxe.
➤ Harnblasenkatheter sind die häufigsten Einzelursachen für nosokomiale Infektionen und verantwortlich für zahlreiche Todesfälle infolge gramnegativer Sepsis.

Prognose

➤ Im Langzeitverlauf ist möglicherweise die Inzidenz für Hypertonie, eingeschränkte Nierenfunktion und (sehr selten) EPH-Gestose erhöht.

Grundlagen

➤ **Definition:** Chronische, bakteriell ausgelöste Entzündung des Niereninterstitiums (chronisch interstitielle Nephritis) mit Beteiligung des Pyelons. Die Erkrankung verläuft meist in Schüben. Es handelt sich um einen historischen Begriff. Die morphologischen Veränderungen werden meist durch chemische, physikalische, immunologische u. a. Faktoren ausgelöst. Der Begriff ist eine Symptomdiagnose und zwingt, nach prädisponierenden Faktoren zu suchen.
➤ Nichtinfektiös bedingte interstitielle Nephropathien siehe S. 268.
➤ **Ätiologie:**
 – Wahrscheinlich spielen Harnwegsinfektionen für die Entstehung einer chronischen Pyelonephritis eine entscheidende Rolle.
 – Das Erregerspektrum ist wie bei akuter Pyelonephritis (vgl. S. 198).
 – Die Chronifizierung einer Pyelonephritis ist sowohl nach einmaligem Harnwegsinfekt (Erregerpersistenz) als auch im Rahmen rezidivierender Harnwegsinfekte möglich.
➤ **Prädisponierende Faktoren:**
 – Vesikoureteraler Reflux infektiösen Urins z. B. im Rahmen einer Zystitis. Selten auch Reflux nichtinfektiösen Urins bei hohem intrarenalem Druck, entweder primär im Kindesalter (defekte Verschlußfunktion des Ureters im submukösen Segment in der Blasenwand) oder sekundär bei Druckerhöhung in den ableitenden Harnwegen (neurogene Blase, obstruktive Uropathie).
 – Gleichzeitig intrarenaler Reflux v. a. in die Kelchgruppen und Papillen des oberen und unteren Poles (Refluxnephropathie).
 – Obstruktive Uropathie bei Männern, vor allem im höheren Lebensalter bei Prostatahyperplasie.
 – Analgetikanephropathie (häufiger bei Frauen).
➤ **Pathologie:** Subkapsulär lokalisierte Narben. Homogene Nierenschrumpfung mit feingranulärer Oberfläche. Lymphoplasmazelluläre Infiltrate im Interstitium. Diffuse interstitielle Fibrose, periglomeruläre Fibrose. Gefäße mit Intimafibrose. Eiweißzylinder in Tubuluslichtungen.

Klinik

➤ **Anamnese:**
 – Rezidivierende Harnwegsinfektionen, Flankenschmerzen.
 – Kopfschmerzen, subfebrile Temperaturen, Abgeschlagenheit, Leistungsminderung.
 – Arterielle Hypertonie.
➤ **Befunde:**
 – Klopfschmerz im Nierenlager, Druckschmerz bei tiefer Palpation.
 – Arterielle Hypertonie (40 – 50 % der Fälle).
 – Sonstige Symptome der chronischen Niereninsuffizienz (vgl. S. 271).

Diagnostik

➤ **Blut:**
 – *Blutbild:* Leichte Leukozytose.
 – BSG (wechselnde Beschleunigung), CRP (leicht erhöht).
 – Evtl. laborchemische Zeichen einer chronischen Niereninsuffizienz (Kreatininerhöhung, Anämie, sekundärer Hyperparathyreoidismus, vgl. S. 272).

14.5 Chronische Pyelonephritis

- **Urin:** Leukozyturie, evtl. intermittierende Bakteriurie. In der Urindiskelektrophorese häufig tubuläre Proteinurie (< 2 g/24 Std.).
- **Sonographie:** Subkapsuläre trichterförmige, narbige Einziehungen. Umgebende Parenchymabschnitte stark echogen. Erweiterte Kelche unter narbigen Einziehungen. Im Verlauf Schrumpfnieren, Zeichen der Obstruktion oder eines vesikoureteralen Refluxes.
- **Ausscheidungs-Urogramm:**
  - *Indikation:* Nur bei Serum-Kreatinin $< 2-2,5$ mg/dl.
  - *Befunde:* Deformierung des Nierenbeckenkelchsystems mit Verplumpung der Kelche, Stenosen und mäßiger Dilatation der Kelchhälse. Verschmälerung des Nierenparenchyms, Hinweise auf Ursache wie Refluxnephropathie oder Analgetikanephropathie bzw. andere prädisponierende Faktoren.
- **Computertomographie:**
  - *Indikation:* Die CT ist indiziert bei unklarem Befund im Ausscheidungsurogramm.
  - *Befund:* Parenchymale Narbenbildung, im Verlauf Schrumpfnieren.
  - Evtl. bei Niereninsuffizienz CT ohne Kontrastmittel.
- **Miktionszysturethrogramm:** Nachweis eines vesikoureteralen Refluxes.

Therapie

- **Antibiotikatherapie** wie bei akuter Pyelonephritis (S. 199), wenn ein akuter bakterieller Schub vorliegt.
- Evtl. **operative Korrektur** eines hochgradigen vesikoureteralen Refluxes bei rezidivierenden Harnwegsinfektionen (nur bei Kindern mit Stadium III–IV, dies entspricht einem Reflux in beide Ureteren mit Dilatation von Ureteren und Nierenbecken).
- Bei Erwachsenen ist die chirurgische Korrektur eines vesikoureteralen Refluxes nicht indiziert, wenn bereits Proteinurie ($> 1,5$ g/24 h) mit Niereninsuffizienz besteht.
- Therapie der renalen Hypertonie (S. 243 ff).
- Therapie der chronischen Niereninsuffizienz (s. S. 271 ff u. roter Teil).

Prävention

- Gezielte Therapie jeder Harnwegsinfektion.
- Bei ausgeprägten nicht therapierbaren Veränderungen mit Abflußstörung kann eine lang dauernde Suppressionsbehandlung z. B. mit Co-Trimoxazol durchgeführt werden (nicht zu verwechseln mit Reaszensionsprophylaxe bei Frauen, s. S. 197).
- Beseitigung eines hochgradigen vesikoureteralen Refluxes im Kindesalter.
- Therapie einer Nephrolithiasis.
- Beseitigung einer obstruktiven Uropathie.

Prognose

- Selten entwickeln die Patienten eine terminale Niereninsuffizienz.

Xanthogranulomatöse Pyelonephritis

➤ **Definition:** Progrediente bakteriell bedingte granulomatöse Zerstörung der Niere.
➤ **Epidemiologie:** Meist sind Frauen betroffen.
➤ Zugrundeliegende Obstruktion des Harnabflusses und geänderte immunologische Abwehrlage.
➤ **Klinik:** Symptomatik wie bei akuter Pyelonephritis oder blander Verlauf.
➤ **Diagnostik:**
 – Bei der Sonographie, i.v.-Urogramm und CT häufig Verdacht auf Nierentumor.
 – Histologisch eitrige Nephritis mit granulomatöser Entzündung und Schaumzellbildung.
➤ **Differentialdiagnose:** Nierentuberkulose. Beide Erkrankungen können koexistieren.
➤ **Therapie:** Nephrektomie.

Malakoplakie

➤ Sehr seltene Erkrankung der Harnblase und der Nieren, die der Xanthogranulomatösen Pyelonephritis ähnelt (s. o.).
➤ Wahrscheinlich infektiöse Genese (Escherichia coli) bei Obstruktion und gestörter Makrophagenfunktion.
➤ **Therapie:** Nephrektomie. Evtl. Langzeittherapie mit Trimethoprim-Sulfamethoxazol oder Ciprofloxacin.

14.7 Urogenitaltuberkulose

Grundlagen

➤ **Epidemiologie:**
- *Inzidenz:* Ca. 8 % der an Lungen-Tbc Erkrankten entwickeln eine Urogenitaltuberkulose.
- *Mortalität:* Die Mortalität der Urogenital-Tbc beträgt ca. 4 %.
- *Geschlecht:* Männer und Frauen sind gleich häufig betroffen.
- *Alter:* Der Altersgipfel liegt bei ca. 30 – 55 Jahren.

➤ **Ätiologie:** Infektion der Nieren und/oder der ableitenden Harnwege durch Mykobacterium tuberculosis. Die atypischen Mykobaterien (M. avium, M. intracellulare) verursachen keine Urogenital-Tbc.

➤ **Pathogenese:** Die Urogenital-Tbc ist in der Regel eine postprimäre Tbc nach hämatogener Streuung der Mykobakterien. Selten entsteht die Urogenital-Tbc im Rahmen einer Miliartuberkulose oder als primäre Manifestation einer Tuberkulose.

➤ **Pathologie der Nierenbeteiligung:**
- Die tuberkulösen Herde liegen v. a. in der Rindenregion und heilen oft spontan.
- Die marknahen Herde entwickeln sich zu Markrindenkavernen mit Verkalkungen.
- Durch Einbruch der Kavernen in das Pyelon entsteht eine offene Tbc mit Ausbreitung im ableitenden Hohlsystem. Hierbei ist mit Stenosen bzw. Reflux im Bereich des Ureters zu rechnen.
- Bei Infiltration der Blasenmuskularis entsteht eine zunehmende Blasenstarre und im weiteren Verlauf eine Schrumpfblase.

Tabelle 33   Stadien der Nieren-Tbc

Stadium	Kriterien
I	Parenchymatöse und ulzeröse Form
II	Ulzeröse und kavernöse Form
III	Total destruierende Tuberkulose mit Ausbildung einer Pyonephrose/Kittniere

Klinik

➤ **Keine spezifischen Symptome:**
- Häufigste Beschwerden sind unklare Miktionsstörungen, Dysurie, Algurie, Pollakisurie, Nykturie, gelegentliche rezidivierende Hämaturie, Kolik und Flankenschmerz.
- Typischerweise führt die Therapieresistenz einer Harnwegsinfektion zum ersten Tbc-Verdacht.

➤ **Bei aktiver Tuberkulose** stehen Allgemeinsymptome wie Abgeschlagenheit, nachlassende Leistungsfähigkeit, subfebrile Temperaturen, Nachtschweiß und Gewichtsabnahme im Vordergrund. Husten, Auswurf und Hämoptoe bei pulmonaler Tbc. Septische Symptomatik bei Miliartuberkulose.

Diagnostik

➤ **Urin:**
  – *Status:* Sterile Leukozyturie, Differentialdiagnose interstitielle Nephritis, Urethritis mit atypischen Erregern.
  – *Urinkultur:*
    • An drei aufeinanderfolgenden Tagen Probe des ersten morgendlichen Urins nach Einschränkung der Flüssigkeitszufuhr für mindestens 12 Stunden.
    • Kein Sammelurin, die Mikroskopie ist wenig sensitiv. Kulturverfahren (Meerschweinchen) dauern mehrere Wochen.
➤ **Blut:**
  – Blutbild: Leukozytose.
  – BSG (beschleunigt), CRP (erhöht).
  – Polymerasekettenreaktion (PCR), nicht beweisend, da häufig falsch positiv.
  – Tuberkulintest, Mendel-Mantoux-Test: 0,1 ml 10 IE GT streng intrakutan, bei negativem Ergebnis Verwendung von 100 IE GT.
➤ **Sonographie:** Harnstauung, Hydronephrose, kavernöse Veränderungen, Schrumpfnieren, Verkalkungen.
➤ **Ausscheidungs-Urographie:**
  – Die Ausscheidungs-Urographie ist das Verfahren mit der größten Aussagekraft, in > 90% der Fälle von Urogenitaltuberkulose sind pathologische Veränderungen nachweisbar.
  – In der Übersichtsaufnahme sind Verkalkungen in Projektion auf die Nieren oder z. B. die Prostata möglich.
  – Evtl. werden zusätzliche Spätaufnahmen gemacht.
  – *Befunde der verschiedenen Stadien* (vgl. Tabelle 33):
    • Stadium I: Papillenspitzen und Kelchkonturen verändert.
    • Stadium II: Ulzeröse Papillendefekte, Kavernen, Kelchhalsstenosen, jedoch mindestens eine Kelchgruppe noch normal konfiguriert.
    • Stadium III: Schwerste Destruktion.
➤ **Weitere bildgebende Verfahren:**
  – *Retrograde Urethrographie:* Nachweis eines Refluxes.
  – *Miktionszysturethrographie:* Nachweis eines Refluxes.
➤ Suche nach einer Genitaltuberkulose, da in der Mehrzahl der Fälle die Genitalien mitbeteiligt sind.
➤ Suche nach einer primären, pulmonalen Tbc: Anamnese, Röntgen-Thorax mit spezifischen Residuen?

Therapie

➤ **Untersuchungen vor der Therapie und im Verlauf:** Hinsichtlich des Nebenwirkungsprofils der Antituberkulotika sind folgende Untersuchungen erforderlich (Abkürzungen s. u. und Tabelle 34 S. 206):
  – Leberfunktionstest, Blutbild (RMP).
  – Ophthalmologische Untersuchung (EMB).
  – Neurologischer Status, Leberfunktionstests (INH).
  – Leber- und Nierenfunktionstests, Harnsäure im Serum (PZA).
  – Audiometrie und Vestibularisprüfung.

14.7 Urogenitaltuberkulose

➤ **Medikamentös:**
- *Antituberkulotische Chemotherapie:*
  - Substanzen der ersten Wahl: Isoniazid (INH), Rifampicin (RMP), Pyrazin-amid (PZA), Ethambutol (EMB).
  - Reservesubstanzen: Paraaminosalicylsäure (PAS), Prothionamid (PTH), Cycloserin (CS).
- Die Tabelle 34 zeigt ein gängiges Standardtherapieregime (bis zu 12 Mona-ten) für ca. 60 – 70 kg KG bei normaler Nierenfunktion.

Tabelle 34   Urogenitaltuberkulose: Gängiges Standardtherapieregime (bis zu 12 Monaten) für ca. 60 – 70 kg KG bei normaler Nierenfunktion

Initialtherapie (2 – 4 Monate lang)	
INH	300 mg/Tag
RMP	600 mg/Tag
PZA	2 000 mg/Tag
EMB	1 000 mg/Tag
Stabilisierungstherapie (4 – 12 Monate lang)	
INH	300 mg/Tag
RMP	600 mg/Tag

INH: Isoniacid; RMP: Rifampicin; PZA: Pyrazinamid; EMB: Ethambutol

- *Eingeschränkte Nierenfunktion:* Die Dosierung muß an eine eingeschränkte Nierenfunktion angepaßt werden. Die Dauer der Therapie beträgt minde-stens 6 Monate, meist wegen der großen Rezidivgefahr 9 – 12 Monate.
➤ **Chirurgische Therapie bei verschiedenen Indikationen** (heute kaum noch er-forderlich):
- Funktionslose Organe mit persistierenden aktiven Urogenitaltuberkulose-Herden (Kittniere, Pyonephrose, multiple Kavernen): Nephrektomie mit Ure-terektomie.
- Obstruktive Uropathien (langstreckige Harnleiterstenosen, intrarenale Ste-nose des Nierenbeckenkelchsystems: Rekonstruktion des Ureters oder des Nierenbeckens, Blasenersatzplastik bei Schrumpfblase.

Verlaufsuntersuchungen

➤ Regelmäßige bakteriologische Urinuntersuchungen während der Therapie alle 4 Wochen.
➤ Radiologische Kontrolluntersuchungen (Ausscheidungs-Urographie) in mehr-wöchigen Abständen.
➤ Leberfunktionstests, Blutbild, bei Einsatz von EMB ophthalmologische Kontrol-len, bei Einsatz von SM Audiometrie und Vestibularisprüfung 4wöchentlich.
➤ Sekundärinfektionen sind nicht selten (Vermeidung endourethraler Eingriffe!). Therapie mit Ciprofloxacin oder Ofloxacin (gut kombinierbar mit Tuberkulosta-tika).

Grundlagen

➤ **Ätiologie:** Die gleichen Erregergruppen wie bei Zystitis und akuter Pyelonephritis (S. 198) führen auch bei abwehrgeschwächten Patienten zu Harnwegsinfektionen.
➤ **Prädisponierende Faktoren** (vgl. prädisponierende Faktoren bei unkomplizierten Harnwegsinfektionen S. 190):.
  – *Erkrankungen:* Diabetes mellitus, AIDS, Tuberkulose, Malignome, Alkoholkrankheit, Antikörpermangelsyndrome, Dysfunktionen des Komplementsystems, Asplenie, chronische Niereninsuffizienz.
  – *Therapieformen:* Immunsuppressive Therapie, myelosuppressive Therapie, zytotoxische Chemotherapie.
  – *Bei nierentransplantierten Patienten:* Vesiko-neoureteraler Reflux, der trotz Neoureterozystostomie in Teleskoptechnik häufig vorkommt. Dadurch wird eine Transplantatpyelonephritis begünstigt.

Diagnostik

➤ Umfangreiche klinische Untersuchung, Diagnostik vor Beginn der antiinfektiösen Chemotherapie durchführen.
➤ **Bei unkomplizierten Harnwegsinfektionen** ohne systemische Infektionszeichen und asymptomatischer Bakteriurie stets Urinkultur mit Antibiogramm.
➤ **Bei gewebsinvasiven Harnwegsinfektionen** mit systemischen Infektionszeichen (Fieber, septische Symptomatik):
  – *Urin:* Urinstatus, Urinkultur.
  – *Blut:* Blutbild, Differentialblutbild, Blutkulturen, CRP, BSG, Kreatinin, Harnstoff, Blutgasanalyse, Lactat.
  – *Sonographie* zum Ausschluß postrenaler Harnabflußbehinderungen und zur Beurteilung der renalen Morphologie bzw. der perirenalen Region.
  – Röntgen-Thorax.

Therapie

➤ Bei **Fieber** und **Verdacht auf eine afebrile Sepsis** bzw. Granulozytopenie, defektem Antikörperstatus, defektem Komplementsystem oder Dysfunktion der Milz:
  – *Sofortiger Beginn* der antiinfektiösen Chemotherapie nach Asservierung von Urin, Blut oder Sekreten zur mikrobiologischen Diagnostik.
  – Minimum der Therapie: Antibiotische Zweifachtherapie mit Aminoglykosid (z. B. Gentamicin 3–5 mg/kg KG/d) und Cephalosporin (z. B. Cefotaxim 2–3 × täglich 2 g oder Ceftriaxon 1 × täglich 2 g) bzw. andere Kombinationen entsprechend dem in der speziellen Klinik häufige Keimspektrum (zunehmend häufiger auch Staphylokokken behandlungsbedürftig).
  – Nach Eingang des Antibiogramms gezielte Antibiose.
➤ Bei allen anderen Zuständen zunächst Abschluß der Diagnostik und gezielte antibiotische Therapie nach Antibiogramm.
➤ Gezielte Therapie nach Antibiogramm bei asymptomatischer Bakteriurie.

15.1 Hypertonie, Prä(eklampsie) und HELLP-Syndrom

Grundlagen

➤ **Häufigkeit:** Schwangerschaftsinduzierte Hypertonien treten in Deutschland bei 5–20% aller Schwangeren auf. Die schwangerschaftsinduzierte Hypertonie ist bei jungen Primipara, älteren Multipara und bei adipösen Frauen häufiger.

➤ **Definition und Nomenklatur:**
  – *Schwangerschaftsinduzierte Hypertonie:* Erstmals nach der 20. Schwangerschaftswoche (SSW) wiederholter Anstieg des diastolischen Blutdruckes ≥ 85 mmHg und/oder Anstieg des systolischen Blutdruckes ≥ 130 mmHg.
  – *Proteinurie:* Eiweißausscheidung > 300 mg/24-h-Sammelurin.
  – *Präeklampsie:* Schwangerschaftsinduzierte Hypertonie und Proteinurie mit ZNS-Symptomen wie Sehstörungen, Somnolenz etc. (vgl. Tabelle 36 S. 209).
  – *Eklampsie:* Präeklampsie und Eklampsie werden klinisch unterschieden. Von Eklampsie spricht man, wenn tonisch-klonische Krämpfe evtl. mit Zungenbiß, Bewußtlosigkeit bis hin zum Koma auftreten.
  – *HELLP-Syndrom:* Das HELLP-Syndrom ist eine Sonderform der schwangerschaftsinduzierten Hypertonie mit: Hämolyse (**H**emolysis), erhöhten Leberwerten (**e**levated **L**iverenzymes) und Thrombozytenabfall (**l**ow **p**latelets), vgl. Tabelle 36 S. 209.

Klassifikation

➤ **Zur Klassifizierung der arteriellen Hypertonie in der Schwangerschaft** ist die Einteilung in vier Klassen gebräuchlich (nach National High Blood Pressure Education Program Working Group 1990), Tabelle 35.

Tabelle 35	Klassifikation der arteriellen Hypertonie in der Schwangerschaft
Klasse	
I	Präeklampsie/Eklampsie
II	Arterielle Hypertonie essentieller oder sekundärer Genese ohne Bezug zur Schwangerschaft
III	Präeklampsie/Eklampsie auf dem Boden einer chronischen, nicht schwangerschaftsassoziierten arteriellen Hypertonie
IV	Transiente arterielle Hypertonie in der Schwangerschaft

➤ **Beachte:** Bei essentieller Hypertonie weist ein Blutdruckanstieg systolisch ≥ 30 mmHG und/oder diastolisch 15 mmHg auf die Entwicklung einer Präeklampsie hin.

Ätiologie

➤ Die Ätiologie ist unbekannt.
➤ Diskutiert werden metabolisch-hormonelle Gründe, immunologische Ursachen, genetische Faktoren, erworbene oder angeborene Mitochondriendefekte.
➤ Eine zentrale Bedeutung scheint eine verminderte Synthese des vasodilatierenden Prostaglandin E2 und Prostazyklin im Gefäßendothel zu haben sowie eine gesteigerte Produktion des vasokonstringierenden Thromboxans in den Thrombozyten.

Pathophysiologie

➤ Im Rahmen der Präeklampsie entwickeln sich mikrovaskuläre Gefäßendothelläsionen. Dies geht mit einer Erhöhung des peripheren Widerstandes und Mikrozirkulationsstörungen einher, Tabelle 36.

Tabelle 36 Auswirkungen der Präeklampsie auf die verschiedenen Organe

Organ	Symptom/Veränderung
Plazenta	Verminderung der uteroplazentaren Durchblutung, Plazentainsuffizienz
ZNS	Kopfschmerzen, Hyperreflexie, Krampfanfälle
Nieren	Abnahme der GFR, Proteinurie, Nierenversagen
Leber	Akute Fettleber, Ikterus, Anstieg der Transaminasen, Cholestase
Blut	Thrombozytopenie Hyperkoagulabilität
Gefäße/ Kreislaufsystem	Erhöhter peripherer Gefäßwiderstand Hypertonie

➤ Die Tabelle 37 zeigt die physiologische Hämodynamik und Nierenfunktion in der Schwangerschaft und die pathologischen Veränderungen bei Präeklampsie.

Tabelle 37 Systemische Hämodynamik und Nierenfunktion in der Schwangerschaft

	Normal	Präeklampsie
Blutdruck	n	↑
Gefäßwiderstand	↓	↑
Herzzeitvolumen	↑	↑
Plasmavolumen	↑	↓
Extrazelluläres Volumen	↑	n
Renaler Plasmafluß	↑	↓
Glomeruläre Filtrationsrate	↑	↓
Proteinurie	–	↑
Harnsäureclearance	↑	↓
Natriumausscheidung	n	↓
Natriumkonservierung	↓	↑

n = normal; ↑ = gesteigert; ↓ = reduziert

15.1 Hypertonie, Prä(eklampsie) und HELLP-Syndrom

Klinik, Diagnostik und Differentialdiagnose

➤ **Klinik:** s. Tabelle 36 S. 209.
➤ **Diagnostik:**
  – Anamnese und Klinik, neurologische Untersuchung.
  – *Blutdruck:* Mehrmals nach 10 minütiger Ruhepause messen.
  – *Blut:* Blutbild (v. a. Thrombozyten), Blutgerinnung, Hämolyseparameter (freies Hämoglobin im Serum, Haptoglobin, Hämoglobin im Urin), Leberwerte (Transaminasen, Bilirubin), Retentionswerte, Elektrolyte.
  – *Urin:* Teststreifen, 24-h-Sammelurin (zur Quantifizierung der Proteinurie S. 19 und Clearance-Bestimmung, S. 29), evtl. Natriumausscheidung.
➤ **Differentialdiagnose:** Die Tabelle 38 zeigt die Differentialdiagnose verschiedener Krankheitbilder mit Nierenbeteiligung in der Schwangerschaft. Beachte, daß Präklampsie und Eklampsie klinisch unterschieden werden (bei Auftreten von Krämpfen spricht man von Eklampsie, vgl. S. 208).

Tabelle 38 Differentialdiagnose verschiedener Krankheitsbilder mit Nierenbeteiligung in der Schwangerschaft

	Präeklampsie/ Eklampsie	HELLP	HUS/TTP	Sepsis
Zeitpunkt	ab der 20. SSW	ab der 34. SSW und/oder post partum	ab der 25. SSW und/oder post partum	Jederzeit häufig peripartal
Symptome	Kopfschmerzen Sehstörungen Übelkeit/Erbrechen Motorische Unruhe Krampfanfälle	Rechtsseitige Oberbauch- schmerzen (90 %) Evtl. Präklampsie	Kopfschmerzen Somnolenz Krampfanfälle Ödeme ANV Fieber	Meistens Fieber Schlechter AZ Somnolenz Graublasse, marmorierte Haut
Blutdruck- verhalten	↑ ↑	n– ↑	n– ↑ ↑	n– ↓ ↓
Blutbild	Hb/Hkt-Anstieg	Hämolyse	Hämolyse	Leukozytose oder Leukozyto- penie Linksverschie- bung
Thrombo- zyten	n	↓ ↓	↓ ↓	↓ – ↓ ↓
Fragmen- tozyten	–	– +	+++	–
Leberen- zyme	n	↑ ↑	n– ↑	n– ↑
Proteinurie	++	–	+–+	–
ANV	+	–	++	+

HUS/TTP (S. 169); ANV = Akutes Nierenversagen (S. 258); n = nicht verändert; – = nicht vorkommend; + = gering; ++ = deutlich erhöht; häufig vorkommend; ↓ = abfallend; ↑ = ansteigend

Therapie

➤ **Allgemeine Behandlungsmaßnahmen:**
  – Körperliche Schonung, evtl. Bettruhe.
  – Magnesium oral 3 × 5 mmol/Tag ab der Frühschwangerschaft zur Prophylaxe der Präeklampsie bei Risikopatientinnen.
  – Bei schwer einstellbarer Hypertonie oder Präeklampsie stationäre Aufnahme.

➤ **Medikamentöse Therapie:**
  – *Indikation:*
    • Die medikamentöse antihypertensive Therapie ist indiziert, wenn die Allgemeinmaßnahmen zu keiner ausreichenden Blutdrucksenkung führen.
    • Bei geringer Hypertonie sind zu erwartende Wirkung und mögliche Nebenwirkungen gegeneinander abzuwägen.
    • Bei isolierter Erhöhung der diastolischen Blutdruckwerte zwischen 85 und 90 mmHg kann mit einer medikamentösen Therapie zugewartet werden.
  ◖ *Beachte*: Der Blutdruck sollte nie zu rasch gesenkt werden (s. u.).
  – α-*Methyl-Dopa:* Mittel der 1. Wahl.
    • α-Methyl-Dopa ist ein zentral wirkender adrenerger Antagonist und das bislang gebräuchlichste antihypertensive Medikament in der Schwangerschaft.
    • Nebenwirkungen für den Feten sind nicht bekannt.
    • Dosierung: Einschleichend von 3 × 125 mg– 3 × 500 mg/Tag p. o.
  – β *-1-Rezeptorblocker*
    • Z.B. Metoprolol bis 200 mg/Tag p. o., Betaxolol, Bisoprolol, Labetolol 1 mg/kg i. v.
    • Günstig ist die Anwendung in Kombination mit Dihydralazin (s. u.).
    • Es kann eine fetale Bradykardie auftreten. Bei Therapiebeginn in der Frühschwangerschaft wurde eine intrauterine Wachstumsverzögerung beobachtet.
  – *Dihydralazin:* Bevorzugt in Kombination mit Betablocker.
    • Dosierung 50 – 200 mg/Tag p. o., 100 – 200 mg/i. v./24 h über Perfusor.
    • Nebenwirkung v. a. Tachykardie, Kopfschmerzen, Flush und Ödeme.
  – *Kalziumantagonisten* sind nur bei schwerer Präeklampsie indiziert.
  – *Diuretika* sind nur bei Lungenödem und hypervolämischem Nierenversagen indiziert, z. B. Furosemid.
  – *ACE-Hemmer sind in der Schwangerschaft kontraindiziert* wegen Gefahr des akuten Nierenversagens und gehäuftem intrauterinen Fruchttod.

➤ **Prophylaxe des eklamptischen Anfalls:**
  – *Magnesiumsulfat:*
    • Parenteral 2 – 4 g i. v. über 15 Minuten, dann über Perfusor bis 2 g/Stunde.
    • Therapeutischer Magnesiumspiegel 1,3 – 4 mmol/l.
  ◖ *Cave:* Überdosierung bei Niereninsuffizienz, daher ist eine Kontrolle der Magnesiumspiegel notwendig.

– *Langsame, kontrollierte Blutdrucksenkung*:
- Den Blutdruck nicht um mehr als 20% innerhalb der 1. Stunde senken (drohende Minderperfusion der Organe). Die CTG-Überwachung ist notwendig.
- Dihydralazin 1,2 – 7,2 mg/h i. v. über Perfusor. Die Wirkung setzt rasch ein, daher sind engmaschige Blutdruckmessungen, ggf. kontinuierliche arterielle Blutdruckmessung erforderlich.

– *Engmaschige Laborkontrollen:* Blutbild, Hämolyseparameter (freies Hämoglobin im Serum, Haptoglobin, Hämoglobin im Urin), Leber- und Nierenfunktionsparameter, Blutgerinnung (vgl. Diagnostik S. 210).

➤ **Therapie des eklamptischen Anfalls:**
– Diazepam 10 – 20 mg i. v.
– Beginn der antihypertensiven Therapie mit Dihydralazin i. v. (s. o.).
– Atemwege freihalten.
– Intensivmedizinische Therapie.
– Baldige Beendigung der Schwangerschaft anstreben („Mutter geht vor Kind").

Grundlagen

➤ **Vorkommen:** Die essentielle Hypertonie kommt häufiger bei adipösen und/oder älteren Patientinnen vor.
➤ Eine Unterscheidung zur schwangerschaftsinduzierten Hypertonie ist häufig wegen fehlender Blutdruck-Referenzwerte vor der Schwangerschaft nicht möglich. Eine Hypertonie bereits im 1. Trimenon bei einer nierengesunden Patientin spricht für eine essentielle Hpyertonie.

Charakteristika der essentiellen Hypertonie in der Schwangerschaft

➤ Der Schwangerschaftsverlauf ist meist problemlos.
➤ Etwa 50 % aller Patientinnen zeigen eine Blutdruckabnahme während des 2. Trimenons, so daß die medikamentöse Therapie im Verlauf evtl. reduziert werden kann.
➤ Die Inzidenz einer Präeklampsie ist erhöht.
➤ Bei guter Blutdruckeinstellung während der Schwangerschaft ist das Risiko einer Präeklampsie gegenüber normotensiven Schwangeren jedoch nicht erhöht.

Therapie und Verlaufskontrolle

➤ Die Therapie folgt den Leitlinien der schwangerschaftsinduzierten Hypertonie (S. 211).
➤ Der Blutdruck sollte engmaschig kontrolliert werden, am besten mittels Blutdruckselbstmessung und 24-h-Blutdruckmessung.
➤ Regelmäßige Kontrollen des Serumkreatinins und der Eiweißausscheidung im Urin werden empfohlen.

15.3 Schwangerschaft bei Nierenerkrankungen

Übersicht

➤ Für einige Krankheitsbilder liegen Erfahrungen vor, so daß die Beratung der Patientin hinsichtlich der Prognose der Schwangerschaft möglich ist.
➤ Schwangerschaft bei polyzystischer Nierendegeneration, Chronische Glomerulonephritiden, Sklerodermie, systemischer Lupus erythematodes, Diabetische Nephropathie und Refluxnephropathie.

Grundlagen

➤ Schwangerschaften bei Patientinnen mit chronischen Nierenerkrankungen gehen mit einer erhöhten mütterlichen und fetalen Morbidität und Mortalität einher.
➤ Die Art der Nierenerkrankung, das Ausmaß einer vorbestehenden Nierenfunktionseinschränkung und das Vorhandensein einer Hypertonie und Proteinurie beeinflussen den Schwangerschaftsverlauf.
➤ Es gibt nur wenige, zumeist retrospektive Studien mit geringen Fallzahlen über den Einfluß der Gravidität auf den Verlauf der Nierenerkrankungen.
➤ Eine vorbestehende Niereninsuffizienz stellt kein prinzipielle Schwangerschaftshindernis dar.

Risiken

➤ **Mögliche mütterliche Risiken durch die Schwangerschaft:**
  – Verschlechterung einer chronischen Hypertonie.
  – Entwicklung einer Präeklampsie (S. 208).
  – Verschlechterung einer Proteinurie.
  – Entwicklung einer höhergradigen Anämie.
  – Gehäufte Harnwegsinfekte.
  – Reversible oder irreversible Verschlechterung der Nierenfunktion.
➤ **Mögliche kindliche Risiken:**
  – Gehäuft Früh- und Spätaborte.
  – Erhöhte perinatale Mortalität.
  – Frühgeburtlichkeit.
  – Atemnotsyndrom.
  – Intrauterine Dystrophie aufgrund einer Plazentainsuffizienz.

Schwangerschaftsmonitoring bei chronischen Nierenerkrankungen

➤ Eine gemeinsame Betreuung von Gynäkologen und Nephrologen ist anzustreben.
➤ **Engmaschige Laborkontrollen im Schwangerschaftsverlauf von:**
  – Serumkreatinin, Harnstoff und Harnsäure.
  – Blutbild.
  – Transaminasen.
  – Urinstatus und -kultur.
  – 24-h-Sammelurin (S. 18) zur Bestimmung der Proteinurie (S. 19) und der endogenen Kreatininclearance (S. 29).
➤ **Engmaschige Blutdruckkontrollen,** möglichst auch Blutdruckselbstmessungen.

Schwangerschaft bei polyzystischer Nierendegeneration (vgl. S. 231)

➤ Bei Patientinnen mit normaler Nierenfunktion ist die Präeklampsieratemit 3 % gering erhöht, die Schwangerschaft verläuft meist gut.
➤ Eine pränatale Diagnostik der autosomal dominant vererbten polyzystischen Nierendegeneration mittels Chorionzottenbiopsie zur Chromosomenuntersuchung ist seit einigen Jahren möglich (Mutation im Bereich des kurzen Armes des Chromosom 16).

Chronische Glomerulonephritiden (vgl. S. 114ff)

➤ **Bei normaler Nierenfunktion**, Normotonie und fehlender bzw. geringer Proteinurie (< 1 g/24 h) ist keine über den natürlichen Verlauf der Nierenerkrankung hinausgehende Beeinträchtigung der Nierenfunktion zu erwarten.
➤ **Bei vorbestehender Niereninsuffizienz** (Serumkreatinin > 2 mg/dl), arterieller Hypertonie und/oder Proteinurie > 2 g/24 h ist das Risiko einer weiteren renalen Funktionsverschlechterung in der Schwangerschaft erhöht.
➤ **Bei vorbestehender Hypertonie und Proteinurie** ist das Risiko einer Präeklampsie deutlich erhöht.
➤ **Aborte:** Die Früh- und Spätabortrate bei Niereninsuffizienz ist je nach Schwere der Erkrankung deutlich erhöht. Es können vermehrt fetale Komplikationen (v. a. Dystrophie, Frühgeburtlichkeit) auftreten.

Sklerodermie (vgl. S. 158)

➤ Es gibt nur wenige Berichte über Schwangerschaften bei Sklerodermiepatientinnen.
➤ Bei 39 % der Patientinnen kam es zu einer erheblichen klinischen Verschlechterung der Sklerodermie.
➤ Die Patientinnen mit renaler Beteiligung waren durch die Entwicklung einer malignen Hypertonie und Nierenversagen vital gefährdet.

Systemischer Lupus erythematodes (vgl. S. 143)

➤ Bei intaktivem SLE ist der Schwangerschaftsverlauf zumeist unkompliziert.
➤ Bei SLE mit immunologischen oder klinischen Aktivitätszeichen kann eine Schwangerschaft zu lebensbedrohlichen mütterlichen Komplikationen mit Nierenversagen, Entwicklung einer malignen Hypertonie und neurologischen Komplikationen führen. Von einer Schwangerschaft bei aktivem SLE ist daher abzuraten.

Diabetische Nephropathie (vgl. S. 171)

➤ Der Schwangerschaftsverlauf bei Diabetikerinnen ohne diabetische Nephropathie mit optimaler Blutzuckereinstellung ($HbA_{1c} < 7$ %) ist ähnlich den nicht diabetischen Frauen.
➤ Bei diabetischer Nephropathie ist die Frühgeburtlichkeit auf bis zu 31 % erhöht.
➤ Bei vielen Patientinnen kommt es zum Auftreten einer Hypertonie bzw. zur Verschlechterung einer chronischen Hypertonie.

15.3 Schwangerschaft bei Nierenerkrankungen

➤ Entscheidend für einen komplikationsarmen Schwangerschaftsverlauf ist die Gewährleistung einer Normoglykämie und einer optimalen antihypertensiven Therapie.

➤ Bei nicht eingeschränkter Nierenfunktion, nur geringgradiger Proteinurie und Normotonie bzw. gut eingestellter Hypertonie ist der Schwangerschaftsverlauf meistens problemlos.

➤ Bei bereits eingeschränkter Nierenfunktion vor der Schwangerschaft muß mit einer weiteren renalen Funktionsverschlechterung im Verlauf der Gravidität gerechnet werden. Die mütterlichen und fetalen Komplikationen sind deutlich erhöht.

Refluxnephropathie (vgl. S. 198)

➤ Eine Refluxnephropathie erhöht das Risiko für Harnwegsinfekte in der Schwangerschaft.

➤ Bei vorbestehender Niereninsuffizienz sind Komplikationen häufiger.

➤ Bei einem vorbestehenden Serumkreatinin ≥ 2 mg/dl muß mit einer rapiden, irreversiblen Verschlechterung der renalen Funktion im weiteren Verlauf gerechnet werden.

Grundlagen

➤ **Pathophysiologie:** Während der Gravidität kommt es zu einer Dilatation von Ureter und Nierenbecken aufgrund einer Hypotonie der glatten Muskulatur der ableitenden Harnwege. Die Harnflußgeschwindigkeit in den ableitenden Harnwegen ist während der Schwangerschaft verringert, was zu Harnstase und zum Reflux mit Begünstigung einer Keimaszension und Entwicklung einer Pyelonephritis führen kann.
➤ **Krankheitsbilder:** Das Ausmaß der Harnwegsinfektionen variiert in der Schwangerschaft von der asymptomatischen Bakteriurie über die Zystitis bis hin zur Pyelonephritis.

Asymptomatische Bakteriurie (vgl. S. 190)

➤ **Definition:** Keimzahl im Mittelstrahlurin > 100 000 Bakterien/ml Urin.
➤ **Häufigkeit:** Ca. 6% aller Schwangeren.
➤ **Komplikation:** Unbehandelt kommt es in 20–40% der Fälle zur Pyelonephritis.
➤ **Häufigster Erreger** ist Escherichia coli (ca. 80% der Patientinnen).
➤ **Therapie:**
  – *Indikation:* Jede diagnostizierte asymptomatische Bakteriurie in der Schwangerschaft ist eine Therapie-Indikation.
  – *Antibiotika:* Aminopenicilline, z.B. Ampicillin 4 × 1 g p.o. oder Amoxicillin 3 × 750 mg p.o. Das Antibiogramm sollte möglichst berücksichtigt werden.
  – *Kontraindikationen:*
    • Trimethoprim ist in der Frühschwangerschaft kontraindiziert.
    • Sulfonamide dürfen in den letzten 4 Schwangerschaftswochen wegen Gefahr eines Ikterus neonatorum und Hämolyse nicht gegeben werden.
    • Während der gesamten Schwangerschaft kontraindiziert: Tetrazykline, Aminoglykoside und Chinolone.
➤ **Beachte:** Bei rezidivierenden Harnwegsinfektionen in der Schwangerschaft sollte post partum eine weiterführende Diagnostik durchgeführt werden.

Zystitis (vgl. S. 196)

➤ **Klinisches Bild/Diagnostik:** Dysurie, Pollakisurie, positive Urinkultur.
➤ **Therapie:** Antibiotika nach Antibiogramm (s.o.). Nach Beendigung der Therapie sollten Urinkontrollen durchgeführt werden.

Pyelonephritis (vgl. S. 198)

➤ **Häufigkeit:** In ca. 2% aller Schwangerschaften kommt es zur Pyelonephritis.
➤ **Klinik:** Flankenschmerzen, Fieber, Schüttelfrost, Dysurie, Pollakisurie, Übelkeit und Erbrechen, klopfschmerzhafte Nierenlager.
➤ **Diagnostik:**
  – Entnahme von Urinkulturen (Mittelstrahlurin) vor Einleitung der Antibiose.
  – Nierensonographie (höhergradiger Harnaufstau des Nierenbeckens? Nierensteine?).
  – Blutkulturen, Blutbild (Leukozytose?), BSG, CRP, Serumkreatinin.

➤ **Therapie:**
- Stationäre Aufnahme.
- I.v.-antibiotische Therapie (z. B. Amoxicillin 2 – 6 g/24 h, Cephalosporine).
- Reichlich Flüssigkeitszufuhr.
- Bettruhe.

➤ **Komplikationen:**
- Entwicklung einer Urosepsis.
- Chronische Pyelonephritis (S. 201).
- Entwicklung einer Präeklampsie (S. 208).
- Fetale Wachstumsretardierung.
- Frühgeburt.
- Intrauteriner Fruchttod.

Grundlagen

➤ Das ANV ist eine potentiell lebensbedrohliche Komplikationen einer Schwangerschaft.
➤ **Epidemiologie:** Mit einer Inzidenz von 0,1 % der Schwangerschaften ist das Akute Nierenversagen (ANV) in der Schwangerschaft und post partum heute selten, was v. a. auf den Rückgang septischer Aborte und eine verbesserte Therapie der Präeklampsie zurückzuführen ist.
➤ **Ursachen:** Die Ursachen des ANV sind sehr vielfältig:
  – Sepsis.
  – Hämorrhagischer Schock.
  – Vorzeitige Plazentalösung.
  – Fruchtwasserembolie.
  – Präeklampsie/Eklampsie (S. 208 ff).
  – HELLP-Syndrom (S. 208 ff).
  – Akute Schwangerschaftsfettleber.
  – HUS/TTP (S. 169) mit postpartalem akuten Nierenversagen.
  – *Seltene Ursachen:* Akute Glomerulonephritis, rapid progressive Glomerulonephritiden, akute Pyelonephritis, beidseitige Ureterobstruktion.

Klinik

➤ Plötzlicher Anstieg von Serumkreatinin, Harnstoff und Kalium.
➤ Rückgang der Diurese mit Oligo- oder Anurie bzw. Normurie/Polyurie mit Isosthenurie (vgl. S. 258 ff).
➤ Weitere Symptome entsprechend der zugrundeliegenden Erkrankung (s. o.).

Therapie

➤ Wenn möglich rasche Terminierung der Schwangerschaft („Mutter vor Kind").
➤ Intensivmedizinische Therapie.
➤ Frühzeitige Einleitung der Nierenersatztherapie, meist Hämodialyse.
➤ Flüssigkeitsbilanzierung.
➤ Therapie der zugrundeliegenden Erkrankung.

Prognose

➤ Abhängig von der Grunderkrankung ist die Prognose bei frühem Einsatz der Dialysetherapie in der Regel gut.
➤ Häufig normalisiert sich die Nierenfunktion vollständig.

15.6 Schwangerschaft nach Nierentransplantation

Vorbemerkungen

➤ Schwangerschaften bei Dialysepatientinnen sind aufgrund einer gonadalen Dysfunktion mit Amenorrhoe oder anovulatorischen Zyklen sehr selten. In Einzelfällen wird über eine erfolgreiche Schwangerschaft berichtet. Nach einer Nierentransplantation normalisieren sich häufig die endokrinen Funktionen mit Rückkehr der Fertilität.

➤ Bei vielen jungen Patientinnen besteht als Ausdruck der verbesserten Lebensqualität nach Nierentransplantation Kinderwunsch. Erfolgreiche Schwangerschaften nach Nierentransplantation sind möglich, die Prognose dieser Schwangerschaften ist von einer Vielzahl von Faktoren abhängig.

Voraussetzungen für einen komplikationsarmen Schwangerschaftsverlauf

1. Stabile Transplantatfunktion mit einem Serumkreatinin < 2 mg/dl.
2. Eintritt der Schwangerschaft frühestens 18 Monate nach Nierentransplantation.
3. Niedrig dosierte immunsuppressive Therapie (Prednison, Azathioprin, Ciclosporinspiegel im therapeutischen Bereich).
4. Gut eingestellte Hypertonie.
5. Keine Proteinurie bzw. Proteinurie < 3,5 g/d.

➤ Von einer Schwangerschaft ist abzuraten bei: Patientinnen mit einem systemischen Lupus erythematodes, HUS/TTP oder einer Vaskulitis wie z.B. Wegener-Granulomatose.

Mütterliche Komplikationen während der Schwangerschaft

➤ **Renale Komplikationen** mit einer dauerhaften Verschlechterung der Transplantatfunktion sind hauptsächlich bei einer bereits vor Gravidität eingeschränkten Transplantatfunktion zu erwarten.

➤ **Akute Abstoßungsreaktionen** in der Schwangerschaft sind nicht häufiger. Die Diagnostik ist jedoch v. a. im letzten Trimenon schwieriger.

➤ Eine **schwangerschaftsinduzierte Hypertonie** bzw. die Verschlechterung einer bestehenden Hypertonie ist eine häufige Komplikation bei 30% aller transplantierten Schwangeren.

➤ **Proteinurien** isoliert oder im Rahmen einer Präklampsie treten bei 47% der Patientinnen auf und sind zumeist post partum reversibel.

➤ **Harnwegsinfektionen** treten aufgrund der immunsuppressiven Therapie bei jeder zweiten Gravidität auf.

➤ Ein **reversibler Harnaufstau** I–II° in der späten Schwangerschaft durch die mechanische Kompression der ableitenden Harnwege wird bei 10% der Patientinnen beobachtet.

➤ Ob die **Langzeitprognose des Transplantates** durch eine Schwangerschaft beeinträchtigt wird, ist nicht bekannt.

Kindliche Komplikationen

➤ **Hohe Rate an Frühgeburtlichkeit** mit 50% und intrauteriner Dystrophie bei Plazentainsuffizienz.
➤ **Fehlbildungen** sind als Folge der mütterlichen Immunsuppression häufiger. Teratogenes Potential Azathioprin > Kortikosteroide > Cyclosporin.
➤ **Konnatale Infektionen** und eine erhöhte Infektanfälligkeit in den ersten Lebenstagen sind typisch.
➤ **Elektrolyt- und Stoffwechselentgleisungen** wie Hypokalzämie und Hypoglykämie kommen v. a. in den ersten Lebenstagen vor.
➤ **Entbindung:** Bis zu 75% der Kinder werden zumeist aufgrund einer drohenden Eklampsie durch Sectio caesarea entbunden.

Monitoring während der Schwangerschaft

1. **Frühzeitige Feststellung der Schwangerschaft** und exakte Datierung.
2. **Untersuchungsfrequenz:** 14tägige ambulante Kontrollen in den ersten 28 Wochen, dann bis zur Entbindung wöchentliche Untersuchungen.
3. **Regelmäßige Laborkontrollen** von: Serumkreatinin, Elektrolyten, Hämoglobin, Glukose, CSA-Spiegel (Cyclosporin als Talspiegel von 120–160 mg/ml), Eiweißausscheidung im 24-h-Sammelurin, Urinstatus und Urinkultur.
4. **Konsequente Blutdruckeinstellung.**
5. **Sonographische Kontrollen** des fetalen Wachstums sowie der Transplantatniere.
6. **Betreuung/Entbindung:** Eine enge interdisziplinäre Betreuung durch Nephrologen und Gynäkologen ist notwendig, die Entbindung sollte an einem Zentrum mit Perinatalmedizin stattfinden.

Medikamentöse Hochdrucktherapie (vgl. S. ■)

➤ **Methyldopa** ist das Medikament der ersten Wahl. 3 × 125 mg bis 3 × 500 mg p. o. einschleichend dosieren.
➤ **Dihydralazin** kann zusätzlich zu Methyldopa eingesetzt werden. 50–200 mg p. o./Tag; 100–200 mg i. v./24 h über Perfusor (s. Hypertonietherapie in der Schwangerschaft S. 211).
➤ **β-1-Rezeptor-Antagonosten** können in der Spätschwangerschaft verabreicht werden. Nach Gabe in der Frühschwangerschaft sind intrauterine Wachstumsretardierungen möglich. Fetale Bradykardien können auftreten.
➤ **Aspirin** 60 mg/d ab der 12. Schwangerschaftswoche zur Prophylaxe einer Präeklampsie bei Risikopatientinnen.
➤ **Magnesiumsulfat** bei drohender Eklampsie (Cave: Magnesiumintoxikation bei eingeschränkter Nierenfunktion), vgl. S. 211.
➤ **Diazepam** bei schwerer Präeklampsie.
➤ **Bettruhe und Hospitalisation** bei drohender Präeklampsie/Eklampsie.
➤ **Vorzeitige Entbindung** bei nicht beherrschbarer Präeklampsie und weitgehender Reifung des Föten.
➤ **Kontraindizierte Medikamente:**
  – *Absolute Kontraindikation:* ACE-Hemmer, Clonidin, Kalziumantagonisten, Reserpin.
  – *Relative Kontraindikation:* Diuretika.

15.6 Schwangerschaft nach Nierentransplantation

Indikationen der medikamentösen Hochdrucktherapie in der Schwangerschaft

➤ Diastolische Werte über 100 mmHg weit entfernt vom Entbindungstermin (erstes und zweites Trimenon).
➤ Ansteigen des diastolischen Wertes um den Geburtstermin auf 105 mmHg bei schwangerschaftsinduziertem Hochdruck.
➤ Bei vorbestehender Hypertonie Therapie ab 160/100 mmHg.

Prognose einer Schwangerschaft nach Nierentransplantation

➤ Schwangerschaften nach Nierentransplantation sind mit einem erhöhten Risiko für Mutter und Kind behaftet.
➤ Bei normaler Transplantatfunktion und fehlender Hypertonie ist die Komplikationsrate gering und die Prognose für Mutter und Kind gut.
➤ Graviditäten bei Diabetikerinnen haben eine deutlich höhere Komplikationsrate.

Grundlagen

- **Definition:** Steinbildung in Niere, Nierenbecken und Harnleiter.
- **Epidemiologie:** 34 Frauen/100 000 und 126 Männer/100 000 haben Nierensteine.
- **Zusammensetzung der Steine:** Nierensteine bestehen aus Kalziumsalzen (Kalziumoxalat, -phosphat), Harnsäure, Zystin oder Struvit (Magnesium-Ammonium-Phosphat). Kalziumhaltige Steine überwiegen.
- **Häufigkeit der einzelnen Steintypen:**
  - Kalziumoxalat und Kalziumphosphat: 37 %
  - Kalziumoxalat: 26 %.
  - Kalziumphosphat: 8 %
  - Magnesiumammoniumphosphat: 10 %.
  - Harnsäure: 5 – 15 %
  - L-Cystin: 2 %.
- **Risikofaktoren:** Geringe Flüssigkeitszufuhr, hohe Kochsalzzufuhr, hohe Proteinaufnahme, insbesondere fleischreiche Ernährung, vor allem anatomische und funktionelle Nierenveränderungen (z. B. obstruktive Uropathien, Markschwammniere).

Pathophysiologie und Pathogenese

- **Löslichkeitsprodukt:** Im Gleichgewichtszustand, d. h. in der gesättigten, mit festem Salz in Berührung stehenden Lösung, ist das Produkt der Konzentrationen der Ionen konstant. Diese Konstante wird als Löslichkeitsprodukt (Lp) bezeichnet. Lp ist abhängig von der Konzentration, Temperatur und dem pH. Bei einer Steindiathese liegt eine übersättigte Lösung vor, das Lp ist überschritten.
- **Ursachen** der Steinbildung s. jeweiliger Typ der Nierensteine.
- **Übersicht der Normwerte** (Ausscheidung im 24-h-Urin):
  - Kalzium bis 300 mg/24 h.
  - Phosphat bis 2000 mg/24 h.
  - Harnsäure bis 800 mg/24 h.
  - Oxalat bis 45 mg/24 h.
  - Cystin bis 300 mg/24 h bzw. bis 19 mg/g Kreatinin/24 h.

Klinik

- Nierensteine sind oft symptomlos.
- Gelegentlich kommen unspezifische Lenden- oder Leibschmerzen vor.
- Bei Steinabgang: Kolikartige Schmerzen mit Ausstrahlung in die Leisten, Hoden und Labien.

Diagnostik

- **Indikationen für ein gezieltes Untersuchungsprogramm** ergeben sich bei Steinen im Kindesalter und /oder einer metabolischen Aktivität. Diese ist definiert als Bildung eines neuen Steins, Wachstum eines vorhandenen Steins und dokumentierter Nierengrieß innerhalb von 12 Monaten.
- **Anamnese:**
  - Steinvorgeschichte, mit Nierensteinen einhergehende Erkrankungen (Gicht, chronisch entzündliche Darmerkrankungen, granulomatöse Erkrankungen, renal tubuläre Azidose, Hyperparathyreoidismus).

– Medikamente (Triamteren, Furosemid, Acetacolamid, Antazida, Vitamin A, C und D).
– Lebensgewohnheiten.

➤ **Bildgebende Verfahren** bei entsprechender Klinik mit Druck- und Klopfschmerz über dem Nierenlager, schmerzhafte Hämaturie, Nierenkolik; auffälliges Urinsediment.
1. *Sonographie*: Zum Nachweis röntgennegativer Konkremente in den ableitenden Harnwegen.
2. *Ausscheidungs-Urographie mit Abdomenübersicht* für röntgenndichte und röntgennegative, kontrastmittelaussparende Konkremente geeignet.
3. *Computertomographie* bei jeder nicht röntgendichten Kontrastmittelaussparung muß neben einem Harnsäurestein auch ein Urothelkarzinom in die Differentialdiagnose einbezogen werden.

➤ **Steinanalyse** bei metabolischer Aktivität des Steinleidens.
➤ **Blutuntersuchungen:** Kalzium, Phosphat, Harnsäure, Kreatinin, Gesamtprotein, alkalische Phosphatase.
➤ **Urinuntersuchungen:**
– *Morgennüchternurin* (Streifentest)**:** pH, Nitrit, spezifisches Gewicht, Erythrozyten und Leukozyten.
– *24-h-Sammelurin:* Urinvolumen, pH, Natrium, Kalzium, Phosphat, Harnsäure, Oxalat, Zitrat, Magnesium, Harnstoff, Kreatinin.
– Urinkulturen.

Therapie

➤ **Symptomatische Therapie** bei Nierenkoliken z.B.: 0,3 mg Buprenorphin und 40 mg Scopolaminin 500 ml 0,9% NaCl-Lösung i.v.
➤ **Extrakorporale Stoßwellenlithotripsie (ESWL):**
– Dieses Verfahren hat die Zahl der invasiv-operativen Maßnahmen drastisch zurückgedrängt. Die Zerstörung des Nierensteins beruht physikalisch auf dem großen akustischen Widerstandsunterschied zwischen Stein und umgebender Flüssigkeit.
– Es gibt zur Zeit drei mögliche Verfahren: Elektrohydraulisches, piezoelektrische und elektromagnetische Systeme.
– *Analgesie:* Vielfach genügt eine Sedoanalgesie, bei dem piezoelektrischen System kann auf eine Analgesie verzichtet werden.
– *Indikationen* bei klinischen Beschwerden, Obstruktion, infiziertem Steinleiden: Kelchsteine, Nierenbeckensteine bis 2,5 cm Größe, Harnleitersteine, partielle und komplette Ausgußsteine in Kombination mit auxiliären Maßnahmen (s.u.).
– *Kontraindikationen:* Nicht behandelbare Gerinnungsstörungen, Schwangerschaft, morphologische Obstruktion unterhalb des zu behandelnden Steins (1–3 mm große Steinfragmente nach ESWL).
– *Komplikationen:* Nierenhämatom, Nierenschädigung, renaler Funktionsverlust.

➤ **Chirurgische Therapie:** Nur noch in 5% der Fälle nötig, wenn die extrakorporale Stoßwellenlithotripsie (ESWL) mit den auxiliären Verfahren versagt. Auxiliäre Verfahren sind: Perkutane Nephrolithotomie (Litholapaxie), Ureterschiene, endourologische Techniken.
➤ Die **spezielle Therapie** ist abhängig von der Steinzusammensetzung und der zugrundeliegenden Erkrankung, s. jeweiliger Steintyp.

Grundlagen

➤ Kalziumsteine bestehen aus Kalziumoxalat, Kalziumphosphat-Kristallen (Karbonat, Apatit, Hydroxylapatit, Brushit = Kalziumhydrogenphosphat).
➤ **Charakteristika des Verlaufs:**
  – Ein erstmaliger Steinabgang hat in der Regel ein Wiederauftreten innerhalb der nächsten 5 – 10 Jahre zur Folge.
  – Frauen mit Kalziumsteinen haben während der Schwangerschaft ein höheres Risiko der Harnwegsinfektionen.
  – Wenige Patienten mit Kalziumsteinen bilden auch Harnsäuresteine, die häufig wieder auftreten.
  – Eine kleine Gruppe der Kalziumsteinpatienten bildet eine große Anzahl von Steinen.

Pathogenese und Pathophysiologie

➤ **Normwerte:** Kalziumausscheidung im Urin/24 h bis 300 mg, Phosphatausscheidung bis 2000 mg/24 h.
➤ Eine Hyperkalzurie oder Hyperoxalurie, ein alkalischer Urin-pH oder chronische Dehydratation fördern die Bildung von Kalziumsteinen (vgl. Tabelle 39). Anorganisches Pyrophosphat ist ein Inhibitor der Steinbildung und verzögert das Steinwachstum. Bei Steinbildnern ist die Konzentration im Urin erniedrigt. Heterogene Steine erleichtern das Steinwachstum.
➤ Die Tabelle 39 zeigt eine Übersicht der verschiedenen Ursachen der Kalziumsteinbildung.

Tabelle 39 Ursachen der Kalziumsteinbildung

Ursache	Übersättigung	Heterogene Steine	Steinbildung-Inhibition reduziert*
Primärer Hyperparathyreoidismus	ja	ja	nein
Idiopathische Hyperkalziurie	ja	nein	?
Hyperurikosurie	nein	ja	ja
Renal tubuläre Azidose (RTA)	ja	?	?
Hyperoxalurie	ja	nein	?
Idiopathische Lithiasis	nein	nein	ja

* Neben anorganischem Pyrophosphat sind Nierenproteine wie Nephrocalcin, Tamm-Horsefall-Protein und Uropontin als Inhibitoren der Steinbildung bekannt

16.2 Kalziumsteine

Primärer Hyperparathyreoidismus

➤ **Pathophysiologie:**
  – Parathormon bewirkt eine erhöhte Umwandlung von 25-OH-Cholecalciferol zu 1,25-OH-Cholecalciferol. Der Effekt ist eine erhöhte Kalzium-Absorption aus dem Darm, eine verstärkte Rückresorption von Kalzium in der Niere und die Folge ist eine Hyperkalzämie. Steinbildner mit einem Hyperparathyreoidismus haben eine Hyperkalziurie.
  – Die Nierensteine beim Hyperparathyreoidismus bestehen zum großen Teil aus Hydroxylapatit oder Kalziumoxalat.

➤ **Nephrokalzinose:** Als Nephrokalzinose bezeichnet man die renale Beteiligung eines Hyperparathyreoidismus. Hierbei kommt es zur parenchymalen Kalzifikation oder seltener zur Steindiathese im Nierenbecken (meist beidseits) und Harnleitern.

➤ **Diagnostik:**
  – Labor: Parathormon im Serum, Kalzium (Serum und Urin), Phosphat (Serum und Urin), 1,25 OH-Cholecalciferol.
  – Röntgen: Abdomenübericht: Kalzifikationen in Projektion auf beide Nieren.
  – Sonographie: Kalkdichte Konkremente mit Schallschatten.

➤ **Differentialdiagnose** der Hyperkalzämie:
  – *Exzessive PTH-Sekretion:* Primärer Hyperparathyreoidismus, ektopischer Hyperparathyreoidismus, Lungenkarzinom, Nierenzellkarzinom, Status nach Nierentransplantation.
  – *Knocheninfiltration:* Metastasen von Lungen-, Mamma- oder anderen Karzinomen. Multiples Myelom, Leukämien, Hodgkin-Lymphome, Non-Hodgkin-Lymphome.
  – *Exzessive Vitamin D-Aktivität:* Vitamin D-Überdosierung, Sarkoidose, idiopathische Hyperkalzämie des Kindesalters.
  – *Kalziumüberschuß:* Milch-Alkali-Syndrom, erhöhter Knochenstoffwechsel, rapid progressive Osteoporose des Kindesalters, Thyreotoxikose, Morbus Paget, Immobilisation.
  – *Andere Gründe:* Nebenniereninsuffizienz, Thiazid-Therapie, generalisierte Periosteitis, Hypothyreoidismus, Vitamin A-Intoxikation.

➤ **Therapie:**
  – *Chirurgisch:* Bei Knochenerkrankung oder ein Steinbefall der Nieren oder Ulkuskrankheit oder Pankreatitis, vgl. S. 224.
  – *Konservativ* siehe Hyperparathyreoidismus (S. 99).

Idiopathische Hyperkalzurie

➤ Die idiopathische Hyperkalzurie ist die häufigste Ursache von Kalziumsteinen. Die normokalzämische Hyperkalzurie bei Patienten mit Nephrolithiasis ist idiopathisch.
➤ **Pathogenese:** Erhöhte intestinale und abgeschwächte renale tubuläre Rückresorption. Das Parathormon ist normal, das 1,25 OH-Cholecalciferol erhöht. Die Kalzium-Bilanz ist negativ.
➤ **Diagnostik:** Ausschluß anderer Ursachen einer Hyperkalzurie (s.o.).
➤ **Therapie:** Thiazid-Diuretika.

Hyperurikosurie

➤ **Pathogenese und Pathophysiologie:** Die Mechanismen, die bei Hyperurikosurie zur Kalziumsteinbildung führen, sind nicht geklärt. Kalzium-Steinbildner überschreiten häufig den oberen Grenzbereich von 800 mg Harnsäureausscheidung/d. Der Harnsäurebestand wird durch den Puringehalt der Nahrung, die endogene Synthese und die renale Exkretion bestimmt.

➤ **Diagnostik:** Harnsäure im Serum und Urin.

➤ **Therapie:** Allopurinol verhindert die Rezidivrate; wenn gleichzeitig eine Hyperkalziurie vorliegt, werden zusätzlich Thiazide verabreicht.

Renal tubuläre Azidose (vgl. S. 34)

➤ Bei der distalen renal tubulären Azidose (Typ I) setzen sich die Steine aus Kalzium-Phosphat zusammen. Die Steindiathese wird durch alkalischen Urin, niedrige Citrat-Konzentration im Urin und exzessive Phosphatausscheidung und Hyperkalziurie beeinflußt.

➤ Parathormon ist oft erhöht, die intestinale Kalzium-Absorption ist erniedrigt, da die metabolische Azidose die Bildung von 25 OH- zu 1,25 Dihydroxycholecalciferol abschwächt.

➤ **Diagnostik:** Ammonium-Chlorid-Belastungstest: Unfähigkeit der Niere, den Urin pH unter 5,5 zu senken, wenn bei normalem Säure-Basen-Status 0,1 g Ammoniumchlorid/kg KG gegeben wird.

➤ **Therapie:** Fragliche Wirkung von Citrat-Gaben.

Hyperoxalurie

➤ **Pathogenese:** Überproduktion von Oxalat oder erhöhte intestinale Absorption, vermehrte Ausscheidung von Oxalat im Urin (> 45 mg/24 h). Die Tabelle 40 gibt einen Überblick über die genannten pathogenetischen Mechanismen und deren Ursachen.

➤ **Komplikationen:** Nephrokalzinose, tubulointerstitielle Nephritis, Funktionsdefekte des tubulären Apparats, Azotämie, Nierenversagen.

➤ **Therapie:** Pyridoxin (bis max. 200 mg/d), Fett- und Oxalat-reduzierte Diät. Kalziumkarbonat (1,5 – 3 g/d), Cholestyramin (bis 12 g/d).

Tabelle 40 Pathogenetische Mechanismen und Ursachen der Hyperoxalurie

Überproduktion von Oxalat	Erhöhung der gastrotinte- stinalen Absorption	Exzessive Zufuhr
Hereditär (Typ I, II):	Ileum-Resektion	Tee
– Typ I (Glykolurie)	Zöliakie	Zitrusfrüchte
– Typ II (Glycinurie)	Pankreasinsuffizienz	Rhabarber
Äthylenglykol-Ingestion	Billroth I- oder II-Operation	Blattgemüse
Methoxyfuran-Exzeß	Morbus Crohn	Schokolade
	Zellulosephosphat-Inge- stion	

16.3 Harnsäuresteine

Grundlagen

➤ **Epidemiologie:** Harnsäuresteine machen 5 – 15 % aller Nierensteine aus.
➤ **Charakteristika:** Harnsäuresteine können auch in Abwesenheit einer Hyperurikämie oder Hyperurikosurie auftreten. Die Steinbildung ist stark pH-abhängig. Neben der Bildung von Harnsäurekristallen besteht oft eine intrarenale Entzündungsreaktion als Antwort auf die interstitielle Ablagerung von Harnsäure.

Pathogenese und Pathophysiologie

➤ Die Tabelle 41 gibt einen Überblick über die Pathogenese und Pathophysiologie.
➤ **Diagnostik:** Harnsäure im Blut.
➤ **Therapie:** Alkalisieren des Urins auf pH-Werte 6 – 6,5 mit Citrat. Allopurinol, Diät, ausreichende Flüssigkeitssubstitution.

Tabelle 41   Pathogenese und Pathophysiologie bei Harnsäuresteinen

Ätiologie	pH	Harnsäure im Urin
Idiopathisch		
Sporadisch	niedrig	nicht erhöht
Familiär	niedrig	nicht erhöht
Assoziiert mit Hyperurikämie		
Gicht	niedrig	Überproduktion
Lesch-Nyhan-Syndrom	normal	Überproduktion
Glykogenspeichererkrankung	normal	Überproduktion
Andere Enzymdefekte	normal	Überproduktion
Myeloproliferative Erkrankungen	normal	Überproduktion
Assoziiert mit Hyperurikosurie		
diätetische Purinbeladung	normal	erhöht
Störung der tubulären Reabsorption	normal	reduzierte intestinale Urikolyse
Urikosurika	normal	reduzierte intestinale Urikolyse
Dehydratation		
Gastrointestinale Erkrankungen	niedrig	nicht erhöht
Perspiratio	niedrig	nicht erhöht

Cystinurie

➤ **Ätiologie:** Die Cystinurie ist eine autosomal rezessiv vererbte Erkrankung des Cystintransports des intestinalen und tubulären Epithels (tubulärer Reabsorptionsdefekt). Neben Cystin sind auch Arginin, Omithin und Lysin betroffen.
➤ **Pathophysiologie:**
  – Die normale Cystinausscheidung beträgt < 19 mg/g Kreatinin in 24 Stunden bzw. 300 mg/ 24 h.
  – Bei der Cystinurie akkumuliert Cystin im Lumen der Nierentubuli. Die Konkremente sind röntgendicht.
➤ **Diagnostik:** Urocystein-Tabletten-Test.
➤ **Therapie:**
  – Eine diätetische Restriktion des Präkursors von Cystin-Methionin ist nicht möglich, da Methionin eine essentielle Aminosäure ist.
  – *Trinkmenge:* Die Löslichkeit von Cystin im Urin wird durch Erhöhung des Urinvolumens erreicht, > 4 Liter Trinkmenge/d sind erforderlich.
  – *Alkalisierung:* Die Löslichkeitsgrenze liegt bei 300 mg/l bei einem pH von 7,5. Eine Alkalisierung des Harns geilngt nur bis pH 7,9, so daß bei einer Cystinurie eine Alkalisierung nur von untergeordneter Bedeutung ist.
  – Weitere mögliche Maßnahmen: D-Penicillamin, Mercaptoproprionylglycin. In Erprobung ist die Anwendung von Glutamin (3 – 8 g/d).

Magnesiumammoniumphosphat (Struvit)

➤ **Pathogenese:** Struvitsteine sind Infektionssteine, sie formieren sich im Nierenbecken und Kelchsystem nur dann, wenn Infektionen mit ureasebildenden Keimen vorliegen (z. B. Proteus). Die Urease führt zum Anstieg von $NH4^+$, pH und Carbonat.
➤ Struvitsteine imponieren als sog. Ausgußsteine des Nierenbeckens bzw. Kelchsystems.
➤ **Diagnostik:** Urinkultur und Nachweis von Proteus, Staphylococcus aureus, Klebsiella und Citrobacter. Im Urin großer Überschuß von Ammonium, Urin pH > 7.
➤ **Therapie:** Antibiotika, chirurgische Therapie (S. 224), Acetacolamid (500 mg/ Woche).

Nephrokalzinose

➤ **Definition:** Kalzifikationen im Nierenparenchym.
➤ **Ursachen:** Die Tabelle 42 S. 230 gibt eine Übersicht über die verschiedenen Ursachen der Nephrokalzinose.
➤ **Charakteristika:** Kalzifikationen im Nierenparenchym sind häufig lithogen.
➤ **Diagnostik:** Abdomenübersichtsaufnahme, Sonographie, Computertomographie.
➤ **Therapie** der Grunderkrankung.

Tabelle 42 Ursachen der Nephrokalzinose

Lokale Ursache	Systemische Ursache
Verkalkte Papillennekrosen	Primärer Hyperparathyreoidismus
Markschwammnieren	Renal tubuläre Azidose
Nierentuberkulose	Hereditäre Oxalose, enterale Hyperoxalurie
Z. n. Nierenrindennekrose	Bartter-Syndrom
Nierennekrose nach Amphotericin B	Hyperkalzämie bei Morbus Boeck
Tumorverkalkung bei Nierenzellkarzinom	Vitamin D-Intoxikation
Verkalkter Rand einer Nierenzyste	Milch-Alkali-Syndrom
Verkalktes Hämatom	Kongenitales Myxödem
Z. n. Sublimatvergiftung	Acetacolamidmißbrauch

Übersicht: Formen und Ursachen

➤ **Hereditäre Erkrankungen:**
  – *Autosomal dominant* polyzystische Nierenerkrankung (ADPKD) (Häufigkeit
    1 : 1000). Das PKD 1 Gen auf dem Chromosom 16 p ist für die überwiegende
    Zahl der autosomal-dominant vererbten Erkrankungen ursächlich verant-
    wortlich.
  – *Autosom-rezessiv* polyzystische Nierenerkrankung (ARPKD) (Häufigkeit
    1 : 6000 – 40 000 Lebendgeborene).
➤ **Zystische Veränderungen des Nierenmarkes:**
  – Juvenile Nephronophthise.
  – Adulte medulläre zystische Nierenerkrankung.
  – Markschwammniere.
➤ **Polyzystische Veränderungen im Rahmen komplexer, hereditärer Syndro-
me:**
  – Tuberöse Hirnsklerose (Häufigkeit 1 : 15 000).
  – Von-Hippel-Lindau-Syndrom (Häufigkeit 1 : 40 000).

Autosomal-dominant polyzystische Nierenerkrankung

➤ **Klinik:**
  – Klinisch imponieren die z. T. mehrere Kilogramm schweren bilateralen Nie-
    ren mit zystischer Durchsetzung.
  – Lokale Verdrängungserscheinungen.
  – Zystenruptur mit konsekutiver passagerer Makrohämaturie.
  – Zysteninfektionen und Begünstigung von aszendierenden Harnwegsinfek-
    tionen und Pyelonephritiden.
  – Nephrolithiasis.
  – Renin-abhängige Hypertonie.
➤ **Komplikationen:** Durch zystische Mitbeteiligung anderer parenchymatöser Or-
gane (Häufigkeit zwischen 10 und 75%) können folgende Komplikationen auf-
treten:
  – Intra- und extrahepatische Cholestase.
  – Abflußbehinderung des oberen Gastrointestinaltraktes.
  – Infektion von Zysten.
  – Intrazerebrale Blutungen wegen Aneurysmata im Bereich der Hirnbasisarte-
    rien.
➤ **Diagnostik:**
  – Bildgebende Referenzmethode (Methode der Wahl): Abdominelle Compu-
    tertomographie (Kontrastmittel nicht erforderlich).
  – Sonographie: Intrauterin ist bereits ab der 12.– 14. Woche eine sonographi-
    sche Diagnostik möglich.
  – Molekulargenetik: Nachweis des PDK1-Gens und familiäre Analysen der Erb-
    gänge über sog. Linkage-Untersuchungen: Durch Einführung mehrerer poly-
    morpher Marker auf beiden Seiten des PDK1-Gens lassen sich bis zu 90% der
    Familienanalysen hinsichtlich der Erbgänge zuordnen.

> **Therapie:**
>   - Es existiert keine spezifische Therapie der polyzystischen Nierendegeneration. Grundsätzlich kommen alle therapeutischen Maßnahmen bei chronischer Niereninsuffizienz zur Anwendung.
>   - Bei ausgeprägten Verdrängungserscheinungen, nicht beherrschbarer Schmerzsymptomatik und evtl. vor Aufnahme in ein Nierentransplantationsprogramm ist unter kritischer Indikationsstellung eine unilaterale Nephrektomie zu erwägen.
> **Genetische Beratung** erkrankter Personen bei Kinderwunsch: Das Kind eines ADPKD-Patienten hat eine Wahrscheinlichkeit von 50 % ebenfalls zu erkranken. Eine positive Familienanamnese ist bei ca. 75 % der Patienten zu erheben, die Neumutationsrate wird zwischen 10 und 25 % angegeben.
> **Prognose:** Eine sichere Prognose hinsichtlich des Eintritts einer terminalen Niereninsuffizienz ist nicht möglich, vor der 3. Lebensdekade jedoch extrem selten, ca. 50 % der Patienten haben in der 6. Lebensdekade ihre Nierenfunktion irreversibel verloren.

Autosomal rezessive polyzystische Nierenerkrankung

> **Verlauf und Prognose:**
>   - *Letalität:* Bei Neugeborenen mit ARPKD ist mit einer hohen Letalität (bis zu 90 %) in den ersten Lebenswochen zu rechnen.
>   - *Leichtere Verlaufsformen* kommen vor, die bilateral vergrößerten Nieren führen jedoch dann zwischen dem 3. und 15. Lebensjahr zur terminalen Niereninsuffizienz.
>   - Komplikationen: Harnwegsinfektionen und v. a. cholestatische Probleme mit rezidivierenden Cholangitiden.
> **Therapie:** Wie bei der ADPKD (s. o.) existieren keine spezifischen Therapieempfehlungen.
> **Genetische Beratung:** Die Wahrscheinlichkeit einer Erkrankung eines Kindes liegt bei diesem rezessiven Erbgang bei 20 %, 50 % sind Träger (asymptomatisch).

Zystische Veränderungen des Nierenmarkes

> **Juvenile Nephronophthise:**
>   - Der Komplex der juvenilen Nephronophthise stellt ein Bild sehr unterschiedlich ausgeprägter zystischer Erweiterungen der Sammelrohre und der distalen Tubuli dar. Begleitend entwickeln sich interstitielle Fibrosierungen, es resultiert schließlich die terminale Niereninsuffizienz.
>   - Zysten: In der Regel handelt es sich hier eher um kleine Zysten (≤ 1 cm), die im Mark- und Rindenmarkbereich lokalisiert sind.
>   - Subgruppe: Renale-retinale Dysplasie. Diese ist durch eine zusätzlich vorhandene retinale Degeneration, Optikusatrophie und Retinitis pigmentosagekennzeichnet.

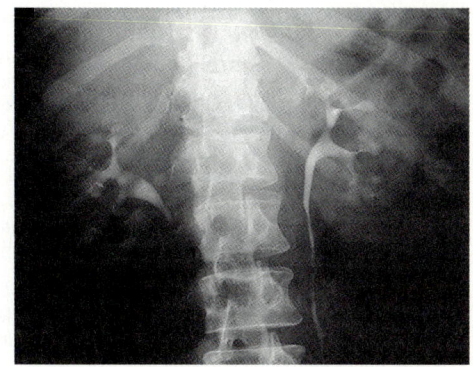

Abb. 52 Röntgenologische Darstellung einer Markschwammniere

➤ **Markschwammniere:**
- Die Markschwammniere manifestiert sich in der Regel erst ab der 3. Lebensdekade.
- *Prävalenz:* 1 : 5000.
- *Charakteristika:* Zystische Erweiterungen mit kleinen Zystenbildungen der Sammelrohre und der distalen Tubuli.
- *Diagnostik:* Ausscheidungsurographie. Verplumpung der Papillenspitzen und traubenförmig angeordneten Kontrastmittelansammlungen in den Markpyramiden. Ein typisches Röntgenbild zeigt die Abb. 52.
- *Prognose:* Die Prognose ist sehr gut, die terminale Niereninsuffizienz tritt nicht ein.
- *Therapie:* Es ist keine spezifische Therapie bekannt. Bei einer begleitenden, über die renal tubuläre Azidose induzierten systemischen Azidose kann die orale Gabe von $NaHCO_3$ indiziert sein (vgl. S. 35).
➤ **Zystische Veränderungen infolge komplexer hereditärer Syndrome** (von Hippel-Landau-Syndrom, tuberöse Hirnsklerose):
- Wegen der hohen extrarenalen Mortalität (zerebrale Manifestationen) ist eine Häufigkeit der terminalen Niereninsuffizienz nur ungenau anzugeben.
- Die individuelle genetische Einzelberatung der Patienten ist wichtig.
- von Hippel-Landau-Patienten entwickeln in bis zu 25 % der Fälle Nierenzellkarzinome.

Alport-Syndrom

➤ **Genetik:** Das Alport-Syndrom tritt sowohl x-chromosomal (85 % der Patienten) als auch autosomal gebunden auf. Der x-chromosomal gebundene Erbgang ist genetisch in der Region Xq22 lokalisiert worden. Inzwischen wurden mehr als 20 verschiedene Veränderungen dieses Gens beschrieben, die Häufigkeit wird übereinstimmend auf 1 : 5000 geschätzt.

➤ **Definition des Alport-Syndroms:** 3 der 4 folgenden 4 Kriterien müssen erfüllt sein:

– Elektronenmikroskopischer Befund der Nierenbiopsie mit anteilig verdünnten sowie verbreiterten Basalmembranen, z.T. aufgesplittert und mit Nachweis von elektronendichten Arealen.

– Innenohrschwerhörigkeit im Hochtonbereich.

– Familienanamnese mit Niereninsuffizienz und/oder Mikrohämaturie.

– Ophthalmologische Veränderungen wie z.B. Lenticonus anterior oder posterior oder fundus albipunctatus.

➤ **Klinik:**

– *Leitsymptom:* In der Regel völlig schmerzlose und häufig nur zufällig diagnostizierte Mikrohämaturie oder rezidivierende Makrohämaturie.

– Gelegentlich besteht eine geringe begleitende Proteinurie, das Auftreten eines nephrotischen Syndroms ist ungewöhnlich.

– Extrarenale Veränderungen s.o. Definition.

➤ **Diagnostik:**

– Die beweisende Diagnostik ist allein die elektronenmikroskopische Diagnose am Nierenbiopsat mit Nachweis von Basalmembranaufsplitterungen und der Parallelität von Verschmälerungen und Verbreiterungen der Basalmembran (Abb. 53).

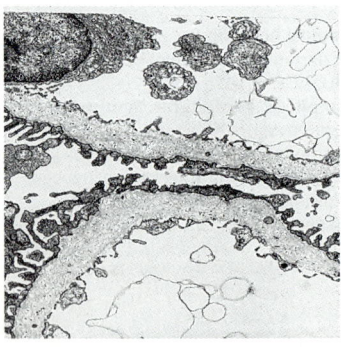

Abb. 53 Alport-Glomerulopathie. Elektronenmikroskopie: Unregelmäßig konturierte und verdickte glomeruläre Basalmembranen mit lamellenartiger Aufsplitterung und einigen kleinen sehr elektronendichten Granula. Deckzellen mit partiellem Verlust der Fußfortsätze

– *Urinsediment:* Im Phasenkontrastmikroskop Nachweis des glomerulären Ursprungs der Hämaturie (Akanthozyten).

– *Untersuchungen der extrarenalen Organe:* Audiogramm, Fundusuntersuchung.

– Der molekulargenetische Nachweis der Gendefekte ist sehr aufwendig und gehört noch nicht zur Routinediagnostik.

➤ **Therapie:**
- Es existiert keine spezifische Therapie des Alport-Syndroms.
- Konventionelle Maßnahmen zur Progressionsverlangsamung einer chronischen Niereninsuffizienz haben kaum Stellenwert. Die sekundären metabolischen Auswirkungen wie z.B. Hypertonie, Hyperparathyreoidismus und renale Anämie werden therapeutisch beeinflußt.
- In äußerst seltenen Einzelfällen können Patienten mit Alport-Syndrom nach Nierentransplantation durch Antikörperinduktion über das Transplantat an der Basalmembran eine Antibasalmembran-Glomerulonephritis entwickeln (Goodpasture-Syndrom). Dann sind Therapiemaßnahmen über die gewöhnliche Immunsuppression hinaus erforderlich: Cyclophosphamid, Plasmapherese mit Verwendung von Frischplasma.

➤ **Prognose:**
- Das Alport-Syndrom endet immer (1.–2. Lebensdekade) in der terminalen Niereninsuffizienz. Eine ausgeprägte, frühzeitige Hörminderung steht für eine schlechte renale Prognose.
- Allogene Transplantationen haben gegenüber anderen Erkrankungen mit terminaler Niereninsuffizienz keine schlechtere Prognose. (Beachte die Möglichkeit der seltenen Anti-GBM-Nephritis post transplantationem.)
- Wichtig ist eine differenzierte genetische Beratung im Hinblick auf Kinderwunsch.

Syndrom der dünnen Basalmembran

➤ **Definition:** Das Syndrom der dünnen Basalmembran (gutartige familiäre Hämaturie) ist eine nicht progressiv verlaufende Nephropathie, die klinisch häufig mit Mikrohämaturie einhergeht.
➤ **Genetik:** Überwiegend autosomal dominant vererbt.
➤ **Klinik:** Das Syndrom der ausschließlich dünnen Basalmembranen wird wegen der Klinik auch als „benigne familiäre Hämaturie" bezeichnet (vgl. Alport-Syndrom).
➤ **Diagnostik:**
- In der Lichtmikroskopie normales Nierengewebe, in der Elektronenmikroskopie dünne Basalmembranen (Dicke ca. 200 nm; normal 300–400 nm).
- Im monoklonalen Antikörpertest erfolgt beim Syndrom der dünnen Basalmembran eine normale Anlagerung gegen die glomeruläre Basalmembran (Alport-Gegenteil).
- Bei histologischer Diagnose möglichst Ausschluß eines Alport-Syndroms (extrarenale Veränderungen).
➤ **Prognose:** Das Syndrom der ausschließlich dünnen Basalmembranen zeigt keine Progredienz zur terminalen Niereninsuffizienz. Die Prognose ist gut (vgl. Alport-Syndrom).

Hereditäre Nierenerkrankungen

Tabelle 43 Sehr seltene hereditäre Nierenerkrankungen und Erkrankungen mit Nierenbeteiligung

Erkrankung	Vererbung	Manifestationsalter	Defekt	Manifestationen	Nierenbeteiligung
Fabry-Syndrom (Angiokeratoma corporis diffusum universale)	X-Chromosomal	Junge Männer	α-Galaktosidase A-Mangel Akkumulation von neutralen Glycosphingolipiden	Ablagerungen von Glycosphingolipiden in Gefäßen mit Thrombosen und Organinfarkten Ablagerungen in Kardiomyozyten und Herzklappen Neurologische Beteiligung durch Ablagerungen im Perineurium mit heftigen Schmerzen Katarakte und Trübungen der Cornea Ang okeratome am Stamm	Glycosphingolipidablagerungen in Gefäßen, Glomeruli, Tubulusepithel Bei weiblichen Heterozygoten variable Manifestation, selten terminale Niereninsuffizienz Männlicher Hemizygote mit Proteinurie in der 2. Dekade und terminaler Niereninsuffizienz in ca. 50%
Nail-patella-Syndrom	Autosomal dominant	Kindesalter Nierenbeteiligung im jungen Erwachsenenalter	Chromosomale Lokalisation 9q34	Dysplastische Nägel (93%) Hypoplastische/fehlende Patella (90%) Dislokation des Radiusköpfchens Bilaterale Hornbildungen am Os ileum (50%) Fußdeformitäten Augenbeteiligung Hörstörungen	Nierenbeteiligung in 30–50% Fokale Verdickung der glomerulären Basalmembran Glomerulosklerose Fibrilläre Kollagenablagerungen mesangial und an der Basalmembran

von Hippel-Lindau-Syndrom	Autosomal dominant, selten Spontanmutationen	Junges Erwachsenenalter	Chromosomale Lokalisation 3 p25–26 Produktion von g7-Protein	Angiomatosis retinae Hämangioblastome des Kleinhirns Viszerale zystische Veränderungen (besonders Pankreas, Leber, Nieren und Hoden) Phäochromozytome	Polyzystische Nierenerkrankung (ca. 75%) Nierenzellkarzinome (bis zu 25%)
Tuberöse Sklerose (Bourneville-Pringle-Syndrom)	Autosomal dominant, hohe Spontanmutationsrate	Neugeborene bis Erwachsene Renale Manifestation um 30. Lj.	Chromosomen Lokalisation 9 q34 (Typ 1) oder 16 p13.3 mit der Produktion von Tuberin (Typ 2)	Haut: Adenoma sebaceum, subunguale Fibrome, Bindegewebsnävi lumbosakral ZNS: Hamartome, Riesenzellastrozytome, Krampfanfälle, mentale Retardierung Hepatische Angiolipome Rhabdomyome Phäochromozytome Inselzelltumoren Zysten in verschiedenen Organen	Multiple Nierenzysten Angiomyolipome Nierenzellkarzinom (relativ selten)

Hereditäre Nierenerkrankungen

17

18.1 Arterielle Hypertonie: Grundlagen

Definition und Einteilung

➤ **Definition:** Dauerhafte Erhöhung des arteriellen Blutdrucks bei Erwachsenen systolisch > 140 mmHg und diastolisch > 90 mmHg; bei Patienten über 65 Jahre > 160/90 mmHg.
➤ **Einteilung:** Die Systematisierung erfolgt nach Blutdruckhöhe, Endorganschädigung (Tabelle 44) und Ätiologie (90 % primäre Hypertonie, 10 % sekundäre Hypertonie, vgl. folgende Kapitel).

Tabelle 44   Einteilung der Hypertonie nach Blutdruckhöhe

Grad	Blutdruck
Grenzwerthypertonie	140 – 159 mmHg systolisch* 90 – 94 mmHg diastolisch
Mild	90 – 104 mmHg diastolisch* 140 – 180 mmHg systolisch
Mittelschwer	105 – 115 mmHg diastolisch* > 180 – 210 mmHg systolisch
Schwer	≥ 115 mmHg diastolisch* > 210 mmHg systolisch
Isolierte systolische Hypertonie	< 90 mmHg diastolisch > 140 mmHg systolisch

* jeweils und/oder

Tabelle 45   Einteilung der Hypertonie nach Organschäden (nach WHO)

WHO-Grad	Organschäden
I	Keine
II	Organschäden an Herz, Hirn oder Nieren
III	Organschäden an mehreren Organen gleichzeitig

➤ **Hypertensive Krise:**
  – *Definiton:* Plötzlicher, starker Anstieg des Blutdrucks ausgehend von normalen oder bereits erhöhten Blutdruckwerten. Fakultative, u. U. lebensbedrohliche Endorganmanifestation an Gehirn, Herz, Augen und Nieren.
  – *Ursachen:* Primäre und sekundäre Hypertonie, Eklampsie, plötzliche Unterbrechung der antihypertensiven Therapie.
  – *Mögliche klinische Symptome:* Kopfschmerz, Sehstörungen, Krämpfe, Übelkeit/Erbrechen, Luftnot, Angina pectoris.

Epidemiologie und klinische Bedeutung

➤ Bei ca. 20 % der Erwachsenen besteht eine arterielle Hypertonie, die Prävalenz steigt mit zunehmendem Alter an. Bei Patienten > 50 Jahre beträgt die Prävalenz 30 – 40 %.
➤ Die klinische Relevanz ergibt sich aus den vaskulären Komplikationen mit Organmanifestationen vorwiegend an Gehirn, Herz und Nieren mit entsprechender Morbidität und Mortalität.

18.2 Primäre (essentielle) Hypertonie

Grundlagen

➤ Die **Pathogenese** der primären Hypertonie ist bislang ungeklärt, im Gegensatz zu den pathogenetisch definierten sekundären Hypertonien (s. folgende Kapitel).
➤ **Epidemiologie:** Die primäre (essentielle) Hypertonie macht > 90 % der Fälle arterieller Hypertonie aus.

Klinik

➤ Beschwerden bestehen nicht oder sind unspezifisch und treten erst bei schwerer Hypertonie auf: Kopfschmerzen, Schwindel, Leistungsminderung.
➤ Fokale neurologische Symptome, Dyspnoe, Ödeme oder pathologisches Sediment deuten auf hypertensive Spätschäden hin.

Diagnostik

➤ **Anamnese:** Familiäre Hypertoniehäufung, Nierenerkrankungen und hypertonieauslösende bzw. -akzelerierende Faktoren, z. B. Ernährung (Kochsalz) oder Medikamente (Ovulationshemmer).
➤ **Körperliche Untersuchung:** Relevant sind v. a. kardiovaskuläre pathologische Befunde (Herz- und Gefäßgeräusche) und Übergewicht, der körperliche Befund ist aber in der Regel unauffällig. Bei Spätschäden pathologische Befunde insbesondere der Endorgane Gehirn, Herz und Nieren mit entsprechender klinischer Symptomatik (s. o.).
➤ **Blutdruckmessung:** Zur sicheren Diagnostik einer arteriellen Hypertonie wird heute neben mehrfachen Einzelblutdruckmessungen an verschiedenen Tagen die Durchführung eines ambulanten Blutdruck-Monitorings über 24 h gefordert (S. 11).
➤ **Ausschluß sekundärer Hypertonien** mit geeigneten diagnostischen Mitteln (s. folgende Kapitel), erst bei Ausschluß sekundärer Hypertonien darf die Diagnose einer primären Hypertonie gestellt werden. Weiterführende apparative Diagnostik und Labordiagnostik zum Ausschluß einer sekundären Hypertonie sind nur bei ausreichendem klinischen Verdacht gerechtfertigt.
➤ **Begleitende Untersuchungen:** Nach Erstdiagnose einer primären Hypertonie und später zur Therapiekontrolle sind weiterführende Untersuchungen zur Erfassung von hypertensiven Organschäden und weiterer Risikofaktoren kardiovaskulärer Erkrankungen erforderlich (Tabelle 46).

Tabelle 46   Begleitende Untersuchungen bei primärer Hypertonie

Endorganschäden	Risikoprofil
Röntgen-Thorax	Blutglukose
EKG (Linksherzschädigung)	HBA1 c
Echokardiographie (LV-Hypertrophie)	Blutfette
Nierensonographie (Parenchymdicke)	Nikotin
Urinanalyse (Protein, Sediment)	
Fundoskopie	

18.2 Primäre (essentielle) Hypertonie

Therapie

➤ **Milde arterielle Hypertonie und Grenzwerthypertonie:**
  – *Zunächst allgemeine Maßnahmen:* Gewichtsreduktion: Normalgewicht, besser Idealgewicht, Kochsalzrestriktion (< 6 g/Tg), Reduktion des Alkoholkonsums < 30 g/Tg, meiden von Medikamenten, die eine Hypertonie induzieren bzw. verschlimmern können (Ovulationshemmer, nichtsteroidale Antirheumatika u. a.), Ausdauertraining, z. B. Joggen, Radfahren. Keine isometrischen Belastungen.
  – *Indikation zur medikamentösen Behandlung einer Grenzwerthypertonie:* Bei Endorganschädigungen sowie bei Diabetikern.
  – *Begleitende Maßnahmen:* Reduktion weiterer kardiovaskulärer Risiken (Nikotinabusus, Hypercholesterinämie).
  – *Weiteres Vorgehen:* Bei nicht ausreichender Blutdrucksenkung (Normotonie), ist eine zusätzliche medikamentöse Hochdrucktherapie indiziert (s. u.).
➤ **Therapie der mittelschweren und schweren arteriellen Hypertonie:** Bei mittelschwerer und schwerer arterieller Hypertonie ist initial eine medikamentöse Therapie indiziert (Tabelle 47). Wenn unter Monotherapie keine Normalisierung des Blutdrucks eintritt, wird zur Zweierkombination gewechselt.

Tabelle 47 Medikamentöse Therapie der mittelschweren und schweren arteriellen Hypertonie [1]

Monotherapie				
β-Blocker	Diuretikum	Kalzium-antagonist	ACE-Hemmer	α-1-Blocker

Zweier-Kombination			
Diuretikum kombiniert mit			
β-Blocker	Kalziumantagonist	ACE-Hemmer	α-1-Blocker
oder Kalziumantagonisten [2]			
β-Blocker		ACE-Hemmer	

[1] Pathophysiologisch interessante Neuentwicklungen sind Angiotensin II-Rezeptorantagonisten und der zentrale α-2 bzw. Imidazolin-Agonist Moxonidin. Sie stellen vorzugsweise in sinnvoller Kombination eine Bereicherung in der medikamentösen Therapie der arteriellen Hypertonie dar
[2] Bei Kombination β-Blocker u. Kalziumantagonist sollten Dihydropyridine verwandt werden.

➤ **Therapie der hypertensiven Krise:**
  – Therapie unter stationären, möglichst intensivmedizinischen Bedingungen.
  – Kontinuierliche Blutdrucküberwachung (arteriell).
  – Keine plötzliche und/oder zu starke Blutdrucksenkung (Zielwert etwa 25 % unter Ausgangswert).
  – Intravenöse Gabe des Antihypertensivums (Perfusor).

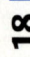

- *Medikamente zur Behandlung der hypertensiven Krise mit Endorganbeteiligung:*
  - Natrium-Nitroprussid 0,2 – 0,5 µg/kg KG/min.
  - 💿 *Cave:* Thiocyanatakkumulation!
  - Nitroglycerin (insbesondere bei begleitender KHK) 5 – 100 µg/min.
  - Labetalol 0,5 – 2 mg/min.
  - Dihydralazin (Bolusgabe) insbesondere bei Eklampsie (5 – 10 mg i. v.).
- *Bei hypertensiver Entgleisung ohne akute Endorganbeteiligung* hat sich insbesondere die initiale orale Gabe von 5 – 20 mg Nifedipin bewährt. Alternativ können Nitrendipin (5 – 10 mg), Nitroglycrin-Kapseln (0,8 – 3,2 mg) oder Clonidin (75 – 300 µg) verabreicht werden. Auch hier ist eine zu schnelle und plötzliche Blutdrucksenkung zu vermeiden.
- ➤ **Wahl des Therapeutikums:** Generell sind die Medikamente den besonderen Bedürfnissen des jeweiligen Patienten hinsichtlich Wirkungsprofil und Nebenwirkungsprofil anzupassen. Bestimmte Begleiterkrankungen des Patienten fordern eine Präferenz von bestimmten Antihypertensiva (Tabelle 48).

Tabelle 48 Antihypertensive Therapie bei verschiedenen Begleiterkrankungen

Erkrankungen	Bevorzugte Therapie
Koronare Herzerkrankung	β-Blocker Kalziumantagonisten (bei instabiler Angina pectoris keine Dihydropyridine) ACE-Hemmer AT_1-Rezeptorantagonisten*
Herzinsuffizienz	Diuretika ACE-Hemmer AT_1-Rezeptorantagonisten*
Hypertonie im Alter	Diuretika Kalziumantagonisten
Diabetes mellitus	ACE-Hemmer β_1-selektive Blocker Diuretika
Niereninsuffizienz	ACE-Hemmer (Kreatinin u. Kaliumkontrolle) Schleifendiuretika bei Kreatinin > 2 mg/dl

*AT = Angiotensin

➤ **Therapieüberwachung:**
  – Vor Einleitung der Therapie ausführliche Aufklärung des Patients hinsichtlich der hypertensiven Folgeschäden und der Medikamentennebenwirkungen.
  – Anleitung des Patienten zur Blutdruckselbstmessung, Aufforderung zur Führung eines Blutdruckprotokolls.
  – 4–6 Wochen nach Therapiebeginn Kontrolle durch 24-h-Blutdruckmonitoring (S. 11).
  – Kontrolle der Endorganschädigung durch Funduskopie, Echokardiographie, Serumkreatinin, Urinsediment.
  – Regelmäßige Kontrolle der kardiovaskulären Risikofaktoren (Nikotinabusus, Körpergewicht, Harnsäure, Blutzucker, Blutfette).

Grundlagen

➤ **Epidemiologie:** Die renoparechymatöse Hypertonie ist die häufigste Form der sekundären Hypertonie, etwa 5 % aller Hypertoniker.
➤ **Definition/Ursachen:** Die renoparenchymatöse Hypertonie ist durch primäre oder sekundäre (meist beidseitige Nierenparenchymerkrankungen) induziert, s. u.
➤ **Primär:** Glomerulonephritiden (S. 114 ff), Interstitielle Nephritis (Analgetika-Nephropathie S. 327, Polyzystische Nierenerkrankung S. 231), Refluxnephropathie (S. 201).
➤ **Sekundär:** Diabetes mellitus (S. 171), Kollagenosen und Vaskulitiden (S. 143 ff), Niereninfarkt, Amyloidose (S. 166).
➤ **Pathogenese:** Durch die fortschreitende Nierenschädigung unter Beteiligung des Renin-Angiotensin-Aldosteron-Systems kommt es zur Kochsalz- und Volumen-Retention sowie zu einer Erhöhung des peripheren Widerstandes.

Diagnostik

➤ Im Rahmen der **Basisdiagnostik** der arteriellen Hypertonie (S. 239) fallen bereits pathologische Urinanalysen sowie ein Anstieg der Nierenretentionswerte auf. In diesen Fällen ist von einer renalen Genese des Bluthochdrucks auszugehen.
➤ Zur **nephrologischen Diagnostik** der renalen Erkrankung s. jeweiliges spezielles Kapitel (Seitenverweise s. Ursachen).

Therapie

➤ **Kausale Therapie:** Da meist beide Nieren betroffen sind, scheidet eine kausale Therapie aus. Bei einseitigen renoparenchymatösen Erkrankungen kann eine Nephrektomie zur Heilung oder Besserung der Hypertonie führen. Voraussetzung zur operativen Therapie ist wie bei der renovaskulären Hypertonie der Nachweis eines aktivierten Renin-Angiotensin-Aldosteron-Systems (S. 245).
➤ Die **Behandlungsgrundsätze** unterscheiden sich nicht wesentlich von der Behandlung der primären Hypertonie (S. 240). Strenges Therapieziel ≦ 130/85 mmHg.
➤ **ACE-Hemmer:**
   – *Vorteil:* Aufgrund klinischer und experimenteller Befunde sind ACE-Hemmer offensichtlich in der Lage, neben der gewünschten Blutdrucksenkung einen substanzspezifischen nephroprotektiven Effekt zu entfalten, so daß bei Fehlen von Kontraindikationen eine primäre ACE-Hemmertherapie bevorzugt werden sollte.
   – *Nierenfunktion:* Ein vorübergehender Anstieg des Serumkreatinins von bis zu 20 % ist hierunter möglich und kann in Kauf genommen werden.
   – *Dosierung* siehe Tabelle 49 S. 244. Die Dosierung gilt für normale Nierenfunktion, bei Niereninsuffizienz deutliche Dosisreduktion (siehe Beipackzettel).
   – Möglicherweise zunehmender Einsatz von Angiotensin II Rezeptorantagonisten, die nicht in der Dosis reduziert werden müssen (Lorsatan, Valsartan, Irbesartan, Candesartan, Eprosartan).

18.3 Renoparenchymatöse Hypertonie

Tabelle 49 ACE-Hemmer – Präparate und mittlere Tagesdosis

Substanzklasse	Präparat (Auswahl)	mittlere Tagesdosis [mg]
Benazepril	Cibacen	10 – 20
Captopril	Lopirin Tensobon	25 – 75
Cilazapril	Dynorm	2,5
Enalapril	Pres (auch i. v.) Xanef	5 – 10
Fosinopril	Dynacil Fosinorm	10 – 20
Lisinopril	Acerbon Coric	5 – 10
Perindopril	Coversum	4
Quinapril	Accupro	5 – 10
Ramipril	Delix Vesdil	2,5 5
Trandolapril	Gopten Udrik	2

➤ **Diuretika:** Bei höhergradiger Einschränkung der Nierenfunktion (Kreatinin > 2,0 mg/dl) sollten bei Diuretikagabe Schleifendiuretika verordnet werden.

◉ *Cave:*
 – Kaliumsparende Diuretika, insbesondere in Kombination mit ACE-Hemmern können zur bedrohlichen Hyperkaliämie führen.
 – Hochdosierte Diuretika-Therapie in Verbindung mit ACE-Hemmern kann durch Exsikkose und Kochsalzverarmung zum akuten Nierenversagen führen. Unter dieser Kombinationstherapie ist daher eine Kontrolle des Hydrationszustandes, des Serumkreatinins sowie der Serumelektrolyte unbedingt erforderlich.

Grundlagen

➤ **Epidemiologie:** Die renovaskuläre Hypertonie macht 1 – 2 % aller Hypertonien aus.

➤ **Definition:** Die renovaskuläre Hypertonie ist eine durch eine okklusive Nierenarterienerkrankung verursachte Renin-abhängige arterielle Hypertonie.

➤ **Pathogenese:**
  – *Atheromatöse Nierenarterienstenosen* sind die Hauptursache der renovaskulären Hypertonie, gefolgt von fibromuskulären Dysplasien.
  – *Seltenere Ursachen* sind Nierenarterienaneurysmata, embolische oder thrombotische Verschlüsse der Nierenarterien, arteriovenöse Fisteln sowie Dissektionen unterschiedlicher Ätiologie.

➤ **Pathophysiologie:** Bei hämodynamisch wirksamen Okklusionen kommt es zu einer Stimulation des Renin-Angiotensin-Aldosteron-Systems (RAAS) mit konsekutiver renovaskulärer arterieller Hypertonie (RVH). Nicht alle Nierenarterienstenosen führen zur renovaskulären Hypertonie, so daß zur Diagnostik einer RVH der Nachweis eines stimlirten RAAS gehört (s. u.).

Klinik

➤ Es gibt keine typischen klinischen Charakteristika.
➤ **Klinische Anhaltspunkte, die eine RVH möglich erscheinen lassen:**
  – Schlecht einstellbare Hypertonie.
  – Auftreten der Hypertonie < 25 Jahre und > 50 Jahre.
  – Deutliche Verschlechterung einer vorbestehenden Hypertonie.
  – Abdominelle Strömungsgeräusche.
  – Schwere Hypertonie bei sonografisch einseitig kleiner Niere.
  – Häufigeres Auftreten von Endorganschäden.
  – Häufig fehlende nächtliche Blutdruckabsenkung.
  – Hypokaliämie.

Diagnostik

➤ **Diagnostisches Vorgehen:**
  – *Bei Verdacht auf RVH* Durchführung eines Captopriltests, bei positivem Ausfall Arteriographie der Nierenarterie.
  – *Duplexsonographie oder Captoprilrenographie initial* bei nicht durchführbarem Captopriltest (z. B. wegen Dauertherapie mit Diuretika oder ACE-Hemmer) oder als Ergänzung, wenn das Ergebnis des Captopriltests nicht eindeutig ist (Anstieg der Plasmareninaktivität nur um 1,5 – 2,5 ng/ml × h oder 250 – 300 %, vgl. u.).

➤ **Angiographie:** Der Nachweis einer okklusiven Nierenarterienerkrankung durch arterielle Angiographie ist unverzichtbar (Abb. 18 u. 19 S. 56). Möglicherweise diagnostische Bereicherung durch Spiral CT oder MR-Angiographie (S. 63 u. 67).

➤ **Nachweis eines aktivierten RAAS mittels Captopriltest:**
  – *Durchführung:*
    • Fortführung der antihypertensiven Medikation mit Ausnahme von Diuretika und ACE-Hemmern (4 – 6 Wochen vorher absetzen).
    • Bestimmung der Plasmareninaktivität (PRA) beim liegenden Patienten vor und 1 h nach Gabe von 25 mg Captopril.

18.4 Renovaskuläre Hypertonie

- *Interpretation:* Ein absoluter Anstieg der PRA um 3 ng/ml $\times$ h und/oder ein relativer Anstieg der PRA um 350% nach Captopril-Gabe ist mit einer RVH vereinbar.
➤ **Alternative diagnostische Möglichkeiten** (Screening Methoden):
- *Duplex-Sonographie:* Anerkannte Methode in der Diagnostik der Nierenarterienstenose (Abb. 10 S. 42).
  • Vorteile: Hohe Aussagefähigkeit, nicht invasiv, kein Patientenrisiko, beliebig wiederholbar.
  • Nachteile: Treffsicherheit im hohen Maße Untersucher-abhängig, fehlende Beschallbarkeit bei 20–30% der Patienten, selbst bei Nachweis einer Nierenarteriensklerose kein sicherer Beweis einer renovaskulären Hypertonie.
- *Captopril-Renographie:* Vorteile: Hohe Aussagefähigkeit; Nachteile: Aufwendig, kostenintensiv, Strahlenbelastung.
➤ **Ungeeignete Methoden:** Ausscheidungsurographie, intravenöse digitale Subtraktionsangiographie.

Therapie (s. auch Kapitel interventionelle Therapie)

➤ Die Differentialtherapeutische Entscheidung erfolgt nach der Stenosemorphologie, Patientensituation und Erfahrung des Therapeuten.
➤ **Invasiv:** Operative Revaskularisierung oder perkutane transluminale Angioplastie (PTA).
➤ **Konservative Behandlung:**
- Nur bei absoluten oder relativen Kontraindikationen gegen ein operatives oder interventionelles Eingreifen.
- Eine ACE-Hemmer-Therapie ist besonders wirksam bei renovaskulärer Hypertonie, kann jedoch zur Nierenfunktionseinschränkung bis zum akuten Nierenversagen führen (kontraindiziert bei beidseitigen Nierenarterienstenosen und Stenose einer funktionellen Einzelniere).

Prognose

➤ Normalisierung oder Besserung des Blutdrucks nach Operation oder PTA in 80–90% der Fälle.
➤ Progression der Nierenarterienstenose unter konservativer Therapie in 40–60% der Fälle, insbesondere bei arteriosklerotischen Stenosen.

Grundlagen

➤ **Pathogenese:** Eine anhaltende übermäßige Aldosteronproduktion bewirkt Natriumretention, Kaliumverlust, metabolische Alkalose, extrazelluläre Volumenexpansion und Hypertonie. Durch Hypokaliämie Schwächegefühl, Polydipsie, Polyurie.

➤ **Ursachen:**
– Nebennierenrindenadenom 60 – 70 % (APA = Aldosteron-produzierendes Adenom).
– Bilaterale Glomerulosazellhyperplasie 30 % (IHA = idiopathischer Hyperaldosteronismus).
– Dexamethason-supprimierbarer Hyperaldosteronismus (selten).

Diagnostik

➤ **Labor:**
– Elektrolyte (Hypokaliämie, milde Hypernatriämie), Säure-Basen-Status (metabolische Alkalose).
– *Reninaktivität* (niedrig, durch Orthostase oder Captopril nicht stimulierbar), Aldosteron im Serum und Urin erhöht.
– *Kaliumhaushalt:*
   • Meist Hypokaliämie. Normokaliämie (K > 3,5 mval/l) bei 25 % der Patienten, unter Salzbelastung bleiben nur noch 10 % normokaliämisch.
   • Eine Hypokaliämie-Neigung unter Diuretikatherapie ist ein Hinweis auf einen Aldosteronismus (primär oder sekundär), wenn nach Absetzen bei einem Serumkalium > 3,3 mval/l das Urinkalium > 30 mval/d ist.
   • Bei Urinkalium < 20 mmol/l ist ein Conn-Syndrom immer unwahrscheinlich.

➤ **Spezialfälle:**
– *Normale oder niedrige Aldosteronwerte bei hypokaliämischer Alkalose:* Exogene Mineralokortikoidzufuhr (Lakritze, Kautabak)?
– *Defekt in der Cortisolbiosynthese* (11β-Hydroxylase-Defekt, 17-Hydroxylasedefekt): ACTH erhöht, 11-Deoxycorticosteron erhöht, Virilisierung?
– *Glukokortikoidsensibler Aldosteronismus* (autosomal dominant, genetischer Test verfügbar): Therapieversuch mit 1 – 2 mg Dexamethason senkt Aldosteron und normalisiert Kalium und Blutdruck (s. u.) und führt zur Diagnose.

➤ **Lokalisationsdiagnostik:**
1. Sonographie.
2. Computertomographie oder Magnetresonanztomographie (bessere Auflösung, 20 % der APA sind < 1 cm).
3. Nebennierenvenographie mit seitengetrennter Blutentnahme. Einseitig erhöhtes Aldosteron → APA; beidseitig erhöhtes Aldosteron → IHA.
4. Jodcholesterolszintigraphie: Bei biochemisch nachgewiesenem, in der bildgebenden Diagnostik nicht lokalisiertem I° Hyperaldosteronismus. Nach ACTH-Suppression mittels Dexamethason (2 mg) bleiben Adenome sichtbar; die idiopathische Hyperplasie wird unter fortgesetzter Dexamethasongabe zunehmend schwächer signalgebend.

Therapie ————————————————————————————————

➤ **Konservativ:**
  – *Milder primärer Aldosteronismus* bei Nebennierenrindenadenom und alle Formen der *bilateralen Hyperplasie:* Spironolacton 25 – 100 mg 3 × /d.
  ◉ *Cave:* Schmerzhafte Gynäkomastie, verminderte Libido und Impotenz bei Männern, Hyperkaliämie bei Kombination mit Diuretika.
  – *Hyperplasie:* Die Adrenalektomie bei bilateraler Hyperplasie bessert den Blutdruck nur selten. Sie ist nicht indiziert.
  – *Dexamethasonsensibler Hyperaldosteronismus:* Fortecortin 1 – 2 mg senkt den Aldosteronspiegel und normalisiert den Blutdruck.
➤ **Chirurgisch:** Deutliches Conn-Syndrom bei Adenom: Adrenalektomie (minimal invasive Methoden zunehmend anwendbar).

Grundlagen

➤ **Definition:**
  – *Morbus Cushing:* Gesichert hypothalamisch-hypophysär verursachte Erkrankung (65% der Fälle).
  – *Cushing-Syndrom:* Alle anderen Formen des chronischen Hyperkortisolismus: Adrenal, ektop (paraneoplastisch), iatrogen (Kortikosteroidtherapie).
➤ **Pathogenese der Hypertonie:** Schwache mineralokortikoide Wirkung plus erhöhte Gefäßreagibilität plus erhöhte Reninaktivität und Reninsubstratkonzentration führen zur arteriellen Hypertonie.
➤ **Klinik:** Plethora, Stammfettsucht (ohne Gewichtszunahme), proximale Muskelschwäche, Büffelnacken, Mondgesicht, Ekchymosen, Striae rubrae distensae, Akne, Hirsutismus.
➤ **Häufige, nicht pathognomonische Laborbefunde:** Hypokaliämie, metabolische Alkalose, Hypertriglyceridämie, Hyperglykämie, Eosinopenie, Lymphozytopenie.

Diagnostik und Differentialdiagnose

➤ **Screening: Dexamethason Übernacht-Kurztest:** Gabe von 1 mg Dexamethason um 24.00 h. Interpretation: Freies Cortisol im Blut um 8.00 h > 5 µg/l (> 80 nmol/l) und freies Cortisol im 24 h-Sammelurin > 100 µg/d spricht für Cushing-Syndrom.
➤ **Bei positivem Screening: Dexamethason-Langtest:**
  – Fehlende Suppression des Cortisols nach 3 mg Dexamethason/d an 3 Tagen oder Erhöhung des freien Cortisols im Urin > 100 µg/d bestätigt Cushing-Syndrom (bei ektopem Cushing-Syndrom variable Test-Ergebnisse).
  – Bei Morbus Cushing Abfall auf < 50% des Ausgangswertes in 90% der Fälle.
➤ **ACTH im Serum:**
  – *Supprimiertes ACTH* spricht für Nebennieren-Tumor (adrenales Cushing-Syndrom).
  – *Normales und erhöhtes ACTH* spricht für Morbus Cushing.
  – *Stark erhöhte Werte* sprechen für eine ektope CRH/ACTH-Produktion im Rahmen eines Paraneoplastischen Syndroms (ACTH > 400 pg/ml).
➤ **Lokalisationsdiagnostik:**
  – *Morbus Cushing:* Sellazielaufnahme, Sella-CT und hochauflösendes MRT, evtl. simultane bilaterale Katheterisierung der Sinus petrosi inferiores mit ACTH- und Prolaktinmessung basal und nach CRH-Stimulation zum Nachweis eines anders nicht darstellbaren Hypophysenadenoms und zum Beweis der hypothalamischen Genese in unklaren Fällen.
  – *Cushing-Syndrom:* Sonographie, CT und MRT der Nebennieren, Jodcholesterolszintigraphie (Schilddrüsenblockade vor Gabe des ^{131}J-Tracers mit Irenat-Tropfen). Eine negative Szintigraphie bei biochemisch und computertomographisch gesichertem adrenalen Cushing-Syndrom spricht für ein Nebennierenkarzinom.
  – *Ektopes ACTH-Syndrom:* Bronchialkarzinom? Pankreaskarzinom? Bei primär erfolgloser Tumorsuche Eingrenzung der Tumorlokalisation durch selektive stufenweise venöse Blutentnahme zue ACTH-Messung. Dann gezielte Angiographie oder MT der Verdachtsregion.

18.6 Glukokortikoidexzeß

Therapie

➤ **Morbus Cushing:**
- Exploration der Hypophyse, Adenomentfernung. Bei fehlender Darstellung eines Adenoms Hemihypophysektomie oder Hypophysektomie.
- Die bilaterale Adrenalektomie ist Therapie der 2. Wahl (bei Rezidiven erneute Diagnostik, dann ggf. Reoperation, Radiatio oder bilaterale Adrenalektomie).

➤ **Cushing-Syndrom:** Adrenalektomie bei Adenom oder Karzinom. Cortisolsubstitution bis zur Erholung der kontralateralen Nebenniere.

➤ **Medikamentös:**
- *Antagonisten der Nebennieren-Funktion* nur zur Vorbehandlung eines Morbus Cushing bei geplanter Operation: Ketoconazol, Metyrapon, Aminogluthetimid.
- Bei *inoperablem NNR- oder ACTH-produzierendem Karzinom* und bis zum Erfolg nach Bestrahlung eines Morbus Cushing: Zytostatische Therapie mit o`p`-DDD (Mitotane, Lysodren) und mit Spironolacton zur Behandlung der mineralokortikoiden Nebenerscheinungen des Cushing-Syndroms.

Grundlagen

- **Definition:** Phäochromozytome sind Tumoren der chromaffinen Zellen.
- **Lokalisation:** 90 % im Mark einer oder beider Nebennieren, 10 % im nichtadrenalen sympathischen Grenzstrang.
- **Pathogenese:** Exzessive Adrenalin- und Noradrenalinsekretion mit Anstieg von Herzzeitvolumen und peripherem Gefäßwiderstand → Hypertonie.
- **Dignität:** Die meisten Phäochromozytome sind gutartig; in ca. 10 % der Fälle kommt es zur Metastasierung.
- **Phäochromozytom im Rahmen von anderen Erkrankungen/Syndromen:**
    - Familiäre Fälle (MEN IIa), dann hohe Rezidivneigung in allen Lokalisationen.
    - Kombination mit Neurofibromatose, von Hippel-Lindau-Syndrom und Sturge-Weber-Syndrom.

Klinik

- Oft dramatisch **anfallsweise Hypertonie-Attacken** mit Schwitzen, Unruhe, Kopfschmerz, Palpitationen, Tachykardie, Gewichtsverlust, orthostatischer Hypotonie (bei überwiegender Adrenalinproduktion). In > 50 % Dauerhypertonie und Kombination von Dauerhypertonie mit hypertensiven Krisen.
- *Cave:* Hyperadrenerge und hyperthyreote Patienten sowie Patienten mit psychiatrischen und funktionellen Beschwerden können ähnliche Symptome bieten („Pseudophäochromozytom").

Komplikationen

- **Akut:** Angina pectoris (Herzinfarkt?), Angina abdominalis, Lungenödem, zerebraler ischämischer Insult, zerebrale Anfälle.
- **Chronisch:** Kachexie, schwerste Retinopathie, Katecholamin-Kardiomyopathie, hypertensive Enzephalopathie.

Diagnostik

- **Katecholamine:** Im Plasma (im Anfall abgenommen) und im 24-h-Urin: Gesamtkatecholamine im 24-h-Sammelurin < 500 pg/ml schließt Phäochromozytom aus, Werte > 2000 pg/ml sind pathognomonisch.
- **Clonidinsuppressionstest:** Bei Werten von 500–2000 pg/ml Gesamtkatecholamine im 24-h-Sammelurin: Clonidin 300 μg oral. Normal sind Plasmakatecholamine nach 2–3 h < 500 pg/ml.
- Die Tabelle 50 S. 252 gibt einen Überblick über die verschiedenen Parameter, die auf die Diagnose Phäochromozytom hinweisen.
- **Glukagontest** zur Provokation der Krise ist gefährlich, insensitiv und unspezifisch und daher kontraindiziert.
- **Lokalisationsdiagnostik:** Sonographie, CT, MRT, ^{123}Metajodbenzylguanidinszintigraphie (MIBG-Szintigraphie, vorher Schilddrüsenblockade mit Irenat), selektive und superselektive Blutentnahmen.
- **Begleitdiagnostik nach Diagnosesicherung:** Blutzucker, HbA1 c, Kalzitonin, Kalzium, Phosphat, Parathormon, Schilddrüsensonographie (C-Zell-Karzinom? Nebenschilddrüsenadenom bei MEN-Syndrom?).

18.7 Katecholaminexzeß/Phäochromozytom

Tabelle 50 Diagnostische Parameter zum Hinweis auf ein Phäochromozytom

Parameter	Hinweis auf Phäochromozytom
Gesamtkatecholamine (Plasma)	$> 2\,000$ pg/ml
Freie Katecholamine (24-h-Urin)	$> 0{,}1 - 0{,}2$ mg/d
Metanephrine (24-h-Urin)	> 2 mg/d
Vanilinmandelsäure (24-h-Urin)	> 11 mg/d

Fehlermöglichkeiten der Diagnostik

➤ **Störende Medikamente:**
  – *Falsch hohe Katecholamine:* β-Blocker steigern die Katecholaminausscheidung nur wenig (sind bei V.a. Phäochromozytom wegen Vasokonstriktion kontraindiziert), α-Blocker steigern die Noradrenalinausscheidung deutlich, α-Methyldopa verzehnfacht die Katecholaminwerte.
  – *Falsch niedrige Katecholamine:* Clonidin vermindert die Katecholaminausscheidung um ca. 30 %, noch stärker Reserpin.
  – *Ohne Einfluß:* Diuretika (aber wenig sinnvoll zur Therapie), ACE-Hemmer, Kalziumantagonisten.
👁 *Cave irreführende Ergebnisse:*
  – Clonidinabsetzsyndrom: Rebound-Hypertonie mit Katecholamin-Anstieg.
  – Tyraminzufuhr („Chianti + Käse") bei MAO-Hemmereinnahme.
  – Im Schub der hepatischen Porphyrie, bei Blei- und Thalliumvergiftung irreführend erhöhte Katecholaminausschüttung(bis Faktor 20).

Therapie

➤ **Akute Blutdruckkontrolle** bei hypertensiver Krise mit α-Blockern: Regitin 2 – 5 mg i.v., alternativ Natriumnitroprussid (Intensivstation) nach Blutdruck.
➤ **Chronische Behandlung** vor Operation oder invasiven Eingriffen (Lokalisationsdiagnostik):
  – Steigende Dosierungen von Phentolamin: initial Dibenzyran 2 × 5 mg, stufenweise täglich zu steigern auf 3 × 10 mg, dann weiter nach Wirkung in 10 mg-Schritten bis 120 mg/d zur Besetzung einer möglichst großen Anzahl von α-Rezeptoren.
  – *Alternativ:* Prazosin einschleichend von 0,5 mg zur Nacht bis zu 16 mg/d.
➤ **Baldige Tumorresektion:** Voraussetzung: Blutdruck muß kontrolliert sein. Beachte: Intraoperativ besteht akut ein hoher Volumenbedarf nach Ausschaltung des Tumors.
➤ **Bei Arrhythmien:**
  – Nur bei ausreichender α-Blockade Propranolol initial 4 × 10 mg.
  👁 *Merke:* Keine β-Blockade ohne α-Blockade.
➤ **Absolut kontraindizierte Medikamente und Maßnahmen:**
  – Reserpin, α-Methyldopa, Clonidin, Phenothiazine, Morphin.
  – CRH-, ACTH-, Glukagon- oder Insulintest.

Differentialdiagnose endokrine Hypertonie (Tabelle 51)

Tabelle 51 Differentialdiagnose endokrine Hypertonie

Krankheit	Verantwortliches Hormon	Hyper-tonie ?	Typische Befunde	Diagnose-sicherung bzw. -ausschluß
Morbus Cushing Cushing-Syndrom Iatrogenes Cushing-syndrom	ACTH Cortisol Kortikosteroid-therapie	90 % nicht obligat	Cushing-Symptome (S. 249)	Dexamethason-test kurz und lang (S. 249) ACTH Cortisol im 24-h-Urin Lokalisations-diagnostik
Conn-Syndrom	Aldosteron	stets	Schwäche Polydipsie, Polyurie Hypokali-ämie (abhän-gig vom Schwere-grad) Hyperkaliurie metabolische Alkalose	Aldosteron erhöht Renin suppri-miert negativer Cap-topriltest (kein Reninanstieg nach ACE-Hem-mung)
Exogener Mineralokorti-koidexzeß (Pseudoaldo-steronismus)	Lakritze Astonin H		Aldosteron ↓ Renin ↓	
Adrenogenita-les Syndrom (AGS): 11-Hydroxylase-mangel	ACTH Ansammlung von blutdruckwirksa-men Vorstufen des Cortisols	stets	m: Pseudo-pubertas praecox w: Virilisie-rung, Hypo-kaliämie	11-Desoxycorti-costeron und Tetrahydro-corticosteron erhöht
AGS: 17-Hydroxylase-mangel	ACTH Ansammlung von blutdruckwirksa-men Vorstufen des Cortisols	stets	m: Inter-sexualität w: Infantilis-mus	ACTH erhöht 11-Desoxycorti costeron erhöht Androgen- bzw. Östrogen-mangel

Fortsetzung Tab. 51 ▶

18.8 Differentialdiagnose endokriner Hypertonien

Tabelle 51   Fortsetzung

Krankheit	Verantwortliches Hormon	Hyper-tonie?	Typische Befunde	Diagnose-sicherung bzw. -ausschluß
Ovulations-hemmer-induzierte Hypertonie	Östrogene (Angiotensino-gen?)	1–5% der behandelten Frauen	keine	nicht möglich, deshalb: absetzen und kontrollieren
Phäochro-mozytom	Adrenalin Noradrenalin Dopamin	episo-disch perma-nent oder beides (je $1/3$ der Patien-ten)	Evtl. typische Hochdruck-krisen (Kopf-schmerzen, Schwitzen, Blässe, Palpita-tionen, Angina pectoris)	Katecholamin-ausscheidung erhöht evtl. anfalls-weise Hoch-druckkrisen schwere Retino-pathie orthostatische Hypotonie
Primärer Hyperpara-thyreoidis-mus	Parathormon	20–50% der Patienten	Kalzium erhöht Phosphat niedrig	Parathormon erhöht (bei hohem Kalzium und normaler Nierenfunktion)
Primäre Hypothy-reose	?	ca. 30%	Hypothyreose-symptome	TSH erhöht, Thyroxin erniedrigt
Hyper-thyreose	Thyroxin	hyper-kineti-sches Herzsyn-drom (geringe systoli-sche Hyperto-nie bei hohem HZV)	Hyper-thyreose-symptomatik	TSH erniedrigt Thyroxin erhöht
Akromega-lie	STH	ca. 20–30%	Akromegalie-symptome	STH erhöht und nicht suppri-mierbar

Seltene Hypertonieformen (Tabelle 52)

Tabelle 52 Seltene Hypertonieformen

Hypertonie-form	Definition/Krankheit	Unmittel-bare Hoch-druck-ursache	Symptome	Klinische Befunde
Kardiovaskuläre Hypertonie	Aortenisthmusstenose Aortenbogenanomalien Hyperkinetisches Herzsyndrom	Hämodynamik Minderperfusion der Nierenarterien (?) Herzzeitvolumen	Schwäche der Beine Schmerzen bei Belastung	Blutdruck an unterer Extremität erniedrigt Tachykardie
Neurogene Hypertonie	Erkrankung, Tonusänderung oder Schädigung der den Blutdruck regelnden Teile des zentralen und/oder peripheren Nervensystems	Erhöhter Sympathikotonus Carotissinussklerose Polyneuritis Enzephalitis Gesteigerter Hirndruck	Neurologische Symptomatik	Tachykardie Neurologische Befunde
Hyperkapnie	Zerebrale Hyperkapnie	Eingeschränkte Lungenfunktion Herzinsuffizienz CO_2-Vergiftung	Bewußtseinsstörung	$pCO_2 \uparrow \uparrow$
Schwangerschaftshypertonie				siehe Seite 208
Medikamentös induzierte Hypertonie	In der Regel Verschlimmerung einer vorbestehenden Hypertonie oder bei Disposition	Interaktionen mit der endokrinen Blutdruckregulation Natriumretention	Nach Absetzen reversibel	Anamnese

18.10 Therapieresistente Hypertonie

Medikamentös induzierte/aufrechterhaltene Hypertonie (Tabelle 53)

Tabelle 53 Medikamente, die durch Eingriff in die endokrine Blutdruckregulation den Blutdruck erhöhen können

Medikamente	Pathogenese der Hypertonie (soweit bekannt)
Ovulationshemmer	Stimulation des RAAS
nichtsteroidale Antirheumatika	Natriumretention Einschränkung der glomerulären und tubulären Funktion
Biogastrone Carbenoloxon Lakritze Astonin	Mineralokortikoide Wirkung
Laxantienabusus	Hypokaliämie mit sekundärem Hyperaldosteronismus
Ciclosporin A (Tacrolimus)	Sympathikusstimulation Natriumretention vermehrte Endothelinfreisetzung (?)
Glukokortikoide	Mineralokortikoide Wirkung Erhöhte Gefäßreagibilität erhöhte Reninaktivität und Angiotensinogenspiegel
Sympathomimetika: β-Sympathomimetika (Antiasthmatika) Nasentropfen Augentropfen	Tachykardie, HZV ↑ Peripherer Widerstand ↑
Schilddrüsenhormone	Thyroxinwirkung (Verstärkung der endogenen Sympathikuswirkung)
Monoaminoxidasehemmer (MAO-Hemmer)	Noradrenalinfreisetzung
Isoniazid	Direkte Stimulation der Nebennierenrinde
Medikamente, gegen die eine individuelle Überempfindlichkeit besteht	Allergische Gefäßreaktion Arteriitis

Definition

➤ **Resistente Hypertonie** unter adäquater Dreifachkombination (= Kombination von drei sich ergänzenden bzw. in der Wirkung unterstützenden Antihypertensiva unterschiedlicher Wirkungsweise, z. B. ACE-Hemmer + Diuretikum + Kalziumantagonist).
  – $RR_{syst} \geq 160$ mmHg und $RR_{diast} \geq 100$ mmHg, wenn zuvor $RR_{syst} \geq 180$ mmHg und $RR_{diast} \geq 115$ mmHg.
  – oder: $RR_{syst} \geq 140$ mmHg und $RR_{diast} \geq 90$ mmHg, wenn zuvor $RR_{syst} \leq 180$ mmHg und $RR_{diast} \leq 115$ mmHg.

Ursachen der resistenten Hypertonie

➤ **Patienten**-Noncompliance.
➤ **Pharmakologisch** (Nebenwirkungen? praktikable Einnahmevorschrift?).
➤ **Diätetisch** (Salzrestriktion?).
➤ **Iatrogen:**
  – Suboptimale Auswahl der Antihypertensiva (ausreichende diuretische Therapie? Blockade des RAAS?).
  – Pseudotoleranz (unerkannt).
  – Medikamenteninteraktionen (Tabelle 53).
  – Sprechstundenhypertonie – schwere Hypertonie durch 24-h-RR-Messung objektivieren bzw. ausschließen.
➤ **Spezifische Hochdruckmechanismen**, die mit der Behandlung interferieren: Reaktion auf die antihypertensive Therapie (z. B. Aktivierung des Renin-Angiotensin-Aldosteron-Systems, Flüssigkeitsretention, Anstieg des HZV, Anstieg des peripheren Widerstands).
➤ **Sekundäre Hypertonien:** Am häufigsten renoparenchymatöse und renovaskuläre Hypertonie, endokrine Hypertonieformen (Conn-Syndrom und Phäochromozytom).

19 Akutes Nierenversagen (ANV)

Grundlagen

➤ **Definition:** Das Akute Nierenversagen (ANV) ist ein klinisches Syndrom, das durch den plötzlichen jedoch prinzipiell reversiblen Ausfall der exkretorischen Nierenfunktion charakterisiert ist:
  – Anstieg des Serumkreatinins > 0,5 mg/dl, Anstieg des Serumkreatinins von mehr als 50 % des Ausgangswertes oder Rückgang der Nierenfunktion bis zur Dialysepflicht.
  – Oligo-/Anurie: Oligurie < 500 ml Urin/d, Anurie < 200 ml Urin/d, jedoch verlaufen 30 – 50 % der Fälle primär nonoligurisch bzw. polyurisch, bei diesen Fällen steigen nur die Retentionswerte an.
➤ **Epidemiologie:** 3 – 5 % aller hospitalisierten Patienten und > 30 % aller Intensivpatienten haben ein Akutes Nierenversagen (bei Sepsis und Multiorganversagen).

Ursachen/Ätiologie des ANV

➤ Man kann die Ursachen des ANV prinzipiell in prärenale, intrarenale (inkl. intrinsische Ursachen) und postrenale einteilen (Tabelle 54).
🔵 *Beachte:* Zwischen prärenalem und intrarenalem ANV sind die Übergänge fließend, eine Abgrenzung ist nicht möglich, eine strenge Unterscheidung kann irreführend sein. Abgegrenzt werden muß lediglich die akute funktionelle Niereninsuffizienz, die nach Volumenausgleich innerhalb von Stunden reversibel ist. Aus didaktischen Gründen wird an den Begriffen prärenal, renal und postrenal festgehalten. Das intrarenale ANV entspricht der akuten tubulären Nekrose (siehe Tabelle 54).

Pathophysiologie und Pathologie

➤ Trotz zahlreicher tierexperimenteller und klinischer Befunde, Theorien und Hypothesen ist die Pathophysiologie der Entwicklung und des Verlaufes des ANV nicht völlig geklärt.
➤ **Wichtige pathophysiologische Mechanismen bei ANV:**
  – *Renale Ischämie* durch neurale (gesteigerte sympathikoadrenerge Aktivität) und humorale (Renin-Angiotensin-System, Endothelin, Vasopressin, Prostaglandine) Effekte.
  – *Erniedrigung des Ultrafiltrationskoeffizienten* (Kf), dies erklärt die im Vergleich zur Durchblutung disproportional stärker eingeschränkte Filtration.
  – *Tubuläre Obstruktion.*
  – *Backleak:* Der passive Rückfluß des Filtrates durch das veränderte Tubulusepithel ist nachweisbar.
  – *Veränderungen auf zellulärer Ebene:* Erhöhung des intrazellulären Kalziums mit Anstoß zahlreicher intrazellulärer Veränderungen, Reduktion der ATP-Synthese (Ischämie-bedingte reduzierte Energieversorgung der Zelle).
➤ **Pathologie/Morphologie:** Das Bild ist unabhängig von der Ursache des ANV einheitlich:
  – Schwellung der proximalen Tubuluszellen sowie Veränderungen des Bürstensaums der Epithelzellen und Verlust von Zellen des Tubulusepithels mit Lückenbildung und Bereichen denudierter Basalmembran.

Tabelle 54   Ursachen des Akuten Nierenversagen (ANV)

Ursache	Ätiologie
Prärenal (70–80% der Fälle)	
Hypovolämie Herz-Kreislaufinsuffizienz Schock	Blut, H_2O- und Elektrolytverluste Hepatorenales Syndrom (Leberzirrhose) Pankreatitis Reduziertes Herzzeitvolumen (Herzinsuffizienz) Sepsis
Intrarenal	
Prolongierte hämodynamische Schädigung*	Wie bei prärenalem ANV, vor allem nach großen Operationen **Sepsis – Multiorganversagen (MOV)** Nierenarterienthrombose oder -Embolie Operative arterielle Abklemmung Nierenarterienstenose etc. Peritonitis
Toxische Schädigung*	Ciclosporin, Takrolimus, ACE-Hemmer, Nicht-steroidale Antiphlogistika, Amphotericin B, Antibiotika, Anästhetika, Cisplatin, Methotrexat Röntgenkontrastmittel Myolyse Hämolyse
Nierenerkrankung (intrinsische Ursachen)	Akute interstitielle Nephritis (in 10–15% Ursache eines ANV, vgl. S. 268) Rapid progressive Glomerulonephritiden Hämolytisch urämisches Syndrom/Thrombotisch thrombozytopenische Purpura Akute Transplantatabstoßung (Rejektion) Präeklampsie Vaskulitis Cholesterinembolie
Postrenal	
Verschluß der ableitenden Harnwege	Urethrale Obstruktion (Prostata) Tumoren Steine Neurogene Blasenentleerungsstörungen Retroperitoneale Fibrose (Morbus Ormond) etc.

* Ischämisches bzw. toxisches ANV (akute tubuläre Nekrose)

- Tubulusnekrosen liegen meist nicht vor, so daß der oft gebrauchte und auch jetzt wieder (WHO) benutzte Begriff der akuten tubulären Nekrose nicht völlig korrekt ist.
- Es besteht eine Diskrepanz zwischen der Schwere und Dauer des Nierenversagens und den geringen histologischen Veränderungen.

Diagnostik

➤ **Vorbemerkung:** Anamnese und Klinik sind für die Diagnose des ANV oft entscheidend.

➤ **Anamnestische Angaben:**
- Oligoanurie oder bei non-oligurischen Verläufen überraschende Erhöhung von Kreatinin und Harnstoff bei der Routineuntersuchung im Serum.
- Präexistente Nierenerkrankungen, Hypertonie, Diabetes mellitus?
- Medikamentenanamnese: Nichtsteroidale Antiphlogistika, Antibiotika, Chemotherapeutika, Kontrastmittel, ACE-Hemmer bzw. Angiotensin II-Rezeptorantagonisten u. a. (vgl. Tabelle 54 S. 259).
- Hinweise auf Exsikkose bzw. Hypovolämie (z. B. Durchfälle, Erbrechen, hohes Fieber, Diuretika?).
- Vorhergehende Arteriographien bzw. Koronarangiographien?
- Mehrwöchiger Krankheitsverlauf mit Abgeschlagenheit, geringem Fieber, Arthralgien, Hautveränderungen, Hals-Nasen-Ohren-Befunden als Hinweise auf Systemerkrankungen (z. B. rapid progressive GN bei Morbus Wegener oder mikroskopischer Polyangiitis).
- *ANV im Krankenhaus:* Vorbefunde, Anästhesieprotokolle, Grunderkrankung (z. B. Pankreatitis, Leberzirrhose, Herzinsuffizienz, Myolyse, Hämolyse u. a.).
- *Auf der Intensivstation:* Beatmung, Infektionen, Sepsis, Blutungen, Blutdruckabfälle (ANV oft spät im Verlauf des Multiorganversagens).

➤ **Klinische Untersuchung:**
- Beurteilung des Volumenstatus, Haut und Schleimhäute, Flüssigkeitsbilanz, nicht meßbare Verluste (Schwitzen, Fisteln, Aszites, Ileus).
- Palpationsbefunde, gefüllte Blase, Zystennieren, Aortenaneurysma.
- Herz-Kreislaufsituation, Blutdruckverlauf, Herzinsuffizienz, Arrhythmie, Gefäßgeräusche.

➤ **Urinuntersuchung:**
- *Urinstatus*, möglichst vom verantwortlichen Arzt persönlich durchzuführen (Diagnose und Differentialdiagnose Tabelle 55).
- *Endogene Kreatininclearance* (24-h-Sammelurin S. 18), oft bereits hochgradig eingeschränkt bei nur mäßiggradig erhöhtem Kreatinin.
- *Fraktionelle Natriumausscheidung [Fe(Na)]:*
  • Die fraktionelle Natriumausscheidung zur Differentialdiagnose des ANV beruht auf der Tatsache, daß bei funktionellem ANV und bei Glomerulonephritis zwar die Glomeruläre Filtrationsrate eingeschränkt ist, die Tubuluszellen jedoch noch funktionstüchtig sind. Als Trenngrenze gilt Fe $(Na_a) >$ oder $< 1\%$ (vgl. Tabelle 55). Allerdings ist die diagnostische und prognostische Bedeutung von Fe (Na) nicht allgemein akzeptiert und wird durch besondere Verläufe relativiert.
  • Formel: $[Fe(Na)] = \dfrac{U_{Na} \times S_{Kreatinin}}{S_{Na} \times U_{Kreatinin}}$

Tabelle 55 Urinstatus in der Differentialdiagnose des Akuten Nierenversagens (ANV)

Erkrankung	Teststreifen	Sediment	Fe (Na)
Funktionelles ANV	Negativ–Spur Eiweiß	unauffällig	< 1
Akute tubuläre Nekrose (ischämisches bzw. toxisches ANV)	Geringe Proteinurie	Pigmentierte granuläre Zylinder	> 1
Akute interstitielle Nephritis	Proteinurie Hb- und Leukozyten positiv	Leukozytenzylinder Eosinophile Erythrozyten	> 1
Akute bzw. rapid progressive GN	Deutliche Proteinurie und Hb positiv	Erythrozyten Erythrozytenzylinder Dysmorphe Erythrozyten	< 1
Postrenales ANV	Negativ–Spur Eiweiß Hb und Leukozyten möglich	(Kristalle)	> 1

Fe (Na): Fraktionelle Natriumausscheidung, vgl. S. 260

- Orientierung am Urinnatrium: Bei funktionellem ANV < 10 mmol/l, bei ANV infolge tubulärer Nekrose > 40 mmol/l.
- ☑ *Beachte:* Eine Aussage der Fe (Na) und der Na-Ausscheidung ist nach Diuretikagabe nicht möglich.
➤ **Blut- bzw. Serumuntersuchungen:**
   - ☑ *Beachte:* Zahlreiche Laboruntersuchungen (Blutbild, Elektrolyte, Retentionswerte, Blutgasanalyse und Säure-Basenhaushalt u. a.) müssen im Verlauf wiederholt werden, evtl. in kurzen Abständen (2 – 4 Stunden).
   - BSG, CRP, Blutbild (Hb bei akuter Blutung wiederholen), Differentialblutbild (Eosinophile, Linksverschiebung), Blutausstrich (Fragmentozyten).
   - Elektrolyte, Kreatinin, Harnstoff N (BUN), Harnsäure (z. B. Zellzerfall nach Chemotherapie).
   - Blutgasanalyse und Säure-Basenhaushalt.
   - Blutglukose, Elektrophorese, CK, LDH (Rhabdomyolyse), α-HBDH, Haptoglobin und freies Hb (Hämolyse).
   - Leberenzyme, Bilirubin, Hepatitisserologie, Blutgerinnung (Hepatorenales Syndrom).
   - Evtl. HIV-Serologie.
   - Komplement C3 und C4, Hep-2-Zelltest, Antinukleäre Antikörper, Anti-DNS-AK, c-ANCA, p-ANCA, Kryoglobuline, Immunelektrophorese, Antibasalmembranantikörper (Glomerulonephritiden und immunologische Systemerkrankungen).

– Wiederholte Blutkulturen, Virusserologie (z. B. Hanta-Virus, besser Virusnachweis im Urin), evtl. Stuhluntersuchung (Shigellen, Salmonellen, Campylobacter jejuni u. a.).

➤ **Apparative und invasive Diagnostik:**
   – EKG (Grunderkrankung, Hyperkaliämie).
   – *Sonographie:* Obligat, bei jedem ANV sofort durchführen.
      • Ischämisches bzw. toxisches ANV: Vergrößerte Nieren mit verbreitertem Parenchym (Differentialdiagnose zur RPGN oder zur akuten interstitiellen Nephritis ist nicht möglich).
      • Bei Abflußbehinderung bzw. postrenaler Störung: Erweitertes Hohlsystem. Bei Verdacht auf eine postrenale Obstruktion muß die Sonographie wiederholt werden, da der typische Befund oft erst nach 12 – 24 Stunden nachweisbar ist.
   – *Farbkodierte Duplexsonographie* bei Verdacht auf Perfusionsausfall (Embolien, Nierenarterienverschluß, Nierenarteriendissektion) und bei ANV nach Nierentransplantation.
   – *Röntgen-Thoraxaufnahme:* Obligat, da ein interstitielles Lungenödem („fluid lung") oft klinisch nicht zu erkennen ist und eine absolute Indikation zum Dialysebeginn darstellt.
   – *Echokardiographie* bei Verdacht auf infektive Endokarditis, hämodynamisch wirksame Vitien oder ausgeprägte Linksherzinsuffizienz.
   – *Zentralvenöser Zugang:* Messung von ZVD und Hämodynamik als Voraussetzung zur Prophylaxe und gezielten Therapie des ANV auf der Intensivstation.
   – *Intraarterielle DSA* bei Verdacht auf Nierenarterienverschluß (bei pathologischem Befund unmittelbare operative Konsequenz).
   – *Nierenbiopsie:* Nicht obligat bei eindeutigem ischämischen bzw. toxischen ANV, hingegen großzügige Indikation bei unklarem Verlauf. Auch bei schwerstkranken, beatmeten Patienten auf der Intensivstation soll die Nierenbiopsie bei geringstem Verdacht auf eine primäre Nierenerkrankung (akute oder rapid progressive GN, HUS/TTP, akute interstitielle Nephritis) durchgeführt werden. Für den Verlauf der Erkrankung kommt der Biopsie die entscheidende therapeutische Konsequenz zu (Immunsuppressiva, Plasmapherese).

Klinischer Verlauf – Komplikationen – Prognose

◫ *Beachte:* Der vielfach beschriebene Verlauf mit Schädigungsphase (Stunden bis Tage), Stadium der Oligoanurie (Tage bis Wochen) mit nachfolgender polyurischer Reparationsphase (Tage bis Wochen) und letztendlich restitutio ad integrum stellen heute die absolute Ausnahme dar.

➤ **Klinik:** Das ANV beginnt meist im Rahmen des Multiorganversagens nach der Schädigung anderer Organe (Lunge mit Beatmungspflichtigkeit). Der Beginn ist häufig durch Erhöhung der Retentionswerte oder durch anhaltende Oligurie bzw. Anurie feststellbar. Im Verlauf seltener ausgeprägte Polyurie. In 30 – 50 % der Fälle primär nonoligurisches oder polyurisches Nierenversagen mit alleinigem Anstieg der Retentionswerte.

➤ **Komplikationen:**
  – *Im unmittelbaren Zusammenhang mit dem ANV:* Hyperkaliämie mit allen Folgen, Hyponatriämie (Überwässerung), metabolische Azidose, Hypokalzämie, interstitielles Lungenödem.
  – Die *Grunderkrankung* gefährdet die Patienten meist stärker als die eigentlichen Komplikationen des ANV: Multiorganversagen, Pankreatitis, Leberzirrhose etc.

➤ **Prognose:**
  – Letalität des ANV auf der Intensivstation: Wegen komplikationsreicher Grunderkrankungen beträgt die Letalität 60–70% trotz aller Therapiemaßnahmen (Multiorganversagen).
  – Bei Überleben der Patienten ist die chronische Niereninsuffizienz nicht selten (10–15%).

Spezielle Erkrankungen mit ANV

➤ **Hämolyse:**
  – *Ursachen:* Fehltransfusion (AB0-Fehltransfusion sofort, Antikörper gegen Rhesus, Kell oder Duffy nach mehreren Stunden), Prostataresektion, Immunhämolyse, paroxysmale nächtliche Hämoglobinurie, Enzymdefekte der Erythrozyten, Intoxikationen, Malaria.
  – *Klinik der Hämolyse:* Schüttelfrost, Fieber, Kopf- und Rückenschmerzen.
  – *Labordiagnostik:* Hb-haltiger Urin ohne Erythrozyten, maximale Erhöhung der LDH, Haptoglobin vermindert, freies Hb erhöht. Häufig Verbrauchskoagulopathie (irreversible Nierenrindennekrose möglich).

➤ **Myolyse:**
  – *Ursachen:* Reperfusion ischämischer Muskeln nach traumatischer Muskelquetschung, nach arterieller Embolie, Extremitätenstrangulation, Intoxikationen (Hypnotika, Ethanol, Heroin u.a.), erschöpfende Anstrengung (z.B. Marathonlauf in Hitze), Myositis (Dermatomyositis, Virusmyositis), seltene Enzymdefekte des Muskelstoffwechsels (z.B. McArdle-Krankheit, maligne Hyperpyrexie und Hyperthermie nach Neuroleptikaeinnahme).
  – *Klinik der Myolyse:* Schmerzhafte Muskelschwellung und Muskelschwäche, Fieber, Abdominalschmerzen, Symptome der zugrundeliegenden Erkrankung.
  – *Labordiagnostik:* Myoglobin im Urin, deutliche Erhöhung von Muskelenzymen (CK, LDH-Isoenzym M4, Aldolase).

➤ **Akuter renovaskulärer Verschluß:**
  – Der akute renovaskuläre Verschluß ist bei älteren Patienten mit schwerer Arteriosklerose häufig Ursache eines ANV und wird häufig übersehen.
  – *Ursachen:* Aortenaneurysma bzw. Aortendissektion, Nierenarteriendissektion und/oder Thrombose (z.B. nach Angioplastie), Embolien (Cholesterin!), Nierenvenenthrombose.
  – *Klinische Hinweise:* Hypertonie (neuauftretend oder verstärkt), Zeichen allgemeiner Arteriosklerose, Vorhofflimmern, Endokarditis, bei Cholesterinembolien (z.B. nach Angiographien) Livedo reticularis (Hautinfarkte, selten am Stamm, häufiger an den Akren mit bläulicher Verfärbung der Haut).
  – *Sofortige Diagnostik* mit bildgebenden Verfahren: Sonographie, Dopplersonographie, CT und i.a. DSA, da häufig Interventionsmöglichkeiten (Angioplastie, Operation) zur Erhaltung der Nierenfunktion gegeben sind.

➤ **Hepatorenales Syndrom:**
  – *Definition:* Das Hepatorenale Syndrom ist eine akute Niereninsuffizienz bei fortgeschrittener Lebererkrankung (fast ausschließlich Leberzirrhose) und Ausschluß anderer Ursachen eines ANV.
  – *Klinik und Diagnostik:* Es besteht eine ausgeprägte renale Vasokonstriktion mit Oligoanurie. Die Natriumkonzentration im Urin ist < 10 mmol/l und wird auch durch Volumenzufuhr kaum gesteigert. Die fraktionelle Na-Exkretion ist < als 1 %. Überproportionaler Anstieg des Serumharnstoffs im Vergleich zum Kreatinin.
  – *Therapie und Prognose:* Die Prognose ist infaust. Bei sicherer Diagnose des Hepatorenalen Syndroms und Ausschluß anderer, das akute Nierenversagen mit beeinflussender Faktoren ist eine Dialyse nur bei geplanter Lebertransplantation indiziert.

Differentialdiagnose des ANV

➤ Alle Ursachen und Formen des ANV (Tabelle 54 S. 259).
➤ Akute interstitielle Nephritis (S. 268).
➤ Rapid progressive GN (RPGN, S. 123).
➤ Akute Nierenrindennekrose und langdauernde Ischämie infolge Sepsis und Schock meist mit Verbrauchskoagulopathie.
➤ Bei thrombotischer Verlegung der Endstrombahn in der Niere dopplersonographisch reduzierte Perfusion (hoher RI, S. 40), Nierenangiographie zeigt das Bild des „entlaubten Baumes".
➤ Die Nierenbiopsie sichert die Diagnose; bei fokaler Verteilung der Nekrosen ist die Nierenbiopsie nur bedingt aussagefähig (Restgewebe kann von Nekrose ausgespart sein).

Prophylaxe des ANV

➤ **Allgemeine prophylaktische Maßnahmen:**
  – Die Möglichkeiten des apparativen Nierenersatzes dürfen nicht zur diagnostischen und therapeutischen Sorglosigkeit führen. Das Problembewußtsein des Arztes bei den vielfältigen Ursachen des ANV ist entscheidend.
  – *Risikoprofile* einzelner Patienten (z.B. vorbestehende Kreatinin-Erhöhung) müssen bei Gabe von Pharmaka und Röntgenkontrastmittel beachtet werden.
    • Patienten mit eingeschränkter Nierenfunktion sind besonders gefährdet, ein normales Serumkreatinin bei alten, muskelschwachen Patienten schließt eine eingeschränkte Nierenfunktion nicht aus. Krankheitszustände mit niedrigem effektivem Blutvolumen reagieren besonders empfindlich gegenüber Nephrotoxinen. Dies gilt z.B. bei Herzinsuffizienz, Leberzirrhose, Nephrotischem Syndrom, Verlusten von Blut, Plasma und Extrazellulärflüssigkeit sowie von Flüssigkeitsverlusten in den 3. Raum (Ileus, Pankreatitis u.a.).
    • Gegenüber Röntgenkontrastmittel sind Patienten mit Diabetes mellitus und multiplem Myelom besonders gefährdet.
  – Auf der Intensivstation sind die Optimierung des Volumenstatus, der Herzleistung und des O_2-Angebotes entscheidende prophylaktische Maßnahmen.

– *Als Leitparameter gelten:*
1. Cardiac-Index > 4,5 l/min.
2. Zentralvenöser Druck (ZVD) > 5 mmHg (entsprechend höher bei PEEP-Beatmung).
3. Hämatokrit 30% bzw. Hb 10 g/l.
4. Mittlerer arterieller Blutdruck (MAP) > 70 mmHg.
5. Linksventrikulärer Füllungsdruck (PCWP) ca. 15 mmHg.
6. O_2-Transport > 550 ml/min.
7. Zur optimalen Oxygenierung Beatmungstherapie mit „best PEEP", wenn möglich Beteiligung der Spontanatmung.
• Um diese Ziele zu erreichen, muß ein entsprechendes hämodynamisches Monitoring (intraarterielle RR-Messung, ZVD, Pulmonaliskatheter) und Labormonitoring erfolgen.

➤ **Prophylaktische Maßnahmen mit gesicherter Wirkung:**
– *Volumentherapie* mit 500–1000 ml 0,9%iger Kochsalzlösung i.v. innerhalb von 1–3 Std. ist die effektivste Maßnahme zur Optimierung der renalen Perfusion, Förderung der Flüssigkeits- und Natriumausscheidung sowie zur Verminderung der Wirkung nephrotoxischer Medikamente. Die Flüssigkeitsmenge kann bei zunehmendem Harnfluß gesteigert werden. Kontraindikationen (Herzinsuffizienz) müssen beachtet werden.
– *Dopamin:* Die Indikation wird zunehmend in Frage gestellt. In „Nierendosis" (1–3 μg/kgKG/min) verbessert Dopamin die Nierendurchblutung und die Natriurese. Die Risiken (Verminderung der Perfusion und O_2-Aufnahme der Darmmukosa) müssen abgewägt werden. Dopamin sollte nur bei Diureseerhalt und adäquatem intravaskulärem Volumen verabreicht werden. Bei Anurie besteht keine Indikation. Bei Diuresesteigerung (Ansprechen der Therapie) Therapiedauer maximal 24–28 h.
– *Schleifendiuretika* wie Furosemid und Torasemid u.a. haben einen renoprotektiven Effekt durch Verminderung des renalen O_2-Verbrauchs und der tubulären Obstruktion.
• Indikation: Nur zur Prophylaxe bzw. bei Beginn des ANV. Eine Dauertherapie (länger als 24–48 h) ist nicht indiziert.
• Nicht mehr indiziert bei Oligoanurie, die mit Volumengabe, Dopamin und Diuretika nicht zu durchbrechen ist.
• Dosis: Z.B. mehrfach täglich 80–250 mg i.v. Furosemid als Kurzinfusion oder 500–1000 mg/24 Std. als Dauerperfusor. Maximaldosis 1,5 g/d.
• Evtl. kann ein oligurisches in ein nonoligurisches Nierenversagen überführt werden. Dopamin und Furosemid wirken synergistisch. Furosemid kann nicht die Mortalität der Patienten mit ANV vermindern.
💠 *Cave:* Bei gleichzeitiger Verabreichung potentiell nephrotoxischer Substanzen (z.B. Aminoglykoside, Kontrastmittel, Ciclosporin u.a.) können Schleifendiuretika die Nierenschädigung verstärken.
– *Natriumbikarbonat:* Kann über eine Alkalisierung bei Freisetzen von Chromoproteinen (Hämolyse, Myolyse) bei Paraproteinämie und aminoglykosidinduzierten ANVprotektiv wirken. In anderen klinischen Situationen ist diese Wirkung nicht belegt.
– *Kalziumantagonisten* können einen zytoprotektiven Effekt haben. Der prophylaktische Einsatz z.B. von Diltiazem kann zur Vermeidung des ANV nach Nierentransplantation, zur Verringerung einer Ciclosporin-Nephrotoxizität und zur Vermeidung von kontrastmittelinduziertem ANV indiziert sein.

– *Mannit* kann über Induktion einer osmotischen Diurese protektiv wirken, ein Effekt ist nur bei postoperativen Zuständen in Form einer Steigerung der Diurese bei vorher zumindest partiell erhaltener Nierenfunktion gezeigt worden. In der Inneren Medizin hat es zur Prophylaxe des ANV keinen Stellenwert.

Konservative Therapie von Störungen des Flüssigkeits-, Elektrolyt- und Säurebasenhaushalts bei ANV

➤ Die Flüssigkeitsbilanz wird durch exogene und endogene Flüssigkeitsverluste (Urin, Fisteln, Stuhl, Schweiß, Verlust in den 3. Raum) und endogene Wasserproduktion bestimmt. Bei Katabolismus entstehen bis zu 500 ml endogenes Oxidationswasser täglich. Die Bilanz muß daran ausgerichtet werden und ein täglicher Gewichtsverlust von 0,2 – 0,3 kg sollte einkalkuliert werden (tägliches Wiegen!).

➤ Großzügige Indikation zur Röntgenthoraxaufnahme, da ein interstitielles Ödem („fluid lung") oft schwer erkennbar ist.

➤ **Hyperkaliämie:**
– Meist durch Hyperkatabolismus und metabolische Azidose bedingt.
- Bei Hyperkaliämie > 6,5 mmol/l Indikation zum Dialysebeginn. Eine Notfalltherapie erfolgt mit 8,4%iger $NaHCO_3$-Lösung i. v. 50 – 100 ml in 30 – 60 min bzw. mit Glukose und Insulin (s. Therapie der Hyperkaliämie S. 92).

➤ **Hypokaliämie:** Die Hypokaliämie ist bei polyurischer Phase des ANV zu beachten und muß entsprechend ausgeglichen werden (S. 88).

➤ **Hyponatriämie** entsteht meist durch vermehrte Zufuhr und Retention freien Wassers und ist oft nur durch Dialyse behebbar. In der polyurischen Phase entsprechende Natriumzufuhr.

➤ **Hypokalzämie und Hyperphosphatämie** bedürfen meist keiner akuten Therapie.

➤ **Hyperkalzämisches und hyperphosphatämisches ANV:**
– Zum hyperkalzämischen ANV kommt es bei malignen Erkrankungen (maligne Lymphome, multiples Myelom, Bronchial- und Mammakarzinom), beim primären Hyperparathyreoidismus und bei Sarkoidose.
– Eine ausgeprägte Hyperphosphatämie wird beim ANV durch Tumorlyse-Syndrom bei malignen Erkrankungen und bei schwerer Rhabdomyolyse gesehen.
– *Therapiemaßnahmen:* Behandlung der Grunderkrankungen und Flüssigkeitszufuhr. Die Dialysebehandlung ist meist indiziert.

Therapie des ANV: Ernährung und weitere Therapiemaßnahmen

➤ **Hochkalorische Ernährung** ohne Eiweißrestriktion ist bei freier Verfügbarkeit der Dialyse die wichtigste Maßnahme zur Durchbrechung des Katabolismus.
– Nach Möglichkeit orale Zufuhr von: Protein 1,0 – 1,2 g /kg KG/d, Kohlenhydraten 4 – 6 g und Fett 1 – 2 g.
– Bei notwendiger parenteraler Ernährung gleichzeitige und gesteuerte Infusion von Kohlenhydraten, essentiellen und nichtessentiellen Aminosäuren und Fetten. Z.B. bei 1500 ml Flüssigkeitszufuhr über einen zentral-venösen Katheter 750 ml 50 – 70%iger Glukose, 250 ml essentieller und nichtessentieller Aminosäuren (15 – 20 g essentielle Aminosäuren) und 250 mg Fettemulsion. Engmaschige Kontrolle von Blutzucker (Insulintherapie!) und Elektrolyten.

– Eine hyperkalorische Alimentation ist nicht indiziert. Bei längerer Intensivbehandlung Zusatz von Spurenelementen und anderen Mineralien (Mg und Phosphat).

➤ **Weitere Therapiemaßnahmen:** Ulkusprophylaxe mit H_2-Blockern, bei Infektionen gezielte Antibiotikatherapie (Dosis an Nierenfunktion angleichen!).

Dialysebehandlung bei ANV

➤ **Methoden:**
– Prinzipiell stehen heute mit Hämodialyse, Hämofiltration, Hämodiafiltration und Peritonealdialyse effektive Behandlungsverfahren zur Behandlung bzw. Überbrückung des ANV zur Verfügung.
– Die intermittierende Hämodialyse über zentralvenöse Zugänge (V. jugularis interna, V. subclavia, selten V. femoralis) wird überwiegend eingesetzt.
– In der Intensivmedizin werden kontinuierliche Hämofiltration und kontinuierliche Hämodialyse (CVVH, CVVHD) als schonendere Verfahren in bezug auf die kardiovaskuläre Stabilität des Patienten und zur Erleichterung des Managements von Flüssigkeitsbilanzierung und parenteralen Ernährung angewandt.
– Die Peritonealdialyse ist in der Behandlung des ANV von untergeordneter Bedeutung.

➤ **Absolute Dialyseindikation:**
– Anurie > 12 h nach konservativer Therapie (Volumen, Diuretika, Dopamin).
– Serumkreatininanstieg > 1,0 mg/dl in 24 h.
– Hyperkaliämie ≥ 6,5 mmol/l.
– Metabolische Azidose mit pH ≤ 7,2.
– Interstitielles Lungenödem („fluid lung").
– Klinik der Urämie: Somnolenz, Koma, Krampfanfälle, neuromuskuläre Symptome, Perikarditis, Blutungsneigung.

➤ **Relative Dialyseindikation:**
– Hyponatriämie < 125 mmol/l.
– Mäßige Hyperkaliämie bis 6,5 mmol/l.
– Hyperurikämie > 12 mg/dl (z. B. Tumor-Lyse-Syndrom).
– Harnstoff-N (BUN) > 80 – 100 mg/dl.
– Unzureichende Ernährungsmöglichkeit beim hyperkatabolen ANV.
– Schwere Hypertonie.

19.1 Akute interstitielle Nephritis

Grundlagen

➤ Die akute interstitielle Nephritis ist in 10–15% Ursache eines Akuten Nierenversagens (ANV).
➤ Die interstitiellen Nephritiden sind durch eine überwiegende Schädigung des Niereninterstitiums und der Tubuli charakterisiert.
➤ Man unterscheidet die chronische interstitielle Nephritis von der akuten interstitiellen Nephritis. Ursachen der chronischen interstitiellen Nephritis sind meist eine Analgetikanephropathie (S. 327), seltener eine hypokaliämische Nephropathie (S. 87). Ursachen der akuten interstitiellen Nephritis s. u.

Ursachen der akuten interstitiellen Nephritis (AIN)

➤ **Pharmaka (häufigste Auslöser):** Die aufgeführten Pharmaka führen zu dosisunabhängigen Hypersensitivitätsreaktionen:
  – *Antibiotika:* Meist Penicilline, Cephalosporine, Sulfonamide und Rifampizin.
  – *Nichtsteroidale Antiphlogistika:* V. a. Fenoprofen, aber auch Ibuprofen, Naproxen, Indomethacin u. a.
  – *Diuretika:* Thiazide, Furosemid.
  – *Sonstige:* Phenytoin, Allopurinol, Cimetidin, Interferon-α, Interleukin-2.
➤ **Infektionen:**
  – *Direkte Infektionen* des Nierenparenchyms: Infektionen können die Niere direkt im Sinne einer akuten Pyelonephritis (S. 198, typische Klinik, niemals Niereninsuffizienz) schädigen.
  – *Assoziiert mit systemischer Infektion* als Reaktion mit interstitiellen Veränderungen ohne Harnwegsinfektion auf bakterielle (Diphtherie, Brucellose, Legionellose, Mykoplasmeninfektion, Syphilis u. a.), virale (Epstein-Barr, Hanta, HIV u. a.), fungale (Histoplasmose) und andere Infektionen (Toxoplasmose, Leishmaniose, Malaria u. a.).
➤ **Immunologische Erkrankungen:**
  – Bei definierten immunologischen Erkrankungen kann neben überwiegend glomerulärem Befall eine prädominante interstitielle Nephritis auftreten: Systemischer Lupus erythematodes, Sjögren-Syndrom, Kryoglobulinämie.
  – Der akuten Transplantatrejektion liegt meist eine akute interstitielle Nephropathie zugrunde.
➤ **Idiopathisch:**
  – Meist Ursache nicht bekannt (10–20% der AIN).
  – Selten kommt die akute interstitielle Nephritis bei jüngeren Frauen mit allgemeinen Entzündungszeichen und anteriorer Uveitis vor: Tubulointerstitielle Nephritis und Uveitis-Syndrom (TINU-Syndrom).

Klinik

➤ Das Spektrum der Nierenfunktionseinschränkung reicht von geringer in wenigen Tagen spontan rückgängiger Niereninsuffizienz bis zum dialysepflichtigen Nierenversagen.
➤ Das klinische Bild ist meist unauffällig. Hypertonie und Ödeme fehlen.
➤ **Klinische Hinweise:** Fieber, makulopapulöses Exanthem am Rumpf und Armen sowie Arthralgien.

➤ **Auslöser Rifampizin:** Ein spezielles Krankheitsbild tritt nach Rifampicin-induzierter akuter interstitieller Nephritis auf, vor allem bei erneuter Rifampizingabe nach Therapieunterbrechung. Es kommt zu stärkerem Krankheitsgefühl als bei anderen Formen der akuten interstitiellen Nephritis mit Fieber, deutlicher Abgeschlagenheit und Kopfschmerzen, Flankenschmerzen, meist auch Thrombozytopenie, Hämolyse und Leberfunktionsstörungen. Meist dialysepflichtiges akutes Nierenversagen.

Diagnostik und Differentialdiagnose

➤ An eine akute interstitielle Nephritis ist zu denken, wenn es im Zusammenhang mit den dargestellten Ursachen (Klinik je nach Grunderkrankung) zum Akuten Nierenversagen kommt. Das ANV kann hierbei sowohl oligurisch als auch nicht-oligurisch verlaufen.
➤ **Urinbefund:**
  – Erythrozyten, Leukozyten, Leukozytenzylinder und selten Eosinophile im Sediment.
  – 24-h-Sammelurin: Tubuläre Proteinurie meist < 1 g /d, selten > 1 g/d (nichtsteroidale Antiphlogistika!).
  – Fraktionelle Natrium-Exkretion > 1 (Fe [Na], S. 260).
  – Glukosurie, Phosphaturie und Aminoazidurie als Ausdruck proximal tubulärer Defekte.
➤ **Laborbefunde:** Kreatininanstieg in Tagen, Eosinophilie und IgE-Erhöhung möglich. Selten renal-tubuläre Azidose (RTA Typ II und Typ I, vgl. S. 34).
➤ **Sonographie:** Normal große oder vergrößerte Nieren mit dichtem und verbreitertem Parenchym wie bei allen Formen des ANV.
➤ **Nierenbiopsie:**
  ◙ Entscheidende diagnostische Maßnahme.
  – *Histologie:* Interstitielles Ödem mit unterschiedlich ausgeprägter Tubuluszellschädigung sowie Infiltrationen von Lymphozyten, Plasmazellen und Eosinophilen. Vereinzelt können auch Granulozyten auftreten. Veränderungen an den Glomeruli fehlen. Die Immunfluoreszenz ist meist negativ, sehr selten lineare tubuläre IgG und C3-Ablagerungen.

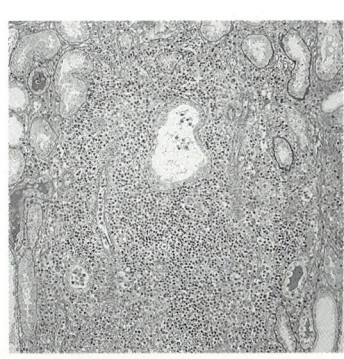

Abb. 54 Floride medikamentös-allergische interstitielle Nephritis. Lichtmikroskopie: Herdförmig dichte Infiltration des Interstitiums durch eosinophile und neutrophile Granulozyten sowie durch Lymphozyten und Plasmazellen

19.1 Akute interstitielle Nephritis

➤ **Differentialdiagnose:**
  - Alle Ursachen und Formen des ANV (S. 258), vor allem ANV nach Antibiotikagabe (Aminoglykoside, Cephalosporine u. a.). Diese sind im Gegensatz zur akuten interstitiellen Nephritis dosisabhängig.
  - Rapid progressive GN (RPGN, S. 123).

Therapie

➤ **V. a. Beseitigung der auslösenden Faktoren** (Pharmaka und Infektionen), supportive Maßnahmen (s. Therapie des ANV, S. 266).
➤ **Steroide:**
  - Steroide können bei der pharmakainduzierten akuten interstitiellen Nephritis den Verlauf günstig beeinflussen, die Therapie ist aber nicht gesichert; die Steroide sind vor allem bei starker Hypersensitivitätsreaktion (Eosinophile im Differentialblutbild und in der Nierenhistologie) wirksam.
  - *Dosis:* 1 mg/kg/d Prednison wird über 7 – 14 Tage verabreicht.
  - *Kontraindikation:* Akute interstitielle Nephritis im Rahmen von Infektionen.

Prognose

➤ Die Prognose ist gut, Normalisierung der Nierenfunktion meist in Wochen bis Monaten.
➤ Einige Patienten behalten renal tubuläre Defekte oder eine kompensierte Niereninsuffizienz bleibt bestehen. Bei allen Formen der akuten interstitiellen Nephritis kann es selten zur dialysepflichtigen chronischen Niereninsuffizienz kommen.
➤ Eine ungünstige Prognose korreliert mit histologisch ausgeprägter diffuser interstitieller Infiltration in der Nierenbiopsie, fortgeschrittenem Alter der Patienten und einem protrahierten Verlauf desoligurischen ANV (> 3 Wochen).

Grundlagen

➤ Die chronische Niereninsuffizienz ist Folge einer dauernden Verminderung der glomerulären und tubulären Funktionen des Nephrons sowie der endokrinen Funktionen beider Nieren.

➤ Der progressive Verlust der physiologischen Funktion der Nieren ist verbunden mit:

1. Einer verminderten Exkretion von Stoffwechselabbauprodukten und damit vor allem einem Anstieg von Stickstoffabbauprodukten: Harnstoff, Kreatinin, Harnsäure → Azotämie.

2. Eine gestörte Ausscheidung von Wasser, Elektrolyten und Protonen: Ödeme, Hyperkaliämie, Hyperphosphatämie, Azidose.

3. Einer Beeinträchtigung der Sekretion von renalen und nicht renalen Hormonen bzw. dem Auftreten von Hormonresistenzen: Erythropoetin, Renin, 1,25 Vitamin-D3, Geschlechtshormone, Schilddrüsenhormone u. a.

➤ **Epidemiologie:** Die Inzidenz und Prävalenz in Deutschland beträgt 145 neue Dialysepatienten pro Mio. Einwohner/Jahr, bzw. 511 Patienten an der Dialyse pro Mio. Einwohner/Jahr (1995 QUASI Niere). Inzidenz und Prävalenz steigen deutlich an vor allem infolge zunehmend mehr alter Dialysepatienten und Typ II Diabetiker.

➤ **Ursachen:** Zahlreiche Nierenerkrankungen münden in eine chronische Niereninsuffizienz und zeigen letztendlich in ähnlicher Ausprägung die Symptome der Niereninsuffizienz. Eine schematische Klassifizierung der pathophysiologischen Ursachen ist wie folgt möglich:

– Glomerulopathien.
  • Primäre Glomerulopathien.
  • Sekundäre Glomerulopathien bei Systemerkrankungen.
– Diabetes mellitus (zum Teil bis zu 30% der Dialysepatienten).
– Tubulointerstitielle Erkrankungen.
– Hereditäre Nierenerkrankungen.
– Hypertonie unterschiedlicher Genese.
– Vaskuläre Nephropathien.
– Obstruktive Uropathie.

Klinik – Komplikationen

➤ **Stadien der Niereninsuffizienz:**

1. *Kompensiertes Stadium:* GFR vermindert, aber normale Retentionswerte.

2. *Kompensierte Retention (präurämisch):* Kreatininerhöhung in der Regel bis zu 6 mg/dl, aber keine Urämiesymptome.

3. *Präterminale Niereninsuffizienz:* Kreatininerhöhung auf in der Regel 6 mg/dl und Auftreten von Urämiesymptomen: Übelkeit, morgendliches Erbrechen, Leistungsknick, Pruritus, Konzentrationsschwäche, Dyspnoe, Dysästhesien, Krämpfe.

4. *Terminale Niereninsuffizienz:* Kreatininwerte > ca. 10 mg/dl (GFR < 10 ml/min), Azidose, Urämiesymptomatik schnell fortschreitend, Dialysepflichtigkeit.

20.1 Grundlagen und Übersicht

◐ *Beachte:* Bei leicht eingeschränkter Nierenfunktion sind die Patienten meistens symptomlos. Mit zunehmender Niereninsuffizienz kommt es zu den im folgenden genannten Veränderungen:

➤ **Allgemein:** Leistungsschwäche, Müdigkeit, Appetitlosigkeit, Juckreiz.
➤ **Lunge:** Erst bei fortgeschrittener Niereninsuffizienz und Hyperhydratation kommt es zu interstitieller H_2O Einlagerung, „fluid lung".
➤ **Herz und Kreislauf:** Hypertonie, akzelerierte Arteriosklerose (KHK), urämische Perikarditis.
➤ **Magen-Darm-Trakt:** Unspezifische Symptome.
➤ **Knochen** S. 280 ff.
➤ **ZNS:** Neuromuskuläre Veränderungen, urämische Polyneuropathie, Enzephalopathie, Myopathie, Muskelkrämpfe.
➤ **Endokrines System:** Gestörter Vitamin D-Metabolismus, weitere Hormonstörungen S. 298 ff.
➤ **Immunsystem:** Unzureichende Antikörperbildung (z. B. nach Impfungen), eingeschränkte zelluläre Immunabwehr.
➤ **Wasser und Elektrolyte** S. 274 ff.
➤ **Renale Anämie** S. 284 ff.
➤ **Komplikationen:** Begleiterkrankungen, die zumeist für die langfristige Prognose der Niereninsuffizienz entscheidend sind:
  1. Kardiovaskuläre und zerebrovaskuläre Erkrankungen (Hauptrisikofaktoren: Hypertonie und Fettstoffwechselstörungen sowie zunehmend häufiger Diabetes mellitus).
  2. Infektionskomplikationen bei urämischer Immunkompromittierung.
  3. Neuromuskuläre Veränderungen, besonders Polyneuropathien.

Meßwerte

➤ **Einschränkung der exkretorischen Nierenfunktion:** In der Regel Abnahme der glomerulären Filtrationsrate (GFR), die aber erst im fortgeschrittenen Stadium (Abfall der GFR auf 30–50%) am Anstieg des Serumkreatinins erkennbar wird: S-Kreatinin > 1,2 mg/dl.
➤ **Tubuläre Funktionseinschränkungen** äußern sich in einer verminderten tubulären Wasserstoff- und Kaliumelimination sowie einer verminderten Konzentrierungs- und Dilutionsfähigkeit der Nieren: Zunehmende Isosthenurie, ca. 300 mosmol/kg.
➤ **Urämische metabolische Azidose** (Folgen s. Klinik und Komplikationen S. 279).

Diagnostik

➤ Die Ursachensicherung der Niereninsuffizienz wird in den einzelnen Kapiteln beschrieben. Der Beschreibung des Funktionszustandes dient die Messung der GFR bzw. des Serumkreatinins. Die Messung der endogenen Kreatininclearance führt bei fortgeschrittener Niereninsuffizienz zur Überschätzung der GFR, kann aber anhaltsmäßig verwendet werden (bei terminaler Niereninsuffizienz siehe Seite 31).

Therapie der Azotämie

➤ In der Phase der kompensierten Niereninsuffizienz sollten die Möglichkeiten der potentiellen Progressionsverlangsamung der Niereninsuffizienz (s.S. 288) soweit wie möglich ausgeschöpft werden:
➤ Zur Beeinflussung der fortgeschrittenen Azotämie (Erhöhung der Stickstoffkomponenten im Blut, s.o.) und ihrer Komplikationen stehen verschiedene therapeutische Möglichkeiten zur Verfügung:
  1. Medikamentöse Beeinflussung des Elektrolyt- und Wasserhaushaltes, des Säure-Basen-Haushaltes und von Hormonstörungen.
  2. Dialyseverfahren zur Elimination harnpflichtiger Substanzen (z.B. Hämodialyse, Hämofiltration, Peritonealdialyse).
  3. Nierentransplantation.
➤ Zu den einzelnen Indikationen je nach Klinik s. folgende Kapitel.

Prognose

➤ Die Prognose ist vor allem abhängig von der Grunderkrankung (z.B. Diabetes mellitus), der Komorbidität (vor allem kardio- und Zerebrovaskuläre Erkrankungen), aber auch von einer adäquaten Dialysetherapie (s. Seite 387).

20.2 Störungen des H$_2$O-, E'lyt- und Säurebasenhaushaltes ∎

Grundlagen

➤ Ursachen und Differentialdiagnostik s. S. 80 ff, im folgenden werden insbesondere die Aspekte der chronischen Niereninsuffizienz angesprochen.

➤ Funktionelle Grundlage der chronischen Niereninsuffizienz ist eine progressive Abnahme des Glomerulusfiltrates bei fortschreitendem Untergang von funktionellem Nierengewebe. Daraus resultiert:
  – Eine gestörte Ausscheidung von Wasser und Elektrolyten.
  – Eine verminderte Pufferungskapazität und eine Ausscheidungsstörung für Wasserstoffionen.
  – Eine Akkumulation von Stoffwechselabbauprodukten (insbesondere des Eiweißstoffwechsels).
  – Störungen der inkretorischen Nierenfunktion.

Wasserhaushalt

➤ **Pathophysiologie und Klinik:**
  – Eine weitgehend ausgeglichene Wasserbilanz ist bei den meisten niereninsuffizienten Patienten bis hin zur präurämischen Phase festzustellen.
  – Aufgrund der eingeschränkten Dilutions- und Konzentrationsfähigkeit der verbliebenen Nephrone wird die Anpassungsfähigkeit der Nieren bezüglich unterschiedlich hoher Flüssigkeitsmengen bei zunehmender Niereninsuffizienz geringer. Für das Einzelnephron resultiert daraus eine osmotische Diurese, so daß der Urin zunehmend isosthenurisch wird (Schwankung in engen Grenzen um 300 mosm/l – ca. Serumosmolalität). Für die Ausscheidung der täglich im Stoffwechsel anfallenden gelösten Stoffe (500 – 900 mosm) wird daher eine Ausscheidungsmenge von 1,5 – 3 l benötigt. Dies ist in etwa auch die Flüssigkeitsmenge, die Patienten mit fortgeschrittener Niereninsuffizienz täglich zu sich nehmen sollten. Dies gilt für Patienten mit kompensierter Retention, insbesondere wenn die GFR auf < 20 % reduziert ist.

➤ **Klinische Konsequenz:**
  – Inadäquate Flüssigkeitszufuhr kann wegen des eingeschränkten Konzentrationsvermögens der Nieren zu einer Abnahme des extrazellulären Volumens mit weiterer Reduktion der GFR führen.
  – Zu hohe Flüssigkeitsaufnahme ist mit der Gefahr der Wasserintoxikation (Ödeme, Hyponatriämie) verbunden.

Natrium

➤ **Pathophysiologie:** Die Regulation der Natriumausscheidung steht in enger Verbindung mit der Aufrechterhaltung eines ausgeglichenen extrazellulären Flüssigkeitsvolumens (ECV). Die Natriumreabsorption (normal 99 % aus dem Primärharn) nimmt bei fortgeschrittener Niereninsuffizienz auf 60 – 70 % ab; gleichbedeutend mit einer erhöhten fraktionellen Natriumexkretion (Fe [Na]). Als Ursachen dieses adaptiven Prozesses der Nieren, der eine große Regulationsreserve der Natriurese weitgehend unabhängig von der GFR ermöglicht, werden folgende Mechanismen angesehen:
  – Erhöhte Plasmakonzentrationen natriuretischer Peptide bei der Niereninsuffizienz (insbesondere atriales natriuretisches Peptid).
  – Möglicherweise verminderte Wirkung von Mineralkortikoiden.

- Steigerung der Drucknatriurese (NA ↑ → ECV ↑ → RR ↑ → Fe [Na] ↑).
- Die Fähigkeit der Nieren, die Natriumexkretion der wechselnden Zufuhr anzupassen, variiert von Patient zu Patient und ist abhängig vom Maß der Niereninsuffizienz und der Grunderkrankung. Während in der Regel eher eine Neigung zu Natrium und Flüssigkeitsretention ab einer GFR < 15 ml/min besteht, kann es bei vorwiegenden tubulären Schäden (s. u.) auch zu einer „Salzverlustniere" kommen. Dies kann unter gleichzeitiger Abnahme des ECV zu einer signifikanten Reduktion der GFR führen.

➤ **Krankheitsbilder mit häufig positiver Natriumbilanz:**
- Nephrotisches Syndrom (S. 118).
- Niereninsuffizienz + Herzinsuffizienz (stimuliertes Renin-Aldosteron-System).
- Niereninsuffizienz + Leberzirrhose (stimuliertes Renin-Aldosteron-System! Hepatorenales Syndrom S. 264).

➤ **Krankheitsbilder mit häufig negativer Natriumbilanz:**
- Interstitielle Nephritis (S. 268).
- Analgetikanephropathie (S. 327).
- Harnstauungsniere.

➤ **Klinische Diagnostik:** Rückschlüsse auf den Natriumhaushalt sind klinisch über die Beurteilung der folgenden Größen möglich:
- Änderung des Körpergewichtes und des Blutdruckes.
- Beurteilung des Hydratationszustandes (Ödeme, Schleimhäute, Halsvenenfüllung).

➤ **Klinische Konsequenz:**
- Eine generelle Natriumrestriktion ist bei der Niereninsuffizienz nicht indiziert. Die NaCl-Zufuhr sollte den Verlusten entsprechen (ggf. Messung im 24-h-Sammelurin).
- 👁 *Cave:* Längerfristig negative Natriumbilanz! Durch Kontraktion der extrazellulären Flüssigkeit mit Aktivierung des RAA-Systems und anderen pressorischen Hormonen kommt es zu einer Reduktion der GFR.

➤ **Kochsalzrestriktion:** Als Regel kann gelten, daß bei niereninsuffizienten Patienten keine strenge diätetische Restriktion der Kochsalzaufnahme erfolgen sollte, sondern eine stufenweise Einschränkung erst dann zu empfehlen ist, wenn klinische Zeichen wie Hypertonie und/oder Volumenexpansion (Gewichtszunahme, Hypertonie) festzustellen sind.

➤ **Diuretika-Therapie** (Dosierungsschemata s. Tabelle 56 S. 277): Diuretika gehören zu den wichtigsten therapeutischen Optionen zur Behandlung von Störungen des Elektrolyt- und Wasserhaushaltes beim chronisch niereninsuffizienten Patienten.
- *Leitlinien der Diuretikatherapie:*
  • Schleifendiuretika primär in Notfallsituationen und bei chronischer Niereninsuffizienz (GRF < 30 ml/min bzw. Serumkreatinin > 2 mg/dl verwenden. Bei Tendenz zur Hyponatriämie die Zufuhr von (elektrolytarmer) Flüssigkeit zusätzlich reduzieren.
  • Bei Neigung zur Hypokaliämie orale Kaliumsubstitution (S. 88) und evtl. Kochsalzreduktion. Im zweiten Schritt gegebenenfalls zusätzlich kaliumsparende Diuretika (s. u.) einsetzen.

- Zu schnelle Dehydratation bzw. Gewichtsreduktion vermeiden (Ausnahme: Notfallindikation), da ansonsten Sekundärkomplikationen auftreten (Hypotonie, Verschlechterung der Nierenfunktion, Thromboserisiko etc.). Eine Gewichtsabnahme von max. 0,5 kg täglich genügt in der Regel.
- *Benzothiadiazine und Thiazidverwandte* (Dosierungsschemata Tabelle 56):
  - Die Substanzen wirken an der luminalen Seite des distalen Tubulus auf den K^+-unabhängigen NaCl-Kotransport bzw. den Na^+/H^+ und Cl^-/HCO_3^--Austausch.
  - Die maximale diuretische Aktivität beträgt 8–10% des Primärfiltrates. Die Dosiswirkungskurve ist flach.
  - Diese Substanzen sind als Monotherapie nur oberhalb einer GFR von 30 ml/min × 1,73 m² indiziert, d. h. etwa bis zu einem Serumkreatinin von ca. 2 mg/dl.
  - Nebenwirkungen sind eine hypokaliämische, hypochlorämische, metabolische Alkalose. Eine Hyponatriämie kann nach längerer Gabe auftreten.
- *Schleifendiuretika* (Dosierungsschemata Tabelle 56):
  - Schleifendiuretika wirken am aufsteigenden dicken Schenkel der Henle-Schleife durch Inhibition des Na^+-K^+-2 Cl^--Kotransporters. Der maximale natriuretische Effekt beträgt 20–25% des Primärfiltrates. Die Wirkung beginnt innerhalb von 30 min, das Maximum wird nach ca. 2 Stunden erreicht. Aufgrund ihrer steilen Dosiswirkungskurve können sie auch unterhalb einer GFR von 30 ml/min × 1,73 m² eingesetzt werden.
  - Die klinisch wichtigste Nebenwirkung ist eine Hypokaliämie, die auch noch bei fortgeschrittener Niereninsuffizienz auftreten kann. Eine Hyponatriämie tritt selten auf. Wie bei den Thiaziden werden z. T. Hypomagnesiämie, Hyperurikämie und Hyperglykämie beobachtet. Im Gegensatz zu Thiaziden vermehrte Kalzium-Ausscheidung.
  - Bei therapieresistenten Überwässerungszuständen kann die Kombination eines Schleifendiuretikums mit einem Thiaziddiuretikum zu einer Wirkungsverstärkung führen und ist auch bei fortgeschrittener Niereninsuffizienz eine sinnvolle Alternative.
  - Die sequentielle Blockade der Henle-Schleife (Schleifendiuretika) und des distalen Tubulus (Thiazide) führt zu einer verstärkten Diurese durch die Inhibition der gegenregulatorisch erhöhten Na-Rückresorption (RAA-System) am distalen Tubulus. Die zusätzliche Blockade des proximalen Tubulus (z. B. durch Acetazolamid, Diamox) kann in Ausnahmefällen noch versucht werden. Derartige Kombinationen werden vor allem bei eingeschränkter Nierenfunktion hohen Dosen alleiniger Schleifendiuretika vorgezogen.
- *Kaliumsparende Diuretika* (Dosierungsschemata Tabelle 56):
  - Die kaliumsparenden Diuretika Triamteren und Amilorid wirken am distalen Tubulus und den kortikalen Sammelrohren, wo sie die luminale Na^+-Aufnahme inhibieren. Spironolacton ist ein direkter Antagonist von Aldosteron an den tubulären Zielzellen. Diese Substanzen haben nur einen schwachen diuretischen Effekt von etwa 5%.
  - Eine enge Indikationsstellung und klinische Kontrolle der Kaliumspiegel ist bei Niereninsuffizienz unabdingbar (insbesondere auch bei Wechsel der Begleitmedikation, z. B. ACE-Hemmer, Antiphlogistika).
  - Bei Serumkreatininwerten > 2,0 mg/dl kaliumsparende Diuretika kontraindiziert.

Tabelle 56	Dosierungsschemata klinisch gebräuchlicher Diuretikaklassen

Substanz	Tabletten [mg]	Erstdosis [mg]	übl. Tages-dosis [mg]	Maxi-mal-dosis [mg]	Wirk-dauer [h]
Thiazide und Verwandte					
Hydrochloro-thiazid	12,5/25/50	12,5	25–50	100	6–12
Chlortalidon	12,5/25/50	12,5	25–50	100	6–12
Xipamid	10/20/40	10	20–40	80	8–12
Schleifendiuretika					
Furosemid	20/40/250/500	20–125	abh. von GFR	1 000	6–8
Bumetanid	1	0,5–2	abh. von GFR	10	6–8
Piretanid	3/6/60	3–18	abh. von GFR	120	4–6
Torasemid	2,5/5/10/200	5–20	abh. von GFR	200	3–5
Kaliumsparende Diuretika					
Spironolacton	25/50/100	25	50–100	400	48–72
Amilorid	5	5	5–10	20	24
Triamteren	50	50	50–100	300	7–9

👁 *Beachte:*
- Eine feste Kombination von Schleifendiuretika und Thiaziden ist nicht erforderlich.
- Schleifendiuretika müssen im wesentlichen anhand des „Therapieerfolges" dosiert werden, da die individuelle Empfindlichkeit der Patients (z.B. durch Aktivierung gegenregulatorischer Hormonsysteme) sehr unterschiedlich sein kann. Bei normalem Serumkreatinin wird zunächst die Gabe der kleinsten oben angegebenen Dosis versucht. Bei fortgeschrittener Niereninsuffizienz kann gegebenenfalls die obere Grenze der Erstdosis eingesetzt werden.
- Diuretika verbessern nicht die Nierenfunktion, sondern beeinflussen Wasserretention und Hypertonie.

20.2 Störungen des H₂O-, E'lyt- und Säurebasenhaushaltes ∎

Kalium

➤ **Pathophysiologie und Klinik:**
- Kalium wird in der Niere fast vollständig proximal tubulär resorbiert, so daß die Kaliumausscheidung primär von der distal tubulären Kaliumexkretion abhängig ist (Na-K-ATPase). Eine ausgeglichene Kaliumbilanz und normale Serumkonzentrationen können trotz eingeschränkter Nierenfunktion noch weitgehend gewährleistet werden durch:
  - Zunahme der distal tubulären Kaliumexkretion (Bedingung: ausreichendes Na-Angebot, ausreichende Aldosteronwirkung).
  - Erhöhung der Kaliumausscheidung über den Stuhl. Dies ist bedeutsam für die Therapie mit Ionenaustauscherharzen (z. B. Resonium).
- Pufferungsfunktion des Muskelgewebes (erhöhte Na-K-ATPase Aktivität).
- Es wird verstärkt H^+ gegen K^+ intrazellulär ausgetauscht, so daß die Serumkaliumkonzentration ansteigt: Ca. 0,5 mmol/l pro 0,1 E ph (Anstieg des Serumkaliums pro 0,1 E ↓ des pH-Wertes [Abweichung von 7,4]).
- Medikamente, die mit dem Mechanismus des distal tubulären Kaliumtransportes bzw. der Aldosteronsekretion und -wirkung interagieren, sind häufig Ursache einer Hyperkaliämie(z. B. kaliumsparende Diuretika, ACE-Hemmer, Angiotensin-II-Antagonisten, nichtsteroidale Antiphlogistika). Einige Patienten weisen einen hyporeninämischen Hypoaldosteronismus auf (RTA Typ IV, S. 34, insbesondere Diabetiker oder medikamentös bedingt). Weitere Ursachen für eine renal bedingte Hyperkaliämie S. 90.
- Hyperkaliämien treten im Rahmen einer chronischen Niereninsuffizienz bei zu hoher diätetischer Zufuhr (z. B. frisches Obst) auf. Die akute K^+-Zufuhr wird zudem deutlich schlechter abgepuffert als beim Gesunden (Ausscheidungshalbwertszeit $< \frac{1}{3}$). Bei fortgeschrittener Niereninsuffizienz liegt die maximale K^+-Ausscheidungskapazität bei ca. 60 – 80 mmol/Tag.

➤ **Klinische Konsequenz/Therapie:**
- Eine ausreichende diätetische Natrium- und Flüssigkeitszufuhr ist Bedingung für eine ausreichende Kaliurese (s. o.) (s. Ernährung S. 292).
- Die Gabe von Schleifendiuretika oder Mineralokortikoiden (Fludrocortison) bei der RTA Typ IV kann in vielen Fällen eine Normalisierung der Serumkaliumspiegel bewirken (s. RTA S. 34).

Säure-Basen-Haushalt

➤ **Pathophysiologie:**
- Ein gesunder Erwachsener nimmt ca. 12.000 mmol Säureäquivalente täglich zu sich. Davon wird der überwiegende Teil über die Lungen als CO_2 abgeatmet. Etwa 30 – 60 mmol sog. fixe Säuren werden über die Nieren ausgeschieden. Die überschüssigen Wasserstoffionen werden in der Niere über folgende Mechanismen entfernt:
  - In gepufferter Form als Ammonium (NH_4), wichtigster Mechanismus.
  - Sekretion als freie H^+-Ionen im distalen Tubulus.
  - Elimination über den Phosphatpuffer.

– Bei fortgeschrittener Niereninsuffizienz wird die Fähigkeit der Nieren, Säure zu eliminieren, vorwiegend durch die eingeschränkte Kapazität des Ammoniumpuffers behindert. Da die Ammoniumproduktion vorwiegend im medullären Anteil der Niere stattfindet, sind insbesondere interstitielle Nierenerkrankungen häufig durch eine ausgeprägte Azidose gekennzeichnet (metabolische Azidose ohne oder mit geringer Anionenlücke). Bei glomerulären Erkrankungen findet sich eher eine Retention nicht flüchtige Säuren (Phosphat, Sulfat), die Bikarbonat (HCO$_3^-$) titrieren und damit zu einer Anionenlücke führen.

➤ **Klinik:**
– Mögliche Folgen einer länger bestehenden renalen metabolischen Azidose sind:
  • Abbau von Knochensubstanz, Verstärkung der renalen Osteopathie (ossäre Pufferung der H$^+$-Ionen mit Mobilisation von Apatit).
  • Verstärkung einer Hyperkaliämie.
  • Unspezifische Allgemeinsymptome: Innappetenz, Übelkeit.
  • Verstärkung des Eiweißkatabolismus.
  • Hyperventilation zur respiratorischen Kompensation der metabolischen Azidose.
– Eine metabolische Azidose mit Hyperkaliämie wird frühzeitig bei Patienten mit RTA Typ IV beobachtet (s. o.). Bestimmte Krankheitsbilder, die mit einer vorwiegend proximal tubulären Schädigung einhergehen, zeigen typischerweise eine Bikarbonaturie, Phosphaturie und Aminoazidurie (RTA Typ II S. 34 u. 35). Dazu gehören:
  • multiples Myelom (S. 182).
  • Interstitielle Nephritiden (s. S. 268).
  • Nephrotisches Syndrom (S. 118).
  • Transplantatrejektion (S. 417).

➤ **Klinische Konsequenz/Therapie:**
– Reduktion der diätetischen Säureaufnahme: Dies wird erreicht durch eine Reduktion der Eiweißaufnahme auf ca. 0,6 – 0,8 g Protein/Tag (Eiweiße sind Sulfatquelle).
– Bei Abfall des Serum-Bikarbonatspiegels auf < 16 – 18 mmol/l: Verabreichung von Alkali-Bikarbonaten (z. B. NaHCO$_3$ 3 × 1 – 3× 2 g/Tag). Alternativ können Zitratsalze (z. B. Natriumzitrat) verabreicht werden, die in der Leber ebenfalls zu Bikarbonat metabolisiert werden (Cave Natriumbelastung!). Zitratsalze sollten nicht zusammen mit aluminiumhaltigen Phosphatbindern verabreicht werden (Resorptionssteigerung für Al).

◼ *Beachte:* Eine sehr strikte Phosphatreduktion kann die Pufferungskapazität der Niere verschlechtern und ggf. zu einer Verstärkung der Azidose führen.

20.3 Parathormon und Vitamin D, renale Osteopathie

Grundlagen

➤ **Epidemiologie:** Alle niereninsuffizienten Patients entwickeln frühzeitig, oft schon ab Reduktion der GFR auf $< 60\,\text{ml/min}$, einen sekundären Hyperparathyreoidismus.
➤ **Ursache:** Verstärkte Parathyreoideastimulation durch Mangel an 1,25(OH)2-Vitamin-D3 und Hypokalzämie, später auch Hyperphosphatämie.
➤ **Folge** ist die renale Osteopathie.
➤ **Pathologie:**
  – *Nebenschilddrüsen:* Diffuse Hyperplasie aller Nebenschilddrüsen mit Übergang in mikro- und makroadenomatöses Wachstum und im Verlauf zunehmender Autonomie.
  – *Knochen:* Störungen der Mineralisation (Osteoidose), des Knochenumsatzes (Fibroosteoklasie, adynamer Knochen) und der Struktur in sehr unterschiedlichem Ausmaß.

Pathophysiologie

➤ Die verminderte Kapazität der Nieren zur 1-α-Hydroxilierung des 25-OH-Vitamin-D3 enthemmt die Parathormon (PTH)-Inkretion. PTH stimuliert seinerseits die 1-α-Hydroxylase in den proximalen Nierentubuli. Effekt: ansteigende Parathormonwerte bei anfangs noch normalen $1,25\text{-}(OH)_2\text{-}D3$-Spiegeln, später absoluter $1,25(OH)_2$-D3-Mangel.
➤ Hypokalzämie mit entsprechendem Absinken des ionisierten Kalziums im Blut stimuliert PTH.
➤ Hyperphosphatämie infolge Niereninsuffizienz stimuliert die Parathormoninkretion auf noch nicht geklärte Weise.
➤ Mit zunehmender Dauer und Intensität der Parathyreoideastimulation Zunahme der Nebenschilddrüsenmasse und Neigung zum autonomen Hyperparathyreoidismus.
➤ Nach Nierentransplantation persistiert oft der Hyperparathyreoidismus trotz Normalisierung der Stoffwechselsituation. Bei vergrößerter Nebenschilddrüsenmasse bleibt es bei der Verschiebung des Setpoints für PTH zu höheren Werten des ionisierten Kalziums.

Setpoint = *Kalziumwert* (Ca^{2+}), bei dem PTH = $\dfrac{(PTH_{max} + PTH_{min})}{2}$

➤ **Weitere Mechanismen**, die zu einem Hyperparathyreoidismus führen können: Vitamin-D-Mangel jeder Genese (nutritiv, verminderte Sonnenexposition, selten hereditäre Hydroxilierungsdefekte), Kalziummalabsorption infolge Vitamin-D-Mangel und bei Darmerkrankungen.

Diagnostik

➤ **Klinik:**
  – *Bei kompensierter Niereninsuffizienz:* Asymptomatisch, aber behandlungsbedürftig.
  – *Bei terminaler Niereninsuffizienz:*
    • Knochen- und Gelenkschmerzen, Größenabnahme durch Sinterung des Achsenskeletts. Spontanfrakturen (Rippen).

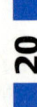

- Weichteilverkalkungen (periartikulär), auch pulmonal, peritoneal etc. bei erhöhtem Kalziumphosphatprodukt.
- Arteriosklerose, Herzklappenverkalkungen.
- Calcinosis cutis, Calciphylaxie (Ablagerung von Kalziumsalzen in allen extraossären Geweben), Pruritus.
- Red-eye-Syndrom: Konjunktivitis durch Kalziumphosphateinlagerungen.
- *Bei durch Transplantation wiederhergestellter Nierenfunktion:* Nephrokalzinose, Abfall der GFR, Nephrolithiasis.

➤ **Klinische Chemie:** Kalzium (Normwert 2,15–2,65 mmol/l).
  - Anfangs Hypokalzämie (Serum Gesamt-Kalzium < 2,1 mmol/l), selten Hyperphosphatämie (> 1,6 mmol/l).
  - Mit Verlust der Restdiurese Hyperphosphatämie.
  - Später (abhängig von der Therapie) Normo- oder Hyperkalzämie (> 2,6 mmol/l).
  - Alkalische Phosphatase bei Hyperparathyreoidismus erhöht (verantwortliches Isoenzym: alkalische Knochenphosphatase).
  - Parathormon erhöht. Normalwerte PTH_{intakt}: 1–6 pmol/l bzw. 10–65 pg/ml. PTH muß zum ionisierten Serumkalzium in Beziehung gesetzt werden. Normalwerte Ca^{2+}: 1,1–1,3 mmol/l. Je höher das Ca^{2+} bei einem gegebenen PTH-Wert, desto größer die Autonomie der Nebenschilddrüsen.
  - $1,25\text{-}(OH)_2\text{-}D_3$ vermindert, evtl. $25\text{-}OH\text{-}D_3$ vermindert.
➤ **Radiologie:** Hände in Weichstrahltechnik: Subperiostale Resorptionen, Aufsplitterung der Kortikalis, Knochenzysten. Große Knochenzysten bei Osteitis fibrosa cystica (von Recklinghausen), histologisch sog. „brauner Tumor".

Tabelle 57 Morphologische Klassifikation der renalen Osteopathien nach Delling

Typ	Histologisches Bild	Ursache
I	Fibroosteoklasie	sek. Hyperparathyreoidismus
II	Osteoidose	Mineralisationstörung
III	Fibroosteoklasie und Osteoidose	sek. Hyperparathyreoidismus und Mineralisationsstörung

Zusatzkriterien

a	Endostealer Spongiosaumbau reduziert
b	Endostealer Spongiosaumbau normal oder gering erhöht
c	Endostealer Spongiosaumbau stark erhöht
–	Osteopenie
+	Osteosklerose

20.3 Parathormon und Vitamin D, renale Osteopathie ■■■■

➤ **Knochenhistologie** (Jamshidi-Biopsie ist ausreichend): Fibroosteoklasie, Osteomalazie, überwiegend Mischformen mit gesteigertem Knochenumbau. Unter Therapie alle denkbaren Varianten. Für die internistische Therapieplanung Klassifizierung z. B. nach Delling (s. Tabelle 57 S. 282). Fibroosteoklasie und Osteoidose sind beide Ausdruck des Mangels an aktivem Vitamin D. Die Mineralisationsstörung kann darüber hinaus durch Aluminium bedingt sein. Eine adyname Knochenhistologie („a") ist die Folge einer Überbehandlung mit Kalzium und Vitamin D (→ relativer Hypoparathyreoidismus).

➤ **Differentialdiagnose des sekundären Hyperparathyreoidismus:**
  – Primärer Hyperparathyreoidismus (pHPT) mit Hyperkalzurie, Nephrokalzinose und Niereninsuffizienz. Weitere DD: sporadischer pHPT, familiärer pHPT, multiple endokrine Neoplasie (MEN).
  – Autonomer („tertiärer") Hyperparathyreoidismus.
  – Vitamin-D-resistente Rachitis, Vitamin-D-abhängige Rachitis bei hereditärem 1-α-Hydroxylasemangel.
  – Milch-Alkali-Syndrom (Ca erhöht, PTH niedrig).

Therapie ────────────────────────────────

➤ **Vitamin D:**
  – Substitution eines Vitamin-D-Mangels nach Bedarf und Jahreszeit: initial Vigantoletten 1000 1 × 1 täglich, gegebenenfalls anpassen. Alternativ: Vigantol 10.000 I×1 alle 1–2 Wochen.
  – Aktive Vitamin-D-Metaboliten: Anfangsdosierung 0,125–0,5 μg 1-α-25-$(OH)_2$-D_3 oder 0,250–1,0 μg 1-α-OH-D_3.
  – *Indikation*: Prophylaxe und Therapie des sekundären Hyperparathyreoidismus und der renalen Osteopathie.

➤ **Suppressionstherapie bei floridem Hyperparathyreoidismus:**
  – 0,1 μg 1,25$(OH)_2$-D_3/kg KG aufgeteilt auf 2 Einzeldosen/Woche zur Nacht, z. B. Montag und Donnerstag 3 μg Calcitriol um 23.00 Uhr.
  – Vorteil: Gute Parathyreoideasuppression bei geringer Förderung der Kalzium- und Phosphatresorption.
  – Zur Sicherung der Compliance bietet sich gegebenenfalls die Gabe bei der Dialyse an.

➤ **Immer:**
  – Engmaschige Kalzium- und Phosphatkontrolle. Wiederholte Hyperphosphatämie (> 1,6 mmol/l) mit Überschreitung des kritischen $CaPO_4$-Produkts zwingt zur Unterbrechung der Vitamin-D-Metabolitentherapie.
  – Kritische Grenzen des $CaPO_4$-Produkts: Ca × PO_4 = 5,6 mmol²/l² bzw. 70 mg²/ l².

➤ **Phosphatkontrolle:**
  – Diätetische Beratung, Meiden von Phosphat als Nahrungszusatz (S. 295), Optimierung der Eiweißaufnahme bei Begrenzung der Phosphatzufuhr. Evtl. phosphatarme Eiweißsupplemente oder Ketoanaloga (z. B. Sonana renaprot).
  – Bei terminaler Niereninsuffizienz ist fast immer die Einnahme von Phosphatbindern mit den Mahlzeiten erforderlich:
    • Effektivität: Aluminiumsalze > Kalziumazetat > Kalziumkarbonat.
    • Toxizität: Aluminiumsalze > Kalziumkarbonat > Kalziumazetat.

- Kalziumazetat bindet pro Gramm mehr Phosphat bzw. führt bei gleicher Dosierung nicht ganz so oft zur Hyperkalzämie. Gefahr extraossärer Verkalkungen bei Hyperparathyreoidismus mit Überschreitung des Ca $\times$ PO4-Produkts (s. o.) und bei adynamem Knochenstoffwechsel mit ungenügender Pufferwirkung auf hohe Kalziumanflutung bei Hyperphosphatämie.
- Aluminiumhaltige Phosphatbinder bergen die Gefahr der chronischen Intoxikation (Al-Ausscheidung erfolgt nur über die Nieren).
– *Nebenwirkung der Phosphatbinder: Aluminiumintoxikation* mit Enzephalopathie, Anämie, Osteomalazie (low bone turnover).
  - Al-Quellen: Medikamente (s. o.), Trinkwasser, Dialysewasser, Nahrungsmittel, S. 295).
  - Diagnostik: Aluminiumspiegel beim nüchternen Patienten routinemäßig 2 $\times$ jährlich. Normalwert 2 – 5 µg/l, kritische Spiegel ab 60 µg/l.
  - Bei gesichert überhöhten Aluminiumspiegeln und (sub-)klinischen Symptomen: Deferoxamintest in niederer Dosierung (5 mg/kg). Sicher pathologisch sind Al-Werte nach DFO ab 150 µg/l.
  - Bei Symptomen der Al-Intoxikation und bei ausbleibendem spontanem Abfall der Al-Spiegel nach Ausschaltung exogener Al-Quellen Indikation zur Al-Entgiftung z. B. 1 $\times$ wöchentlich DFO-Behandlung mit 5 mg/kg langsam i. v. während der letzten Stunde der Dialysesitzung.

👁 *Beachte:* Wegen der hohen erforderlichen Dosierung müssen Patienten den eingenommenen Phosphatbinder mögen (es gibt zahlreiche Geschmacksrichtungen), sonst ist die Compliance unsicher.

👁 Überbehandlung mit Vitamin-D und Kalzium vermeiden! Stark verminderter Knochenumsatz mit verminderter Pufferfunktion des Knochens für Kalzium und Phosphat können die Folge sein.

▶ **Nierenersatztherapie:** Bei Hyperkalzämie mit Hyperphosphatämie wird der Spielraum für die Gabe von kalziumhaltigen Phosphatbindern durch eine Senkung des Dialysatkalziums vergrößert.

▶ **Parathormonresistenz:** Wegen der verminderten PTH-Empfindlichkeit des Knochens ist in der Urämie ein PTH-Wert beim 2- bis 3fachen der oberen Norm anzustreben (12 – 18 pmol/l). Werte darunter sind keine Indikation zur PTH-Suppressionstherapie.

▶ **Indikation zur Parathyreoidektomie:**
  – Bei Nichtansprechen der Suppressionstherapie und steigenden PTH-Werten sowie Begrenzung der Calcitriol-Therapie durch deutliche Hyperkalzämie und Hyperphosphatämie. PTH > 40 – 50 pmol/l.
  – Deutliche Fibrosteoklasie ohne Al-Toxizität, deutlicher Pruritus, hohes CaPO4 Produkt, schmerzhafte Knochenveränderungen.
  – Symptomatische Hyperkalzämie mit persistierend hohem PTH nach Nierentransplantation.
  – Stets subtotale oder totale Parathyreoidektomie mit Autotransplantation in den Vorderarm.

20.4 Renale Anämie

Grundlagen

➤ Die renale Anämie ist eine normochrome und normozytäre Anämie, sofern keine komplizierenden Erkrankungen vorliegen (z. B. Eisenmangel aufgrund gastrointestinaler Blutverluste, Infektionen, Folsäuremangel aufgrund diätetischer Einschränkungen, Aluminiumüberladung aufgrund einer Therapie mit aluminiumhaltigen Phosphatbindern).

➤ **Pathogenese:**
   1. Verminderte Erythropoese bei Vorliegen eines relativen Erythropoetinmangels (im Vergleich zu Anämien anderer Ätiologie finden sich nur inadäquat erhöhte Erythropoetinspiegel); wichtigster kausaler Faktor!
   2. Vermindertes Ansprechen der Vorläuferzellen der roten Blutreihe im Knochenmark auf Erythropoetin (zirkulierende Inhibitoren [„Urämietoxine"] der Erythropoese). Häufig bereits Besserung der renalen Anämie nach Einleitung der Dialysetherapie.
   3. Verkürzte Überlebenszeit der Erythrozyten (auf etwa 50%) aufgrund Veränderungen der Zellmembran und intrazellulärer Enzymsysteme durch das urämische Milieu.

➤ Aggravierend kann es durch Blutverluste im Rahmen der Hämodialyse zu einer begleitenden Eisenmangelanämie kommen (2 – 10 ml pro Behandlung, entsprechend 300 – 1500 ml/Jahr, ohne ergänzende diagnostische Blutentnahmen. Geschätzter Eisenverlust: 2000 mg/Jahr.

Klinik

➤ Blasses Hautkolorit, blasse Schleimhäute.

➤ Allgemeine Symptome der Anämie mit Verminderung der körperlichen und mentalen Leistungsfähigkeit.

➤ Symptome einer O_2-Minderversorgung, z. B. Dyspnoe und Angina pectoris bei koronarer Herzkrankheit, Schwindel bei zerebraler Minderperfusion.

Diagnostik

➤ **Blutbild** mit Erythrozyten, Hb, Hkt, MCV, MCH (Hb_E), MCHC und Retikulozyten. Der Anteil hypochromer Erythrozyten im Blutbild steigt schnell innerhalb weniger Tage an (auf bis zu 50%).

➤ **Serumeisen, Ferritin und Transferrin**. Berechnung der Transferrinsättigung (repräsentiert den Eisentransport von den Depots im RES zum Knochenmark):

$$\text{Transferrinsättigung (\%)} = \frac{\text{Serumeisen (μg/dl)}}{\text{Transferrin (mg/dl)} \times 70{,}9}$$

➤ **Manifester Eisenmangel** beim chronisch Niereninsuffizienten:
   – Ferritin: < 100 ng/ml.
   – Transferrinsättigung < 20%.

➤ **Funktioneller Eisenmangel** (Ferritin > 250 ng/ml, aber Transferrinsättigung < 20%) kann bei ausgeprägter, langanhaltender Eisenüberladung resultieren. Ein Teil des intrazellulären Ferritins wird in Haemosiderin umgewandelt. Hieraus kann das gebundene Eisen nur schlecht mobilisiert werden. Die Indikation zur Eisentherapie kann auch bei hohen Ferritinserumspiegeln gegeben sein (bis 500 ng/ml) (s. u. Fe-Therapie).

➤ Ergänzende Bestimmung von Aluminium im Serum, ggf. auch von Folsäure, Vitamin B_{12} und intaktem Parathormon (PTH intakt).

Therapie

➤ **Indikation:** Behandlung der renalen Anämie bereits beim Patienten mit chronischer Niereninsuffizienz im Stadium der kompensierten Retention (vgl. S. 271).
➤ **Ziel** der therapeutischen Maßnahmen ist der partielle Ausgleich der renalen Anämie mit Erreichen eines Hämatokrits von 30 – 35 %, entsprechend einem Hb von 10 – 12 g/dl.
➤ **Vorrangig Eisensubstitution** per os oder auch intravenös (z. B. 1000 mg Eisenglukonat i. v. im Verlauf von 4 – 6 Wochen).
➤ **Erythropoetinsubstitution (EPO):**
  – *Indikation:* Falls unter Eisensubstitution allein nur eine unzureichende Korrektur der Anämie zu erzielen ist.
  – Einsatz von rekombinantem Erythropoetin (EPO, als Erypo oder Recormon in Ampullen mit 1000 IE, 2000 IE, 4000 IE oder 10.000 IE), subkutan oder intravenös appliziert. Die Applikation s. c. bietet den Vorteil geringerer Schwankungen des Serumerythropoetinspiegels. Darüber hinaus entfallen – insbesondere bei prädialytischen bzw. Peritonealdialyse-Patienten – die mehrfach wöchentlich notwendigen Venenpunktionen.
  – *Dosierung:* Initiale EPO-Dosis 30 – 50 IE/kg KG, 3 × wöchentlich (z. B. an den Hämodialysetagen).
  – *Therapieerfolg:* Anstieg von Retikulozyten und Hämatokrit innerhalb von 10 Tagen feststellbar. Anstieg des Hämatokrits unter der genannten Dosierung ca. 1 %/Woche.
  – *Dosisreduktion:* Nach Erreichen des Ziel-Hämatokrits individuelle Reduktion der EPO-Dosis und/oder Verlängerung des Applikationsintervalls (z. B. auf 2 – 1 × wöchentlich).
➤ **Eisensubstitution unter EPO-Therapie:**
  – *Indikation*: Unter EPO-Therapie ist eine fortlaufende Eisensubstitution erforderlich.
  – *Bedarf:*
    • *In der Korrekturphase:* 150 mg Eisen pro 1 g/dl Hämoglobinanstieg. 150 mg Speichereisen entsprechen einer zirkulierenden Serumferritinkonzentration von ca. 20 ng/ml. Für eine angenommene Hb-Steigerung von 5 g/dl wären z. B. mindestens 750 mg Speichereisen notwendig, gleichbedeutend mit 100 ng/ml Serumferritin. Die Substitution in dieser Phase erfolgt zumeist intravenös, da bei pharmakologisch stimulierter Erythropoese der Eisenverbrauch deutlich über der Mobilisierungsrate der Eisenspeicher liegt.
    • *In der Erhaltungsphase:* Durchschnittlicher Eisenbedarf eines Hämodialysepatienten ca. 2000 mg pro Jahr, entsprechend 5 mg pro Tag.
  – *Dosierung:*
    • Bei ausreichender Compliance und Verträglichkeit p. o. als Eisensulfat, z. B. 2 – 3 Kapseln Ferro sanol duodenal/Tag.
    • Ansonsten i. v. (als Eisenglukonat, z. B. Ferrlecit [1 Ampulle à 5 ml = 62,5 mg] oder als Eisensaccharat, z. B. Ferrum Vitis [1 Ampulle=100mg]. Zunächst einmal wöchentlich i. v., z. B. am Ende einer Hämodialysebehandlung.
  – *Therapiekontrolle:* Regelmäßige Kontrollen des Ferritinspiegels und der Transferrinsättigung. Für eine optimale Response auf EPO sollte die Transferrinsättigung mit 40 – 50 % hochnormal sein.

20.4 Renale Anämie

➤ **Gründe für ein unzureichendes Ansprechen einer EPO-Therapie:**
- Inadäquate Dialysebehandlung.
- Mangelhafte Compliance (bei Selbstapplikation).
- Manifestes oder funktionelles Eisendefizit.
- Aluminiumüberladung: Aluminium wird im Blut ebenfalls an Transferrin gebunden transportiert. Es interferiert mit der Eisenverwertung während der Hämsynthese, so daß eine mikrozytäre Anämie resultiert. Bei Nachweis einer Aluminiumintoxikation Behandlung mit dem Chelatbildner Deferoxamin (s. S. 283).
- Hyperparathyreoidismus: Osteitis fibrosa mit Ausbildung einer Knochenmarkfibrose.
- Vitaminmangel: Vitamin B_{12}, Folsäure.
- Begleitmedikation, z. B. ACE-Hemmer, Immunsuppressiva wie Azathioprin, Zytostatika.
- Infektionen.
- Tumorleiden.

➤ **Mögliche Nebenwirkungen einer EPO-Therapie:**
- *Anstieg des arteriellen Blutdruckes* (bei ca. 30% der Patienten) aufgrund steigender Blutviskosität und steigendem peripheren Widerstand durch den Verlust der hypoxischen Vasodilatation. Ganz selten (bei überhöhter EPO-Dosis und zu raschem Hkt-Anstieg) Provokation von Hochdruckkrisen mit hypertensiver Enzephalopathie, zerebralen Krampfanfallen, intrazerebralen Blutungen.
- Thrombozytose.
- Shuntverschlüsse.
- Anstieg des Serumharnstoffs, Hyperkaliämie (Ausdruck eines verbesserten Appetits).

🔹 *Beachte:* Bedingt durch die Schwankungen des intravasalen Volumens (im Rahmen der Ultrafiltration bei intermittierenden Dialyseverfahren), kann der Hämatokrit leicht von prädialytischen Werten um 30% auf postdialytische Werte von 35–37% ansteigen.

Grundlagen

➤ Abhängig von der Grunderkrankung schreitet die Niereninsuffizienz in wenigen Wochen (z.B. rapid progressive Glomerulonephritis), in wenigen Jahren (z.B. diabetische Nephropathie) oder in Jahrzehnten (z.B. chronische Pyelonephritis) bis zur Dialysepflichtigkeit fort.

➤ Die Niereninsuffizienz kann auch dann selbständig fortschreiten, wenn die Noxe, die den Nierenschaden primär verursacht hat (Infektion, Toxin, immunologische Schädigung u.a.), nicht mehr weiterbesteht.

➤ Der fortschreitenden Niereninsuffizienz liegt morphologisch eine unspezifische, narbige Veröudung des Glomerulus (Glomerulosklerose) zugrunde. Von großer Bedeutung für das Fortschreiten sind jedoch auch Vernarbungsvorgänge im Interstitium und in den intrarenalen Gefäßen.

Mechanismen der Progression

➤ Die Glomerulosklerose entsteht als Folge einer Sequenz von Ereignissen, bei welcher nach Zerstörung eines Teiles der Glomeruli die Hypertrophie der intakten Glomeruli dazu führt, daß durch Lücken in den Glomerulusdeckzellen vermehrt Primärfiltrat in die Bowman-Kapsel gerät.

➤ Es kommt in den glomerulären Kapillaren über Anreicherung von Proteinen und Aktivierung von Mediatoren sowie durch Druckerhöhung zu Hyalinbildung und intrakapillärer Thrombenbildung. Darüber hinaus kommt es über verschiedene Faktoren zur Expansion (Vermehrung der Matrix) und narbigen Umwandlung des Mesangiums.

➤ Die Glomerulosklerose stellt den Endpunkt des fortschreitenden glomerulären Funktionsverlustes dar und läuft in ähnlicher Weise bei glomerulären, interstitiellen und vaskulären Nierenerkrankungen ab.

➤ An der Entstehung der Glomerulosklerose sind sowohl hämodynamische (glomeruläre Hypertonie), als auch nichthämodynamische Mechanismen (glomeruläres Wachstum) beteiligt:
  – Bei der glomerulären Hypertonie spielen neben dem kompensatorischen Anstieg des glomerulären Filtrationsdruckes zahlreiche lokale vasoaktive Effektormechanismen eine Rolle, welche durch unterschiedliche Mediatoren vermittelt werden.
  – Bei den nichthämodynamischen Veränderungen kommt der Aktivierung unterschiedlicher Wachstumsfaktoren eine große Bedeutung zu.
  – Da Angiotensin II bei beiden Abläufen eine wichtige Rolle spielt, stellt die Therapie mit ACE-Hemmern (oder AT1-Rezeptorantagonisten?) eine entscheidende Möglichkeit zur Progressionsverlangsamung dar.

Zeitlicher Verlauf der Progression bei chronischer Niereninsuffizienz

➤ Der zeitliche Ablauf der Progression ist abhängig von der Grunderkrankung (Abbildung 55 S. 288, rascher oder langsamer Verlauf), von Störfaktoren (z.B. toxische Einflüsse, Infektionen, Exsikkose, Blutdruckentgleisung u.a.) und von therapeutischen Eingriffen mit Verlangsamung der Progression (z.B. Immuntherapie der Grunderkrankung, Blutdruckeinstellung mit ACE-Hemmern).

20.5 Progression der chronischen Niereninsuffizienz

Therapie

➤ **Therapeutische Verzögerung der Progression durch Therapie der Grundkrankheit:**
  – Immunsuppressive Therapie bei bestimmten Glomerulonephritisformen oder Systemerkrankungen (systemischer Lupus erythematodes, Vaskulitiden u.a.).
  – Behandlung von Harnwegsinfektionen.
  – Behebung einer Harnabflußstörung.
  – Beseitigung einer subtotalen Nierenarterienstenose.
  – Strenge Blutzuckereinstellung bei diabetischer Nephropathie.
➤ **Therapeutische Verzögerung der Progression durch symptomatische Maßnahmen:**
  – Antihypertensive Therapie mit Zielblutdruck $\leq$ 135/85 mmHg, speziell unter Einsatz von ACE-Hemmern (oder AT1 Rezeptorantagonisten ?).
  – Kontrollierte Proteinzufuhr mit Einschränkung des tierischen Eiweißes auf 0,6–0,8 g/kg/KG/Tag (wirksam nur in sehr frühen Phasen der Nierenfunktionseinschränkung).
  – Steigerung der Tagesharnmenge auf 2,5–3,0 l mit entsprechender oraler oder parenteraler Zufuhr bei gleichzeitiger Kontrolle durch tägliches Wiegen. Höhere Harnflußmengen sind nicht vorteilhaft und bergen die Gefahr einer bedrohlichen Hyperhydratation.
  – Nikotinkarenz ist von großer Bedeutung, da Nikotin eindeutig die Nierenfunktion kurz- und mittelfristig ungünstig beeinflußt. Besonders bei Diabetikern wird das Nephropathierisiko durch Rauchen deutlich gesteigert.
  – Normalisierung erhöhter Cholesterin bzw. LDL-Cholesterinwerte mit Cholesterin-Synthese-Hemmern stellt nicht nur eine Maßnahme zur Risikoreduktion kardiovaskulärer Erkrankungen dar, sondern ist eine Maßnahme zur Progressionsverlangsamung.
  – Ausgleich metabolischer Veränderungen bei chronischer Niereninsuffizienz (Azidose, Ca PO_4 Anämie).
  – Vermeidung von nephrotoxischen Pharmaka, wie Antibiotika, Zytostatika, Röntgen-Konstrastmitteln, Analgetika, nichtsteroidalen Antiphlogistika und Pharmaka, die zur interstitiellen Nephritis führen.
  – Vermeiden von Dehydratation durch unkontrollierte Diuretikabehandlung, Durchfall und Erbrechen.

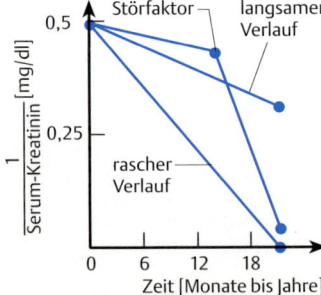

Abb. 55 Progression bei chronischer Niereninsuffizienz. Linearer Abfall des Quotienten 1/Serumkreatinin gilt als Maß des glomerulären Filtratverlustes. Eine Änderung der Abfallssteilheit kann Hinweis auf potentiell behebbare Störfaktoren sein. Rascher und langsamer Verlauf sind abhängig von der Grunderkrankung und in geringem Maße von therapeutischer Intervention

Grundlagen

➤ Patienten mit chronischen Nierenerkrankungen sollten frühzeitig durch einen Nephrologen mitbetreut werden.
➤ Die Progression der Niereninsuffizienz hängt vor allem von der optimalen Blutdruckeinstellung ab (normotensive Werte müssen angestrebt werden).
➤ Der Patient sollte über seine chronische Erkrankung ausführlich informiert und aufgeklärt werden, um eine größtmögliche Compliance zu erzielen.
➤ **Entscheidung zur Nierenersatztherapie:**
  – In die Entscheidungsfindung sind Patienten und deren soziales Umfeld (Partner, Familie, Arbeitsplatz) soweit wie möglich einzubeziehen, wenn dies möglich ist. Wenn keine Kontraindikationen für das eine oder das andere Nierenersatzverfahren (Hämodialyse vs. Peritonealdialyse) bestehen, sollten beide Ersatzverfahren mit den Vor- und Nachteilen vorgestellt werden.
  – Die Entscheidungsfindung und Planung bedarf einer Vorlaufphase, so daß rechtzeitig mit der Aufklärung begonnen werden sollte:
    • Bei fortgeschrittener chronischer Niereninsuffizienz bei Serumkreatinin zwischen 6 – 8 mg/dl.
    • Patienten mit diabetischer Nephropathie sollten früher auf die notwendige Nierenersatztherapie vorbereitet werden, da die Einleitung der Nierenersatztherapie bei diesen Patienten früher notwendig wird.
    • Die Vorbereitung auf die bevorstehende Dialysetherapie schließt die Anlage einer arteriovenösen Fistel (Cimino-Shunt) ein, wenn sich der Patient für die Hämodialyse entschieden hat.
➤ **Einleitung der Nierenersatztherapie:** Mit Beginn der Nierenersatztherapie sollte die Möglichkeit der Nierentransplantation mit dem Patienten erörtert werden. Neben Leichennierentransplantation Lebendspende (Verwandte und auch blutgruppenkompatible Ehepartner) erörtern.

Klinik und Verlaufskontrolle

➤ Bei fortgeschrittener Niereninsuffizienz können zunehmende Allgemeinbeschwerden wie Appetitlosigkeit, morgendliche Übelkeit, Leistungsschwäche, Müdigkeit mit gestörtem Schlaf-/Wachrhythmus, Juckreiz, gastrointestinale und neuromuskuläre Symptome auftreten, die auf die Notwendigkeit zur Einleitung einer Nierenersatztherapie hinweisen (s. S. 290).
➤ **Verlaufskontrolle:** Bei fortgeschrittener Niereninsuffizienz sind regelmäßige Kontrollen der klinischen Symptomatik und laborchemischer Parameter (Serumkreatinin, Serumkalium, venöse Blutgasanalyse) in 4 – 6wöchigen Abständen notwendig; zeigt sich eine Neigung zur Hyperkaliämie, sind die Kontrollen individuell auch kurzfristiger durchzuführen.
➤ Die Nierenersatztherapie sollte möglichst vor Eintritt klinischer Symptome (siehe S. 290) erfolgen.

Indikationen zur Einleitung der Nierenersatztherapie (Hämodialyse/Peritonealdialyse) ───────────────

➤ **Klinische Symptome** (sollten möglichst nicht auftreten):
  – Appetitlosigkeit, Übelkeit, Erbrechen, Abnahme der Leistungsfähigkeit, gestörter Schlaf-/Wachrhythmus, Pruritus.
  – Urämische Perikarditis.
  – Urämische Enzephalopathie.
  – Therapierefraktäre Hypertonie.
  – Hyperhydratation mit fluid lung und/oder Ödeme.
  – Hyperkaliämie nach Ausgleich der Azidose.

➤ **Laborparameter:**
  – Serumkreatinin: > 8 – 10 mg/dl.
  – Harnstoff-N (BUN): > 80 – 100 gm/dl.
  – GFR < 10 – 15 ml/min.
  – Renale Azidose ph < 7,2; Base Excess >-10 mmol/l.
  – Renale Anämie mit einem Hb < 8,5 g/dl, die trotz adäquater Eisen- und Erythropoetinsubstitution nach Ausschluß einer Blutungskomplikation nicht konservativ zu behandeln ist.

Notfallindikationen zur Nierenersatztherapie ──────────────

➤ **Hyperkaliämie:**
  – Absolute Notfallsituation zur Durchführung einer Hämodialyse bei Patienten mit terminaler Niereninsuffizienz ist die symptomatische Hyperkaliämie, mit der man bei einem Serumkalium > 6,5 mmol/l rechnen muß.
  – Ursache: Als Ursache kommen bei Patienten mit chronischer oder terminaler Niereninsuffizienz Diätfehler oder medikamentöse Ursachen (kaliumsparende Diuretika, ACE-Hemmer, Cholesterinsynthesehemmer, K^+-Penicillin, Bluttransfusion) in Frage.
  – *Klinik:* Klinisch steht die Kardio- und Neurotoxizität mit lebensbedrohlichen Herzrhythmusstörungen (Bradykardie mit Kammerersatzrhythmus) sowie Parästhesien, Hypo- bis Areflexie mit Muskelschwäche im Vordergrund.
  – *Diagnostik:* Wegweisend in der Diagnostik ist neben den Serumelektrolyten und der Blutgasanalyse das EKG mit typischen Veränderungen: Bradykardie, verbreiterte Kammerkomplexe (Schenkelblockbild) und überhöhte T-Wellen.
  – *Therapie:* Bis zur Hämodialyse (Verlegung des Patienten in ein Zentrum mit Dialysemöglichkeit) sollten Sofortmaßnahmen eingeleitet werden:
    • Überwachung des Patienten auf der Intensivstation.
    • Gabe von Natriumbikarbonat (8,4% 25 – 100 ml über 20 Minuten i. v.).
    • Glukose und Insulin (Glukose 20% 200 ml + 20 IE Altinsulin über 20 Minuten, nach BZ- und Elektrolytkontrolle wiederholen).
    • β-Sympathikomimetika (z. B. Bricanyl 1 Amp. s. c. oder 0,5 mg Salbutamol über 15 Minuten i. v.).
    • Die forcierte Diurese mit Schleifendiuretika i. v. ist bei Patienten mit terminaler Niereninsuffizienz ohne Restausscheidung nicht erfolgversprechend.

➤ **Fluid lung:**
- *Definition:* Interstitielles Lungenödem ohne wesentliche Veränderung der kardialen Hämodynamik. In der Klinik sieht man bei meist vorgeschädigten Patienten (langjährige Hypertonie und KHK) häufig eine Kombination der fluid lung mit dem Lungenödem.
- *Ursachen:* Überwässerung, urämische Intoxikation, bei Kombination mit Lungenödem hypertensive Herzerkrankung.
- *Klinik:* Im Vordergrund steht die plötzlich auftretende, hochgradige Atemnot, Orthopnoe und Husten mit zum Teil schaumigem Auswurf. Die klinische Untersuchung mit Auskultation der Lunge ist im Gegensatz zur klinischen Symptomatik des Patienten eher unauffällig. Die radiologische Untersuchung ist obligat.
- *Diagnostik:* Radiologisch zeigt sich das typische Bild der interstitiellen Flüssigkeitseinlagerung mit ausgeprägter perihilärer vaskulärer Stauung bei gering gestauten Gefäßen in der Peripherie (s. Abb. 56).

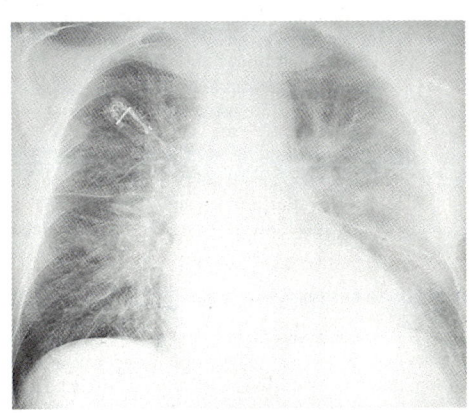

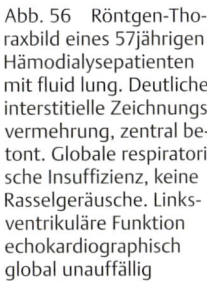

Abb. 56 Röntgen-Thoraxbild eines 57jährigen Hämodialysepatienten mit fluid lung. Deutliche interstitielle Zeichnungsvermehrung, zentral betont. Globale respiratorische Insuffizienz, keine Rasselgeräusche. Linksventrikuläre Funktion echokardiographisch global unauffällig

- *Therapie:* Sofortmaßnahmen mit Überwachung des Patienten auf der Intensivstation:
  - Sauerstoff (O_2-Maske mit $2-4-8$ l O_2/min) unter Kontrolle der Blutgasanalyse.
  - Bei gleichzeitiger hypertensiver Blutdruckentgleisung langsame Senkung des RR (z. B. Ca-Antagonist i. v., Urapidil i. v.) (s. hypertensive Krise S. 240).
  - Senkung der Vorlast durch Nitroglycerin zunächst sublingual, später i. v.
  - Bei Patienten mit respiratorischer Global-Insuffizienz ($PO_2 \downarrow$ und $PCO_2 \uparrow$) ist eine Intubation und PEEP-Beatmung unumgänglich.
  - 👁 Diese Sofortmaßnahmen führen in der Regel nur kurzfristig zur Stabilisierung des Patienten, *an erster Stelle steht die Dialyse mit Ultrafiltration*, die rasch zu einer deutlichen Besserung der Notfallsituation führt.
  - Die Gabe von Diuretika bei Patienten mit terminaler Niereninsuffizienz führt meist zu keinem ausreichenden therapeutischen Erfolg und verzögert möglicherweise die Einleitung der notwendigen Dialysetherapie.

Allgemeine Aspekte

➤ Zahlreiche Untersuchungen an Patients mit dialysepflichtiger Niereninsuffizienz haben gezeigt, daß eine hohe Inzidenz einer Unterernährung besteht, die vor allem auf einer Proteinmalnutrition beruht. Im Gegensatz zur kompensierten Niereninsuffizienz, bei der eine Eiweißrestriktion zur Verminderung der Progressionstendenz angestrebt wird (S. 288) ist der Proteinbedarf an der Dialyse deutlich höher. Eine Malnutrition ist dabei erwiesenermaßen ein erheblicher Risikofaktor der Dialysemortalität. Eine Eiweißmalnutrition kann trotz eines normalen oder sogar erhöhten Körpergewichtes vorliegen (z. B. „Kohlenhydratmast" an der Peritonealdialyse).

➤ Die Tendenz, eine negative Stickstoffbilanz zu entwickeln, wird durch folgende Umstände begünstigt:
  – Anorexie bei inadäquater Dialyseeffektivität (s. u.).
  – Infektionen mit vermehrter Katabolie (z. B. Peritonitis).
  – Verminderte Wirkung anaboler Hormone (Insulin) und erhöhte Aktivität kataboler Hormone (Glucagon, Parathormon, Katecholamine) in der Urämie.
  – Veränderungen im Eiweißmetabolismus, Reduktion der Plasmakonzentration essentieller Aminosäuren in der Urämie.
  – Vermehrter Eiweißkatabolismus bei metabolischer Azidose.
  – Verluste von Aminosäuren über das Dialysat bei Hämodialyse und Peritonealdialyse (CAPD).
  – Verlust von Eiweiß (ca. 5 – 15 g/Tag) bei der Peritonealdialyse (CAPD).

➤ Da viele dieser Störungen auf den grundsätzlichen metabolischen Veränderungen bei der Niereninsuffizienz beruhen, ist eine Urämiekontrolle durch eine effektive Dialyse Grundvoraussetzung auch für einen adäquaten Ernährungsstatus.

Adäquate Dialyse/Ernährung

➤ Vgl. hierzu auch das Kapitel „adäquate Dialyse" S. 387.

➤ Die Qualität der Dialyseleistung kann nach weitgehender internationaler Akzeptanz unter anderem durch die volumenbezogene Harnstoffclearance (Kt/V) beurteilt werden. Dieser Wert sollte bei Hämodialysepatienten mindestens bei >3,6/Woche liegen und bei Peritonealdialysepatienten bei > 1,9. Es werden höhere Werte angestrebt (> 4,5/W bzw. > 2,2/W). Zur Berechnung s. u. und Seite 388.

➤ Nierenersatztherapie bei chronischer Niereninsuffizienz.

➤ Als objektivierbare Prüfgröße für die Eiweißaufnahme eines Dialysepatienten kann die Proteinabbaurate („Protein catabolic rate" – PCR) dienen. Sie beruht auf der Messung der Harnstoff-Stickstoffausscheidung im Urin und Dialysat, die ein Meßparameter für den Eiweißabbau ist. Wenn der Patient weder stark anabol noch katabol ist, ergibt sich daraus auch die diätetische Proteinaufnahme.
  – *Hämodialyse:*
    PCR = [0,22+ (0,036 × idBUN × 24)/idIntervall] + [UrinBUN × 150/idIntervall × KG].
    idBUN = interdialytischer Serumharnstoff-N [mg/dl], idIntervall = Interdialytisches Intervall (h). UrinBUN = Harnstoff-N im Urin [g].
  – *CAPD:*
    PCR = 10.76 (G + 1,46).
    G [mg/min] = (mg Harnstoff-N im 24-h-Urin + Dialysat)/1440 min.
    G = Harnstoffausscheidung in mg/min.

- Allgemein konnte gezeigt werden, daß eine verbesserte Dialyseleistung (KT/V) auch zumeist eine bessere Proteinaufnahme (PCR) im Sinne eines gesteigerten Eiweißhungers nach sich zieht.
➤ Die Beurteilung des Ernährungsstatus kann neben Körpergröße und Gewicht noch durch weitere Parameter objektiviert werden, die insbesondere für die Verlaufsuntersuchung aufschlußreich sind:
  - Triceps- und subskapuläre Hautfaltendicke.
  - Berechnung der Muskelmasse aus dem Unterarmumfang. Hierfür werden z.T. klinische Scores eingführt: SGA (subjective global assessment).
  - Ggf. apparativ Bioimpedanzanalyse zur Differenzierung zwischen „Magermasse" und „Fettanteil".

Grundsätze der Ernährungstherapie

➤ Eine gezielte ernährungsmedizinische Therapie bringt für den Patienten eine Verbesserung der Lebensqualität sowie eine Verminderung therapiebedingter Nebenwirkungen. Fehl- und Mangelernährung sind ein Risikofaktor für Lebensqualität und Lebenserwartung. Die wesentliche Aufgabe in der Ernährung bei Dialysebehandlung besteht einerseits darin, Kalium, Phosphat und Wasser anzupassen und andererseits ausreichend Kalorien und Eiweiß zuzuführen. Im Vergleich zwischen Hämo- und Peritonealdialyse sind die Ernährungsempfehlungen bei Peritonealdialyse etwas weniger restriktiv.
➤ **Die richtige Ernährung hat folgende Ziele:**
  - *Kurzfristig:* Vermeidung einer Hyperkaliämie, Vermeidung einer Überwässerung und der damit verbundenen Blutdruckprobleme.
  - *Langfristig:* Erreichen eines ausgeglichenen Kalzium-Phosphat-Stoffwechsels: Vermeidung einer renalen Osteopathie und von Weichteilkalzifikationen. Aufrechterhaltung des normalen Körpergewichtes unter Wahrung einer normalen Muskelmasse/Fett-Relation. Vermeidung einer chronischen Hyperhydratation zur Blutdrucknormalisierung.

Fett und Kohlenhydrate

➤ Eine ausreichende Energieversorgung in Form von Kohlenhydraten und Fett gehört zu den wichtigsten ernährungstherapeutischen Maßnahmen bei Dialyse.
➤ **Energiebedarf:** In der Regel wird eine tägliche Zufuhr von 35 kcal (125–150 kJ) pro kg Körpergewicht empfohlen. Diese Empfehlung bezieht sich auf normalgewichtige Personen, bei Über- oder Untergewicht sind entsprechende Korrekturen notwendig.
➤ **Kohlenhydrate:** Die Empfehlung für die Höhe der Kohlenhydratzufuhr liegt bei ca. 45% der Gesamtenergie. Bei Peritonealdialyse werden ca. 20% der Energie durch das Zuckerangebot in der Dialyselösung bereitgestellt: Beispiel:
  - 1 Beutel mit 2000 ml Dialyselösung und 1,36% Glucose hat 123 kcal.
  - 1 Beutel mit 2000 ml Dialyselösung und 2,27% Glucose hat 205 kcal.
  - 1 Beutel mit 2000 ml Dialyselösung und 3,86% Glucose hat 348 kcal.
  - **Beachte:** Eine übermäßige Glucose- bzw. Kohlenhydratbelastung hat oft eine Verschlechterung der ohnehin bestehenden Neigung zur Hypertriglyzeridämie zur Folge. Eine Supplementation von Glucose an der Hämodialyse sollte nur bei spezieller Indikation erwogen werden (Hypoglykämie, Anorexie, vgl. Tabelle 58 S. 296).

➤ **Fettzufuhr:** Der Fettbedarf liegt bei ca. 35 % der Gesamtenergie. Pflanzliche Fette mit einem hohen Anteil an mehrfach ungesättigten Fettsäuren sollten vor allem bei erhöhten Cholesterinwerten bevorzugt werden.

Eiweiß

➤ Eiweiß spielt in der Ernährung des Dialysepatienten eine entscheidende Rolle. Die Empfehlung für die Zufuhr ist unterschiedlich und richtet sich nach dem Dialyseverfahren sowie evtl. Begleiterkrankungen.

➤ **Empfehlungen für die Eiweißzufuhr** (vgl. adäquate Dialyse S. 387):
   – Hämodialyse: 1,0 – 1,2 g/kg KG/Tag.
   – Peritonealdialyse (CAPD, APD): 1,2 – 1,5 g/kg KG/Tag.
   – Peritonealdialyse bei Peritonitis: 1,5 – 2,0 g/kg KG/Tag.

➤ **Hämodialyse:** Bei Hämodialysepatienten müssen etwa 15 % der Energiezufuhr in Form von Eiweiß zugeführt werden. Mit dieser Eiweißmenge können die dialysebedingten Aminosäurenverluste (ca. 10 – 12 g/Dialyse) ausgeglichen werden. Da häufig die Konzentration essentieller Aminosäuren im Blut vermindert ist, kommt bei Inappetenz die orale Substitution mit speziell Eiweiß und Aminosäuren angereicherten Formeldiäten in Frage (z. B. Protein 88).

➤ **Peritonealdialyse:** Bedingt durch die relativ hohe Durchlässigkeit des Peritoneums sind Peritonealdialysepatienten einem Eiweißverlust von ca. 10 – 15 g und einem Aminosäurenverlust von etwa 1,5 – 2 g pro Tag ausgesetzt.

➤ **Eiweiß in der Nahrung** kann nur dann für den Aufbau und die Erhaltung der Körpersubstanz verwendet werden, wenn genügend Fette und Kohlenhydrate für die Energieversorgung vorhanden sind. Ansonsten kommt es zu der ungünstigen Glukoneogenese aus Körpereiweißreserven (Tabelle 58 S. 296).

Kalium

➤ **Hämodialysebehandlung:** Die Einschränkung der Kaliumzufuhr hat oberste Priorität (vor der Aufnahme wasserlöslicher Vitamine – Obst ist kaliumreich!), die Kaliumzufuhr mit der Nahrung muß auf ca. 500 – 2000 mg reduziert werden.

➤ **Peritonealdialyse:** Hohe Serumkaliumkonzentrationen sind eher selten. Gelegentlich kann aber auch dort eine Kaliumbeschränkung notwendig sein. In bestimmten Fällen kann es durch Kaliumverluste über das Peritoneum sogar erforderlich sein, die tägliche Kaliumzufuhr mit der Nahrung zu erhöhen. Es gilt den individuellen Kaliumwert zu ermitteln und die Nahrung entsprechend anzupassen.

➤ **Empfehlungen für eine kaliumarme Ernährung:**
   – Vermeiden von kaliumreichen Getränken und Nahrungsmitteln wie Obst- und Gemüsesäfte, Nüsse, Trockenobst (Rosinen, Datteln, Feigen), Bananen, Aprikosen, Avocado, Hülsenfrüchte wie Erbsen, Bohnen und Linsen, Spinat, Brokkoli, Fenchel, Rosenkohl, Mangold, Grünkohl, Tomaten, Oliven, frische und getrocknete Pilze, Kartoffeltrockenprodukte wie Kartoffelchips, Kartoffelknödel, Kartoffelpüree.
   – Vermeiden von Konzentraten wie Tomatenmark, Tomatenketchup, Fleisch- und Hefeextrakt, Instant-Getränke wie Pulverkaffee.
   – Keine Kochsalzersatzmittel (Diätsalz) aus Kaliumchlorid verwenden.

– Kartoffeln schälen, kleinschneiden und in viel Wasser (ca. zehnfache Menge) kochen, das Kochwasser nicht mehr verwenden (Kaliumgehalt um ca. zwei Drittel vermindert). Auch Tiefkühlgemüse sollte auf diese Art zubereitet werden.

Phosphat

➤ **Elimination:** Sowohl die Hämodialyse als auch die Peritonealdialyse sind bei üblicher Anwendung nicht in der Lage, eine ausreichende Entfernung von Phosphaten zu gewährleisten. Daher ist es unerläßlich, auf eine phosphatarme Ernährung zu achten.

➤ **Phosphataufnahme:** Die Aufnahme von Phosphat aus dem Darm wird durch aktives Vitamin D und Parathormon gefördert und durch Eisen, Aluminium, Kalzium und Phytinsäure (insbesondere in Samenkörnern enthalten) verschlechtert.

➤ **Ziel:** Die Phosphatspiegel im Serum sollten 2,0 mmol/l nicht überschreiten. Bei der Behandlung der Hyperphosphatämie steht zunächst einmal die diätetische Therapie im Vordergrund. Die Phosphataufnahme über die Nahrung sollte 800–1200 mg/Tag nicht überschreiten. Eine noch striktere Reduktion ist bei der gleichzeitigen Forderung nach einer eiweißreichen und kalziumreichen Ernährung nicht zu realisieren.

➤ **Empfehlungen für eine phosphatreduzierte Ernährung:**
   – Vermeiden von Nüssen, Schmelzkäsezubereitungen jeder Art, Kochkäse, Hartkäse, Milchpulver, Kondensmilch.
   – Phosphatarmen Käse wie Quark, Frischkäse, Camembert, Briekäse, Mozzarella u. a. bevorzugen.
   – Nicht mehr als $^1/_8$ l Milch, Buttermilch oder Joghurt am Tag verzehren.
   – Statt Milch kann ein Sahne-Wassergemisch $^1/_3$ Sahne verdünnt mit $^2/_3$ Wasser verwendet werden.

➤ **Medikamentöse Therapie:** Mit Phosphatbindern kann die enterale Aufnahme zusätzlich reduziert werden. Die Einnahme der Phosphatbinder muß unmittelbar zum Essen erfolgen. Kalzium- und ggf. Aluminiumsalze sind zur Reduktion der enteralen Kalziumresorption geeignet. Medikamentöse Leitlinien:
   – In der Regel Beginn mit 3×1 g Kalziumkarbonat zu jeder Mahlzeit, Steigerung auf bis zu 8–12 g pro Tag möglich.
   – Kalziumacetat hat eine noch höhere Bindungskapazität für Phosphat bei geringerer Kalziumresorption, wird aber häufig schlechter vertragen.
   – Aluminiumsalze (-hydroxid, -karbonat) sind nur dann indiziert, wenn aufgrund eines Hyperaparathyreoidismus mit Hyperkalzämie und/oder Vitamin-D-Therapie eine weitere Ca-Zufuhr problematisch ist (vgl. S. 282).
   ◙ *Cave:* Aluminiumtoxizität, keine Kombination mit Zitraten.

Natrium, Flüssigkeit

➤ **Hämodialyse:** Kochsalz und Flüssigkeitseinschränkung sind eine wichtige Maßnahme zur Kontrolle des Blutdrucks und der Begrenzung der interdialytischen Gewichtszunahme bei der Hämodialyse (Tabelle 58 S. 296).

➤ **Peritonealdialyse:** Durch eine kontinuierliche Dialyseform kann bei der Peritonealdialyse die Salz- und Flüssigkeitsaufnahme etwas liberaler gestaltet werden. Es besteht jedoch bei unkritischer Einstellung die Gefahr einer latenten, andauernden Hyperhydratation an der PD, die eine Verabreichung von Antihyper-

21.1 Ernährung und Diät

tensiva nach sich zieht, statt einer diätetischen Natrium- und Flüssigkeitsrestriktion. Bei der Peritonealdialyse muß eine systemische, durch die Transporteigenschaft des Peritoneums bedingte, Ultrafiltrationsleistungsgrenze berücksichtigt werden (ca. 1000–2000 ml/Tag).

➤ Die tägliche Flüssigkeitszufuhr orientiert sich am Verhalten des Körpergewichts und an der Urinausscheidung innerhalb von 24 Stunden.

Vitamine

➤ Aus mehreren Gründen ist von einer ungenügenden Versorgung mit wasserlöslichen Vitaminen (C- und B-Komplex) bei Dialysepatienten auszugehen.

➤ Eine zusätzliche Einnahme dieser Vitamine ist bei Hämodialyse und Peritonealdialyse zu empfehlen; sie werden als Mischpräparate zur täglichen Einnahme angeboten.

➤ Fettlösliche Vitamine wie A, D, E und K können im Organismus gespeichert werden und gehen dialysebedingt kaum verloren. Ein zusätzlicher Bedarf ist deshalb i.d.R. nicht vorhanden, vgl. Tabelle 58.

Ernährungsempfehlungen für Diabetiker

➤ Prinzipiell gelten für Diabetiker mit Dialyse-Behandlung die gleichen diätetischen Richtlinien wie für Nicht-Diabetiker. Kompromisse bzgl. der Empfehlungen für die Diabetesdiät lassen sich aber nicht vermeiden, z.B. vermehrte Zufuhr von Kohlenhydraten.

Diät-Leitlinien für Dialysepatienten

➤ **Diätetische Leitlinien** für Dialysepatienten s. Tabelle 58.

Tabelle 58   Diätetische Leitlinien für Dialysepatienten

	Hämodialyse	Peritonealdialyse
Energie	35 kcal/kg KG/Tag	35 kcal/kg KG/Tag
Eiweiß	1,0 – 1,5 g/kg KG/Tag	1,2 – 1,5 g/kg KG /Tag
Kohlenhydrate	ca. 45 % der Gesamtkalorien	ca. 45 % der Gesamtkalorien
Flüssigkeit	500 – 800 ml/Tag + Restdiurese	Ultrafiltrat + 300 ml + Restdiurese
Natrium	2,0 – 2,5 g/Tag (= 5 – 6 g NaCl)	2,0 – 4,0 g/Tag (= 5 – 10 g NaCl)
Kalium	1,6 – 2,0 g/Tag	5 g/Tag
Phosphat	0,8 – 1,2 g/Tag	0,8 – 1,2 g/Tag
Kalzium	1,0 – 2,0 g/Tag	1,0 – 2,0 g/Tag

Tabelle 58 Fortsetzung

	Hämodialyse	Peritonealdialyse
Thiamin	1,4 – 1,6 mg/Tag	1,4 – 1,6 mg/Tag
Vitamin B6	5 – 10 mg/Tag	5 – 15 mg/Tag
Folsäure	1 mg/Tag	0,5 – 1,0 mg/Tag
Vitamin C	100 mg/Tag	100 mg/Tag
Vitamin D	nach Blutspiegelmessung	nach Blutspiegelmessung
Vitamin E, K	nicht notwendig	nicht notwendig
Vitamin A	kontraindiziert	kontraindiziert

➤ **Nahrungsmittel** und ihr Gehalt an verschiedenen, für den Dialysepatienten relevanten Inhaltsstoffen s. Tabelle 59. Die Tabelle ersetzt keine kompetente Diätberatung!

Tabelle 59 Diätetisch relevante Nahrungsmittel bei chronischer Niereninsuffizienz und Dialyse

Inhaltsstoff	reich	arm
Kalium	Obstsäfte Gemüsesäfte Nüsse	Mineralwasser Limonade Milchprodukte
Phosphat	Fleisch Käse V. a. Konservenprodukte	frische Gemüse Salate
Essentielle Aminosäuren	Fleisch Fischprodukte Eier Käse	Blattgemüse Salate
Eiweiß	Fisch Fleischprodukte	Meiste Gemüsesorten
Mehrfach ungesättigte Fettsäuren	Pflanzliche Öle	Tierische Fette

21.2 Endokrine Veränderungen

Grundlagen

➤ Bei der chronischen Niereninsuffizienz und bei Hämodialysepatienten gehören multiple Störungen des Endokriniums und des Stoffwechsels zum typischen Krankheitsbild.
➤ **Klinisch relevant** sind vor allem Störungen des Vitamin-D-Stoffwechsels (S. 280), der Nebenschilddrüse und der Erythropoetinproduktion (S. 284 ff). Ferner sind Störungen des Kohlenhydrat-Fett-Stoffwechsels, der Gonadenfunktion sowie der Blutdruckregulation zu nennen. Weniger gravierend treten andere endokrine Funktionsstörungen in Erscheinung, die sich bisweilen nur durch spezifische Laboranalytik und Funktionsteste nachweisen lassen.
➤ **Ursächlich kommen folgende Arten von Störungen in Betracht:**
  – Störung der Hormonproduktion.
  – Störung der Hormonmetabolisierung bzw. -clearance.
  – Störung der Rezeptorexpression und Bindung auf den Zielgeweben.
  – Störung der intrazellulären Signaltransduktion.
➤ Die **gesunden Nieren** sind ein wichtiges endokrines Organ, in dem u. a. folgende Hormone und parakrine Botenstoffe gebildet werden: Erythropoetin, 1,25-Dihydrocholekalziferol, Renin, Prostaglandine und Kinine.

Erythropoetin

➤ Erythropoetin ist ein Glykoprotein mit einem Molekulargewicht von 30.400 Dalton. Es wird von paratubulär gelegenen Zellen des Interstitiums als Reizantwort auf eine Anämie und Gewebshypoxie gebildet.
➤ Bei fortschreitendem Schwund des Nierengewebes macht sich ein paralleler Abfall des Hormonspiegels im Blut bemerkbar. Dabei ist die Hormonfreisetzung nicht nur vom Grad der Niereninsuffizienz, sondern auch von dem die Niereninsuffizienz auslösenden Pathomechanismus abhängig (z. B. höhere Erythropoetinspiegel bei Patienten mit Zystennieren).
➤ Nach bilateraler Nephrektomie werden meist extrem tiefe Erythropoetinspiegel beobachtet.
➤ **Therapie** s. renale Anämie S. 285.

Vitamin-D-Metaboliten

➤ Bei nicht gestörter Leberfunktion und Resorption von Vitamin D im Darm liegt der $25\text{-}OH\text{-}D_3$-Blutspiegel bei chronischer Niereninsuffizienz im Normalbereich. Bei Patienten unter CAPD- oder Hämodialyse-Behandlung liegt der 25-OH-D-Spiegel meistens im unteren Normbereich. Der $1,25(OH)\text{-}D$-Spiegel im Blut ist von der Masse des funktionstüchtigen Nierengewebes, der Aktivität der Nebenschilddrüsen, vom Ca- und PO_4-Blutspiegel sowie von der Kalzitoninkonzentration abhängig.
➤ **Therapiemöglichkeiten:** Durch Verabreichung therapeutischer Mengen von $25\text{-}OH\text{-}D_3$, $1\text{-}\alpha\text{-}$Hydroxycholekalziferol bzw. $1,25\text{-}(OH)_2\text{-}D_3 (0,25 - 1 \,\mu g/Tag$ oder als Stoßtherapie) kann ein signifikanter Anstieg des Dihydroxy-Vitamin-D-Spiegels verzeichnet werden. Die Verabreichung von $Al(OH)$-Phosphatbindern hat einen suppressiven Einfluß auf den $1,25\text{-}(OH)_2\text{-}D_3$ Blutspiegel (siehe Kapitel Parathormon und Vitamin D, renale Osteopathie S. 280).

Blutdruckregulierende Hormone

➤ **Renin-Angiotensin-Aldosteron-System:**
  - Abhängig von der aktuellen Wasser-Elektrolytbilanz kann bei Dialysepatienten eine verminderte, normale oder sogar erhöhte Plasmareninaktivität (PRA) vorhanden sein. Bezogen auf das austauschbare Gesamtkörpernatrium sind die PRA und auch die Plasmaaldosteronspiegel im Mittel bei Dialysepatienten im Vergleich zu Gesunden erhöht.
  - Die Regulationsfähigkeit des Systems auf Änderung des intravasalen Volumens ist bei Dialysepatienten aber erhalten. Das erklärt auch die gute Wirksamkeit von ACE-Hemmern. Hämodialyse- und CAPD-Patienten unterscheiden sich diesbezüglich nicht.

➤ **Prostaglandine und Kinine:**
  - Erst bei einem Nierengewebsschwund um mehr als 75 % nimmt die Ausscheidung von Prostaglandinen im Urin ab. Eine vermehrte Bildung von natriuretisch, diuretisch und vasodilatatorisch wirkenden Prostaglandinen im Nierengewebe scheint für die Aufrechterhaltung der exkretorischen Funktion der restlichen Nephrone von Bedeutung zu sein.
  - Während der Hämodialyse kann ein Anstieg von $PGE_{1/2}$- und 6-keto-$PFG_{1\alpha}$ (Metabolit des Prostacyclins)-Spiegeln im Blut verzeichnet werden. Die Beteiligung erhöhter PGE_2-Freisetzung aus dem Kapillarendothelium der Lungen an der Pathogenese der Hämodialyse induzierten Hypotonie wird bezweifelt.
  - Das Kallikrein-Kinin-System kann durch bestimmte Dialysemembranen ebenfalls aktiviert werden (z.B. Polyacrylnitril) und zur Vasodilatation und Hypotonie beitragen.

➤ **Katecholamine:**
  - Bei nicht dialysierten Patienten mit chronischer Niereninsuffizienz sind die Katecholaminspiegel im Blut meistens erhöht. Dies gilt insbesondere für Noradrenalin. Unter Einleitung der Dialysetherapie kommt es zu einem Abfall der Plasma-Noradrenalinspiegel, die jedoch im Vergleich zu Gesunden immer noch erhöht sind. Hämodialyse- und CAPD-Patienten unterscheiden sich hierin nicht.
  - Die pathophysiologische Bedeutung erhöhter Katecholaminspiegl bei urämischen Patienten ist nicht eindeutig geklärt. Eine direkte Korrelation mit der oft vorhandenen arteriellen Hypertonie ist nicht nachzuweisen.

➤ **Atriales natriuretisches Peptid:**
  - Die Plasmaspiegel des atrialen natriuretischen Peptids sind bei der chronischen Urämie sowohl in der Prädialysephase als auch unter Dialysebehandlung erhöht (Nachweis sowohl des aktiven $_{99-126}$C-terminalen Peptids als auch von Bruchstücken der N-terminalen Polypeptidkette des ANP-Prohormons).
  - Die ANP-Freisetzung findet ungestört auch bei Dialysepatienten als Reizantwort auf eine verstärkte Vorhofdehnung statt und ist damit direkt Indikator für das zirkulierende intravasale Volumen. Messungen der ANP-Spiegel wurden deshalb auch als ein empfindlicher biochemischer Parameter zur Überwachung des sog. „Trockengewichtes" bei Dialysepatienten (Hämodialyse und CAPD) eingesetzt. Eine Wirkung erhöhter ANP-Spiegel auf die Blutdruckregulation bei Dialysepatienten (Vasodilatation) ist unbewiesen. Die aufwendige Meßmethodik verhindert noch einen breiten klinischen Einsatz.

➤ **Endothelin:** Die Endothelin-Spiegel (ET-1 und ET-2) im Serum sind bei Dialysepatienten erhöht. Die Bedeutung für die Blutdruckregulation oder auf parakriner/autokriner Ebene ist bislang ungeklärt.

Kohlenhydrat- und Fettstoffwechsel/Pankreashormone

➤ **Kohlenhydratstoffwechsel bei urämischen Patienten:** Charakteristika:
  – Nüchternhyperinsulinämie.
  – Normale Nüchternglucose.
  – Pathologische Glucosetoleranz.
➤ **Pathophysiologie des Kohlenhydratstoffwechsels:**
  – V.a. Insulinresistenz im Sinne einer reduzierten Glucoseaufnahme im Muskelgewebe. Die hepatische Glucoseproduktion und Aufnahme ist ungestört. Andere bei der Urämie erhöhte Hormone wie Katecholamine, Nebenschilddrüsenhormon und Glucagon verstärken die Glykogenolyse.
  – Da Insulin auch als ein Wachstumsfaktor auf zellulärer Ebene identifiziert werden konnte, wird ein Zusammenhang mit der vermehrten Entstehung arteriosklerotischer Gefäßwandveränderungen bei urämischen Patienten angenommen.
➤ **Serum-Lipoproteinprofil bei urämischen Patienten:**
  – Das Lipoproteinprofil entspricht häufig dem einer Hyperlipidämie Typ IV nach Fredrickson (v.a. Erhöhung der VLDL, auch LDL erhöht und dabei HDL erniedrigt).
➤ **Pathophysiologie des Fettstoffwechsels:**
  – Die Hypertriglyceridämie bei Dialysepatienten ist mehr auf eine Störung des Abbaus als auf eine vermehrte Synthese zurückzuführen.
  – Eine verminderte Lipoproteinlipase-Aktivität kann dabei z.T. auch auf eine Insulinresistenz zurückgeführt werden.
  – Andere mögliche Ursachen, wie z.B. ein Carnitinmangel bei Dialysepatienten, werden ebenfalls diskutiert. Die Hypertriglyceridämie wird bei Peritonealdialysepatienten durch die zusätzliche Resorption von Glukose (als osmotisches Agens) aus dem Dialysat noch weiter verstärkt.
➤ **Therapiemöglichkeiten:**
  – Falls nur eine mäßige isolierte Hypertriglyceridämie vorliegt, ist keine Intervention mit Lipidsenkern notwendig, da dies nur als schwacher arteriosklerotischer Risikofaktor identifiziert wurde.
  – Eine Beschränkung des Kohlenhydratanteils in der Ernährung von 50% des Gesamtkalorienanteils sollte angestrebt werden (ballaststoffreiche Kohlenhydrate). Die Carnitinspiegel sollten kontrolliert werden und bei deutlicher Erniedrigung mit 0,5 – 1 g/Tag oral substituiert werden. Ggf. ist eine diabetische Stoffwechsellage zu korrigieren.
  – Bei einer deutlichen Hypercholesterinämie gelten vergleichbare Richtlinien wie bei Nierengesunden. Primär besteht die Indikation zu einer cholesterinarmen Ernährung mit hohem Anteil ungesättigter Fettsäuren. Als Lipidsenker können bei einem Gesamtcholesterin > 220 mg/dl (LDL-Cholesterin > 150 mg/dl) Cholesterinsynthesehemmer und auch Clofibrat (bei begleitender ausgeprägter Hypertriglyceridämie) eingesetzt werden (Überwachung: Myopathie, Cholestase, Leberenzyme).

➤ **Insulin:** In der Regel findet man bei Kranken mit chronischer Niereninsuffizienz normale oder leicht erhöhte Insulinspiegel, aber bedeutend erhöhte Proinsulinkonzentrationen. Bei mit Erythropoetin behandelten Kranken wurde über ein verbessertes Ansprechen der Insulinsekretion nach Glucosestimulation berichtet. Durch die Langzeithämodialyse erfolgt eine Verbesserung der Glukosetoleranz in Verbindung mit einer verbesserten Gewebesensitivität für Insulin.

➤ **Glukagon:** Glukagon ist im Blutserum chronischer Urämiker regelmäßig erhöht – wahrscheinlich hauptsächlich Folge einer verminderten metabolischen Clearancerate. Die Beteiligung der erhöhten Glukagonspiegel an der Pathogenese der vermehrt katabolen Stoffwechsellage und einer verminderter Kohlenhydrattoleranz bei Urämikern wird bestritten.

Sexualhormone

➤ **Mann:** Verminderte Libido, Erektionsstörungen, Impotenz und Fertilitätsverminderung (reduzierte Spermiogenese) gehören zum typischen Bild der chronischen Urämie beim Mann. Diese Symptome sind begleitet von folgenden Störungen der hypophysär-gonadalen Achse:
  – Mäßig bis stark erhöhte LH-Spiegel im Serum.
  – Erhöhte basale FSH-Spiegel mit normaler oder verminderter FSH-Sekretion.
  – Niedrige Testosteronspiegel.
  – Die physiologische pulsative Sekretion des LH ist bei chronischen Urämikern deutlich vermindert. Bei mit Erythropoetin behandelten Hämodialysepatienten wurde ein Absinken der basalen LH- und FSH-Spiegel, aber ein signifikanter Anstieg der Testosteronkonzentration konstatiert. Durch Hämodialyse- oder CAPD-Therapie werden LH-, FSH- und Testosteronspiegel kaum beeinflußt. Die erwähnten endokrinen Störungen scheinen das Bestehen einer herabgesetzten Empfindlichkeit gegenüber Gonadotropinen als Folge einer Einwirkung von urämischen Toxinen zu bestätigen. Zu berücksichtigen bleibt aber auch, daß eine autonome Neuropathie als Folge einer längerdauernden Nierenersatztherapie oder arteriosklerotische Gefäßveränderungen häufige Ursachen von Potenzstörungen sind.

➤ **Frau:** Verminderte Libido, Menstruationsstörungen (Amenorrhoe), anovulatorische Zyklen und Infertilität gehören zum klinischen Bild der chronischen Urämie bei dialysierten Frauen:
  – Die LH-Spiegel im Blutserum sind meistens erhöht oder liegen im oberen Normalbereich.
  – Die Östrogenspiegel sind erniedrigt oder liegen im unteren Normbereich.
  – Die Prolaktinspiegel sind häufig erhöht.
  – Nach Verabreichung von Clomifen, nicht aber von Östrogenen, wird ein Anstieg der LH-Sekretion beobachtet. Bei der gebärfähigen Frau mit chronischer Urämie finden sich meist normale oder leicht erhöhte FSH-Spiegel, es fehlen aber die typischen LH-Peaks am 12. bis 14. Tag des Zyklus sowie der Anstieg des Progesteronspiegels in der zweiten Zyklushälfte. In der Pathogenese dieser Störungen der hypophysär-gonadalen Achse scheint eine vermehrte Sekretion von Prolaktin und Endorphinen von Bedeutung zu sein.
  – Selten auftretende Schwangerschaften sind komplikationsbelastet (Retardierung, Fruchttod, Polyhydramnion).

➤ **Therapiemöglichkeiten:** Bislang bestehen nur wenige, in der Regel nicht gesicherte Therapieoptionen zur Beeinflussung der gestörten Sexualfunktion.

- Bei Männern wurde von einem positiven Einfluß der oralen Gabe von Testosteronundecaneat auf Libido und den hypophysär-gonadalen Regulationskreis berichtet. Zinkacetat als Substitut bei Dialysepatienten wurde mit einem Anstieg der Testosteronspiegel, Zunahme der Libido sowie LH-, FSH- und Prolaktin-Abfall in Verbindung gebracht. Bromocriptin kann als Antagonist einer Hyperprolaktinämie wirksam sein.
- Bei Frauen mit Oligo-/Amenorrhoe gelingt eine medikamentöse „Synchronisation" des hypophysär-gonadalen Regelkreises nur selten.

Schilddrüsenhormone

➤ Die chronische Urämie ist im allgemeinen gekennzeichnet durch:
- Normale TSH-Spiegel.
- Mangelnden TSH-Anstieg nach TRH-Stimulation.
- Erniedrigte Werte für freies Thyroxin (fT_4), Gesamt-Trijodthyronin (fT_3) und freies Trijodthyronin (fT_3).
- Es bestehen auch Hinweise für eine periphere Geweberesistenz gegen Schilddrüsenhormone.

➤ Bei langjähriger Hämodialysebehandlung findet sich eine Tendenz zu niedrigen T4- und T3-Werten bei ansteigenden TSH-Spiegeln. Dies erklärt die hohe Prävalenz von Strumen bei Hämodialysepatienten (bis zu 50% der Patienten) und die zwei- bis dreifach höhere Inzidenz eines primären Hypothyreoidismus im Vergleich zur Gesamtpopulation. Bei normalem TSH und fehlenden Zeichen einer Struma ist eine Therapie eines isoliert niedrigen T3/T4 aber nicht indiziert.

Adrenocortikotropin-Kortisol-Achse

➤ Bei den meisten urämischen Patienten liegen sowohl der ACTH- als auch der Kortisolspiegel des Serums im Normalbereich. Nach Stimulierung der ACTH-Sekretion durch eine insulininduzierte Hypoglykämie wird meistens ein normaler Anstieg des ACTH-Spiegels im Serum beobachtet. Dexamethason führt zu einer regelrechten Suppression. Diese Beobachtungen sprechen für das Bestehen eines ungestörten Rückkopplungsmechanismus und einer intakten Achse zwischen der Nebennierenrinde und der Adenohypophyse.

➤ Durch Hämodialysetherapie wird der physiologische Tag-Nacht-Rhythmus der Kortisolsekretion fast aufgehoben. Die Kortisolspiegel steigen während der Hämodialyse und bleiben auch am Ende erhöht. Bei Erythropoetin-behandelten Hämodialysepatienten wurde über eine signifikante Suppression der ACTH- und der Kortisol-Spiegel berichtet, welche zeitlich auf die ersten Behandlungsmonate begrenzt war.

Grundlagen

➤ **Prävalenz/Inzidenz:** In der Langzeitbetreuung von Patienten mit terminaler Niereninsuffizienz stehen kardiovaskuläre Komplikationen mit etwa 53% Mortalität trotz Fortschritte auf dem Gebiet der Dialysetechnik im Vordergrund.

➤ **Ursachen:**
- In der Pathogenese der Atherosklerose bei Patienten mit terminaler Niereninsuffizienz wird ein multifaktorielles Geschehen mit genetischer Prädisposition angenommen. Neben einer hohen Inzidenz der sog. klassischen Risikofaktoren, wie arterielle Hypertonie, Nikotinabusus, Hyperlipidämie und Diabetes mellitus, werden urämiebedingte Stoffwechselstörungen wie z. B. Insulinresistenz, Kalziumphosphatstörungen und Störungen des Säure-Basen-haushaltes als pathogenetische Faktoren diskutiert.
- Weiterhin besteht bei Patienten mit terminaler Niereninsuffizienz eine anhaltende Druck- und Volumenbelastung (Steigerung des Herzzeitvolumens durch Kompensation der renalen Anämie, AV-Fistel, interdialytische Flüssigkeitsschwankungen).

➤ **Klassifizierung:** Von klinischer Bedeutung sind folgende kardialen Komplikationen bei terminaler Niereninsuffizienz, die auch unter dem Begriff der *urämischen Kardiomyopathie* zusammengefaßt werden:
- Linksventrikuläre Hypertrophie.
- Diastolische Dysfunktion.
- Koronare Herzkrankheit.
- Herzklappenerkrankungen.
- Ventrikuläre Arrhythmien.
- Urämische Perikarditis.

Linksventrikuläre Hypertrophie (LVH) und diastolische Funktionsstörungen

➤ **Prävalenz:** Anhand echokardiographischer Untersuchungen konnte eine hohe Prävalenz (60–80%) der linksventrikulären Hypertrophie (LVH) bei Patienten mit terminaler Niereninsuffizienz nachgewiesen werden.

➤ **Pathogenese:** Multifaktoriell, insbesondere kommt der renalen Hypertonie, der renalen Anämie und dem Hyperparathyreoidismus eine zentrale Bedeutung zu.

➤ **Histologie/Pathologie:** Mikrostrukturell ist das hypertrophierte Myokard durch eine diffuse Fibrosierung und durch myokardiale Kalziumablagerungen gekennzeichnet.

➤ **Bedeutung der LVH:** Die LVH ist ein eigenständiger kardialer Risikofaktor, der in Abhängigkeit vom Ausmaß der LVH mit einer erhöhten Letalität einhergeht. Die diastolische Dysfunktion ist durch eine gestörte diastolische Relaxation und Dehnbarkeit des linken Ventrikels gekennzeichnet, es kommt bei der diastolischen Füllung zu einer Erhöhung der enddiastolischen Füllungsdrücke, die sich je nach Schweregrad in das pulmonale Stromgebiet fortsetzen.

➤ **Klinik:**
- Keine typischen klinischen Symptome; sowohl asymptomatischer Verlauf als auch typische Angina pectoris als Folge der verminderten Koronarreservebei gestörter Mikrozirkulation und Belastungs-Dyspnoe sind möglich; häufig dialyseassoziierte Hypotensionen als Folge des gestörten „Refillings" (zu langsames Wiederauffüllen des intravasalen Volumens) bei hoher Ultrafiltration.
- *Komplikationen:* Fluid-lung (S. 291), Lungenödem, maligne Arrhythmien.

➤ **Diagnostik:**
– Zur Diagnostik der LV-Hypertrophie ist die konventionelle ein- und zweidimensionale Echokardiographie das Verfahren der Wahl. Die echokardiographische Untersuchung sollte am dialysefreien Tag des kurzen Intervalls erfolgen, um weder die Ergebnisse durch extreme Hyperhydratation noch durch Hypohydratation unmittelbar nach Volumenentzug an der Dialyse zu verfälschen.
– Es zeigt sich eine regelrechte *systolische* Pumpfunktion.
– Die *diastolische* Dysfunktion wird dopplerechokardiographisch („pulsed-wave"-Technik) anhand des transmitralen diastolischen linksventrikulären Einstromprofils bestimmt. Die diastolische Dysfunktion tritt häufig in Zusammenhang mit einer LV-Hypertrophie auf. Die Diagnose der diastolischen Dysfunktion wird beim Nachweis einer gestörten diastolischen Relaxation, die zu einer erschwerten frühdiastolischen Einstromgeschwindigkeit führt ($V_{maxE/A} < 1{,}0$), gestellt.
– *Differentialdiagnostisch* ist bei Angina-pectoris-Symptomatik eine koronare Herzkrankheit (Koronarangiographie) vor der Diagnose der koronaren Mikroangiopathie auszuschließen.

➤ **Therapie:**
– Therapeutisch steht die optimale Blutdruckeinstellung im Vordergrund mit Therapiekontrolle durch eine ambulante 24-RR-Überwachung.
– *Nichtmedikamentöse Therapie:* Zunächst sollten durch Flüssigkeits- und Natriumrestriktion sowie Intensivierung der Dialysebehandlung (Verlangerung der Dialysezeit) die nichtmedikamentösen Therapiemöglichkeiten ausgeschöpft werden. Das Trockengewicht sollte durch Bestimmung des V. Cava-Index bzw. ANP-Serumkonzentration überprüft werden (s. Dialyse S. 299).
– *Pharmakotherapie:* Nach den Richtlinien zur Therapie der arteriellen Hypertonie (S. 240) mit ACE-Hemmer bzw. AT_1-Rezeptorantagonisten, Kalziumantagonisten, Beta-Blocker und Diuretika als Mono- oder Kombinationstherapie in Abhängigkeit vom Schweregrad der Hypertonie.
◼ *Cave:* Keine Digitalisierung (Verschlechterung der diastolischen Funktion)!

Koronare Herzkrankheit (KHK) ▬▬▬▬▬▬▬▬▬▬

➤ **Prävalenz:** Die Prävalenz der koronaren Herzkrankheit bei Patienten mit terminaler Niereninsuffizienz beträgt ca. 30–60%.
➤ **Ursachen:**
– Häufung von kardiovaskulären Risikofaktoren bei Patienten mit terminaler Niereninsuffizienz (Hypertonie, Fettstoffwechselstörung, Diabetes mellitus).
– Urämiespezifische Veränderungen des Säure-Basen-Haushaltes, des Kalzium-Phosphat-Haushaltes und Insulinresistenz werden diskutiert.
➤ **Klinik:**
– Das Leitsymptom der KHK, die Angina pectoris, ist nur bei ca. 60% der Dialysepatienten mit signifikanter koronarer Herzkrankheit wegweisend; Diabetiker mit diabetischer Nephropathie sind häufig trotz schwerster KHK asymptomatisch.
– Bei ca. 20% der Dialysepatienten mit Angina-pectoris-Symptomatik findet sich andererseits keine Makroangiopathie der Koronargefäße (DD: Mikroangiopathie bei linksventrikulärer Hypertrophie).

➤ **Diagnostik:**
  – *Nichtinvasive Methoden* zur Diagnostik der KHK wie EKG und Belastungs-EKG, Thallium-Szintigraphie sind von unzureichender Sensitivität und Spezifität. Die Streß-Echokardiographie wird sich möglicherweise in Zukunft als Screening-Methode behaupten.
  – *Koronarangiographie:* „Goldstandard" zur Diagnostik der KHK bei Patienten mit terminaler Niereninsuffizienz. Die Indikation sollte bei dem Verdacht einer koronaren Herzkrankheit großzügig gestellt werden. Insbesondere bei „kardiovaskulärer Risikokonstellation" (S. 239).

➤ **Therapie:**
  – Die *antianginöse Therapie* (Nitrate, Beta-Blocker, Kalziumantagonisten) folgt den Regeln bei Nierengesunden. Gleichzeitig sollten Thrombozytenaggregationshemmer eingesetzt werden (z. B. ASS 100 mg/d).
  – *Invasive therapeutische Verfahren* zur Behandlung der koronaren Herzkrankheit sind die perkutane transluminale koronare Angioplastie (PTCA) und die kardiochirurgische Revaskularisation (ACVB).
    • Die Ergebnisse der perkutanen Angioplastie (PTCA) zeigen bei Patienten mit terminaler Niereninsuffizienz eine hohe Inzidenz der Restenosierung innerhalb der ersten 6 Monate, so daß zum jetzigen Zeitpunkt die Indikation zur PTCA nur bei einer koronaren 1- oder 2-Gefäßerkrankung erfolgen sollte. Eine Kontrollangiographie ist in einem Zeitraum von 3 – 6 Monaten nach PTCA notwendig.
    • Bei erneuter Stenosierung oder Progression der koronaren Herzkrankheit oder bei koronarer 3-Gefäßerkrankung ist die frühzeitige Indikation zur chirurgischen Revaskularisation zu stellen. Die Operationsergebnisse sind mit einer perioperativen Letalität von 3 – 6% akzeptabel, die Langzeitüberlebensrate liegt bei 70% nach 3 Jahren und 55% nach 5 Jahren.
  – *Therapie der kardiovaskulären Risikofaktoren:*
    • Hypercholesterinämie. Ziel: S-Cholesterin < 220 mg/dl, LDL-Cholesterin < 150 mg/dl.
    • Hypertonie. Ziel: normotensive Werte RR < 135/85 mmHg.

Herzklappenveränderungen

➤ **Prävalenz:** Die Prävalenz von Verkalkungen des Halte- und Klappenapparates bei Patienten mit terminaler Niereninsuffizienz liegt zwischen 50 – 70%. Nur ein kleiner Teil dieser Klappenveränderungen (ca. 10 – 20%) entwickelt sich zu einem hämodynamisch bedeutsamen Herzvitium (Aortenstenosen, Mitralinsuffizienz).

➤ **Ursachen:** Als Komplikation einer Bakteriämie (am häufigsten über einen infizierten Gefäßzugang ausgelöst) kann bei Patienten mit terminaler Niereninsuffizienz bei Klappenveränderungen eine bakterielle Endokarditis auftreten. Urämiebedingte Veränderungen des Kalzium-/Phosphathaushaltes werden mit für die hohe Inzidenz an Klappenkalzifikationen verantwortlich gemacht. Außerdem spielen das Alter und die langjährige arterielle Hypertonie eine Rolle in der Pathogenese der Klappenkalzifikation.

➤ **Klinik und Diagnostik:**
  – *Auskultation:* Die frühzeitige Diagnose eines hämodynamisch relevanten Klappenfehlers bei Dialysepatienten ist erschwert, da der Auskultationsbefund durch Shunt- und anämiebedingte Strömungsgeräusche beeinflußt wird.

– *Klinische Zeichen der Herzinsuffizienz* werden durch regelmäßige Hämodialysen und Senkung des Trockengewichts maskiert. Insbesondere Dialysepatienten mit wiederholter pulmonaler Überwässerung sollten echokardiographisch zum Ausschluß eines relevanten Klappenvitiums untersucht werden.
– *Nichtinvasive Diagnostik:*
  • Doppler-Echokardiographie und transösophageale Echokardiographie haben die Möglichkeiten der nichtinvasiven Diagnostik von Klappenveränderungen bei Patienten mit terminaler Niereninsuffizienz erheblich verbessert. In echokardiographischen Untersuchungen an unselektionierten Hämodialysepatienten wurde die Häufigkeit von Verkalkungen der Mitralklappe mit 40 % angegeben, während die Prävalenz von kalzifizierenden Aortenklappenveränderungen auf 28 – 55 % aller Dialysepatienten geschätzt wird.
  • Thrombotische Auflagerungen sind oft bei den vorgeschädigten Klappen nicht sicher zu diagnostizieren, auf jeden Fall sollte die transösophageale Echokardiographie durchgeführt werden.
  • Bei Verdacht auf Endokarditis müssen vielfache Blutkulturen asserviert werden.

➤ **Operative Therapie:**
– *Therapie der Wahl:* Bei hämodynamisch relevantem Herzvitium ist der frühzeitige operative Herzklappenersatz die Therapie der Wahl. Auffallend sind die besonders ausgeprägten Verkalkungen des gesamten Klappenapparates bei Dialysepatienten im Vergleich zu nierengesunden Patienten mit Herzklappenersatz. Diese Veränderungen können zu operationstechnischen Problemen führen und ausgedehnte Präparationen sowie spezielle Nahttechniken erfordern.
– *Verwendetes Klappenmaterial:* Bei Dialysepatienten werden vorzugsweise mechanische Klappenprothesen verwendet, da Bioprothesen wegen der generalisierten und akzelerierten Atherosklerose bei dieser Patientenpopulation zur frühzeitigen Restenosierung führen könnte.
– *Prognose:* Die perioperative Letalität liegt für Elektiveingriffe bei 14 %, Notfalloperationen sind mit einer hohen perioperativen Letalität (ca. 50 %) verbunden.
➤ *Antibiotische Therapie* bei bakterieller Endokarditis:
– Diese richtet sich nach den Leitlinien für Nierengesunde, wobei an eine Reduktion bzw. Spiegelkontrolle (Vancomycin, Aminoglykoside) der Antibiotika bei Anurie gedacht werden muß.
  ◑ *Cave:* ACE-Hemmer sind bei Aortenstenose kontraindiziert.

Ventrikuläre Arrhythmien

➤ **Prävalenz:** Die hohe Prävalenz (10 %) des plötzlichen Herztods unter den Dialysepatienten weist auf die Bedeutung des Arrhythmierisikos bei Patienten mit terminaler Niereninsuffizienz hin.

➤ **Ursachen:**
  – Häufigste Ursache der malignen Rhythmusstörungen sind Elektrolytentgleisungen (Hyper-/Hypokaliämie) und die koronare Herzkrankheit.
  – Weitere bedeutsame Risikofaktoren sind die linksventrikuläre Hypertrophie sowie die dilatative Kardiomyopathie (DCM).
  – Elektrophysiologisch liegen dem plötzlichen Herztod in über 80% der Fälle ventrikuläre Tachyarrhythmien in Form von monomorphen oder polymorphen Tachykardien oder von hochfrequenten Kammerflattern/-flimmern zugrunde, außerdem Erregungsleitungsstörungen wie AV-Blockierungen oder Sick-Sinus-Syndrom.

➤ **Klinik:**
  – Die ventrikulären oder malignen Rhythmusstörungen treten ohne jede Vorwarnung auf und manifestieren sich als lebensbedrohliche Kreislaufinsuffizienz, die nur durch eine Reanimation erfolgreich behandelt werden kann.
  – In weniger schweren Fällen (z. B. AV-Blockierung II–III, selbstterminierende ventrikuläre Tachykardie) besteht das Bild einer kardialen Synkope.
  – Unspezifische Symptome wie Schwindel können ebenso kardialer Genese sein und auf eine Rhythmusstörung hinweisen. Ein Lungenödem kann Folge einer malignen Rhythmusstörung sein.

➤ **Diagnostik:**
  – Bei einer Synkope mit Verdacht auf rhythmogene Ursache oder bei Z. n. Reanimation ist zunächst die Abklärung der kardiologischen Grunderkrankung notwendig. Neben der Koronarangiographie ist ein Einzelfällen eine invasive elektrophysiologische Untersuchung notwendig.
  – Das Langzeit-EKG kann bereits Hinweise auf komplexe Rhythmusstörungen liefern. Besteht im Langzeit-EKG trotz positiver Anamnese (Reanimation/Synkope) kein Hinweis auf eine maligne Rhythmusstörung, sollte in jedem Fall die invasive elektrophysiologische Diagnostik angestrebt werden.

➤ **Therapie:**
  – Die Therapie ventrikulärer Rhythmusstörungen richtet sich nach der Grunderkrankung. Bei ischämisch bedingten ventrikulären Tachykardien muß eine myokardiale Revaskularisation (PTCA/ACVB) angestrebt werden.
  – Bei der medikamentösen antiarrhythmischen Therapie ist auf die verlängerte Halbwertszeit bei Anurie zu achten (Tabelle 60 S. 308).
  – Bei nicht behandelbarer Grundkrankheit (z. B. hochgradig eingeschränkte LV-Funktion) und auslösbarer Tachykardie sollte auch bei Dialysepatienten prinzipiell die Implantation eines Kardioverters/Defibrillators diskutiert werden.

Spezielle Aspekte bei Patienten mit Niereninsuffizienz und Dialyse

Tabelle 60 Pharmakokinetik von Antiarrhythmika bei Niereninsuffizienz

	Nierengesunde $T^1/_2$ (Stunden)	Terminale Niereninsuffizienz $T^1/_2$ (Stunden)
Klasse 1 (Na-Antagonisten)		
Disopyramid	8	15*
Procainamid	3	10*
Lidocain	1,5	1,5
Mexiletin	11	16
Ajmalin	4	3
Propafenon	3	3
Flecainid	15	23
Klasse 2 (Beta-Blocker)		
Atenolol	6	56*
Metoprolol	4	5 (738*)
Propanolol	4	4
Klasse 3 (K-Kanal-Blocker)		
Amiodaron	72	72
KEPSotalol	11	56*
Klasse 4 (Ca-Antagonisten)		
Verapamil	5	3
Diltiazem	4	4

* = Metabolite

Urämische Perikarditis

➤ **Epidemiologie:** Die urämische Perikarditis ist heute eine seltene Komplikation des terminal niereninsuffizienten Patienten.

➤ **Typen/Ursachen:**
  – Klassische Typ I urämische Perikarditis (infolge urämischer Stoffwechselentgleisung): Diese ist bei Einleitung der kausal wirkenden Dialysetherapie rasch reversibel.
  – Die Ursachen der Frühdialyse-Perikarditis (Typ II) und Spätdialyse-Perikarditis (Typ III) sind unklar. Bei diesen beiden Typen ist gelegentlich die kardiochirurgische Intervention durch Perikardfensterung bei persistierenden Perikarderguß notwendig.

➤ **Klinik:** Der Patient klagt über retrosternales Druckgefühl, das beim Liegen ausgeprägter ist als im Sitzen. Bei hämodynamisch relevantem Perikarderguß kann es zu einer Perikardtamponade kommen mit kardialem „low-output-failure" mit Tachykardie und Hypotonie.

➤ **Diagnostik:**
  – *Klinische Untersuchung:* Im Frühstadium ist ein Perikardreiben zu auskultieren, später beim ausgeprägten Perikarderguß leise Herztöne.
  – *EKG:* Im EKG können sowohl ST-Streckensenkungen als auch ST-Streckenhebungen auftreten bzw. keine EKG-Veränderungen.
  – *Echokardiographie:* In der Echokardiographie läßt sich eine hämodynamisch relevanter Perikarderguß leicht erkennen.
  – *Perikardpunktion* aus diagnostischer Indikation bei Verdacht auf bakterielle Infektion.

➤ **Differentialdiagnose:** Andere Gründe für Perikarderguß z.B. Malignome oder immunologische Systemerkrankungen (SLE).

➤ **Therapie:**
  – Zunächst sollte die Dialystherapie unter niedrig dosierter Antikoagulation (activated coagulation time < 120) intensiviert werden, um einen urämischen Perikarderguß auszuschließen (vgl. Hämodialyse S. 359 ff).
  – Bei Persistenz oder hämodynamisch relevantem Perikarderguß ist die Punktion indiziert; ggf. operative Perikardfensterung.

➤ **Prognose:** Die kardiale Langzeitprognose bei allen Formen der urämischen Perikarditis wird selten durch eine Perikarditis constrictiva eingeschränkt.

21.4 Gastrointestinale Erkrankungen

Erkrankungen des oberen Gastrointestinaltraktes

➤ **Funktionelle Oberbauchbeschwerden:**
  – Übelkeit und Erbrechen mit Zeichen der Anorexie im Stadium der Urämie bzw. als Ausdruck einer inadäquaten Dialysetherapie.
  – Motilitätsstörungen (Gastroparese), z.B. im Rahmen eines Diabetes mellitus, einer Amyloidose oder auch einer prädisponierenden Begleitmedikation (mit trizyklischen Antidepressiva, Anticholinergika, L-Dopa, Opiaten).
  – *Therapie:* Einleitung bzw. Optimierung der Dialyse. Absetzen/Austausch prädisponierender Medikamente. Gabe prokinetisch wirksamer Substanzen: Metoclopramid, Domperidon, Cisaprid, Erythromycin.

➤ **Obere Gastrointestinalblutung:**
  – Obere Gastrointestinalblutungen sind aufgrund einer erhöhten Inzidenz von Gastritis und Duodenitis mit erosiven Schleimhautläsionen häufig.
  – Erhöhte Serumgastrinspiegel sind nachweisbar. Der kausale Zusammenhang mit gastroduodenalen Schleimhautläsionen ist allerdings nicht gesichert. Möglicherweise handelt es sich lediglich um ein sekundäres Phänomen aufgrund der häufig beobachteten Hypochlorhydrie.
  – Keine erhöhte Inzidenz einer Besiedlung mit Helicobacter pylori bei chronisch Niereninsuffizienten. Das Ergebnis des Urease-Schnelltests (HLO-Test) wird durch den erhöhten Serumharnstoff niereninsuffizienter Patienten nicht beeinflußt.
  – Eine obere Gastrointestinalblutung unter chronischer Niereninsuffizienz ist mit einem erhöhten Bedarf an Bluttransfusionen, einer gehäuft auftretenden Nachblutung sowie insgesamt einer erhöhten Letalität assoziiert.
  – *Therapie:* Vermeiden einer ulzerogenen Medikation. Adäquate Dialysetherapie. Endoskopische Diagnostik und ggf. auch Therapie (Sklerosierung bzw. Unterspritzung mit Alkohol, Polidocanol, Adrenalin, Fibrinkleber). Medikamentöse Therapie mit Antazida (Cave: Akkumulation von Aluminium und Magnesium), H_2-Rezeptorenblockern (z.B. Ranitidin, Famotidin) oder Protonenpumpenblockern (z. B. Omeprazol, Pantoprazol). Bei Nachweis einer Besiedlung der gastroduodenalen Mucosa mit Helicobacter pylori Durchführung einer Eradikationstherapie z.B. mit Omeprazol + Clarithromycin oder Amoxicillin + Metronidazol. Dosisreduktion bei Niereninsuffizienz.

Erkrankungen des unteren Gastrointestinaltraktes

➤ **Untere Gastrointestinalblutung:**
  – *Häufige Blutungsursachen bei Patienten mit Niereninsuffizienz und Dialyse* sind:
    • Angiodysplasien (gehäuft vorkommend, Prädilektionsstelle Colon ascendens).
    • Kolondivertikel Kolonpolypen und -neoplasien, isoliert auftretende Kolonulzerationen (Prädilektionsstelle ebenfalls Colon ascendens sowie Zoekalpol).
    • Hämorrhagische Kolitis (z.B. postischämisch, im Rahmen einer Cytomegalieerkrankung oder auch einer pseudomembranösen Kolitis durch Clostridium difficile als Folge einer Antibiotikabehandlung).
  – Diagnostik und Therapie orientieren sich an der klinischen Symptomatik sowie der Blutungsursache, häufig ist Optimierung der Dialysetherapie bei Angiodysplasien wirksam.

➤ **Kolondivertikulose:**
  – Deutlich gehäuft (ca. 80%) bei Patienten mit polyzystischer Nierenerkrankung.
  – Prädilektionsstelle Colon descendens/Colon sigmoideum, nicht selten aber Ausdehnung über den gesamten Kolonrahmen.
  – Mögliche Ursache einer unteren gastrointestinalen Blutung, einer Darmperforation oder Entzündung (Divertikulitis). Aus diesem Grunde ist bei Patienten im Transplantationsprogramm und anamnestisch symptomatischer Divertikulose eine prophylaktische Darmresektion zu diskutieren.
➤ **Nicht-okklusive Darmischämie:**
  – Klinische Symptomatik eines akuten Abdomens mit paralytischem Ileus, seltener einer unteren Gastrointestinalblutung.
  – Vermehrt beobachtet bei Patienten unter Hämodialysetherapie.
  – Assoziiert mit häufigen schweren arteriellen Hypotonien während der Dialysebehandlung.

Erkrankungen des Pankreas

➤ **Pankreatitis:** Gehäuft bei Niereninsuffizienz und Dialysebehandlung sowie nach Nierentransplantation.
➤ **Ursache**: Häufig unbekannt, gelegentlich ist die Pankreatitis durch die Hyperkalzämie im Rahmen eines sekundären Hyperparathyreoidismus oder als Nebenwirkung einer medikamentösen Therapie (Diuretika, Kortikosteroide, Azathioprin) induziert.
➤ Auch ohne Pankreatitis können die Serumspiegel von Amylase und Lipase beim niereninsuffizienten Patienten aufgrund einer reduzierten renalen Clearance sowie einer nur geringen Elimination via Dialyse bis zum Zweifachen des Referenzwertes erhöht sein.
➤ Symptome einer exokrinen Pankreasinsuffizienz mit Malabsorption oder einer endokrinen Insuffizienz sind lediglich im Verlauf einer schweren, chronischen Pankreatitis zu erwarten.

Spezielle Aspekte bei Patienten mit Niereninsuffizienz und Dialyse

21.5 Hämostasestörungen

Primäre Hämostase

➤ Patienten mit Urämie entwickeln häufig eine hämorrhagische Diathese, die durch eine Störung der primären Hämostase (Defekt der Interaktion der Thrombozyten mit der subendothelialen Gefäßwand-Matrix) gekennzeichnet ist.

➤ **Manifestation der Blutungsneigung** bei Patienten mit Niereninsuffizienz:
  – Purpura, Ekchymosen, Zahnfleischbluten, subkonjunktivale Blutungen, Nachblutungen aus Punktionsstellen (arteriell und venös).
  – Erhöhte Inzidenz gastrointestinaler Blutungen.
  – Erhöhte Inzidenz hämorrhagischer Perikarditiden und Pleuraergüsse.
  – Erhöhte Inzidenz chronisch subduraler Hämatome.
  – Erhöhte Inzidenz spontan subkapsulärer Leberhämatome und retroperitonealer Blutung (selten).

➤ **Ätiologie und Pathogenese** der Blutungsneigung bei Patienten mit Niereninsuffizienz:
  – Die Adhäsion der Thrombozyten an die subendotheliale Matrix sowie ihre wechselseitige Aggregation (beides Kernelemente einer intakten Hämostase) sind bei Patienten mit Urämie gehemmt. Der mit der primären Hämostase interferierende ursächliche Faktor ist am ehesten plasmatischer Genese, jedoch bislang nicht identifiziert. Möglicherweise kommt den sog. „Mittelmolekülen" (MG 500 – 2000 Dalton) eine pathogenetische Bedeutung zu. Prinzipiell wird die gestörte Adhäsion und Aggregation der Plättchen durch Akkumulation von Urämietoxinen oder durch spezifische intrinsische Veränderungen des Plättchenmetabolismus hervorgerufen.
  – Die Interaktion der Plättchen mit der Gefäßwand ist abhängig von der Funktion 1. zytoadhäsiver Proteine (Von Willebrand-Faktor, Fibronectin), und 2. von der Integrität der jeweilig entsprechenden Plättchenrezeptoren (Von Willebrand-Faktor → Glykoprotein Ib-Rezeptor, Fibrinogen + Fibronectin → Glykoprotein IIb/IIIa-Rezeptor). Des weiteren spielen 3. vaskuläre Faktoren (Prostazyklin, EDRF = Endothelium derived Relaxing Factor) eine wesentliche Rolle: Beispiel:
    1. Zytoadhäsive Proteine: Konzentrationen innerhalb der Plättchen reduziert → reduzierte Bindung an den adäquaten Rezeptor → hämorrhagische Diathese.
    2. Plättchenrezeptoren: Funktionsdefekt → fehlende Adhäsion der Plättchen an die Gefäßwand → hämorrhagische Diathese.
    3. Vaskuläre Faktoren: Prostazyklin (PGI2) und EDRF (synthetisiert in der Endothelzelle) hemmen beide die Plättchenaggregation. Bei urämischen Patienten wurden erhöhte Konzentrationen des PGI2-stimulierenden Faktors und eine verlängerte Halbwertszeit des PGI2 nachgewiesen → Plättchenaggregation ↓ → Blutungsneigung ↑ .
  – Die gestörte Thrombozytenadhäsion und -aggregation wird des weiteren durch 4. eine reduzierte intrazelluläre Konzentration von Granulainhaltsstoffen der Thrombozyten (ADP, Serotonin, Thrombospondin) bedingt. Dieser erworbene „Storage-Pool-Defekt bei Urämie" bedingt ebenfalls eine reduzierte primäre Hämostase.
  – Letztendlich ist 5. die Thromboxan A2-Synthese bei Urämie deutlich reduziert, am ehesten aufgrund einer gestörten Freisetzung der Arachidonsäure aus den Phospholipiden der Plättchenmembran.

➤ **Therapie der Blutungsneigung** bei Patienten mit Niereninsuffizienz:
- *Dialyse:* Die klinische Blutungsmanifestation zeigt nach Einleitung bzw. Optimierung der Dialyse häufig eine klinische Besserung, die Verlängerung der Blutungszeit – als Ausdruck der gestörten primären Hämostase – wird jedoch durch die Dialyse in der Regel nicht verkürzt. Bezüglich einer verlängerten Blutungszeit als prädiktiver Wert für das Auftreten einer postoperativen Blutungskomplikation liegen derzeitig keine gesicherten Daten vor. In unserem Zentrum werden Dialysepatienten (akute und chronische Niereninsuffizienz) vor einer Operation über einen Zeitraum von 3–4 Tagen möglichst täglich dialysiert.
- *Erythrozytensubstitution:* Die Zufuhr von Erythrozytenkonzentraten (Ziel-Hämatokrit > 30–35%) führt des weiteren zu einer Reduktion der Blutungsneigung und Verkürzung verlängerter Blutungszeiten. Dieser günstige Effekt kann über die Hämatokrit-abhängige Adhäsion der Plättchen an die Gefäßwand und die metabolischen und funktionellen Auswirkungen der Interaktion von Plättchen und Erythrozyten erklärt werden.

Plasmatische Gerinnung

➤ Die Gruppentests der plasmatischen Gerinnung (Prothrombinzeit, aktivierte partielle Thromboplastinzeit) sind in der Regel bei urämischen Patienten unauffällig.

◉ *Cave:* Falls Gruppentests pathologisch sind, muß das Vorliegen von Lupus-Antikoagulans sowie ein erworbener Faktor X-Mangel im Rahmen einer Amyloidose ausgeschlossen werden.

Gerinnungsstörungen nach Nierentransplantation

➤ Nach erfolgter Nierentransplantation weisen die Patienten oftmals, jedoch nicht regelhaft, ein erhöhtes thromboemboligenes Risiko auf. Ursächlich für diesen thrombophilen Zustand werden mehrere Faktoren diskutiert:
- Erhöhte Thrombozytenaktivierung durch Immunsuppressiva: Dieser Mechanismus ist gesichert für Cyclosporin A, welches direkt und indirekt – mittels Endothelläsionsinduktion – auf die Plättchenaktivierung einwirkt.
- Aktivierung der plasmatischen Gerinnung.
➤ Eine definitive Therapie (Plättchenantagonisten, spezifische Plättchenoberflächen-Rezeptor-Inhibitoren) ist derzeit noch nicht erforscht.

Spezielle Aspekte bei Patienten mit Niereninsuffizienz und Dialyse

21.6 Pruritus

Grundlagen

➤ **Definition:** Schlecht lokalisierbare, unangenehme Empfindung, die das Bedürfnis zu kratzen auslöst.
➤ **Klinische Bedeutung:**
   – Symptom von Erkrankungen der Haut.
   – Sehr häufiges und manchmal schwerwiegendes, zugleich oft schwer beeinflußbares Symptom bei Dialysepatienten. Bei Dialysebeginn 40%, im chronischen Dialyseprogramm 60–90% der Patienten betroffen, vorwiegende Lokalisation: Rücken und Shuntarm, oft zusätzliche psychische Komponente.
➤ **Ursachen:** Multifaktoriell, am wichtigsten (in dieser Reihenfolge):
   – Schwerer Hyperparathyreoidismus (fördert Histaminfreisetzung aus Mastzellen und Mikropräzipitation von Kalzium- und Magnesiumsalzen in der Haut): nach indizierter Parathyreoidektomie oft eindrucksvolle Besserung.
   – Pruritus auch bei hohem Kalzium-Phosphat-Produkt im Rahmen einer renalen Osteopathie mit vermindertem Knochenumsatz (Typ II nach Delling, z.B. bei CAPD-Patienten, Diabetikern und älteren weiblichen Patienten).

Therapie

➤ Optimierung der Dialyse (Dialysedauer/Woche).
➤ Weitgehende Senkung des Kalzium-Phosphat-Produkts (S. 282).
➤ Ggf. Parathyreoidektomie (s. Seite 283).
➤ UVB-Phototherapie (Kontakt mit Hautklinik aufnehmen).
➤ Weitere (wenig gesicherte) Therapiemodalitäten: Nicergolin 30 mg 3 × 1 per os, Ketotifen 1–2 mg 2 × tgl. Elektrotherapie, Capsaicinlokal, Erythropoetin.
➤ Ultima ratio: Opiatantagonisten: Naloxon 1–2/Tag (mit minimaler Dosis $1/2$ Tablette beginnen).

Vorbemerkungen

➤ Patienten mit terminaler Niereninsuffizienz haben weit häufiger bakterielle Infektionen als nichturämische Patienten.

➤ Die eingeschränkte immunologische Kompetenz beruht auf einer Störung der zellulären und der humoralen Immunität. Ein Großteil der Untersuchungen zur Immunkompetenz wurde an Hämodialysepatienten durchgeführt, möglicherweise werden dadurch auch Einflüsse der Hämodialyse der Urämie zugeschrieben.

➤ Die verspätete Therapie der Sepsis bei Dialysepatienten ist eine bedeutsame Ursache für die hohe Sterblichkeit dieser Patientengruppe.

Bakterielle Infektionen bei Dialysepatienten

➤ **Infektionen in direktem Zusammenhang mit dem Dialysezugang:** Bei 50 – 80 % aller Bakteriämien bei Hämodialysepatienten ist der vaskuläre Zugang die Ursache. Die Bakteriämien führen zu Endokarditis, Meningitis, Osteomyelitis oder zur Bildung septischer Embolien. Die Erreger sind im wesentlichen Keime der Hautflora wie Staphylokokken oder Streptokokken. Es besteht jedoch auch die Möglichkeit der Infektion gramnegativer Erreger und Anaerobier.

➤ **CAPD-Patienten** haben im wesentlichen Peritonitiden durch den Katheter oder möglicherweise durch Infektionen im Bereich der Katheter-Insertionsstelle. Infektionen der Eintrittstelle der Haut oder des subkutanen Kathetertunnels können für die persistierenden Infektionen verantwortlich sein. Auch hier stehen im wesentlichen Staphylokokken- und Streptokokkeninfektionen im Vordergrund (siehe S. 378).

➤ **Klinisches Bild:** Übliche Zeichen der Infektion, sie können bei Dialysepatienten jedoch vermindert sein. Rötung und Schwellung an der Eintrittsstelle können bei vielen Patienten auch fehlen.

➤ **Vorgehen bei möglicher Infektion des Gefäßzuganges:**
  – *Blutkulturen:* Bei einem fiebrigen Dialysepatienten mit einem intravenösen Gefäßzugang sollten möglichst viele Blutkulturen gewonnen und der Katheter entfernt werden. Eine verspätete Entfernung des Gefäßzuganges führt möglicherweise zu septischen Komplikationen.
  – Bei *permanenten Gefäßzugängen* (AV-Fisteln) muß eine antibiotische Therapie begonnen werden. Bis zum Vorliegen eines Antibiogrammes muß ein Staphylokokken-wirksames Antibiotikum in die Kombinationstherapie eingeschlossen werden (z. B. Oxacillin, Vancomycin, Clindamycin). Die Dialyse sollte nicht über das möglicherweise infizierte Gefäß durchgeführt werden. Kommt es auch unter antibiotischer Therapie nicht zu einer deutlichen Besserung, muß gegebenenfalls die Fistel geschlossen oder entfernt werden.

Weitere bakterielle Infektionen ohne Zusammenhang mit dem speziellen Dialysezugang

➤ **Harnwegsinfektionen:** Bei Dialysepatienten ist die Häufigkeit von Harnwegsinfektionen hoch, besonders bei Patienten mit polyzystischer Nierenerkrankung oder einer neurogenen Blase.

➤ **Pneumonien:** Auch Pneumonien sind eine häufige Ursache der erhöhten Letalität von Dialysepatienten. Die Möglichkeit von gramnegativen Infektionen sollte gerade bei Dialysepatienten im Krankenhaus immer berücksichtigt werden.

➤ **Intraabdominelle Infektionen** müssen v. a. bei Patienten mit Divertikulose mit in Betracht gezogen werden, dies betrifft vor allen Dingen Patienten mit polyzystischen Nierenerkrankungen.

– Häufig besteht bei CAPD-Patienten differentialdiagnostisch das Problem, zwischen einer Dialyse-assoziierten Peritonitis oder einer Peritonitis in Folge eines abdominellen Prozesses zu unterscheiden.

– Bei Dialysepatienten können die typischen Infektionen des immunkomprimierten Patienten nachgewiesen werden (S. 378).

– Unter Therapie mit Deferoxamin konnten häufig Yersinia-Infektionen und Mukor-Mykosen nachgewiesen werden.

Allgemeine Aspekte

➤ Die terminale Niereninsuffizienz als lebensbedrohliche Erkrankung mit der Notwendigkeit einer chronischen Nierenersatztherapie führt zu erheblichen Veränderungen des bisherigen Lebensablaufes der Patienten. Die Niereninsuffizienz entwickelt sich je nach Ätiologie der Erkrankung unterschiedlich rasch und läßt so dem Patienten und seiner Familie unterschiedlich viel Zeit, um sich auf den schweren irreversiblen Krankheitszustand einzustellen.
➤ Die häufig im Verlauf der Dialysetherapie auftretenden psychischen Veränderungen werden von der Grundkrankheit, dem Krankheitsverlauf, individuellen Voraussetzungen und sozialer Unterstützung beeinflußt. Die psychischen Probleme sind typisch für chronisch Kranke, z. T. aber auch spezifisch für die jeweilige Behandlungsform (Hämodialyse, Peritonealdialyse, Transplantation).

Psychische Entwicklung im Verlauf der Dialysetherapie

➤ Die psychische Entwicklung des Dialysepatienten verläuft häufig in 3 Phasen:
1. Bei Einleitung der Dialyse und rascher Entwicklung der Niereninsuffizienz ausgeprägte Urämiesymptome wie Erbrechen, Inappetenz, Müdigkeit, Depression und psychische Unbeständigkeit.
2. Nach mehrwöchiger Dialyse führt die Besserung des körperlichen Allgemeinzustandes zu einer psychischen Erleichterung, Stabilisierung und häufig leicht euphorischen Reaktionen („Rückkehr von den Toten"). Die Dialyse wird als notwendige Maßnahme akzeptiert.
3. In der chronischen Anpassungs- und Ernüchterungsphase und mit dem ersten Auftreten von Dialysekomplikationen kommt es zu der Erkenntnis, daß man nicht gesund werden kann. Es kommt zu den ersten Konflikten und der Auseinandersetzung mit der neuen Lebenssituation.

Häufige psychische Probleme und Konflikte

➤ **Einschränkung der freien Lebensplanung** durch die Dialysezeiten, v. a. problematisch bei aktiven Patienten.
➤ **Verlust der körperlichen Integrität** durch verändertes Körperschema: Shunt, Peritonealdialysekatheter, fahlgraues Hautkolorit, Verlust der Diurese etc.
➤ Die **Rollenveränderungen** innerhalb der Familie und am Arbeitsplatz mit Angst vor weiteren Verlusten und Komplikationen führen zu einem ausgeprägten Gefühl mangelnder sozialer Kompetenz. Die Konflikte durch das veränderte Familiengefüge werden von der prämorbiden Familienstruktur (Patient war z. B. der „Brotverdiener") und der Flexibilität ehelicher Beziehungen beeinflußt.
➤ **Abhängigkeitsgefühle** von der Dialysemaschine mit Angst vor Kontrollverlust, Gefühl von Ohnmacht und Ambivalenz sowie die Abhängigkeit vom Dialysepersonal führen häufig zu Aggressionen und später bei Rückzug des Patienten zu Depressionen.
➤ **Sexuelle Probleme** durch Verlust von Libido, Potenz und sexueller Erlebnisfähigkeit werden bei 50–70% der Patienten beobachtet. Neben organischen Ursachen wie Anämie, Medikamente und Polyneuropathie werden auch präexistente sexuelle Störungen durch die Dialysesituation weiter verschärft.

21.8 Psychosoziale Aspekte

➤ Die Beeinträchtigungen durch Flüssigkeitsrestriktion und Diät kollidieren häufig mit oralen Bedürfnissen als Kompensationsmechanismus und können zu suchthaftem Nahrungs- und Trinkverlangen mit z. T. ernsthaften Komplikationen führen.

➤ **Depressionen** sind das häufigste psychische Problem bei Dialysepatienten und werden bei bis zu 25 % der Patienten im Verlauf der Dialyse beobachtet.

➤ Die Compliance als Bereitschaft des Patienten, verordnete Therapiepläne einzuhalten, beeinflußt wesentlich die Morbidität und Mortalität. Non-Compliance ist mit ca. 50 % am häufigsten bei Medikamenteneinnahme und Flüssigkeitsaufnahme zu finden. Indikatoren der Compliance sind Kalium- und Phosphatwerte sowie die interdialytische Gewichtszunahme.

Psychische Anpassungsvorgänge und Vermeidung psychischer Probleme

➤ Frühzeitige Information des Patienten über die Nierenerkrankung und den Verlauf der Niereninsuffizienz in der prädialytischen Phase. Einbeziehung des Patienten in die Therapie.

➤ Frühzeitige Information über die verschiedenen Verfahren der Nierenersatztherapie (Hämodialyse, Peritonealdialyse und Transplantation).

➤ Sofern medizinisch, möglich sollte der Patient unter Einbeziehung des Ehepartners die Art der Dialysebehandlung wählen können. Aktive, junge Patienten mit dem Wunsch nach engagierter Berufstätigkeit wählen erfahrungsgemäß häufiger die Peritonealdialyse. Ältere, ängstliche oder alleinstehende Patienten wählen eher die Hämodialyse mit dem als positiv erlebten regelmäßigen Kontakt zum Dialysepersonal und zu anderen Patienten (sozialer Kontakt).

➤ Zur Vermeidung von Complianceproblemen ist neben der Wahl des bestgeeigneten Dialyseverfahrens die positive Patientenunterstützung und die Einbeziehung des Patienten in Therapieentscheidungen von Bedeutung.

Therapie

➤ Bei ernsthaften psychischen Erkrankungen, Depressionen und wiederholten Complianceproblemen sollte je nach den individuellen Voraussetzungen eine psychiatrische, psychotherapeutische oder sozialtherapeutische Hilfe angeboten werden. Sofern möglich, sollten die Psychiater, Psychosomatiker und Sozialarbeiter im Konsiliarverfahren in die Therapie einbezogen werden.

➤ Eine psychoanalytische Therapie ist bei den multimorbiden Patienten zumeist nicht möglich und unseres Erachtens nicht indiziert. Es kommen supportive therapeutische Verfahren zur Konfliktlösung mit dem Ziel der allgemeinen Stützung und Ermutigung zum Einsatz.

➤ Entspannungsmethoden wie autogenes Training, Yoga und Hypnose können bei allgemeinen Problemen wie z. B. Sexualstörungen, Kopfschmerzen und Schlafstörungen empfohlen werden.

➤ Bei Depressionen und ernsthaft psychisch Erkrankten ist eine medikamentöse Therapie notwendig (Überweisung zum Facharzt).

Lebensqualität

➤ Die Erhaltung bzw. Verbesserung der Lebensqualität ist neben der medizinischen Therapie das wichtigste Behandlungsziel. Die Lebensqualität beeinflussende Faktoren sind:
  – Die renale Grunderkrankung.
  – Begleiterkrankungen wie Diabetes, KHK, Hypertonie.
  – Folgeerkrankungen der Niereninsuffizienz wie Anämie, Polyneuropathie etc.
  – Alter.
  – Soziale und psychische Faktoren.
  – Berufliche Rehabilitation.
  – Stützung durch Familie und Freundeskreis.
  – Weitgehende Aufrechterhaltung der Lebensplanung.
➤ Die Lebensqualität an der Dialyse wird wesentlich durch eine sorgfältige Auswahl des individuell bestgeeigneten Nierenersatzverfahrens beeinflußt.
➤ Die Hoffnung auf Nierentransplantation spielt eine wichtige Rolle.

22 Nierenbeteiligung bei Viruserkrankungen ▐▬▬▬

Hepatitis B

➤ **Akute HBV-Infektion:**
- Im Rahmen der akuten HBV-Infektion kommt es bei 10–25% der Patienten zu Allgemeinsymptomen wie Fieber, Hautveränderungen und Gelenkbeschwerden. In diesem Zusammenhang kommt es gelegentlich zu einer meist milden und reversiblen Mitbeteiligung der Nieren mit Mikrohämaturie, Proteinurie und leichter Einschränkung der GFR.
- *Histologie:* Die histologischen Veränderungen lassen an ein Immunkomplexgeschehen denken. (Immunhistochemischer Nachweis von HBe – evtl. auch HBs – und HBe-haltigen Immunkomplexen.)
- *Therapie:* Spezifische Therapiemaßnahmen sind meist nicht notwendig.

➤ **Chronische HVB-Infektion:**
- Bei chronischer HBV-Infektion (meist bei chronisch aktiver Hepatitis) kann es zu glomerulären Erkrankungen mit schweren Verlaufsformen kommen.
- Am häufigsten wurden membranöse und membranoproliferative Glomerulonephritiden beschrieben.
- Klinisch steht zumeist die Proteinurie mit Nephrotischem Syndrom im Vordergrund. Eine terminale Niereninsuffizienz kann sich im Verlauf entwickeln.
- Therapeutisch sind positive Verläufe unter Interferontherapie beschrieben, die Angaben in der Literatur sind diesbezüglich allerdings nicht einheitlich.

Hepatitis C

➤ Bei extrahepatischen Manifestationen der HCV-Infektion kann eine Nierenbeteiligung klinisch im Vordergrund stehen. Fast immer handelt es sich um eine membranoproliferative Glomerulonephritis bei gemischter Kryoglobulinämie. Andere GN-Formen sind selten.

➤ **Pathogenese:** Eine Nierenbeteiligung entsteht durch Komplementaktivierung im Rahmen einer Immunkomplex-GN. Häufig ist bei HCV-infizierten Patienten eine gemischte Kryoglobulinämie nachzuweisen: Typ II: Polyklonales IgG gebunden an ein monoklonales Antiglobulin, meist IgM-Klasse; im Kryopräzipitat lassen sich häufig Virus-RNA und HCV-Antikörper nachweisen.

➤ **Histologie:** Typisch ist die membranoproliferative GN Typ I mit Nachweis von PAS-positiven Ablagerungen, deren Zusammensetzung den Kryopräzipitaten des Patienten entspricht. Die Veränderungen können sehr unterschiedlich ausgeprägt sein.

➤ **Klinik:**
- Nur eine Minderheit der Patienten entwickelt klinische Symptome.
- Meist schleichender Beginn mit Proteinurie, Mikrohämaturie und milder Niereninsuffizienz.
- Häufig ist die Entwicklung eines Nephrotischen Syndroms im Verlauf der Erkrankung (selten Erstmanifestation) sowie eine begleitende Hypertonie.
- In vielen Fällen kommt es zu spontanen Remissionen und Exazerbationen, dies betrifft auch die histologischen Veränderungen.

➤ **Therapie:** Die Interferontherapie führt häufig zu klinischer Besserung. Nach Absetzen kommt es aber praktisch immer zu Rezidiven. Die Kombination mit Ribavirin, höhere Dosierungen oder eine Dauertherapie werden diskutiert.

➤ **Verlauf/Prognose:** Nur rund 10 % der Patienten entwickeln eine terminale Niereninsuffizienz; die Prognose ist eher durch extrarenale Veränderungen (Leberversagen, Infektionen, kardiovaskuläre Ereignisse, Neoplasien) limitiert.

HIV

➤ **Faktoren mit Einfluß auf die Nierenfunktion:**
  – Im Rahmen des klinischen Verlaufs und der Therapie der HIV-Infektion kann es zu unterschiedlichen Beeinträchtigungen der Nierenfunktion kommen. Dies betrifft u. a. Medikamentennebenwirkungen, Elektrolytverschiebungen bei endokrinen Störungen sowie die Nierenbeteiligungen bei opportunistischen Infektionen (CMV, Mykobakterien, Pilzinfektionen) oder Malignomen (Kaposi-Sarkom, Lymphome).
  – Andere glomeruläre Erkrankungen (neben der HIV-assoziierten Nephropathie, s. u.) wurden ebenfalls in Assoziation zur HIV-Infektion beschrieben (seltener). Hierzu gehören die IgA-Nephropathie, minimal changes GN, Membranöse GN, Membranoproliferative GN, Akute Postinfektiöse GN, Nierenamyloidose u. a.

➤ **HIV-assoziierte Nephropathie:**
  – In allen Stadien der HIV-Infektion kann die HIV-assoziierte Nephropathie auftreten.
  – *Prävalenz* in Europa: 1 – 2 % der HIV-Infizierten.
  – *Pathogenese:* Die genaue Pathogenese ist unbekannt, ein direkter zytopathischer Effekt wird diskutiert.
  – *Histologie:* Charakteristisches Bild aus fokal segmentaler Glomerulosklerose mit charakteristischen tubulären und interstitiellen Veränderungen.
  – *Klinik:* Klinisch steht eine Proteinurie mit in der Regel rasch voranschreitender Niereninsuffizienz im Vordergrund. Farbige Patienten erkranken häufiger und schwerer; dies erklärt vermutlich die deutlich höhere Inzidenz der HIV-assoziierten Nephropathie in den USA (bis zu 10 % der HIV-Infizierten).
  – *Therapie:*
    • Die antiretrovirale Therapie kann sehr wahrscheinlich die Progression der Erkrankung verzögern und klinisch zu Teilremissionen führen. Größere Studien zur Frage der Kombinationstherapie sowie zur Bestimmung des optimalen Zeitpunkts zum Behandlungsbeginn fehlen.
    • Die symptomatische ACE-Hemmer-Therapie kann die Proteinurie mildern. Immunsuppressiva (Steroide, Cyclosporin-A) wurden eingesetzt, eine generelle Empfehlung kann jedoch nicht gegeben werden.

Hantavirus

➤ **Hantavirus-Infektionen** sind Anthropozoonosen, die in Abhängigkeit vom Serotyp durch unterschiedliche Symptomenkomplexe gekennzeichnet sind. Hauptreservoir der Hantaviren sind Nagetiere. In Deutschland wurden Einzelfälle von Pneumonien durch das „Four Corners Virus" beschrieben. Die *Nephropathia epidemica* wird durch den Serotyp Puumula ausgelöst.
➤ **Klinik der Nephropathia epidemica:** Stets akuter Beginn mit Allgemeinsymptomen wie Fieber, Kopf- und Gliederschmerzen, evtl. Abdominalschmerzen mit Übelkeit und Erbrechen. Bei ca. $^1/_3$ der Erkrankten kommt es zum olig-/anurischen Nierenversagen.

22 Nierenbeteiligung bei Viruserkrankungen

➤ **Diagnostik:**
 – Bei Erkrankungsverdacht spezifischer Antikörpernachweis mit Immunfluo-reszenztest oder ELISA. Ein Virusnachweis im Urin ist möglich.
 – Laborchemisch finden sich häufig eine Leukozytose, Anämie und Thrombo-zytopenie.
 – Eine Proteinurie unterschiedlichen Ausmaßes ist häufig, eine Mikrohäma-turie findet sich in ca. 50 % der Fälle.
 – *Histologie:* Es zeigt sich eine akute tubulointerstitielle Nephritis, selten ledig-lich tubuläre Schädigungszeichen ohne interstitielle Entzündung. Die Nie-renbiopsie ist für die Diagnosestellung nicht entscheidend.
➤ **Therapie:** Die Erkrankung ist in der Regel selbstlimitierend mit guter Prognose für die Nierenfunktion, eine spezifische Therapie ist nicht bekannt.

Hämodialyse bei chronischer Hepatitis und HIV-Infektion

➤ **Hepatitis:** Das Risiko der Übertragung einer Hepatitis-Infektion bei Hämodialy-sepatienten ist mit der Abnahme der Zahl der Bluttransfusionen und mit Einfüh-rung der Hepatitis-B-Impfung deutlich zurückgegangen.
 – Vor allem die Übertragung des Hepatitis-C-Virus stellt ein großes Risiko dar.
 ◉ *Merke:* Nicht alle infizierten Patienten bilden Anti-HCV-Antiköper. Sicherste Methode zum Beweis der Infektion ist der Nachweis der HCV-RNA. Bei positi-vem Antikörperstatus ist in den meisten Fällen auch der RNA-Nachweis posi-tiv, d.h. von Infektiosität muß ausgegangen werden.
 – Die Übertragungswege sind nicht vollständig gesichert. In Studien konnte ge-zeigt werden, daß durch strikte Einhaltung allgemeiner Hygienevorschriften seitens des Personals die Häufigkeit der HCV-Neuinfektion deutlich gesenkt, aber nicht völlig ausgeschlossen werden konnte.
 – Trotz uneinheitlicher Auffassungen in der Literatur empfiehlt die Arbeitsge-meinschaft für klinische Nephrologie eine räumliche Trennung infizierter und nicht infizierter Patienten, die Verwendung separater Dialysemaschinen und möglichst auch eine personell getrennte Behandlung.
➤ **HIV:** Die Übertragung einer HIV-Infektion durch die Hämodialysebehandlung (abgesehen von Bluttransfusionen, Nadelstichverletzungen o.ä.) ist bisher nicht bekannt.

Nierentransplantationen bei chronischer HBV-Infektion

➤ **Problem:**
 – Prospektive Untersuchungen zum Vergleich zwischen Nierentransplantation und Dialysebehandlung fehlen. Verschiedene retrospektive Studien zur Transplantation bei HBsAg-positiven Patienten kommen zu nicht einheitli-chen Aussagen.
 – Bei kleinen Patientengruppen mit sicher positivem Replikationsstatus (Nachweis von HBV-DNA oder HBeAg) fanden sich hinsichtlich der Leber-erkrankung und Mortalität sehr ungünstige Verläufe.

➤ **Fazit:**
  – Bei kompletter Virusreplikation, die meist mit dem Befund einer chronischen Hepatitis einhergeht, ist eine Nierentransplantation nicht zu empfehlen. „Gesunde" HBsAg-Träger werden in vielen Zentren transplantiert, auch wenn ein im Vergleich zur Dialysebehandlung erhöhtes Risiko für die Entstehung einer Leberzirrhose und eines hepatozellulären Karzinoms nicht auszuschließen ist.
  – Die Leberbiopsie zur Einschätzung der Krankheitsaktivität ist in vielen Fällen sinnvoll. Die Indikation zur Interferontherapie muß vor der Entscheidung zur Transplantation abgeklärt sein: Bei erfolgreicher Interferontherapie findet sich ein Verlust des HBeAg mit Remission der entzündlichen Aktivität. Dies sollte angestrebt werden, auch wenn nicht gesichert ist, daß der HBeAg-Verlust nach Transplantation langfristig erhalten werden kann.

Nierentransplantation bei chronischer HCV-Infektion

➤ **Problem:** Prospektive Untersuchungen zum Vergleich zwischen Nierentransplantation und Dialysebehandlung fehlen. Nach einer Transplantation müssen eine vermehrte Virusreplikation und bei einem Teil der Patienten auch neu auftretende Transaminasenerhöhungen befürchtet werden. Beim Vergleich von gesunden und infizierten Patienten kommen die meisten Autoren zu dem Ergebnis, daß die Letalität zumindest in der ersten Dekade nach der Transplantation nicht erhöht ist.

➤ **Fazit:**
  – In den meisten Zentren werden Nierentransplantationen bei HCV-positiven Patienten durchgeführt. Auch hier ist die Leberbiopsie zur Einschätzung der Krankheitsaktivität in vielen Fällen sinnvoll. Die Indikation zur Interferontherapie muß vor der Entscheidung zur Transplantation abgeklärt sein.
  – Bezüglich der chronischen Hepatitis C ist die Diskussion hinsichtlich des Vorgehens bei Transplantationswunsch nicht abgeschlossen. Unserer Ansicht nach sollte bei hoher entzündlicher Aktivität eine Interferonbehandlung versucht werden, auch wenn eine langfristige Remission nach NTP nicht prognostiziert werden kann. Es muß aber berücksichtigt werden, daß eine Interferontherapie nach Transplantation wegen des hohen Abstoßungsrisikos nicht empfohlen werden kann.

Impfungen

➤ **Allgemeines:**
  – Die Antikörperantwort gegenüber einer Reihe von Aktivimpfungen ist bei Dialysepatienten nur mäßig ausgeprägt. Die Impfdosis, mit Ausnahme von Hepatitis B-Vakzine, ist identisch mit der bei nicht terminal niereninsuffizienten Patienten.
  – Trotz eingeschränkter Impfantwort werden Impfungen gegen Hepatitis B, Pneumokokken und gegebenenfalls Influenza empfohlen.

➤ **Impfungen gegen Hepatitis B:**
  – Alle Dialysepatienten mit Ausnahme derer, bei denen HBs-Antigen oder HBs-Antikörper nachweisbar sind, sollten Hepatitis B geimpft werden.
  – Um den Erfolg einer Impfung zu erhöhen, sollte die Dosis bei Dialysepatienten verdoppelt werden. Die Applikation sollte in den M. deltoideus in den Intervallen 0 – 1 – 2 – 6 Monate erfolgen, um eine primäre Immunisierung zu erreichen.
  – Die Erfolge der Impfung gegen Hepatits B sind geringer als in der allgemeinen Bevölkerung. Es wurde über Antikörperantworten bei 30 – 50 % der Patienten berichtet. Die Erfordernis einer Revakzination ist bisher nicht bekannt.
  – Bei Patienten mit zu erwartender chronischer Niereninsuffizienz sollte eine Hepatitis B Impfung frühzeitig (S-Kreatinin < 2 mg/dl) erfolgen.

➤ **Andere Impfungen:**
  – Impfungen gegen Influenza A und Influenza B sollten jährlich durchgeführt werden.
  – Immunisierungen gegen Tetanus und Diphtherie sollten in 10jährigen Intervallen geboostet werden.
  – Die Revakzination nach Pneumokokken-Impfungen wird in Anlehnung an die Antikörperantwort durchgeführt.

Allgemeines

➤ Pharmaka und Toxine können dosisabhängig (oder dosisunabhängig, s. akute interstitielle Nephritis S. 268 ff) ein Akutes Nierenversagen verursachen z. B. infolge:
  – Direkter toxischer Schädigung des proximalen Tubulussystems.
  – Hämolyse, Myolyse.
  – Interstitieller Nephritis.

Pharmaka

➤ **Ein ANV können auslösen:**
  – Nichtsteroidale Antiphlogistika (akute tubuläre Nekrose oder interstitielle Nephritis).
  – Ciclosporin, Takrolimus.
  – ACE-Hemmer und AT1-Rezeptorantagonisten (bei bestehender Nierenarterienstenose einer Einzelniere oder bei ausgeprägter Herzinsuffizienz).
  – Antibiotika (Aminoglykoside, Cephalosporine u. a.).
  – Anästhetika.
  – Amphotericin B.
  – Zytostatika (Cisplatin, Methotrexat, Isophosphamid, Mithramycin, Hydroxyurea u. a.).

Tabelle 61 Medikamente, die über eine interstitielle Nephritis zum ANV führen können

Antibiotika	Andere Substanzgruppen
Methicillin	Phenindion
Penicillin G	Thiazide
Ampicillin	Triamteren
Rifampicin	Phenylbutazon
Sulfonamide	Fenoprofen
Amoxycillin	Ibuprofen
Oxacillin	Naproxen
Carbenicillin	Indometacin
Azlocillin	Furosemid
Nafcillin	Ticrynafen
Cefalotin	Phenazon
Cefalexin	Cimetidin
Minocyclin	Allopurinol

Fortsetzung Tab. 61 ▶

Tabelle 61   Fortsetzung

Antibiotika	Andere Substanzgruppen
Cotrimoxazol	Azathioprin
Pyrimidinsäure	Diphenyhlhydantoin
	Clofibrat
	Carbimazol
	Interferon
	Interleukin-2

Kontrastmittel

➤ Akutes Nierenversagen tritt nach Gabe von trijodiertem, ionisiertem oder nicht-ionisiertem Kontrastmittel auf und ist dosisabhängig.
➤ Neben hoher Kontrastmitteldosis ist auf folgende Risikofaktoren zu achten:
  – Vorbestehende Nierenschäden.
  – Diabetes mellitus.
  – Bence-Jones-Proteinurie.
  – Dehydratation (Herzinsuffizienz, Leberzirrhose, nephrot. Syndrom u. a.).

Toxine

➤ **Schwermetallsalze:** Quecksilber, Platin, Gold, Arsen, Wismut, Antimon, Barium, Uran.
➤ **Halogenierte Kohlenwasserstoffe:** Tetrachlorkohlenstoff, Tetrachlorethylen, Trichlorethylen.
➤ **Glykole:** Ethylenglykol, Propylenglykol.
➤ **Chemikalien:** Paraquat, EDTA, Borsäure, Kresol, Methanol, Naphthalan, Oxalat, Phenol, Thymol, Toluol, Thalliumsalze.
➤ **Pilze:** Amanita-Spezies, Galerina authomalis u. a.

Grundlagen

➤ Es gibt zahlreiche Pharmaka, die zu einer Nierenschädigung mit chronischer Niereninsuffizienz führen, z. B. Gold und D-Penicillamin durch das Auslösen einer membranösen Glomerulonephritis, oder Diuretika und Laxantien indirekt über eine chronische Hypokaliämie.
➤ Auch Substanzen, die ein Akutes Nierenversagen bewirken, können zu einer chronischen Niereninsuffizienz führen, z. B. Ciclosporin A, Zytostatika u. a. Häufigste durch Pharmaka induzierte chronische Nierenerkrankung ist die Analgetika-Nephropathie.

Analgetika-Nephropathie

➤ **Definition:** Die Analgetika-Nephropathie ist eine chronische interstitielle Nephritis, die infolge eines langjährigen Analgetikaabusus auftritt.
➤ **Ursache:** Als Analgetika haben neben dem nicht mehr verfügbaren Phenacetin auch Acetylsalicylsäure, Paracetamol und nichtsteroidale Antiphlogistika eine Bedeutung. Wegen des hohen Suchtpotentials sind vor allem Kombinationspräparate, die Acetylsalicylsäure, Paracetamol und Koffein beinhalten, von besonderer Bedeutung. Es gibt deutliche Hinweise, daß die Analgetika-Nephropathie als wichtigste Schmerzmittelnebenwirkung nicht durch das Verbot von Phenacetin, sondern nur durch die Elimination dieser sogenannten APC-Kombinationen bekämpft werden kann.
➤ **Häufigkeit:** Die Analgetika-Nephropathie betrifft in Deutschland mit einem Nord-Süd-Gefälle und einer hohen Dunkelziffer 5–15 % aller Dialysepatienten. Sie ist bei Frauen deutlich häufiger als bei Männern.
➤ **Klinik:**
  – Gastrointestinale Symptome mit Ulzera und gastrointestinalen Blutungen.
  – Anämie über das Maß der renalen Anämie hinaus.
  – Typisches blaß-braunes Hautkolorit.
  – Nierenkoliken ohne Steinnachweis (Papillennekrosen).
  – Chronische Niereninsuffizienz, langsam progredient, meist mit gehäuften Harnwegsinfektionen und Urosepsis, über das Maß der Niereninsuffizienz hinausgehende renal-tubuläre Azidose, renaler Natriumverlust und mäßig ausgeprägte renale Hypertonie.
➤ **Komplikationen:** Im Langzeitverlauf gehäuft Urothelkarzinome.
➤ **Diagnostik:**
  – *Anamnestische* Hinweise auf psychische Auffälligkeiten und chronische Schmerzzustände ohne faßbare Ursache.
  – *Urinbefunde:*
    • Geringgradige tubuläre Proteinurie, sterile Leukozyturie. Häufig Befund wie bei Harnwegsinfektion oder Pyelonephritis.
    • Nachweis von Phenacetin- bzw. Paracetamol-Metaboliten (NAPAP = N-Acetyl-p-Aminophenol) im Urin.
  – *Bildgebende Verfahren*:
    • Sonographisch meist kleine Nieren mit medullären Kalzifikationen und/oder verkalkten Papillennekrosen (s. Abb. 14 S. 50).
    • Im i. v.-Urogramm plumpe Struktur der Kelche mit Verlust der konischen Nierenpapille bis zur Papillennekrose (s. Abb. 57 S. 328).

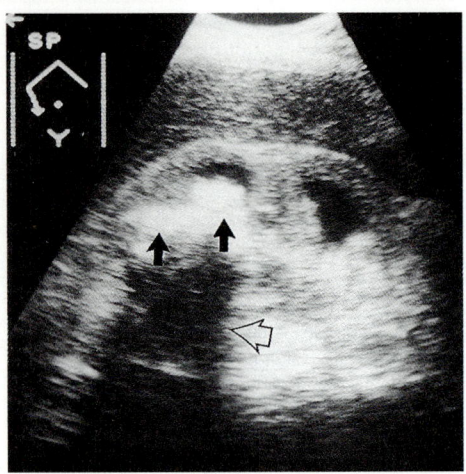

Abb. 57   Analgetika-Nephropathie. Großes Nierenbecken-Konkrement mit Schallschatten

➤ **Therapie:**
– Die entscheidende Maßnahme ist die Unterbrechung des Analgetikakonsums. Sie macht bei Serumkreatininwerten unter etwa 3 mg/dl ein weiteres Fortschreiten der Niereninsuffizienz unwahrscheinlich.
– Weitere Therapiemaßnahmen wie bei chronischer Niereninsuffizienz mit Progressionshemmung: Gezielte Behandlung von bakteriellen Harnwegsinfektionen, Hypertonieeinstellung, Behandlung der renalen Anämie und Ausgleich des Säure-Basenhaushaltes sowie des Elektrolythaushaltes (bei Natriumverlust cave: keine salzarme Kost).
– Von besonderer Bedeutung ist, daß maligne Tumoren der ableitenden Harnwege bei Analgetikaabusus ca. 12mal häufiger auftreten (d. h. 10 % dieser Patienten entwickeln Harnwegstumoren).

Grundlagen

➤ Medikamente, die überwiegend renal ausgeschieden werden, müssen bei Minderung der Nierenfunktion entsprechend reduziert werden. Dies geschieht am besten über den Q_0-Wert, der in der Tabelle 62 für ausgewählte Medikamente angegeben ist. Q_0 ist die extrarenale Eliminationsfraktion, die man erhält, wenn man die Halbwertszeit eines Medikaments bei normaler Nierenfunktion durch die Halbwertszeit bei Anurie dividiert.

$$Q_0 = \frac{t_{1/2}N}{t_{1/2}A}$$

Mit Hilfe eines Nomogramms (s. Abb. 58 S. 331) lassen sich der GFR angepaßte Q-Werte ermitteln.

Extrarenale Eliminationsfraktion (Q_0)

➤ Zur Berechnung von Q_0 s. o. Grundlagen.
➤ Ausgewählte Beispiele s. Tabelle 62.

Tabelle 62 Extrarenale Eliminationsfraktion Q_0 sowie normale Halbwertszeit ($t_{1/2}N$) von ausgewählten Medikamenten (nach Fröhlich)

Medikament	Q_0	$t_{1/2}N(h)$	Medikament	Q_0	$t_{1/2}N(h)$
Atenolol	0,06	6,0	Hexobarbital	1,0	5,0
Atropin	0,45	2,0	Hydralazin	0,85	2,5
Azapropazon	0,4	16,0	Hydrochlorothiazid	0,05	10,0
Azathioprin	1,0	4,5	Hydrocortison	1,0	1,8
Aciclovir	0,15	2,5	Ibuprofen	1,0	1,5
Barbital	0,2	70,0	Idrocilamid	1,0	1,0
Bezafibrat	0,15	2,8	Imipramin	1,0	12,0
Bleomycin	0,45	9	Indometacin	0,9	2,0
Captopril	0,55	2,0	Kreatinin	0,02	2,5
Carbamazepin	1,0	20,0	Lidocain	0,95	3,5
Carbenicillin	0,1	1,2	Lincomycin	0,6	5,0
Carbimazol	1,0	0,5	Methotrexat	0,06	12,0
Cefotaxim	0,4	1,2	β-Methyldigoxin	0,35	40,0
Cefotiam	0,35	0,75	α-Methyldopa	0,4	2,0
Cefoxitin	0,04	0,8	Minoxidil	0,9	1,5

Tabelle 62 Fortsetzung

Medikament	Q_o	$t_{1/2}N(h)$	Medikament	Q_o	$t_{1/2}N(h)$
Ceftizoxim	0,05	1,5	Morphin	1,0	2,5
Ceftriaxon	0,5	8,0	Nalidixinsäure	0,8	1,5
Cefuroxim	0,07	1,1	Naloxon	1,0	1,5
Chinidin	0,8	7,0	Naproxen	0,9	14,0
Clavulansäure	0,55	0,9	Oxacillin	0,6	0,5
Clenbuterol	0,4	34,0	Oxandroion	0,7	9,0
Clindamycin	0,9	2,5	Oxazepam	1,0	8,0
Clioquinol	1,0	12,0	Pindolol	0,5	3,5
Cloxacillin	0,25	0,6	Piparacillin	0,25	1,4
Cocain	0,7	2,5	Pirenzepin	0,5	10,0
Codein	1,0	3,0	Piretanid	0,45	0,6
Coffein	0,8	5,0	Piroxicam	0,9	36,0
Colistin	0,1	3,0	Propranolol	1,0	3,5
Cortisol	1,0	1,5	Propylthiouracil	0,9	1,5
Cyclobarbital	1,0	12,0	Ranitidin	0,3	2,5
Diazepam	1,0	30,0	Reserpin	1,0	150,0
Diazoxid	0,8	28,0	Rifampicin	0,8	2,8
Digitoxin	0,7	180,0	Streptomycin	0,04	2,8
Digoxin	0,3	36,0	Streptozotozin	0,9	0,7
Dihydro-ergotamin	0,9	2,0			
Doxycyclin	0,7	15,0			
Ergotamin	0,7	~ 2,0	Tetracyclin	0,12	8,0
Erythromycin	0,7	2,3	Tetrahydro-uridin	0,1	7,0
Ethambutol	0,2	3,0	Textroxoprim	0,45	7,0
Furosemid	0,3	0,9	Theophyllin	0,9	8,0
Gentamicin	0,02	2,4			

Beispiel für die Bestimmung einer individuellen Dosis von Digoxin

➤ Eine **Dosierungsanpassung für Digoxin** bei einer eingeschränkten Kreatininclearance (30 ml/min) kann durch (a) Dosisreduktion, oder (b) Verlängerung des Dosierungsintervalls erfolgen.

➤ Für die **Ermittlung von Q** wird im Nomogramm (s. Abb. 58) eine Gerade vom Q_0-Wert auf der Ordinate (für Digoxin 0,3, s. Tabelle 62 S. 330) zur rechten oberen Ecke gezogen. Der Schnittpunkt der Geraden mit der Senkrechten vom Clearance-Wert 30 ml/min (Abszisse) ergibt auf der Ordinate den individuellen Q_0-Wert (0,5). Für eine normale Dosierung von 0,375 mg Digoxin pro Tag errechnet sich demnach eine der Clearance angepaßte Dosisreduktion von 0,187 mg (0,375 × 0,5) für einen Patienten mit einer GFR von 30 ml/min. Alternativ ergibt sich bei Beibehaltung der gleichen Dosierung ein verlängertes Dosierungsintervall von 48 Stunden (24 ÷ 0,5).

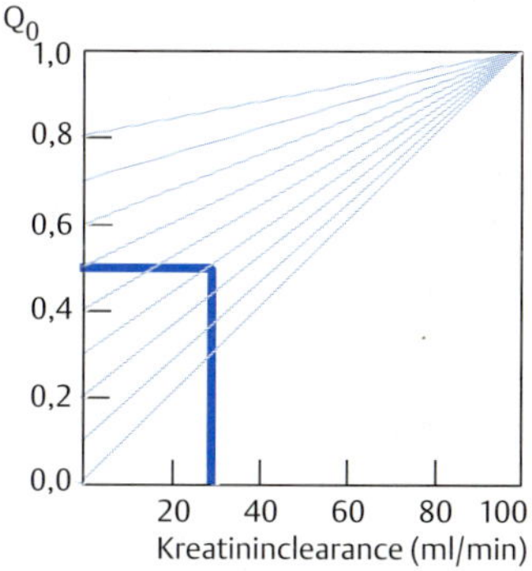

Abb. 58 Nomogramm zur Dosierungsanpassung bei Niereninsuffizienz. Ordinate: Q_0-Werte der einzelnen Substanzen; Abszisse: Werte der individuellen Kreatininclearance (blau = Beispiel Digoxin, s. Text)

➤ Antibiotikadosierung bei Niereninsuffizienz und Dialyse siehe Tabelle 63.
➤ Dosierungsschemata entbinden nicht von der Notwendigkeit, Spiegelbestimmungen bei Pharmaka mit geringer therapeutischer Breite durchzuführen.
◉ *Merke:* Serumspiegelbestimmung (Talspiegel vor Einnahme) bei Carbamazepin, Digitalisglykosiden, Theophyllin, Aminoglykosiden und Vancomycin.

Tabelle 63 Antibiotika-Dosierung bei Niereninsuffizenz und Hämodialyse

Eliminationshalbwertszeit ($t_{1/2}$) in Stunden. Normale Nierenfunktion (norm), mittelgradige Niereninsuffizienz (insuff) bei einem Serumkreatininwert von 250 μmol/l, Anurie (anur). Dosis (D) pro Dosierungsintervall (T) in mg/l/h. Die Dosis nach Hämodialyse (D_{hd}) ergibt sich aus der Summe der Dosis, die den Eliminationseffekt bei Dialyse ersetzt (D_{supp}), sowie der Dosis bei Anurie (D_{anur}).

Präparate (Auswahl)	Wirkstoff	Halbwertszeit ($t_{1/2}$)		Dosierung (D/T)		D_{hd}	(D_{anur}+ D_{supp})
		norm	anur	norm	insuff	anur	
Penicilline							
Penicillin	Penicillin G	0,5	10	10 Mega/8	10 Mega/12	5 Mega/12	5 Mega
Amblosin	Ampicillin	1,2	13	1000/8	1000/12	500/12	1000
Unacid	Ampicillin	1	13	2000/8	2000/12	2000/24	2000
	Sulbactam	1	6,6	1000/8	1000/12	1000/24	1000
Clamoxyl	Amoxicillin	1,2	12	1000/8	1000/12	500/12	1000
Augmentan	Amoxicillin	1,2	12	1000/8	1000/12	500/12	1000
	Clavulansäure	1,2	4,3	250/8	250/12	250/12	250
Staphylex	Flucloxacillin	0,8	3	1000/8	1000/8	1000/8	1000
Dichlor-Stapenor	Dicloxacillin	0,7	2,3	1000/8	1000/8	1000/8	?
Baypen	Mezlocillin	1	9,7	4000/8	4000/12	2000/12	3000

Securopen	Azlocillin	0,8	6,5	5 000/8	5 000/12	2 500/12	5 000
Aerugipen	Ticarcillin	1,5	16	5 000/8	3 000/12	1 000/12	3 000
Betabactyl	Ticarcillin	1,5	16	5 000/8	5 000/12	5 000/24	5 000
(= Timentin)	Clavulansäure	1,2	4,3	200/8	200/12	200/24	200
Pipril	Piperacillin	1,1	4	4 000/8	4 000/12	4 000/24	4 000
Lumota	Apalcillin	1,5	4 (25)	3 000/8	3 000/12	2 000/12	2 000
Tazobac	Piperacillin	1,1	4	4 000/8	4 000/12	4 000/12	4 000
	Tazobactam	1,0	8	500/8	500/8	500/12	500
Cephalosporine							
Panoral (oral)	Cefaclor	0,7	3	1 000/8	1 000/12	1 000/12	1 000
Bidocef (oral)	Cephadroxil	1,4	25	1 000/12	1 000/24	500/24	1 000
Granaxin	Cefazolin	2,2	40	2 000/8	2 000/12	500/12	1 500
Spizef	Cefotiam	1,0	8	2 000/8	2 000/12	1 000/12	1 500
Refosporin	Cefazedon	1,5	7,5	2 000/8	2 000/12	1 000/12	?
Mandokef	Cefamandol	1,0	14	2 000/8	2 000/12	1 000/12	1 500
Zinacef	Cefuroxim	1,1	18	1 500/8	1 500/12	750/24	1 500

Tabelle 63 Fortsetzung

Eliminationshalbwertszeit ($t_{1/2}$) in Stunden. Normale Nierenfunktion (norm), mittelgradige Niereninsuffizienz (insuff) bei einem Serumkreatinwert von 250 µmol/l, Anurie (anur). Dosis (D) pro Dosierungsintervall (T) in mg/h. Die Dosis nach Hämodialyse (D_{hd}) ergibt sich aus der Summe der Dosis, die den Eliminationseffekt bei Dialyse ersetzt (D_{supp}), sowie der Dosis bei Anurie (D_{anur}).

Präparate	Wirkstoff	Halbwertszeit ($t_{1/2}$)		Dosierung (D/T)		D_{hd}	
(Auswahl)		norm	anur	norm	insuff	anur	(D_{anur} + D_{supp})
Zinnat (oral)	Cefuroxim	1,1	18	500/12	500/12	500/24	500
Mefoxitin	Cefoxitin	0,6	18	2000/8	2000/12	1000/24	2000
Moxalactam	Latamoxef	2,0	23	2000/8	1000/12	1000/24	2000
Claforan	Cefotaxim	1,2	7 (10)	2000/8	2000/12	1000/12	2000
Cefobis	Cefoperazon	2,3	3	2000/8	2000/12	2000/12	? /
Fortun	Ceftazidin	2,1	25	2000/8	2000/12	1000/24	2000
Rocephin	Ceftriaxon	8	15	2000/24	2000/24	2000/24	2000
Tacef	Ceimenoxin	1,3	20	2000/8	2000/12	1000/24	2000
Ceftix	Ceftizoxin	2	35	2000/8	1000/12	1000/24	2000
Sefril	Cefradin	0,8	5,3	1000/8	1000/8	1000/12	?
Apatef	Cefotetan	4,2	18	2000/12	2000/24	1000/24	?

Aminoglykoside

Refobacin	Gentamicin	2	48	240/24	80/24	30/24$_{Dstart = 120}$	80
Gernebcin	Tobramycin	2	48	240/24	80/24	30/24$_{Dstart = 120}$	80
Extramycin	Sisomicin	2	48	240/24	80/24	30/24$_{Dstart = 120}$	80
Certomycin	Netilmicin	2	48	300/24	100/24	50/24 $_{Dstart = 150}$	100
Biklin	Amikacin	2	40	1 500/24	500/24	125/24 $_{Dstart = 750}$	500

Makrolide und Glykopeptide

Erycinum	Erythromycin	2,3	5	1 000/8	1 000/12	1 000/12	1 000
Sobelin	Clindamycin	3	3	900/8	900/8	900/8	900
Vancomycin	Vancomycin	6	150	1 000/12	1 000/24	0/48	500
Targocind	Teicoplanin	52	348	800/24	400/24$_{Dstart = 2 \times (800/24)}$	0/24	400$_{Dstart = 800}$

Chinolone

Barazan (oral)	Norfloxacin	4	11	400/12	400/12	400/24	?
Gyramid	Enoxacin	5	?	400/12	?	?	?
Ciprobay	Ciprofloxacin	4,4	9	400/12	400/12	400/24	400
Tarivid	Ofloxacin	6	18	300/12	300/24	200/24	?

Pharmaka und Niere

23

Tabelle 63   Fortsetzung

Eliminationshalbwertszeit ($t_{1/2}$) in Stunden. Normale Nierenfunktion (norm), mittelgradige Niereninsuffizienz (insuff) bei einem Serumkreatininwert von 250 µmol/l, Anurie (anur). Dosis (D) pro Dosierungsintervall (T) in mg/h. Die Dosis nach Hämodialyse (D_{hd}) ergibt sich aus der Summe der Dosis, die den Eliminationseffekt bei Dialyse ersetzt (D_{supp}), sowie der Dosis bei Anurie (D_{anur}).

Präparate	Wirkstoff	Halbwertszeit ($t_{1/2}$)		Dosierung (D/T)			D_{hd}	
(Auswahl)		norm	anur	norm	insuff	anur	anur	(D_{anur}+ D_{supp})
Monobactame								
Azactam	Aztreonam	1,7	8,4	1000/8	1000/12	500/12	500/12	1000
Zienam	Imipenem	0,9	2,9	1000/8	1000/12	500/12	500/12	1000
	Cilastatin	0,9	13,3	1000/8	1000/12	500/12	500/12	1000
Tuberkulostatika								
Tebesium	Isoniazid	1/3,3	5/12	300/24	300/24	200/24	200/24	300
Myambutol	Ethambutol	3,1	9,6	1400/24	1000/24	1000/24	400/24	800
Rifa	Rifampicin	4,5	4,5	600/24	600/24	600/24	600/24	600
Streptothenat	Streptomycin	2,6	100	1000/24	500/48	500/48	0/48	250
Pyafat (oral)	Pyrazinamid	12	13	2000/24	2000/24	2000/24	1500/24	?
Ektebin	Protionamid	1,5		750/24	750/24	750/24	500/24	?

Malaria-Mittel

Resochin	Chloroquin	4/48	300	300	150/8	?	?
Chininum	Chinin	13	15	600/12	600/12	600/12	600

Antimykotika

Amphotericin	Amphotericin B	24	35	50/24	50/24	50/24	50
Ancotil	Flucytosin	41	50	2500/8	2500/24	0/48	2500
Nizoral (oral)	Ketoconazol	3	2	200/12	200/12	200/12	?
Diflucan	Fluconazol	25	110	400/24	200/24	200/48	200

Virustatika

Zovirax	Aciclovir	2,5	25	750/8	500/12	500/24	750
Cymeven	Ganciclovir	4,2	29	300/12	300/24	100/24	?
Retrovir	Azidothymidin = Zidovudin	1,0	1,9 (52)	200/8	100/8	100/8	200
Videx (oral)	Didanosin	1,4	?	200/12	?	?	?
Foscavir	Foscarnet	4,5	120	4000 mol/8	2000 mol/48	0/48	4000 mol

Pharmaka und Niere

23

Tabelle 63 Fortsetzung

Eliminationshalbwertszeit ($t_{1/2}$) in Stunden. Normale Nierenfunktion (norm), mittelgradige Niereninsuffizienz (insuff) bei einem Serumkreatininwert von 250 µmol/l, Anurie (anur). Dosis (D) pro Dosierungsintervall (T) in mg/h. Die Dosis nach Hämodialyse (D_{hd}) ergibt sich aus der Summe der Dosis, die den Eliminationseffekt bei Dialyse ersetzt (D_{supp}), sowie der Dosis bei Anurie (D_{anur}).

Präparate (Auswahl)	Wirkstoff	Halbwertszeit ($t_{1/2}$)		Dosierung (D/T)			D_{hd}	
		norm	anur	norm	insuff	anur		$(D_{anur} + D_{supp})$
Anaerobier-/Protozoen-Mittel und andere Antibiotika								
Clont	Metronidazol	10	11 (34)	500/12	500/12	500/24	500/24	500
Bactrim	Sulfamethoxazol	9	50	800/12	500/24	400/24	400/24	400
	Trimethoprim	10	24	160/12	160/24	160/24	160/24	160
Pentacrinat	Pentamidin	100	300	300/24	?	?	?	?
Vibramycin	Doxycyclin	23	23	200/24	200/24	200/24	200/24	200
Fosfocin	Fosfomycin	1,5	20	5 000/8	5 000/24	2 500/24	2 500/24	5 000
Paraxin	Chloramphenicol	2,5	7	1 000/8	1 000/8	1 000/12	1 000/12	1 000

Indikationen und Methoden

➤ **Behandlung von Blutungen:**
  – *Ursachen* für Blutungen aus renalen Gefäßen:
    • Hauptursache: Ärztliche diagnostische (Nierenpunktion) oder therapeutische (z. B. Nephrostomien) Eingriffe.
    • Seltenere Ursachen: Perforierende Verletzungen nach Traumata (Verkehrsunfälle, Messerstiche), spontane Blutungen aus Aneurysmata oder AV-Fisteln.
  – *Blutungen als Indikationen zur Embolisation:*
    • Persistierende Blutungen.
    • AV-Fisteln auch ohne Blutung, wenn die Größe der Fistel eine Minderperfusion von nachgeschaltetem Parenchym evtl. mit renaler Hypertonie bedingt.
  – *Methode:* Die superselektive Embolisation ist die Methode der Wahl. Je nach Morphologie der Blutungsquelle kommen Mikrospiralen, abwerfbare Ballons, Ethibloc, Kollagen, Zyanoakrylat oder Alkohol zur Anwendung. Größere Gefäße erfordern in der Regel die Anwendung von Spiralen oder abwerfbaren Ballons (vgl. Tabelle 64 S. 340).
➤ **Behandlung von Angiodysplasien:** Hämangiome und Gefäßmalformationen der Nieren können mit Hypertonie und Mikro-/Makrohämaturie einhergehen. Diese sehr seltenen Krankheiten betreffen zumeist die Ebene der Segmentarterien. Um Rezidive nach Intervention zu vermeiden, wird in der Regel ein kapillärer Verschlußtyp mit Lipiodol oder Ethibloc angestrebt (vgl. Tabelle 64 S. 340).
➤ **(Teil)-Organausschaltung:**
  – *Indikationen:* Hauptindikation ist die spontane Blutung bei Inoperabilität. Bei Stabilisierung des Patienten ist eine Operation zu einem späteren Zeitpunkt indiziert.
  – *Therapeutische Ziele:* Behandlung von Blutungskomplikationen, paraneoplastischen Symptomen sowie Tumorschmerzen.
  – *Methode:* Teilembolisationen durch superselektive Interventionen sowie Totalembolisationen (palliative Maßnahmen).
  – *Erfolge:* Eine Verlängerung der Überlebenszeit nach palliativer Tumorembolisation wurde nachgewiesen. Technisch wird eine kapilläre Embolisation mittels Ethibloc, Butylzyanoakrylat oder Alkohol angestrebt.
  – *Schmerzbekämpfung während des Eingriffs:* In der Regel ist eine Periduralanästhesie erforderlich.
➤ **Renoparenchymatöse Hypertonie und Nephrotisches Syndrom:**
  – *Indikationen und Methode:*
    • Bei sehr seltener medikamentös und mittels optimaler Dialyse und Ultrafiltration nicht beherrschbarer arterieller Hypertonie bei renovaskulären oder renoparenchymatösen Schrumpfnieren als Alternative zur Nephrektomie (ein- oder beidseitige Embolisation).
    • Konservativ nicht beherrschbares Nephrotisches Syndrom, allerdings meist mit der Konsequenz einer anschließenden Nierenersatztherapie. Technisch empfiehlt sich eine kapilläre Embolisation mit Lipiodol, Ethibloc oder Alkohol.

24.1 Embolisation der Niere

Materialien und Durchführung

➤ Die Tabelle 64 zeigt eine Übersicht über die wichtigsten derzeit angebotenen Embolisationsmaterialien und das zugehörige Indikationsspektrum.

Tabelle 64   Embolisationsmaterialien

Embolisat	Indikationen, Verschlußebene
Abwerfbare Ballons	
– Latexballons	Gezielter, permanenter umschriebener Gefäßverschluß
– Silikonballons	Z. n. Aneurysma, AV-Malformationen
Spiralen (umschriebener, permanenter Gefäßverschluß)	
– Makrospiralen	
GAW-Drahtspiralen (Stahl)	Zentraler Verschluß der A. renalis
Jacksen-Spirale (Stahl)	
MDS-P-Spirale (Wolfram)	
Spirale P (Wolfram)	Periphere Embolisation, z. B. Blutungen
– Mikrospiralen (Platin oder Wolfram)	Für kleine Gefäße geeignet AV-Malformationen Blutungen
mit oder ohne Faserbesatz (Balt, Cook, Angiomed, Target)	
Guglielmi-Spirale (Platin)	
SPI-Spirale N (Wolfram)	
gerade Miniplatinstücke	Zur Embolisation feiner Gefäße
Gelatineschwamm (Gelfoam, periphere Gefäßokklusion, temporärer Effekt, Material resorbierbar, z. B. Blutungen)	
– Polyvinylalkohol (Ivalon, Conour)	Präkapilläre Embolisation, permanenter Verschluß, z. B. Gefäßdysplasien
– Ethibloc	Kapilläre Embolisation Nierentumorembolisation

Tabelle 64	Fortsetzung

Embolisat	Indikationen, Verschlußebene
– Kollagen (Angiostat)	Präkapilläre Embolisation AV-Dysplasien
– Zyanoakrylat (Histoacryl)	Zentraler und peripherer Verschluß, permanenter Effekt AV-Malformationen
– Äthanol 96 %	Kapilläre Okklusion
– Polidocanol (Aethoxysklerol 3 %)	Total- und Teilembolisation der Niere

➤ **Verschlußebene und entsprechende Technik:**
  – Zentrale Verschlüsse werden über 7-F-Selektivkatheter (Makrospiralen) durchgeführt.
  – Zu superselektiven und kapillären Embolisationen werden in der Regel Koaxialtechniken angewendet.

Komplikationen

➤ **Inzidenz:** Insgesamt beträgt die Komplikationsrate etwa 4 %, die Letalität 0,7 %.
➤ **Superselektives Vorgehen:** Es kann zur Embolisationsverschleppung oder zum unbeabsichtigten Verschluß von anderen Gefäßen kommen. Die Ausbildung einer sekundären Hypertonie bei begrenztem Infarkt ist selten, aber beschrieben.
➤ **Totalembolisation:** Es kann durch die komplette Organnekrose zu einem Postembolisationssyndrom kommen: Flankenschmerz, Fieber, Blutdruckerhöhung und Subileus.
➤ **Insgesamt:** Embolisatverschleppung (Lungenembolie, Thrombembolien), akutes Nierenversagen und Sepsis.

24.2 PTRA

Indikationen zur PTRA (perkutane transluminale Angioplastie)

1. Renovaskuläre Hypertonie (S. 245).
2. Zur Verbesserung der Nierenfunktion.
3. Sicherung des Organerhalts.
➤ Prinzipiell decken sich die Indikationen mit denen einer chirurgischen Intervention, wobei die Domäne der Angioplastie fibromuskuläre sowie ostiumferne arteriosklerotische Stenosen sind (Ätiologie und Formen der Nierenarterienstenosen S. 245).
➤ Die Differentialindikation zwischen Angioplastie und Operation ist im Einzelfall von der Stenosenmorphologie und den individuellen Erfahrungen des Therapeuten abhängig.
➤ Primär chirurgisch therapiert werden sollten: Raumforderungen, Dissektionen, Aneurysmata und Nierenarterienverschlüsse.

Durchführung

1. Transfemoraler Zugang in Seldinger-Technik.
2. Heparingabe (z. B. 100 E/kg KG).
3. Orientierende angiographische Darstellung.
4. Einführung eines entsprechend dimensionierten Ballonkatheters (1 – 2 mm größer als Gefäßdurchmesser).
5. Balloninflation (i.d.R. 6 – 7 atm) über 60 Sekunden, ggf. 2 – 3 × Wiederholung.
6. Angiographische Kontrolle.
7. Bei unzureichendem Ergebnis evtl. Stent-Implantation (s. S. 343).
➤ **Optional:** Intraarterielle kontinuierliche Druckmessung zur Kreislaufüberwachung. Druckgradientenmessung und Sicherung einer korrekten Katheterlage.
➤ **Postinterventionell:** Thromboyztenaggregationshemmung: Gabe von ASS (100 mg) über mehrere Tage.

Komplikationen

➤ Qualitativ und quantitativ sind die Komplikationen abhängig sowohl von der Untersuchererfahrung als auch von den anatomischen Verhältnissen.
➤ **Epidemiologie:** Schwere Komplikationen schwanken zwischen 5 – 10 %, die Gesamtmortalität beträgt 0,5 – 1 %. Bei < 3 % aller Dilatationen ist ein konsekutiver operativer Eingriff notwendig.
➤ **Allgemeine Komplikationen:** Kontrastmittel-Reaktion, Hypotonie, Embolien, Niereninsuffizienz.
➤ **Lokale Komplikation:** Hämatom an der Punktionsstelle.
➤ **Renale Komplikationen:** Dissektion, Perforation, Verschluß, Embolie, Spasmus, Ruptur, Aneurysma der Nierenarterie.

Prognose

➤ Die in Tabelle 65 dargestellten Ergebnisse stellen gemittelte Daten dar, wobei berücksichtigt werden muß, daß bei Ostiumstenosen mit aortaler Beteiligung und Nierenarterienverschlüssen die PTRA der Operation deutlich unterlegen ist.

Tabelle 65 Ergebnisse der PTRA

	FMD (%)	Arteriosklerose (%)
Technisch erfolgreich	90	70 – 85
Arterielle Hypertonie		
– Geheilt	50 – 60	20 – 30
– Gebessert	30 – 40	40 – 50
Restenose	15 – 20	20 – 40
Besserung Azotämie	30 – 50 (nicht nach Ursache differenziert)	

➤ Zunehmend mehr werden ostiumnahe arteriosklerotische Nierenarterienstenosen von erfahrenen Radiologen dilatiert und mit Stents (meist Palmarstent) versorgt (Erhaltung der Nierenfunktion und Besserung der Hypertonie).
➤ Nierenarterienstenosen in Tranplantatnieren werden mit PTRA (häufig mit Stentimplantation) behandelt.

344

23.3 Spezielle operative Therapie bei art. Hypertonie ▬▬▬

Renovaskuläre Hypertonie ────────────────────

➤ **Ziel:** Bessere Einstellbarkeit der Hypertonie und/oder Nierenfunktionserhalt.
➤ **Indikationen zur operativen Revaskularisation:**
  – Langstreckige, nicht dilatierbare Nierenarterienstenose.
  – Nierenarteriendissektion.
  – Ostiumnahe arteriosklerotische Stenose mit Einbeziehung des Abgangs (zunehmend PTRA und Stent).
  – Aneurysmen im Gefäßverlauf.
➤ **Operative Möglichkeiten (Gefäße):**
  – Thrombendarterektomie.
  – Reimplantation.
  – (Saphena-)Bypass.
  – Gore-Tex-Interponat.
➤ **Nephrektomie:**
  – *Indikationen:*
    • Einseitige, weitgehend funktionslose Schrumpfniere (Beitrag zur GFR < 20%) und
    • Resistenz gegen antihypertensive Mehrfachtherapie einschließlich ACE-Hemmer oder Kontraindikationen gegen ACE-Hemmer.
  – *Vorher untersuchen:* Nachweis der Hochdruckwirksamkeit durch seitengetrennte Reninbestimmung aus dem Nierenvenenblut.

Native Shuntmöglichkeiten

➤ **Nativer Shunt: Interne arteriovenöse Fistel** (Cimino-Brescia-Fistel, Abb. 59):
  - Die Cimino-Brescia-Fistel ist eine End-zu-Seit arteriovenöse Anastomose z. B. im Bereich des Unterarms: Subkutane Anastomose der A. radialis mit einer großen Unterarmvene – V. cephalica. Dadurch wird arterielles Blut unter hohem Druck (hohe Blutstromgeschwindigkeit) durch die Vene geführt, welche dilatiert und eine kräftige Muskelschicht entwickelt.
  - Der rasche Blutstrom verhindert die bei vielfach punktierten Venen häufige Thrombosierung.
  - Die arterialisierte Vene kann jahrelang mehrmals in der Woche mit großlumigen Kanülen punktiert werden; Blutstrom: 200–400 ml/min.
  - *Varianten der Shunt-Lokalisation:*
    • Interne arteriovenöse Anastomosen lassen sich grundsätzlich überall anlegen, wo Arterie und Vene aneinander geführt und anastomosiert werden können. Allerdings wird eine Anlage am Unter- und sekundär am Oberarm des nicht dominierenden Arms bevorzugt.
    • An der unteren Extremität ist eine Shuntanlage (meist aufgrund fehlender Zugangsmöglichkeiten im Bereich der oberen Extremität indiziert) z. B. über eine End-zu-Seit-Anastomose der V. saphena (distal durchtrennt) und der A. femoralis möglich. Dies ist jedoch ebenso wie der collare Shunt eine extreme Variante.
➤ **Vorteile des nativen Shunt:**
  - Geringe Thrombose- und Infektionsrate.
  - Zugangsmöglichkeit über viele Jahre.
➤ **Nachteile des nativen Shunt:**
  - 2–6wöchige Reifungszeit.
  - AV-Fistel-Thrombosen und -Verschlüsse.
  - Arterielles Steal-Syndrom, Shunt-Infektionen.
  - Anzahl primär nicht funktionierender Shunts: 20–30% (bedingt durch perioperative Thrombosierung, persistierend niedrige Blutflußraten). Risikofaktoren hierfür: arterielle Hypertonie, Diabetes mellitus und dünnkalibrige Venen.

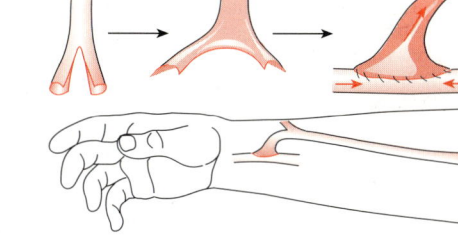

Abb. 59 Cimino-Shunt mit End-zu-Seit-Anastomose loco typico

25.1 Gefäßzugang bei chronischer Hämodialyse

Shuntmöglichkeiten unter Verwendung von synthetischem Material

➤ **Indikationen:** Der Gefäßzugang unter Verwendung synthetischer Materialien ist indiziert, wenn eine native Fistel nicht angelegt werden kann.
➤ **Methode/Materialien:**
   – Am häufigsten wird Polytetrafluoroethylene (PTFE) eingesetzt.
   – PTFE-grafts werden typischerweise gerade (distale A. radialis → V. basilica) oder als Schleifenkonfiguration (A. brachialis → V. basilica) im Bereich des Unterarms angelegt (loop).
   – Prinzipiell kann eine Shuntanlage multipel lokalisiert sein (große Variabilität hinsichtlich Länge und Durchmesser des Materials): Oberarm, Leiste (A. femoralis → V. femoralis), axilläre Verbindungen zwischen A. und V. axillares und kollare Verbindungen (A. axillaris → V. jugularis).
➤ **Vorteile der PTFE-Grafts:**
   – 2–3wöchige Reifungszeit.
   – Thrombektomie- und revisionsbeständiges Material.
➤ **Nachteile der PTFE-Grafts:** Erhöhte Thrombose- und Infektionsrate im Vergleich zu nativen Shunts.
➤ **Weitere Materialen zum Einsatz für künstliche Gefäße sind:**
   – Prothesenstück aus Teflon (wenig verformbar).
   – Prothesenmaterial aus Silastic (flexibel).
   – Dacron-Gefäßprothesen.

Permanenter zentraler Venen-Verweilkatheter

➤ **Indikationen:** Die Anlage eines permanenten zentralen Venenkatheters (z.B. Quinton PermCath, Demerskatheter) sollte auf solche Patienten beschränkt werden, bei denen eine native oder synthetische Fistelanlage nicht möglich ist (Ausschöpfung aller möglichen Gefäßzugänge).
➤ **Methode und Materialien:**
   – Meist werden doppellumige Kunststoffkatheter benutzt, die durch einen subkutanen Tunnel im rechten Vorhof plaziert werden (obligat: Radiologische Kontrolle während der Anlage).
   – Die Plazierung im Vorhof und nicht in einer zentralen Vene ist notwendig, um ein genügend großes Blutvolumen sicherzustellen.
➤ **Vorteile des Permcath:**
   – Sofort nach Anlage verwendbar.
   – Kein arterielles Stealphänomen.
   – Keine Nadelpunktion.
   – Thrombosierung des Katheterlumens erfordert primär keinen erneuten operativen Eingriff (mechanische oder fibrinolytische Lumeneröffnung).

➤ **Nachteile des Permcath:**
  – Katheterinfektion, Katheter-vermittelte Sepsis, Endokarditis.
  – Embolien und Thrombosen (evtl. Antikoagulation mit Dicumarolen).
  – Chronisch niedrigere Blutflußraten (im Mittel ca. 240 ml/min) im Vergleich zum Shunt.
  – Benutzbarkeit begrenzt (jedoch Funktionstüchtigkeit bis zu 3 Jahren in Einzelfällen beschrieben).
➤ **Einlumiger Kunststoffkatheter als Permcath:** Der Einsatz einlumiger Katheter ist zwar möglich, verschlechtert aber die Dialyseeffektivität. Ein kontinuierlicher Blutfluß ist durch wechselweises Blutansaugen und Reinfundieren in diesem Fall nicht möglich, die Blutflußraten sind geringer.

25.2 Extrakorporale Verfahren: Übersicht

Definitionen

➤ **Hämodialyse (HD)** S. 353: Extrakorporales Blutreinigungsverfahren, bei dem durch diffusiven Transport über eine semipermeable Membran *(Blut → Dialysat)* harnpflichtige Stoffe entfernt werden (vgl. Abb.).

➤ **Hämofiltration (HF)** S. 364: Extrakorporales Blutreinigungsverfahren, bei dem über eine großporige Membran ein Ultrafiltrat gewonnen wird und gleichzeitig harnpflichtige Substanzen durch konvektiven Transport „mitgerissen" werden (vgl. Abb. 60 S. 349).

➤ **Hämodiafiltration (HDF)** S. 366: Extrakorporales Blutreinigungsverfahren, bei dem gleichzeitig diffusiver und konvektiver Stofftransport über eine hochpermeable Membran stattfindet (vgl. Abb. 60 S. 349).

➤ **Hämoperfusion (HP)** S. 401: Extrakorporales Blutreinigungsverfahren, bei dem durch Adsorption an Aktivkohlepartikel oder Kunstharz eine Substanzelimination (Toxine) aus dem Blut erfolgt.

➤ **Ultrafiltration (UF):** Volumenentzug während einer HD; HF oder HDF, der durch eine hydrostatische Druckdifferenz erzielt wird.

➤ **Sequentielle Ultrafiltration** (S. 358): Alleiniger Volumenentzug während der Hämodialyse durch erhöhten Transmembrandruck und ohne Fluß von Dialysat.

➤ Die Abbildung 60 S. 349 veranschaulicht verschiedene Begriffe im Zusammenhang mit blutreinigenden Verfahren.

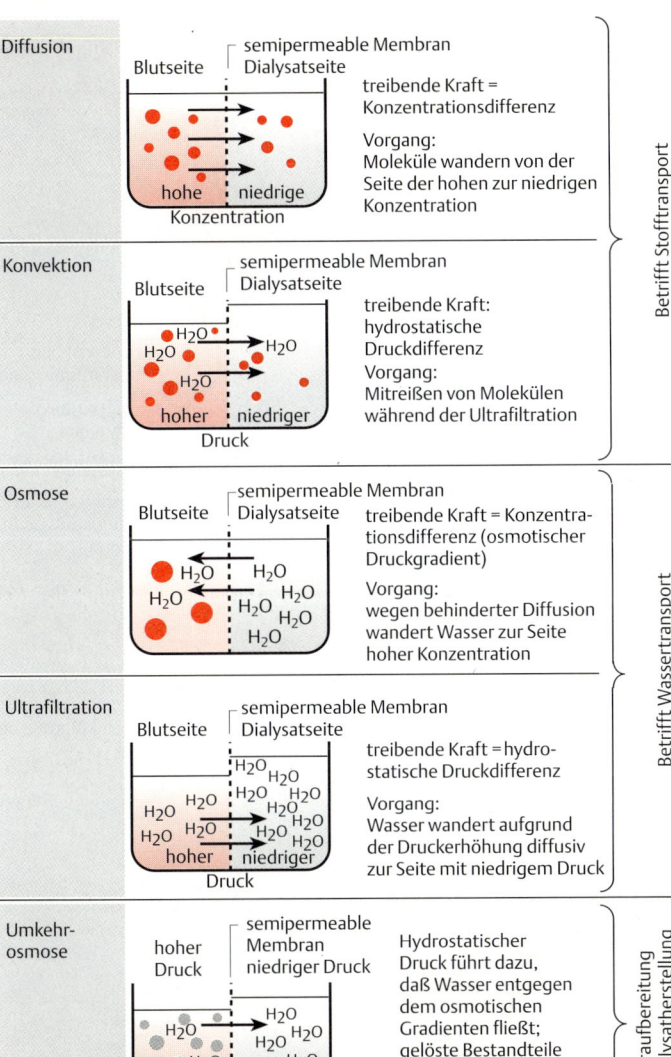

Diffusion

Blutseite · semipermeable Membran Dialysatseite

treibende Kraft = Konzentrationsdifferenz

Vorgang: Moleküle wandern von der Seite der hohen zur niedrigen Konzentration

hohe · niedrige Konzentration

Konvektion

Blutseite · semipermeable Membran Dialysatseite

treibende Kraft: hydrostatische Druckdifferenz

Vorgang: Mitreißen von Molekülen während der Ultrafiltration

hoher · niedriger Druck

Betrifft Stofftransport

Osmose

Blutseite · semipermeable Membran Dialysatseite

treibende Kraft = Konzentrationsdifferenz (osmotischer Druckgradient)

Vorgang: wegen behinderter Diffusion wandert Wasser zur Seite hoher Konzentration

Ultrafiltration

Blutseite · semipermeable Membran Dialysatseite

treibende Kraft = hydrostatische Druckdifferenz

Vorgang: Wasser wandert aufgrund der Druckerhöhung diffusiv zur Seite mit niedrigem Druck

hoher · niedriger Druck

Betrifft Wassertransport

Umkehrosmose

hoher Druck · semipermeable Membran niedriger Druck

Hydrostatischer Druck führt dazu, daß Wasser entgegen dem osmotischen Gradienten fließt; gelöste Bestandteile bleiben auf einer Seite, auf der anderen Seite erhält man entionisiertes Wasser

Wasseraufbereitung zur Dialysatherstellung

Abb. 60 Diffusion, Konvektion, Osmose, Ultrafiltration, Umkehrosmose

25.2 Extrakorporale Verfahren: Übersicht

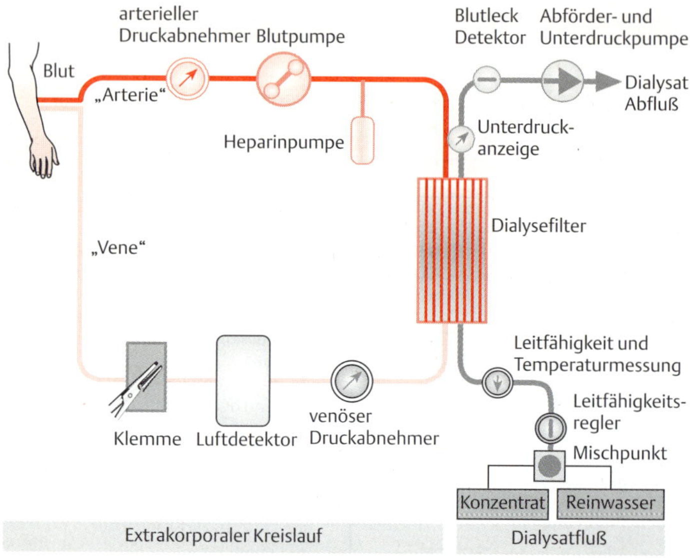

arterieller
Druckabnehmer
Blutpumpe
Blutleck
Detektor
Abförder- und
Unterdruckpumpe
Blut
„Arterie"
Dialysat
Abfluß
Heparinpumpe
Unterdruck-
anzeige
Dialysefilter
„Vene"
Leitfähigkeit und
Temperaturmessung
Leitfähigkeits-
regler
Klemme
Luftdetektor
venöser
Druckabnehmer
Mischpunkt
Konzentrat
Reinwasser
Extrakorporaler Kreislauf
Dialysatfluß

Abb. 61 Exemplarische Darstellung eines extrakorporalen Kreislaufes (Beispiel: Hämodialyse)

Extrakorporale Verfahren: Clearance

➤ Die Abbildung 62 zeigt die Clearance in Abhängigkeit von der Molekülgröße bei den unterschiedlichen extrakorporalen Blutreinigungsverfahren.

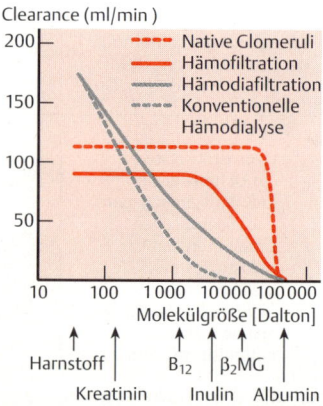

Clearance (ml/min)
200
150
100
50
Native Glomeruli
Hämofiltration
Hämodiafiltration
Konventionelle
Hämodialyse
10
100
1 000
10 000
100 000
Molekülgröße [Dalton]
Harnstoff
Kreatinin
B12
Inulin
β2MG
Albumin

Abb. 62 Clearance in Abhängigkeit von der Molekülgröße bei den unterschiedlichen Verfahren

Tabelle 66 Approximierte und berechnete Werte für die Clearance unterschiedlicher Substanzen bei den verschiedenen Verfahren

	HD	HDF Postdilution 12 l	HDF Prädilution 90 l	HF Postdilution 30 l	HF Prädilution 30 l	HF Prädilution 90 l
Clearance HN (ml/min)	248	275	300	100	110	150
Clearance PO_4 (ml/min)	176	240	280	100	110	150
Clearance Vit B_{12} (ml/min)	84	180	200	100	110	150
UF-Koeffizient (ml/min × mmHg)	7,5	bis 55	bis 55	bis 55	bis 55	bis 55
Blutfluß QB (ml/min)	300	300	300	300	300	300
Dialysatfluß QD (ml/min)	500	500	500	–	–	–
Filtratfluß QF (ml/min)	–	60	300	100	160	300
Oberfläche (m²)	1,8	1,8	1,8	1,8	1,8	1,8
Filter z. B.	F8	HF80	HF80	HF80	HF80	HF80

Prä- und Postdilution s. S. 264
HD = Hämodialyse; HDF = Hämodiafiltration; HF = Hämofiltration; HN = Harnstoff
PO_4 = Phosphat; UF = Ultrafiltration

25.2 Extrakorporale Verfahren: Übersicht

Wichtige Formeln

➤ Die Abbildung 63 stellt wichtige Formeln im Zusammenhang mit extrakorporalen Blutreinigungsverfahren dar.

Clearance (HD) $\quad C = QB \dfrac{cBi-cBo}{cBi}$

Clearance (HF) $\quad C = QF \times s$

Clearance (HDF) $\quad C = QB \dfrac{cBi-cBo}{cBi} + QF \dfrac{cBo}{cBi}$

Stofftransport bei Diffusion $\quad mD = \dfrac{1}{R} \times A \times \Delta c_m$

Gesamtwiderstand $\quad Ro = RB + RM + RD$

Stofftransport bei Konvektion $\quad mK = QF \times cB \times s$

wobei $\quad Qf = Kp \times A \times (\Delta pm - \Delta \pi)$
und $\quad s = \dfrac{cF}{cB}$

Abb. 63 Wichtige Formeln im Zusammenhang mit extrakorporalen Blutreinigungsverfahren

QB = Blutfluß (ml/min)
QF = Filtratfluß (ml/min)
cBi = Konzentration im Blut beim Eintritt (mmol/l)
cBo = Konzentration im Blut beim Austritt (mmol/l)
A = Oberfläche (m^2)
mD = die durch Diffusion transportierte Stoffmenge
mK = die durch Konvektion transportierte Stoffmenge
s = Siebkoeffizient
cB = mittlere Blutkonzentration
Δpm = transmembranäre Druckdifferenz
$\Delta \pi$ = osmotische Druckdifferenz
Δcm = mittlere log. Konzentrationsdifferenz
Ro = Gesamtwiderstand
RB = Widerstand auf der Blutseite
RM = membranbedingter Widerstand
RD = Widerstand auf der Dialysatseite
cF = Stoffkonzentration im Filtrat
Kp = hydraulischer Permeationskoeffizient

Grundlagen

➤ Die Hämodialyse ist ein extrakorporales Nierenersatzverfahren zur Entfernung harnpflichtiger Substanzen und überschüssiger Flüssigkeit aus dem Blut.

➤ **Ziel:** Wiederherstellung des homöostatischen Gleichgewichts des Elektrolyt-, Säure-Basen- und Wasserhaushalts des Körpers.

➤ **Prinzip** (s. Abb. 60 S. 349):
– Austausch von gelösten Bestandteilen zwischen zwei Flüssigkeiten durch Exposition der einen (Blut) gegenüber einer anderen Flüssigkeit (Dialysierflüssigkeit) entlang einer semipermeablen Membran.
– Die treibende Kraft für den Stofftransport ist die *Konzentrationsdifferenz*, d. h. Elektrolyte und harnpflichtige Substanzen aus dem Blut wandern zum Ort mit der niedrigeren Konzentration (Diffusion). Dabei passieren sie die Dialysemembran (Permeation). An der Permeation können nur Moleküle teilnehmen, die kleiner als die Poren der Dialysemembran sind; daher wird die Membran als semipermeabel bezeichnet. Größere Moleküle bleiben auf der Blutseite bzw. auf der Dialysatseite. Um diese Konzentrationsdifferenz auszugleichen, wandert Wasser von der Dialysatseite auf die Blutseite (Osmose) und umgekehrt.
– *Ultrafiltration:* Während der Hämodialyse kann neben dem Transport von gelösten Teilen auch der Transport von Flüssigkeit (Plasmawasser) eingestellt werden. Die hierfür benötigte treibende Kraft ist eine *hydrostatische Druckdifferenz*. Bei der Ultrafiltration werden gleichzeitig gelöste Substanzen „mitgerissen" (*Konvektion*). Aufgrund der Membraneigenschaften wandern auch hier nur Moleküle bis zu einer bestimmten Größe auf die andere Seite.

➤ **Zusammengefaßt** spielen bei der Hämodialyse folgende Vorgänge eine Rolle: Gelöste Teilchen wandern nach dem Prinzip der Diffusion und der Konvektion, Wasserverschiebungen finden statt durch Ultrafiltration und entlang eines osmotischen Gradienten.

➤ **Stofftransportgeschwindigkeit:**
– Folgende Faktoren bestimmen die Stofftransportgeschwindigkeit: Bei reiner Diffusion sind dies die Membranoberfläche, die Konzentrationsdifferenz und die Summe der Stofftransportwiderstände im Blut, im Dialysat und an der Membran.
– Die höchste Stofftransportgeschwindigkeit wird bei einer großen Membranoberfläche, einem hohen Konzentrationsgefälle und einem niedrigen Gesamtwiderstand erreicht. Das Konzentrationsgefälle ist bei Gegenstromführung von Blut und Dialysat am größten. Die Einzelwiderstände hängen von der Größe der Moleküle und von der Membranstruktur ab.
– Bei Ultrafiltration (S. 357) und der damit gekoppelten Konvektion wird der Stofftransport zusätzlich durch die transmembranäre Druckdifferenz, den hydraulischen Permeationskoeffizienten und den Siebkoeffizienten (beides Membraneigenschaften) beeinflußt. Die beiden Koeffizienten sind wiederum abhängig von dem Molekulargewicht und der Membranstruktur.

25.3 Hämodialyse (HD)

Technik

➤ Über eine Kanüle im Gefäßzugang (z.B. Cimino-Fistel) beginnt die „arterielle" Seite des extrakorporalen Kreislaufes (s. Abb. 61 S. 350).

➤ Das Blut wird mit Hilfe einer Blutpumpe weitergefördert, wobei vor der Blutpumpe noch ein „arterieller" Druckabnehmer vorgeschaltet ist, der bei einem zu hohen Unterdruck alarmiert und die Blutpumpe zum Stoppen bringt. Der zu hohe Unterdruck entsteht z.B. durch Ansaugen der Nadel an der Gefäßwand (bis zur Blutpumpe herrscht ein negativer Druck).

➤ Das Blut wird über den Hämodialysefilter geleitet und gelangt in eine „venöse" Luftfalle, in der die Luftblasenentstehung vermindert werden soll. Daran befindet sich ein Luftdetektor, der bei Luftblasenentstehung einen blutseitigen Alarm auslöst und eine anschließende Klemme aktiviert.

➤ Hinter dem Dialysator befindet sich auch ein „venöser" Druckabnehmer, der bei zu hohen Drücken alarmiert und die Blutpumpe stoppt. Der Druck hinter der Blutpumpe ist ein positiver Druck. Ein Anstieg über den oberen Normwert hinaus bedeutet, daß das Blut gegen einen erhöhten Widerstand gefördert werden muß. Dies kann z.B. der Fall sein, wenn sich in der Luftkammer Koagel bilden oder wenn die Rückgabe des Blutes über die „venöse" Kanüle nicht mehr gewährleistet ist.

➤ Der extrakorporale Kreislauf endet an der „venösen" Kanüle (s. Abb. 61 S. 350).

➤ Am Schlauchsystem befinden sich sowohl auf der „arteriellen" Seite als auch auf der „venösen" Seite Injektionsmuffen.

➤ Nach Beendigung der Dialyse erfolgt nach jedem Patienten eine chemische geräteseitige Desinfektion mit anschließendem Spülprogramm. Vor Beginn der nächsten Dialyse wird das Gerät auf Desinfektionsmittelrückstände überprüft.

➤ Vor Beginn der Dialyse werden die Schlauchsysteme und der Dialysator mit physiologischer Kochsalzlösung entlüftet.

Blutfluß

➤ Der Blutfluß im extrakorporalen Kreislauf wird durch eine Blutpumpe gesteuert. Diese muß atraumatisch und stufenlos regelbar sein. Meistens handelt es sich um okklusive Rollerpumpen. (Okklusiv bedeutet, daß bei einem Stillstand der Pumpe kein Blut zurückfließen kann.)

➤ Die Höhe des Blutflusses sollte zumindest 100 ml/min betragen, da sonst die Gefahr der Gerinnselbildung zu hoch und die Dialyse nicht effektiv ist. Die maximale Blutflußgeschwindigkeit ist abhängig von dem Shuntgefäß. In der Regel sollten 350 ml/min nicht überschritten werden.

➤ Die Clearance dialysierbarer Substanzen ist insbesondere im niedermolekularen Bereich vom Blutfluß abhängig, d.h. daß bei einer schonenden Entfernung harnpflichtiger Substanzen (wie bei der Andialyse = Erstdialyse bzw. erste drei Dialysen) ein niedriger Blutfluß gewählt werden soll und bei chronischen Hämodialysepatienten über eine Steigerung des Blutflusses eine höhere Clearance niedermolekularer Substanzen erreicht werden kann.

Dialysat

➤ Die Dialysierflüssigkeit wird aus „Reinwasser" und Konzentrat hergestellt, üblicherweise in einem Mischungsverhältnis von 35 : 1.

1. **Reinwasserherstellung:** Hierzu wird Rohwasser (Trinkwasser) speziell aufbereitet. Das Wasser wird über folgende Vorrichtungen geleitet:
   - *Enthärter:* Ändert die Ionenzusammensetzung (Kalzium und Magnesium werden gegen Natrium ausgetauscht).
   - *Adsorptionsfilter:* Aktivkohle adsorbiert niedermolekulare, nichtionisierte, gelöste Substanzen, wie Pyrogene und Bakterien.
   - *Feinschmutzfilter* (entfernt Teilchen $> 5\,\mu m$).
   - *Umkehrosmose-Anlage* zur Entionisierung: Das Wasser wird mit hohen Drücken entgegen dem osmotischen Druck gegen eine semipermeable Membran gepreßt (siehe Abb. 60, S. 349). Dadurch werden Ionen, organische Substanzen bis 200 Dalton, Viren u.a. Mikroorganismen zurückgehalten. Danach steht Reinwasser mit vernachlässigbarem Ionengehalt zur Verfügung.

2. **Zusätze:**
   - Dem aufbereiteten Wasser werden die gewünschten Elektrolyte, in Form eines Konzentrates, eine Puffersubstanz und evtl. auch Glukose zugeführt. Elektrolytkonzentrat und Puffer werden im Fall der Bikarbonatdialyse (s.u.) in getrennten Behältern aufbewahrt, im Fall der Acetatdialyse (s.u.) in einem Behälter.
   - *Elektrolytkonzentration im Dialysat* (die Elektrolytzusammensetzung kann je nach Bedarf angepaßt werden, z.B. weniger Kalzium bei Hyperkalzämie oder weniger Kalium bei ausgeprägter Hyperkaliämie). Beispiel:
     • Natrium 135 – 140 mmol/l.
     • Kalium 2 – 3 mmol/l.
     • Magnesium 0,5 mmol/l.
     • Kalzium 1,75 mmol/l.
     • Chlorid 103 mmol/l.
   - *Puffer:* Als Puffersubstanz wird Bikarbonat oder Acetat eingesetzt, wobei Bikarbonat (Standardpuffer) deutlich kreislaufverträglicher ist. Acetat muß im Körper erst zu Bikarbonat verstoffwechselt werden und führt häufig zu Blutdruckabfällen, Kopfschmerzen und Krämpfen.

3. **Temperatur:** Nach der Mischung von Reinwasser und Konzentrat wird das Dialysat über einen Heizkörper geleitet, der das Dialysat auf ca. 36,5 °C erwärmt.

4. Die **Mischung** des Dialysates wird durch einen Leitfähigkeitsregler gesteuert und überprüft (mit Leitfähigkeit ist die elektrische Leitfähigkeit des Wassers gemeint, in dem Elektrolyte gelöst sind, die in Form von Ionen dissoziieren). Die Leitfähigkeit ist abhängig von der Konzentration der Elektrolyte, vom pH-Wert und von der Temperatur der Flüssigkeit. Einheit der Leitfähigkeit: Siemens/cm.

5. Vor dem Dialysator befindet sich noch eine **Entgasungsanlage**, die verhindern soll, daß gelöste Gase zum Dialysator gelingen und damit in den extrakorporalen Kreislauf gelangen können.

6. Eine Abförderpumpe regelt den **Dialysatfluß** und baut den **Unterdruck** auf, der für eine Ultrafiltration nötig ist. Die Dialysegeräte sind mit Meßsystemen ausgestattet, die eine genaue Bilanzierung ermöglichen.

25.3 Hämodialyse (HD)

Dialysatoren

➤ Der Dialysator ist die Schnittstelle zwischen Blut und reinigender Dialysierflüssigkeit und ist damit die eigentliche „künstliche Niere".

➤ **Reinigungsleistung von Dialysefiltern:**
  – Eine Leistungsgröße, die in Anlehnung an die Nierenphysiologie als Clearanceleistung bezeichnet wird (Formel s. Abb. 63 S. 352) beschreibt die Reinigungsleistung von Dialysefiltern.
  – Ein weiteres Charakteristikum von Dialysemembranen ist der *Ultrafiltrationskoeffizient*: Ultrafiltrationskoeffizient = ml Volumen, die pro Stunde entlang der Membran pro mmHg des transmembranären Druckgradienten gepreßt werden. Einheit: ml/h/mmHg.

➤ **Voraussetzungen für einen Dialysefilter:**
  – Die Austauschfläche muß ausreichend groß sein, um eine gute Clearance erreichen zu können.
  – Das Material muß für die Drücke, die während der Behandlung auftreten, strapazierfähig sein.
  – Das Füllvolumen sollte möglichst gering sein.
  – Die Widerstände dürfen nicht zu hoch sein.
  – Das Material sollte nicht toxisch oder thrombogen sein.
  – Die Reaktion des Körpers auf das Fremdmaterial, wie Komplementaktivierung, sollte möglichst gering sein (d. h. gute Biokompatibilität).

➤ **Geräteaufbau** (Abb. 64 S. 357):
  – Die Dialysatoren bestehen aus einem Gehäuse, Deckel und Dichtungsringen, die die Dialysemembran (s. u.) umschließen.
  – Von der Bauform unterscheidet man Spulen-, Platten- und Kapillar-Dialysatoren, wobei in letzter Zeit fast nur noch Kapillar-Dialysatoren zum Einsatz kommen.

➤ **Dialysemembran:** Die Dialysemembran ist ein Gebilde mit Poren unterschiedlicher Größe, die Moleküle nur bis zu einer bestimmten Größe durchlassen.
  – *Aufbau:* Die Membranen sind symmetrisch oder asymmetrisch gebaut, wobei für die Hämodialyse symmetrische Membranen eingesetzt werden. Als asymmetrisch werden Membranen bezeichnet, die aus einer dünnen Innenschicht, welche die Leistung des Dialysators im wesentlichen bestimmt, und aus einer groben Unterschicht, die als tragende Stütze dient, bestehen. Die asymmetrischen Membranen haben eine hohe Festigkeit. Symmetrische Membranen bestehen nur aus einer homogenen Schicht.
  – *Nichtsynthetische Membranen:* Cuprophan, Hämophan, Cupramonium.
  – *Synthetische Membranen:* Polyacrylnitril, Polysulfon, Polyamid, Polymethylmethacrylat, Polykarbonat u. a.
  – *Biokompatibilität:* Manche Membranen (insbesondere Zellulosemembranen) aktivieren das Komplementsystem und das Zytokinsystem. Vermutlich führt diese Aktivierung zu Hypotension bis hin zur anaphylaktischen Reaktion. Auch chronische dialyseassoziierte Schädigungen, wie z. B. Amyloidose, können bei Einsatz von nicht-biokompatiblen Membranen auftreten.
  – *Membranoberfläche:* Üblich sind 0,8 – 1,6 m², wobei eine kleine Oberfläche für kleine Personen und für „schonende" Dialysen gewählt wird.

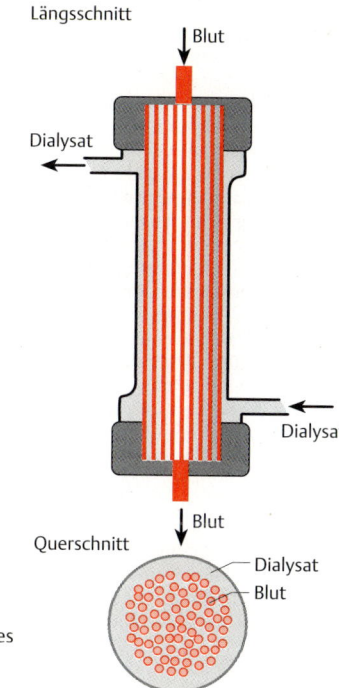

Abb. 64   Schematische Darstellung eines
Kapillar-Dialysators

➤ **Ultrafiltrationskoeffizient** eines Dialysators: Dieser Faktor besagt, wieviel Flüssigkeit pro Stunde pro mmHg des Transmembrandruckes entzogen werden kann. Die Einheit ist ml/mmHg/h. Man unterscheidet „low-flux" und „high-flux"-Dialysatoren, wobei die „high-flux-Dialysatoren" einen Ultrafiltrationsfaktor > 10 ml/mmHg/h leisten. Low-flux-Dialysatoren besitzen einen Ultrafiltrationsfaktor von 2–8 ml/mmHg/h.
➤ Das **Blutfüllvolumen** eines Kapillar-Dialysators beträgt 50–120 ml.
➤ **Sterilisation:** Dialysatoren sind wie die gesamten Schlauchsysteme sterilisiert. Meist wird die chemische Sterilisation mit Ethylenoxid (ETO) gewählt, alternativ Dampfsterilisation.

Ultrafiltration

➤ Die **Ultrafiltration (UF)** ist eine Option, die während der Dialyse eingestellt werden kann. An der Hämodialyse ist nur über eine UF ein Flüssigkeitsentzug möglich. Ein Flüssigkeitsentzug ist dann nötig, wenn klinische Zeichen der Überwässerung vorhanden sind und eine konservative Therapie nicht ausreichend bzw. nicht möglich ist (da keine Restdiurese). Die Höhe der UF wird nach klinischen Kriterien oder anhand des Trockengewichtes bestimmt. Trockengewicht: Gewicht das anhand von klinischen, radiologischen (keine Hinweise auf Flüssigkeitseinlagerung im Röntgen-Thorax-Bild) und sonographischen Kriterien (V. cava inspiratorisch kollabiert) als Körpergewicht, nach Entfernung überschüssiger Flüssigkeit, festgelegt wird.

➤ **Ultrafiltrat:** Plasmawasser, das aus dem Blut abfiltriert wird. Um eine Ultrafiltration zu erzielen, ist ein Druckunterschied zwischen Blutseite und Dialysatseite notwendig (Druck ist auf der Blutseite höher als auf der Dialyseseite). Die Druckdifferenz zwischen Blut- und Dialysat ist der Transmembrandruck (TMP).

➤ **Gewichtsabnahme pro Stunde:**
– Die Gewichtsabnahme ist das Produkt von Ultrafiltrationskoeffizient und Transmembrandruck, d. h. daß die Gewichtsabnahme um so höher ist, je höher der Ultrafiltrationskoeffizient und/oder der Transmembrandruck ist.
– Die Gewichtsabnahme des Patienten wird in der Regel zu Beginn der Dialyse am Gerät eingegeben, wobei maximal 800 – 900 ml/h entzogen werden sollten. Während einer vierstündigen Hämodialyse ist eine Gewichtsabnahme von 3200 – 3600 ml möglich. Eine höhere Ultrafiltration kann dann z. B. durch eine Verlängerung der Dialysezeit erreicht werden.

➤ **Variante: Sequentielle Ultrafiltration:**
– *Synonym:* Bergström Verfahren (nach dem Erstbeschreiber benannt).
– *Indikation:* Die sequentielle Ultrafiltration ist eine Möglichkeit, die Utrafiltrationsrate zu erhöhen; das Verfahren hat sich insbesondere bei Patienten mit instabiler Herz-Kreislauf-Situation bewährt.
– *Methode:* Die Dialysierflüssigkeit wird am Dialysator vorbeigeführt, d. h. es findet eine reine Ultrafiltration ohne gleichzeitige Dialyse statt (s. Abb.). Die übliche UF-Rate pro Stunde beträgt ca. 1600 ml/h. Üblicherweise wird ca. eine halbe Stunde sequentiell ultrafiltriert. Sequentielle UF stets zu Beginn der Dialyse wegen deutlichem Serum-Na-Anstieg.

Antikoagulation

➤ **Indikation:** Bei Übertritt des Blutes in den extrakorporalen Kreislauf ist eine Antikoagulation notwendig. ..

➤ **Heparinisierung:**
– Üblicherweise wird hochmolekulares Heparin benutzt, welches über eine Heparinpumpe oder über eine Injektionsmuffe verabreicht wird.
– Beim Spülvorgang und Entlüften des Systems vor Beginn der Hämodialyse wird Heparin zur physiologischen Kochsalzlösung hinzugefügt, um durch eine Benetzung der Dialysemembran die Gerinnselbildung im Dialysator zu verringern und dadurch auch den Gesamtbedarf an Heparin pro Hämodialyse einzuschränken.
– *Bedarf:*
• Der Heparinbedarf ist vom Patienten, vom Blutfluß und vom Dialysator abhängig. Es muß so viel Heparin verabreicht werden, daß sich im System keine Gerinnsel bilden, andererseits darf das Blutungsrisiko für den Patienten nicht zu hoch sein.
• Der Heparinbedarf während einer Hämodialyse beträgt 5000 – 10 000 IE, die entweder als single-shot (einmalige Gabe zu Beginn der Dialyse) oder kontinuierlich verabreicht werden.

– *Dosis:* Initialdosis von 2000–3000 IE, gefolgt von einer kontinuierlichen Gabe der restlichen Einheiten über einen Perfusor (Heparin für den Perfusor mit NaCl 0,9 % verdünnen, 500–2500 IE/h).
– *Dosisanpassung:*
  • Zur Überprüfung der Heparindosierung steht die „bedside"-Methode ACT-Kontrolle (**A**ctivated-**C**lotting-**T**ime) zur Verfügung. Einheit des ACT: Sekunden, manchmal wird ACT in % des Ausgangswertes (z. B. 150–200 %) angegeben.
  • Für die individuelle Dosisanpassung wird das Ausgangs-ACT bestimmt. Das Heparin wird dann so dosiert, daß der Ausgangswert um 30–60 Sekunden überschritten wird. Der ACT während der HD liegt dann üblicherweise zwischen 150–250 Sekunden.
– *Nebenwirkungen:* Blutung, anaphylaktische Reaktionen, Haarausfall, Osteoporose, Thrombozytopenie, Hautnekrosen, Hypotonie, Priapismus, Bradykardie, Transaminasenanstieg.
➤ **Alternativ**, z. B. bei Nebenwirkungen von hochmolekularem Heparin, kann niedermolekulares Heparin (Fragmin) eingesetzt werden. Die Dosierung erfolgt anhand der Vorgaben des Herstellers, welche sich nach dem Körpergewicht richten. Die Kontrolle der Antikoagulation sollte im Anti-Faktor Xa-Test erfolgen. Dieser ist allerdings aufwendiger.
➤ **Blutungsgefährdeter Patient:**
– Minimal-Heparinisierung, d. h. Ausgangs-ACT sollte nur um 10–20 Sekunden verlängert sein.
– Blutflußerhöhung sofern möglich.
– Dialysatoren mit größerer Oberfläche und niedrigem Heparinbedarf.
– Evtl. regionale Antagonisierung mit Protamin, d. h. Protamingabe in äquipotenter Dosis hinter dem Dialysator (nicht mehr gebräuchlich).
  ◉ *Cave:* freies Protamin verursacht Blutdruckabfall, anaphylaktische Reaktion, Bradykardie, daher sorgfältige Überwachung auch nach der Dialyse).
– Regionale Antikoagulation mit Citrat (zunehmend gebräuchlich bei kontinuierlichen Verfahren).
– Antikoagulation mit Prostazyklin.

Komplikationen

➤ Die Tabelle 67 gibt einen Überblick über Ursachen und Therapie der Komplikationen bei Hämodialyse.

25.3 Hämodialyse (HD)

Tabelle 67 Symptome, Ursache und Therapie der Komplikationen bei Hämodialyse

Symptom	Ursache	Therapie/Maßnahmen
Hypotonie		Unabhängig von Ursache: Kopftieflage 100 – 250 ml NaCl 0,9 % evtl. Humanalbumin (nur in Ausnahmefällen) wenn erforderlich Katecholamine ggf. Dialyse-Abbruch
	Zu hohe Ultrafiltration	UF pro Stunde reduzieren sequentielle Ultrafiltration Dialysezeit verlängern Überprüfung des Trockengewichts
	Natrium-Depletion	10 – 30 ml 10 – 20 % NaCl Natrium im Dialysat erhöhen
	Herzrhythmusstörungen	Ursache suchen und beseitigen, z. B. Elektrolytentgleisung Medikamentöse Therapie je nach Rhythmusstörung
	Akute Herzinsuffizienz	Soweit möglich Ursachenbekämpfung; meist Dialyseabbruch notwendig
	Perikarderguß	Bei V. a. Perikarditis möglichst niedrige Heparinisierung Bei symptomatischer Herzbeuteltamponade Abbruch der HD
	Luftembolie	Sofortige Unterbrechung des Blutrückflusses
	Blutverlust (extern)	Blutschlauchsysteme überprüfen Bei Dialysemembranruptur Austausch des Dialysators Bei Sickerblutung aus Einstichstelle Nadel entfernen und Neupunktion
	Blutverlust (intern)	Therapie nach Diagnose
	Anaphylaktische Reaktion	Alle Infusionen stoppen Prednisolon, H_1- und H_2-Blocker bei Schock zuerst Adrenalin
	Sepsis	Asservieren von Blutkulturen, ggf. Abbruch der HD, Fortführung unter Intensivmaßnahmen

Nierenersatztherapie bei chronischer Niereninsuffizienz

Tabelle 67   Fortsetzung

Symptom	Ursache	Therapie/Maßnahmen
	Neigung zur Hypotonie	Andere Dialyseverfahren (Hämofiltration oder Hämodiafiltration) in Erwägung ziehen Evtl. Sympathomimetika
Hypertonie	Dauerhafte Hypertonie	Einstellung der Hypertonie Diätfehler überprüfen und evtl. auf zu hohe Gewichtszunahme hinweisen
	Hartwasser-Syndrom bei Ausfall der Umkehrosmose (Hyperkalzämie)	Anlage überprüfen, ggf. Abbruch, bis Schaden beseitigt
	Dysäquilibrium-Syndrom	Abbruch der HD Evtl. Steigerung der HD-Frequenz Verkürzung der HD-Zeit Kleinere Membranoberfläche
	Anaphylaktische Reaktion	s. o.
Übelkeit/ Erbrechen	Hyper-/Hypotonie	Symptomatisch und Ursachenbekämpfung
	Dysäquilibrium-Syndrom	s. o.
	Hartwasser-Syndrom	s. o.
	Pyrogenreaktion	s. o.
	Anaphylaktische Reaktion	s. o.
Muskelkrämpfe	Hohe Ultrafiltration/ Natriumdepletion	Ultrafiltration stoppen Trockengewicht überprüfen Massage, Kühlung, Kompression 10 – 30 ml 10 – 20 % NaCl 40 – 60 ml Glukose 40 % Evtl. Benzodiazepine i. v.
Synkope	Blutdruckabfall	Volumen Kopftieflage Monitor
	Krampfanfall	Rezidiv-Prophylaxe Antikonvulsiva
	Rhythmusstörungen	Überprüfen der Vitalwerte Monitor
	Kardiale Synkope	Reanimation
	Hypoglykämie	40 % Glukose i. v. über Dialysezugang

25

Fortsetzung Tab. 67 ▸

Tabelle 67   Fortsetzung

Symptom	Ursache	Therapie/Maßnahmen
Psychische Alteration	Dysäquilibrium	s. o.
	Hartwasser-Syndrom	s. o.
	Hypoglykämie	s. o.
	Intoxikation	Medikamenten-/Alkohol-Anamnese Medikamentenscreening
	Hypotonie	s. o.
Zerebraler Krampfanfall	Zerebrales Krampfleiden Hypo-/Hypertonie Hypo-/Hypernatriämie Luftembolie Dysäquilibrium Enzephalitis, Meningitis Medikamente	Antkonvulsiv behandeln, dann Ursachensuche und Beseitigung
Cephalgie	Hypertensive Krise	Blutdruckeinstellung
	Disäquilibrium	s. o., evtl. Glukosezugabe zum Dialysat
	Hartwasser-Syndrom	s. o.
	Hypo-/Hypernatriämie	Langsamer Ausgleich
	chron. Subduralhämatom	Ggf. neurochirurgische Invervention
	Disposition	Schmerztherapie
Thorakaler Schmerz	Vertebragen/Interkostalneuralgie	Symptomatisch
	Kardial (KHK, Ischämie infolge Hypotonie, Perikarditis)	Therapie je nach Ursache
	Anaphylaktische Reaktion	s. o.

Nierenersatztherapie bei chronischer Niereninsuffizienz

Tabelle 67 Fortsetzung

Symptom	Ursache	Therapie/Maßnahmen
Dyspnoe	Luftembolie	s. o.
	Angina pectoris	Antianginöse Therapie Blutdruck einstellen Anämie ausgleichen Ggf. Antiarrhythmika Kausale Therapie soweit möglich
	Überwässerung	Besserung unter HD
	Hypertensive Entgleisung	Antihypertensiva (kritische Indikation, Cave Nifedipin bei KHK)
	Herzrhythmusstörungen	Antiarrhythmisch und/oder kausal
	Psychog. Hyperventilation	Beruhigung, Rückatmung, evtl. Sedativa
Fieber Schüttelfrost	Heizung bzw. Thermostat der Dialysemaschine defekt	Temperatur des Dialysats überprüfen
	Pyrogenreaktion	Meist spontanes Sistieren von Fieber und Schüttelfrost Wasseranlage und Konzentrat auf Keime überprüfen
	Sepsis/Endokarditis	Material asservieren Fokussuche
	Anaphylaktische Reaktion	s. o.

25.4 Hämofiltration (HF)

Grundlagen

➤ Die Hämofiltration ist ein extrakorporales Nierenersatzverfahren, bei dem allein Ultrafiltration und Konvektion für den Flüssigkeits- und Stofftransport eine Rolle spielen (vgl. S. 349).
➤ Der Massentransfer ist abhängig von der Filtrationsrate und dem Siebkoeffizienten. Der Siebkoeffizient ist definiert aus dem Verhältnis der Molekülgröße zur Membranporengröße.
➤ **Prinzip:**
   – Wie bei der Hämodialyse wird das Blut über einen Filter (Hämofilter) geführt.
   – *Prä- und Postdilution:* Durch eine hydrostatische Druckdifferenz zwischen Blut- und Filtratseite wird Ultrafiltrat abgepreßt. Als Ersatz dient steriles Infusat, welches vor (Prädilution) bzw. hinter (Postdilution) dem Filter verabreicht wird. Auch Kombination von Prä- und Postdilution ist möglich.
   – Durch die Hämofiltrationsmembran passieren nur mittel- und kleinmolekulare Substanzen ($< 20\,000 - 40\,000$ Dalton), wobei im Gegensatz zur HD kleinmolekulare Stoffe schlechter und mittelmolekulare Substanzen besser eliminiert werden (Abb. 62 S. 350).

Indikationen und Kontraindikationen

➤ **Indikationen:** Therapierefraktäre Hypertonie, Herz-Kreislauf-Labilität, Hyperphosphatämie, zerebrales Dysäquilibrium, Hypotonie, autonome Neuropathie, Kinder (alles relative Indikationen).
➤ **Kontraindikationen:** Hohe Kreatinin- und Harnstoffwerte, bedrohliche Hyperkaliämie, problematischer Shunt bzw Single-Lumen-Dialysekatheter.

Methode

➤ **Hämofiltrations-Geräte** besitzen die Möglichkeit der genauen Bilanzierung, damit während der Behandlung ein linearer Flüssigkeitsentzug erfolgen kann.
➤ **Blutfluß** möglichst $> 250\,ml/min$.
➤ **Hämofilter:**
   – Asymmetrische Membranen mit extrem dünner Innenschicht (vgl. S. 356).
   – Platten- und Hohlfaser-Bauart.
   – Cut-off-point (= Trenngrenze) für Moleküle 20 000 – 40 000 Dalton.
   – *Material der Membran:* Polyacrylnitril, Polyamid, Polysulfon etc. Beispiele: HF 80, FH 202, PAN 15, etc.
   – *Oberfläche:* 0,6 – 1,8 m^2.
   – *Ultrafiltrationskoeffizient* ca. 40 – 60 ml/h mmHg.
   – *Siebkoeffizient* (bei Blutfluß von 300 ml/min und Filtratfluß von 60 ml/min) = 1 für Vit B12 und Inulin, = 0,001 für Albumin. Der Siebkoeffizient gibt an, in welchem Ausmaß ein Molekül entsprechend seiner Größe die Membran passieren kann. Moleküle die kleiner sind als die Porengröße einer Membran, passieren diese ungehindert (Siebkoeffizient = 1); für Moleküle, die nicht passieren können, ist der Siebkoeffizient Null.
➤ **Filtrat:** Der Filtratfluß ist abhängig vom Blutfluß; bei Postdilution bis 130 ml/min (maximal $^1/_3$ des Blutflusses) und bei Prädilution bis 330 ml/min.

➤ **Filtratmenge:** Um eine ausreichende Clearance zu erzielen, sind ausreichende Filtratmengen notwendig.
- Bei Postdilution (s. o.) 35 – 40 % des Körpergewichtes (bei 70 kg 24 – 28 l).
- Bei Prädilution (s. o.) sind 20 – 100 l möglich. Es sind höhere Umsatzraten notwendig, um die gleiche Clearance wie bei Postdilution zu erreichen. Die hohen Umsätze sind nur bei der "on-line"-Zubereitung des Substituats (aus dem Wasseranschluß) praktikabel.

➤ **Substituat:**
- Sterile Elektrolytlösung, die in ihrer Zusammensetzung in etwa der Extrazellularflüssigkeit entspricht.
- *Puffersubstanz:* Lactat, Acetat. Bikarbonat in klinischen Studien.
- *Substituatmenge:* Die Substituatmenge entspricht der Filtratmenge minus der gewünschten Gewichtsabnahme.

➤ **Clearance und Vergleich von Prä- und Postdilution:**
- Im Vergleich zur Hämodialyse ist die Clearance bei Hämofiltration im mittelmolekularen Bereich etwas besser (s. o.).
- *Postdilution:*
  • Eingeschränkte Umsatzsteigerung durch den Ultrafiltrations-Koeffizienten und durch starke Konzentration des Blutes.
  • Die Clearance der Moleküle mit einer Größe unterhalb des "cut-off-points" entspricht ungefähr dem Filtratfluß (s. o.).
- *Prädilution:* Die Prädilution ist schonender für Blut und Filter: Bei der "on-line"-Zubereitung des Substituats besteht die Möglichkeit der Steigerung bis zu 99 l Umsatz, dadurch wird auch eine bessere Clearance erreicht.
- Die Clearanceleistung nimmt wegen der Ausbildung einer Sekundärmembran (Proteine, Blutzellen) während der Behandlung ab.

➤ **Transmembrandruck** (TMP): 200 – 500 mmHg, max. 600 mmHg.

➤ **Ultrafiltration:** Kann durch Blutfluß und/oder durch den Transmembrandruck gesteuert werden.

➤ **Antikoagulation:** Heparin, ACT-Steuerung, Ziel 150 – 200 % des Ausgangswertes (vgl. S. 358).

25.5 Hämodiafiltration (HDF)

Prinzip

➤ Kombination aus Hämodialyse und Hämofiltration.
➤ Durch Benutzung einer hochpermeablen Membran oder durch Erhöhung des hydrostatischen Druckgefälles wird eine hohe Ultrafiltrationsrate erreicht.
➤ Hohe UF-Raten sind notwendig, um eine Rückfiltration zu vermeiden. Die notwendige Substitutionslösung kann online aufgearbeitet werden.

Indikationen und Kontraindikationen

➤ **Indikationen** (relative Indikationen):
 – Kreislaufinstabilität.
 – Dialyseunverträglichkeit.
➤ **Kontraindikationen:**
 – Schlecht funktionierender Shunt.
 – Single-Lumen-Katheter.

Methode

➤ **HDF-Geräte** besitzen die Möglichkeit der genauen Bilanzierung.
➤ **Blutfluß** möglichst 200 – 300 ml/min.
➤ **Hämofilter:**
 – High-flux-Filter (S. 357) bzw. Hämofilter.
 – Ultrafiltrationskoeffizient bis ca. 50 – 60 ml/h × mmHg.
➤ **Filtratfluß:** Bis 60 – 70 ml/min bei Postdilution und bis ca. 300 ml/min bei Prädilution.
➤ **Substituat** s. Hämofiltration S. 364. Bei Postdilution ca. 10 l, bei Prädilution bis 100 l.
➤ **Clearance:** Kleinmolekulare Substanzen werden so gut wie bei der HD entfernt, mittelmolekulare Substanzen so wie bei HF (Abb. 62 S. 350).
➤ **Vorteil:**
 – Clearance kleinmolekularer Substanzen so wie bei der HD.
 – Clearance mittelmolekularer Substanzen so wie bei HF.
 – Ultrafiltration kreislaufschonend wie bei der HF.
➤ **Nachteil:**
 – Apparativer Aufwand.
 – Personeller Aufwand.

```

## Indikationen/Kontraindikationen

➤ Die Peritonealdialyse ist eine etablierte und gleichwertige alternative Nierenersatztherapie zu den extrakorporalen Methoden in der Behandlung der akuten oder chronischen Niereninsuffizienz.

➤ **Indikationen:**
– Soziale Indikation: Patientenwunsch, berufliche Rehabilitation, Heimdialyse ohne Partner.
– Terminale Niereninsuffizienz im Kindesalter.
– Patienten in Vorbereitung zur Nierentransplantation.
– Schwere Herzinsuffizienz (z. B. dilatative Kardiomyopathie).
– Fehlender Gefäßzugang für eine extrakorporale Nierenersatztherapie.
– Blutungskomplikationen unter Hämodialyse.
– Instabile Kreislaufverhältnisse unter Hämodialyse (z.B. bei autonomer diabetischer Neuropathie).
– Heparin-Unverträglichkeit.

➤ **Mögliche Indikationen:** Diabetes mellitus, rezidivierende bedrohliche Hyperkaliämie und/oder Hypervolämie.

➤ **Relative Kontraindikationen:**
– Terminale Niereninsuffizienz auf dem Boden einer ausgedehnten polyzystischen Nierenerkrankung.
– Ausgeprägtes Lungenemphysem.
– Nicht sanierte abdominelle Hernien (umbilikal, femoral, inguinal).
– Schwere degenerative Wirbelsäulenveränderungen.
– Manuelle Beeinträchtigungen (Arthrose, Arthritis oder neurologische Ausfälle im Bereich der oberen Extremitäten).
– Rezidivierende Pankreatitiden.

➤ **Kontraindikationen:**
– Fehlende Eignung für eine Heimdialysebehandlung aufgrund mangelnder Kooperationsfähigkeit des Patienten (poor compliance) oder mangelhaften hygienischen Verhaltens.
– Ausgedehnte abdominelle Verwachsungen/Adhäsionen nach Voroperationen.
– Abdominelle Entzündungen (z.B. chronisch entzündliche Darmerkrankungen, Divertikulitis) oder Tumoren.

## Physiologische und anatomische Grundlagen der Peritonealdialyse

➤ **Physiologie:**
– Die Peritonealdialyse nutzt das reich vaskularisierte Peritoneum mit seiner Oberfläche von annähernd zwei Quadratmetern als natürliche, körpereigene Dialysemembran.
– Harnpflichtige Substanzen und Wasser werden durch intraperitoneale Instillation und regelmäßigen Austausch einer definierten Dialyselösung entfernt.
– Der transperitoneale Stofftransport wird über die passiven Mechanismen Diffusion, Osmose und Konvektion gewährleistet (S. 349).
– Aktiver Stofftransport durch Pinozytose (für größere Moleküle, z.B. Proteine).
```

25.6 Peritonealdialyse: Grundlagen

➤ **Anatomische Barrieren für den Stofftransfer:**
– Endothel der Peritonealkapillaren.
– Interstitium (von unterschiedlicher Dicke).
– Mesothelzellen (einschichtiges Plattenepithel der Peritonealmembran, mit Mikrovilli-Besatz).

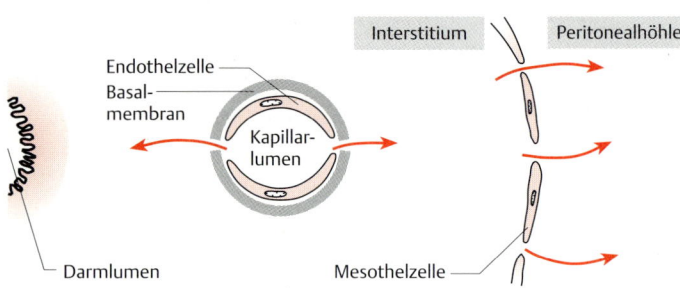

Abb. 65 Flüssigkeits- und Stofftransport unter Peritonealdialyse

Technische Voraussetzungen für die Peritonealdialyse

➤ **Katheter:**
– *Zugangsweg zur Peritonealhöhle:* Operativ (auch laparoskopisch) im Unterbauch plaziert, mit seinem frei beweglichen Ende bis in den Douglas-Raum reichender Peritonealdialysekatheter (PD-Katheter), vgl. Abb. 67 S. 370.
– *Aufbau:* Permanenter, durch die Bauchwand verlaufender PD-Katheter aus Silikon-Kautschuk (alternativ auch aus Polyurethan), im Bereich des Bauchwandtunnels mit Dacron-Muffen (Cuffs).
– *Verschiedene Katheter-Konfigurationen* (Beispiele Abb. 66):
 • Oreopoulos-Zellermann-Katheter (TWH II) mit geradem intraperitonealem Verlauf und zwei Distanzscheiben aus Silastik, die eine Dislokation zwischen den Darmschlingen vermeiden sollen (Abb. 66 a).
 • Coil-Katheter mit pig-tail-ähnlichem Katheterende; kann bei zierlich gebauten, kleineren Patienten vorteilhaft sein (Abb. 66 b).
 • Swan-neck-Missouri-Katheter mit gebogenem Verlauf und nach kaudal ausgeleitetem Katheteraustritt (exit site) (Abb. 66 c).
 • Zahlreiche andere Katheter in Gebrauch, vielfach auch der klassische Tenckhoffkatheter.

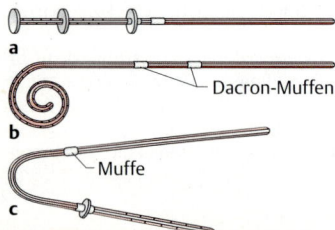

Abb. 66 a – c   Verschiedene PD-Katheter

➤ **Dialysate:**

– *Dialyselösungen* unterschiedlicher Zusammensetzung sind verfügbar und erlauben die Durchführung individueller Therapieregime zur Steuerung des Elektrolyt-und Flüssigkeitshaushaltes, zum Ausgleich der metabolischen Azidose sowie zur differenzierten Beeinflussung des Calciumstoffwechsels im Rahmen der Behandlung der renalen Osteopathie.

– *Aufbewahrung der Lösungen:* In Plastikbeuteln mit einem Füllvolumen von 500 – 2500 ml bzw. 5000 ml für eine Cyclerbehandlung (s. u.).

– *Zusammensetzung der Peritonealdialyselösung:*

• *Natrium* 130 – 134 mol/l

• *Kalium* 0 – 2 mmol/l: Meist wird eine kaliumfreie Dialyselösung verwendet. Für den seltenen Fall eines signifikanten Kaliumverlustes (z. B. renal bei Analgetikanephropathie) kann Dialysat mit 2 mmol/l Kalium verordnet werden, um eine bestehende Kaliumdepletion nicht weiter zu verstärken.

• *Kalzium* 1,0 – 1,75 mmol/l: Die Reduktion des Dialysat-Kalziums auf 1,25 oder auch 1,0 mmol/l ermöglicht im Rahmen der Osteopathie-Therapie den Einsatz kalziumhaltiger Phosphatbinder (Calciumacetat, -carbonat) und falls erforderlich von Vitamin-D-Analoga, ohne unmittelbare Gefahr einer Hyperkalzämie.

⊙ *Beachte:* Unter Verwendung kalziumreduzierter Dialysate kann es zum Auftreten einer negativen Kalziumbilanz kommen, so daß der Patient (um eine überschießende Aktivierung der Parathyreoidea zu vermeiden) die verordnete Medikation zuverlässig einnehmen muß.

• *Magnesium* 0,5 – 1,0 mmol/l

• *Chlorid* 96 – 105 mmol/l

• *Laktat* 35 – 40 mmol/l: Zum Ausgleich der metabolischen Azidose enthält die Dialyselösung Laktat. Laktat wird resorbiert und in der Leber zu Bikarbonat verstoffwechselt. Der unmittelbare Zusatz von Bikarbonat war bislang nicht möglich, da es zum einen zur Präzipitation von Kalzium und Magnesium als Karbonat und zum anderen zu einer Karamelisierung der Glukose im Rahmen der Hitzesterilisation kam. Mögliche Problemlösung: Verwendung eines Doppelkammerbeutels mit zwei getrennten, erst unmittelbar vor der intraperitonealen Instillation durchmischten Lösungskompartimenten (saures und bikarbonathaltiges Kompartiment).

• *pH* 5,2 – 5,5

• *Glukose* 13,6 – 38,6 g/l: Die Glukosekonzentration der Lösung bestimmt die erzielbare Ultrafiltration. Glukose wirkt osmotisch, wird aber rasch resorbiert und steht daher nur kurzfristig zur Ultrafiltration zur Verfügung. Die Glukose kann zu metabolischen Veränderungen (Gewichtszunahme, Hyperlipoproteinämie, Hyperinsulinämie) beitragen. Mögliche Problemlösung: Verwendung von Glukosepolymeren (Polyglukose), die nur geringfügig resorbiert werden und zu einer langanhaltenden, kolloidalen Osmose führen (Icodextrin verfügbar, aber sehr teuer, bei Ultrafiltrationsverlust einsetzbar). Alternativ Einsatz von Aminosäuren, die der Glukose vergleichbare osmotische Eigenschaften besitzen und gleichzeitig den transperitonealen Verlust von Aminosäuren und Proteinen ins Dialysat ausgleichen können (bei Malnutrition indiziert).

• *Osmolalität* 350 – 510 mosmol/l

25.6 Peritonealdialyse: Grundlagen

◉ *Problem:* Die derzeit verfügbaren Dialysate beeinträchtigen die lokalen peritonealen Abwehrmechanismen (peritoneales Netzwerk aus Mesothelzellen, Makrophagen und Zytokinen) in Form saurer, laktatgepufferter sowie hochosmolarer Glukoselösungen.

– *Vorbereitung zur Instillation:* Erwärmung des Dialysates auf Körpertemperatur, z.B. durch Verwendung einer Wärmeplatte.

Prinzip der Peritonealdialyse

➤ Das **Prinzip** der Peritonealdialyse ist in Abb. 67 dargestellt.

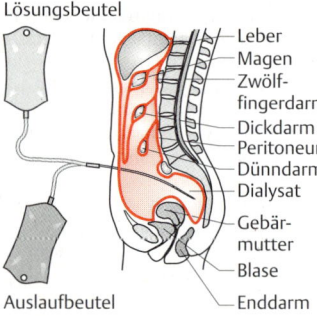

Lösungsbeutel
Leber
Magen
Zwölffingerdarm
Dickdarm
Peritoneum
Dünndarm
Dialysat
Gebärmutter
Blase
Auslaufbeutel
Enddarm

Abb. 67 Prinzip der Peritonealdialyse

Peritonealer Äquilibrationstest (PET)

➤ Der peritoneale Äquilibrationstest nach Twardowski dient zur Ermittlung der peritonealen Transportcharakteristik und kann dadurch eine Entscheidungshilfe zur Wahl der Peritonealdialyse-Methode sein (z.B. „high transporter" → automatische Peritonealdialyse, vgl. S. 373).

➤ Während einer intraperitonealen Verweilzeit des Dialysates von vier Stunden werden zu definierten Zeitpunkten Serum- und Dialysatproben entnommen:
– Serum zum Zeitpunkt 0 und 4 Stunden (P_0, P_1).
– Dialysat zum Zeitpunkt 0, $1/2$, 2 und 4 Stunden (D_0, $D_{0,5}$, D_2, D_4).

➤ Bestimmung der Konzentrationen von Kreatinin, Harnstoff und Glukose.

➤ **Dialysat/Plasma-Ratio:** Mit Hilfe der gewonnenen Daten wird für die interessierende Substanz eine Dialysat/Plasma-Ratio (D/P) errechnet und diese im Verhältnis zur Dialysatverweilzeit in einem Diagramm graphisch aufgetragen. Die Kalkulation der D/P-Ratio erfolgt durch Division der Dialysatkonzentration (D) der interessierenden Substanz zu einer definierten Verweilzeit intraperitoneal (D_0, $D_{0,5}$, D_2, D_4) durch das arithmetische Mittel der Plasmakonzentration dieser Substanz vor (P_0) und nach (P_1) Äquilibration:

$P = (P_0 + P_1) \div 2$

$D/P_0 = D_0 \div P$

$D/P_{0,5} = D_{0,5} \div P$

$D/P_2 = D_2 \div P$

$D/P_4 = D_4 \div P$

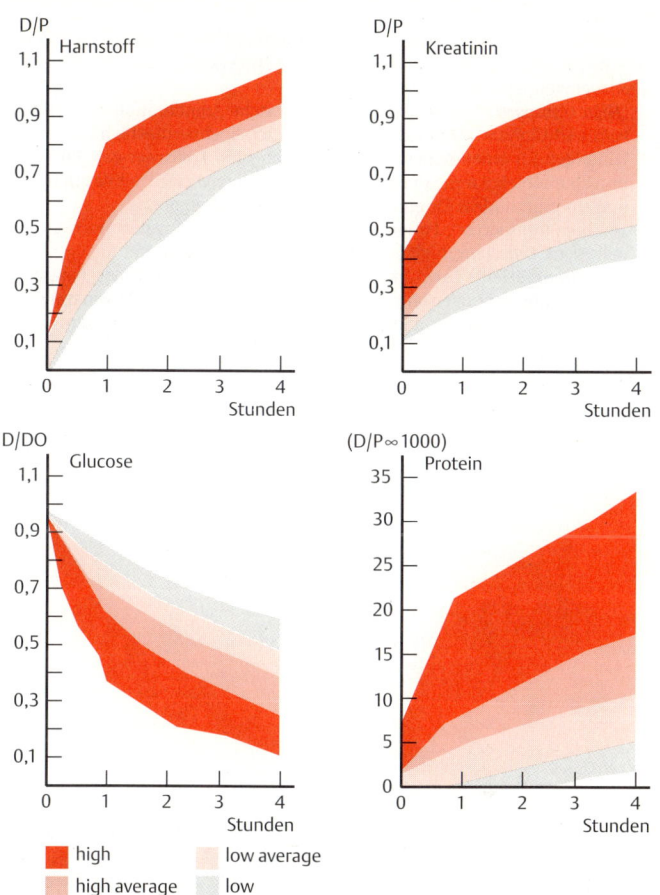

high average
low average
low

Abb. 68 Ergebnisse des PET bei unterschiedlichen peritonealen Transporttypen. D = Dialysat, P = Plasma, D0 = Dialysatglukosekonzentration zum Zeitpunkt 0 (aus: Hörl F. Blutreinigungsverfahren. 5. Aufl. Stuttgart: Georg Thieme 1997)

25.6 Peritonealdialyse: Grundlagen

➤ **Ergebnisse** (Abb. 68 S. 371): Interindividuell findet sich eine unterschiedlich schnelle Sättigung des Dialysates mit Kreatinin und Harnstoff bzw. Resorption der Glukose aus dem Dialysat. So läßt sich mit Hilfe des PET jeder PD-Patient als „low/average/high transporter" definieren.

- „*High transporter*" (Schnelltransporter): Rasche Äquilibration zwischen Serum und Dialysat. Patienten mit einem solch hochpermeablen Peritoneum benötigen für einen effektiven transperitonealen Transport von Flüssigkeit und kleinmolekularen Substanzen nur eine kurze Verweilzeit des Dialysates und sind somit ideal für eine APD mittels Cycler geeignet.
- „*Average transporter*": Patienten mit einer transperitonealen Transportcharakteristik zwischen „high transporter" und „low transporter".
- „*Low transporter*" (Langsamtransporter): Patienten mit einer langsamen Äquilibration benötigen längere Verweilzeiten für einen effektiven transperitonealen Stoffaustausch und sind daher mit der CAPD zu behandeln.

Kontinuierliche ambulante Peritonealdialyse (CAPD)

➤ Manuell vom Patienten durchgeführter zumeist viermaliger Austausch des Dialysates mit intraperitonealen Dialysatvolumina zwischen 1,5–2,5 Litern. Verweilzeit des Dialysates am Tage zwischen vier und sechs Stunden, in der Nacht auch bis zu acht oder neun Stunden.
➤ Indikationen: Die CAPD ist für fast alle Patienten geeignet, v. a. für „low" und „average transporter".

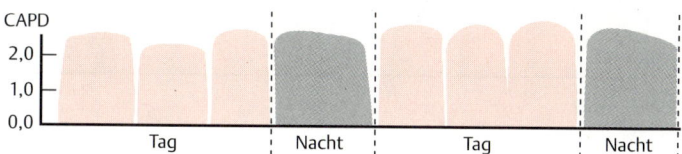

Abb. 69   Schema des Dialyserhythmus bei CAPD

Automatische Peritonealdialyse (APD)

➤ **Prinzip:** Peritonealdialyse mit Hilfe eines automatisch arbeitenden Dialysatwechselgerätes (Cycler). Der mögliche Nachteil einer kürzeren Behandlungszeit wird durch einen häufigeren Austausch der Dialyselösung im Bauchraum und Verwendung eines größeren Dialysatvolumens ausgeglichen.
➤ **Indikationen:**
  – *Medizinische Indikationen:*
    • Hochpermeables Peritoneum (high transporter, vgl. S. 371).
    • Unzureichende Dialyseeffektivität (Clearanceleistung) unter CAPD, z. B. bei Patienten mit hohem Body Mass Index und nachlassender/fehlender residualer Nierenfunktion.
    • Ausbildung von Hernien unter CAPD.
    • Verringerung der Peritonitisfrequenz.
    • Reduktion der kalorischen Glukosebelastung. Geringerer transperitonealer Verlust von Aminosäuren und Proteinen.
  – *Soziale Indikationen:*
    • Unabhängigere Lebensweise mit freier Mobilität, ungestörtem Tagesablauf und selbständiger Behandlung.
    • Fehlende Möglichkeit eines CAPD-Wechsels im Tagesverlauf (z. B. am Arbeitsplatz).
    • Besseres Körperempfinden.
➤ **Intermittierende Peritonealdialyse (IPD):** Die IPD ist die älteste, heute nur noch selten eingesetzte Form der APD.
  – *Durchführung* 3 – 5 × wöchentlich für 16 – 20 Stunden in einem Dialysezentrum.
  – *Dialysatvolumen* pro Behandlung 40 – 60 Liter. In der Zeit zwischen den Cycler-Behandlungen befindet sich kein Dialysat in der Peritonealhöhle.

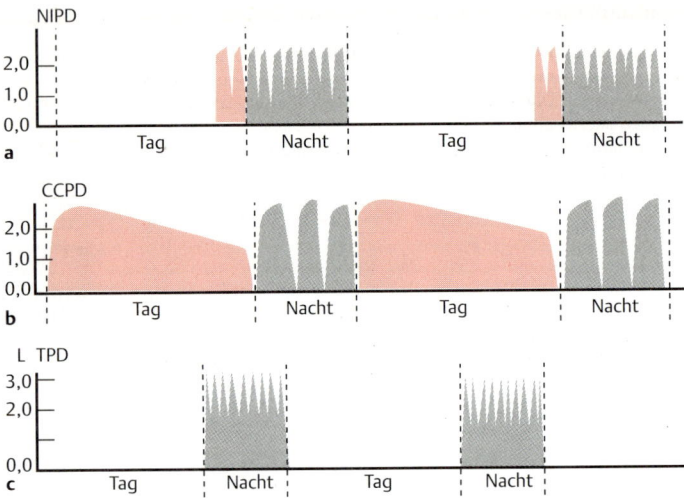

Abb. 70 Schema des Dialyserhythmus bei den verschiedenen Formen der automatischen Peritonealdialyse (APD). a) Nächtlich intermittierende Peritonealdialyse (NIPD) b) Kontinuierliche zyklische Peritoenaldialyse (CCPD) c) Tidal-Peritonealdialyse (TPD)

➤ **Nächtlich intermittierende Peritonealdialyse (NIPD):** APD mit „trockenen" Tagen („dry day").
  – *Cycler-Behandlung* jede Nacht für 8(– 10) Stunden.
  – *Dialysatvolumen* pro Behandlung 12 – 20 Liter. Am Tag kein Dialysat i.p.
➤ **Kontinuierliche zyklische Peritonealdialyse (CCPD):** APD mit „nassen" Tagen („wet day"). Durchführung entsprechend der NIPD, allerdings mit zusätzlichem Dialysat i.p. am Tag.
➤ **Tidal-PD (TPD):** Die Tidal-Peritonealdialyse sieht einen häufigeren, allerdings nur partiellen Dialysataustausch vor, so daß immer ein bestimmter „Bodensatz" des Dialysates (Reservevolumen) im Bauchraum verbleibt und somit eine verlängerte Kontaktzeit von Peritoneum und Dialyselösung resultiert; die Effektivität wird gesteigert.

Vorbereitung

➤ Übliche Vorbereitung für abdominalchirurgische Operation:
  – Aktueller klinischer Status.
  – *Labor:* Blutbild, Gerinnung, Elektrolyte, Eiweiß, Retentionswerte, Leberwerte.
  – EKG.
  – Röntgen-Thorax.
  – Blutgruppe, Bereitstellung von zwei Erythrozytenkonzentraten.
➤ **Präoperative Beurteilung der Abdominalverhältnisse** durch den Operateur; dies gilt insbesondere für abdominal voroperierte Patienten, Patienten mit adipösen Bauchdecken oder Patienten mit zystischer Nierenerkrankung.
➤ **Markierung des Katheteraustritts** (exit site) am liegenden *und* stehenden Patienten in Alltagskleidung, um eine spätere mechanische Irritation des Katheteraustritts durch Kompression (z. B. von Hosenbund, Gürtel) zu vermeiden.

Operation

➤ **Präoperative** prophylaktische Gabe von 1 g Vancomycin i. v. (oder kein Antibiotikum).
➤ **Intubationsnarkose**, um bei relaxierten Bauchdecken optimae Bedingungen zur Positionierung des Katheters im kleinen Becken und zur Gestaltung des Katheterverlaufes im subkutanen Tunnel zu schaffen.
➤ **Plazierung des Katheters:**
  – Die Wahl des Tunnelverlaufes und die Ausleitung des PD-Katheters an der Körperoberfläche ist für die Langzeitanwendung des Katheters sehr wichtig.
  – Der PD-Katheter sollte so plaziert sein, daß auch bei Rumpfbewegungen des Patienten nur möglichst geringe Scherkräfte auf den Katheter im Bauchwandtunnel einwirken.
    • Ein Tunnelverlauf paramedian durch den M. rectus abdominis mit Ausleitung des Katheters am exit site (primär im linken Unter- bis Mittelbauch) flach zur Hautoberfläche und nach lateral weisend ist empfehlenswert; es wird kein großer Kathetertrichter präformiert.
    • Die subkutan plazierte äußere Dacron-Muffe sollte einen Mindestabstand von 2 cm zur Hautoberfläche haben, um die Gefahr eines späteren Muffenprolapses zu minimieren.
➤ Am **Ende der Operation** Kontrolle der freien Durchgängigkeit des Kathetersystems und Prüfung des dichten Verschlusses von Peritoneum und Bauchdecke durch Instillation von 500–1000 ml Dialyselösung intraperitoneal.

Postoperatives Management

➤ **Unmittelbar postoperativ** auf der Station Dialysatwechsel/Peritoneallavage mit 500 ml Dialysat:
  – Bei klarem oder nur gering blutig tingiertem, fleischwasserfarbenem Dialysat kein weiterer Dialysatwechsel am OP-Tag.
  – Bei blutigem Dialysat weitere Dialysatwechsel (mit je 250 IE Heparin/Beutel), um frühzeitig eine Blutungskomplikation zu erkennen. Blutbildkontrolle postoperativ! Erst im Verlauf der Steigerung der PD-Beutel Kontrolle der Elektrolyte, Kreatinin und Harnstoff notwendig.

25.8 Katheter-Implantation zur Peritonealdialyse

➤ **3 Tage Bettruhe,** um ein ungestörtes Einwachsen der Dacron-Muffen in Subkutis und Muskulatur im Kathetertunnel zu gewährleisten.

➤ **Heparinisierung:** Subkutane low-dose-Heparinisierung.

➤ **Aufbau des intraperitonealen Dialysatvolumens:** Schema:
   – 1. – 3. Tag: Täglich einmaliger Wechsel des Dialysates: 500 ml à 1,36 % Glukose.
   – 4. – 6. Tag: 4 × 500 ml à 1,36 % Glukose täglich.
   – 7. – 9. Tag: 4 × 1000 ml à 1,36 % Glukose täglich.
   – 10.– 12. Tag: 4 × 1500 ml à 1,36 % Glukose täglich.
   – ab 13. Tag: 4 × 2000 ml à 1,36 % Glukose.
   – Individuelle Anpassungen des Volumenaufbaus können erforderlich sein. Zur Steuerung des Flüssigkeitshaushaltes kann – z. B. bei nur noch geringer residualer Nierenfunktion – ein frühzeitiger Einsatz auch höher konzentrierter Glukoselösungen (3,86 %) notwendig sein.

➤ **Kontrollen:**
   – *Infektionen:* In den ersten postoperativen Tagen Bestimmung der Leukozyten im Dialysat (LID) in jedem Auslaufdialysat, um auftretende entzündliche oder allergische Reaktionen zu erfassen.
   – *Katheterlage:*
     • 4. – 6. postoperativer Tag (nach Beendigung der Bettruhe): Kontrolle der Lage des PD-Katheters mit Röntgen-Abdomenübersicht in zwei Ebenen.
     • Aus Gründen der Vergleichbarkeit sollten sich maximal 500 ml Dialysat in der Peritonealhöhle befinden.

➤ **Training:** Im Rahmen des stationären Aufenthaltes erfolgt das Training des Patienten in der Anwendung der Peritonealdialyse: Jeder Patient erlernt zunächst sicher den manuellen Beutelwechsel (CAPD, vgl. S. 373), bevor evtl. anschließend das Arbeiten mit einer Wechselhilfe (z. B. für sehbehinderte oder manuell beeinträchtigte Patienten) oder mit einem automatischen Dialysatwechselgerät (Cycler) trainiert wird.

➤ **Pflege des PD-Katheters:** Tägliches Duschen mit Desinfektion des Katheteraustritts (mit Polyvidonjod-Lösung), anschließend Anlegen eines luftdurchlässigen Verbandes. Zur Fixierung darf das Pflastermaterial hierbei nicht über den Katheter selbst, sondern nur über das Überleitungssystem geklebt werden. Überleitungssystem regelmäßig austauschen.

➤ **Infektionsschutz:**
   – Striktes Einhalten erlernter Verhaltensregeln (wie Tragen eines Mund- und Nasenschutzes, ausgiebige Desinfektion der Hände) beim Verbandswechsel sowie bei den Beutelwechseln.
   – *Baden* in der Badewanne oder auch in öffentlichen Schwimmbädern ist nur mit wasserdichter Abdeckung von exit site mitsamt Katheter und Überleitungssystem gestattet. Dazu kann z. B. eine ausreichend große transparente Okklusivfolie (z. B. OP-Folie) oder ein Kolostomiebeutel verwendet werden.

Dialysat

➤ Vor Instillation in die Peritonealhöhle Erwärmung des Dialysates auf Körpertemperatur, z. B. durch Verwendung einer Wärmeplatte.
➤ Die Glucosekonzentration ist entsprechend der gewünschten Ultrafiltration zu variieren (1,36 % bei ausreichender Diurese, $1 - 2 \times 3,86$ %/Tag bei fehlender residualer Nierenfunktion).
➤ Dialysatkalzium abhängig von einem bestehenden Hyperparathyreoidismus und der Medikation mit kalziumhaltigen Phosphatbindern (s. S. 295).

Manueller Beutelwechsel

➤ **System:** Nahezu ausschließlich Y-System als Diskonnektsystem.
1. Zunächst die in der Peritonealhöhle befindliche Dialyselösung in einen integrierten Leerbeutel ablaufen lassen.
2. Im gleichen Arbeitsgang frisches Dialysat intraperitoneal instillieren.
➤ Ein manueller Beutelwechsel dauert in der Regel max. 30 min.
➤ Bei der Katheterdiskonnektion und Konnektion muß ein Mundschutz getragen werden, Fenster und Türen sind zu verschließen. Vorher muß der Patient eine gründliche Händereinigung und Desinfektion vornehmen. Während des Dialysatauslaufs und Dialysateinlaufs kann der Patient anderen Tätigkeiten nachgehen wie Lesen oder Frühstücken.

Handhabung des Cyclers bei APD

➤ Der Patient bestückt den Cycler mit der benötigten Zahl an Beuteln (z. B. 2×5 l 1,36 % Glucose, 1×5 l 3,86 % Glucose), wobei auf der Heizplatte immer ein niedrigprozentiger Beutel liegen sollte.
➤ Nach Entlüftung des Systems kann sich der Patient nach den üblichen Hygienemaßnahmen konnektieren und die Dialyse starten.
➤ Kleine, transportierbare, pumpengesteuerte Geräte sind neu verfügbar und haben die Akzeptanz des Verfahrens deutlich erhöht.

25.10 Komplikationen der Peritonealdialyse: Peritonitis

Grundlagen

➤ Die infektiöse Peritonitis ist neben den Infektionen des Katheteraustritts und Kathetertunnels (S. 383) die häufigste Komplikation der PD.
➤ Die Zahl erforderlicher Konnektionen/Diskonnektionen erhöht die Peritonitisfrequenz. Eine deutliche Frequenzreduktion ist zum einen im Rahmen der CAPD seit Einführung des Y-Systems als Diskonnektsystem, zum anderen durch die zunehmende Behandlung mittels Cycler im Rahmen der APD zu beobachten.
➤ **Infektionswege:**
  - *Intraluminal* (am häufigsten) durch Verschleppung von Keimen nach Kontamination des Katheters bzw. des Überleitungssystems.
  - *Periluminal:* Folge von exit site- und Tunnelinfektionen (vgl. S. 383).
  - *Transmural:* Im Rahmen einer Cholezystitis, einer Darmerkrankung (z. B. Divertikulitis, Appendizitis, Mesenterialischämie) oder einer gynäkologischen Infektion (z. B. Adnexitis).
  - *Hämatogen.*

Spektrum der häufigsten Peritonitiserreger

➤ **Grampositive Bakterien:** 70%.
  - Koagulasenegative Staphylokokken 30–40%.
  - Staphylococcus aureus 20%.
  - Streptrococcus viridans 10–15%.
  - Enterokokken 5%.
➤ **Gramnegative Bakterien:** 25%.
  - Escherichia coli 5–10%.
  - Pseudomonas species 5–10%.
  - Klebsiella species 1–3%.
  - Anaerobe Bakterien < 5%.
➤ **Pilze** (meist Candida albicans) < 5%.
➤ **Mykobakterien** (meist Mycobacterium tuberculosis) < 2%.
➤ **Kultur negativ** 10–20%.

Klinik

➤ Ultrafiltrationsverlust (ggf. Überwässerungszeichen).
➤ Trübes Dialysat (Differentialdiagnose s. u.).
➤ Bauchschmerzen, Übelkeit und Erbrechen.
➤ Fieber.

Diagnostik

➤ **Dialysat:** Dialysatwechsel, makroskopische Beurteilung des Dialysates, Bestimmung der Leukozyten im Dialysat (LID), Asservierung von Dialysat zur Durchführung eines Gram-Präparates und für die weitergehende mikrobiologische Diagnostik (jeweils 50 ml für das Anlegen einer aeroben bzw. anaeroben Kultur!). Rascher Transport der Kulturmedien zum mikrobiologischen Labor. Differentialdiagnose akute Pankreatitis: Amylase und Lipase im Dialysat.
➤ **Blutuntersuchungen:** Blutbild mit Differentialblutbild, C-reaktives Protein, Amylase, Lipase, Elektrolyte, Kreatinin, Harnstoff-N (BUN), Leber- und Cholestaseenzyme, Eiweiß, Gerinnung. Bei Differentialdiagnose akute Pankreatitis: Amylase und Lipase im Dialysat und im Serum.

➤ **Kriterien für die Diagnose Peritonitis:** Zwei der nachfolgenden drei Kriterien müssen erfüllt sein:
1. Klinische Zeichen der peritonealen Entzündung.
2. Trübes Dialysat mit LID > 100/μl (s. o.). Normalerweise enthält das Auslaufdialysat unter CAPD weniger als 100 LID/μl. Ganz überwiegend handelt es sich hierbei um Makrophagen. Unter entzündlichen Bedingungen findet sich ein Anstieg der Granulozyten > 50%.

◨ *Beachte:* Bei intermittierendem PD-Verfahren bzw. allgemein bei einer nur geringen Auslaufmenge des Dialysates werden allerdings auch Zellzahlen von bis 1000/μl beobachtet, ohne daß eine Peritonitis vorliegt!

3. Nachweis von Erregern in der Gram-Färbung bzw. in der Kultur.

➤ **Fakultativ Zeichen der systemischen Begleitreaktion:** Fieber, Kreislaufdepression, Leukozytose mit Linksverschiebung, rascher Anstieg des C-reaktiven Proteins v. a. bei einer schweren oder kompliziert verlaufenden Peritonitis (z. B. Darmperforation, entzündliche Erkrankungen wie Cholecystitis, Appendizitis, Adnexitis, Divertikulitis).

➤ Bei **Darmperforation** oder einer transmuralen Infektion häufig bakterielle Mischinfektion mit gramnegativen und anaeroben Erregern; evtl. mikroskopisch Nachweis von Pflanzenfasern.

➤ **Ergänzende apparative Untersuchungen:**
– *Obligat:* Untersuchung von exit site und Kathetertunnel, mit Sonographie (unter Verwendung eines 7,5 MHz-Schallkopfes).
– *Fakultativ:* Abdomen-Sonographie, Röntgen-Abdomenübersicht in zwei Ebenen, MDP/Kolon-KE mit wasserlöslichem Kontrastmittel (Gastrografin), Abdomen-CT.

Differentialdiagnosen

➤ **Trübes Dialysat:**
– Fibrin, Eiweiß, Lymphe (Chylus).
– *Eosinophile Peritonitis:* Erhöhung der LID mit ganz überwiegendem Nachweis von eosinophilen Granulozyten. Auftreten zumeist zu Beginn der PD-Behandlung. Ätiologisch wird eine allergische Reaktion auf das Kathetermaterial oder aber auch auf das vor Katheterimplantation applizierte Vancomycin diskutiert. Benigner, selbst limitierender Verlauf. Keine Therapie indiziert.

➤ **Blutung** (Haemoperitoneum): Meist Ovarialblutung bei Ovulation, retrograde Menstruation oder Folge eines Traumas. Seltener im Rahmen einer Darmentzündung/Darmperforation, eines Mesenterialinfarktes oder einer Thrombozytopenie.

Therapie

➤ **Beutelwechsel:**
– Rascher Beutelwechsel (ohne Verweilzeit, niedrigprozentiges Dialysat mit 1,36% Glukose).
– Weiterer zweiter oder dritter Beutelwechsel nur bei ausgeprägter Abdominalsymptomatik zur Schmerzkupierung (Beeinträchtigung der peritonealen Abwehrmechanismen durch das frische Dialysat!).
– Aus jedem Auslaufdialysat Bestimmung der LID (S. 378).

25.10 Komplikationen der Peritonealdialyse: Peritonitis

– *APD-Patienten* führen während der Peritonitis-Behandlung manuelle Beutelwechsel (CAPD) durch. Wiederaufnahme der APD erst nach Abschluß der Therapie.

➤ **Wechsel des Überleitungssystems** nach Abschluß der schnellen Beutelwechsel (Kontamination? intraluminale Infektion?).

➤ **Heparinzusatz zum Dialysat:** In den ersten Therapietagen in jeden Beutel Zugabe von 500 IE Heparin pro l Dialysat, da sonst durch vermehrten Anfall von Fibrin und Fibronectin während des Entzündungsprozesses die Gefahr einer Verstopfung des PD-Katheters besteht. Mit Normalisierung der Leukozytenzahlen im Dialysat (z. B. < 300) kann Heparin abgesetzt werden, ggf. auch schon früher.

➤ **Antibiotische bzw. antimykotische Therapie:** Es gibt keine einheitlichen Standards, im folgenden ist als Beispiel das zentrumsinterne Therapieprotokoll dargestellt.

➤ **Empirischer Beginn der antibiotischen Therapie** mit:
  – Oxacillin (Stapenor) i.p.
    • Initialdosis: 1000 mg/l Dialysat.
    • Erhaltungsdosis 500 mg/l.
  – Kombiniert mit Cefotaxim (Claforan) i.p.
    • Initialdosis: 500 mg/l.
    • Erhaltungsdosis: 250 mg/l.

➤ **Modifikation nach Antibiogramm** (i.d.R. nach 24 – 48 Stunden):
  – *Nachweis von Staphylokokken:* Fortführung von Oxacillin, Verzicht auf Cefotaxim.
  – *Nachweis von Oxacillin-resistenten Staphylokokken:* Vancomycin i.p.
    • Initialdosis 1000 mg in einen Dialysatbeutel mit einer Verweilzeit von mindestens 6 Stunden.
    • Nächste Gabe nach 5 – 7 Tagen bzw. adaptiert an den Serumspiegel. Bei einem Serumspiegel ≤ 10 mg/l ist eine erneute Vancomycingabe notwendig.
  – *Nachweis von Staphylococcus aureus und unzureichendes Ansprechen von Oxacillin/Vancomycin:* Zusätzlich zu Oxacillin oder Vancomycin Gabe von Rifampicin (2 × 300 mg/d p.o.). Rifampicin wirkt auch auf intrazelluläre Keime.
  – *Nachweis von Enterokokken:* Zweifach-Antibiotikakombination mit Vancomycin i.p. und Tobramycin (Gernebcin) i.p.
    • Vancomycin-Dosis s.o.
    • Tobramycin: Initialdosis: 35 – 70 mg/l Dialysat, Fortsetzung entweder kontinuierliche 3 – 6 mg/l Dialysat oder intermittierende 20 mg/l in einen Beutel tgl. (vorzugsweise in den Nachtbeutel; regelmäßige Serumspiegelkontrollen!).
  – *Nachweis eines gramnegativen Erregers:* Fortführung von Cefotaxim, Verzicht auf Oxacillin (s.o.).
  – *Nachweis einer gramnegativen Mischflora, mit/ohne Anaerobier:* Ergänzende Gabe von Tobramycin i.p. und Metronidazol (Clont).
    • Tobramycin-Dosis s.o.
    • Metronidazol: 2(– 3) × 500 mg/d i.v.
    • Unbedingt weitergehende Diagnostik durchführen: Darmperforation? Transmurale Infektion? Intraabdomineller Abszeß?, evtl. Entfernung des PD-Katheters und chirurgische Exploration.

- *Nachweis von Pseudomonas species:* Therapie mit mindestens zwei Antibiotika, z.B.: Ceftazidim (Fortum) i.p. und Tobramycin i.p.
  - Ceftazidim: Initialdosis 500 mg/l Dialysat, Erhaltungsdosis: 125 mg/l.
  - Tobramycin-Dosis s.o.
  - Ersatzpräparate: Piperacillin (Pipril): Initialdosis 1000 mg/l Dialysat, Erhaltungsdosis 250 mg/l; Imipenem (Zienam): Initialdosis: 500 mg/l, Erhaltungsdosis: 100 mg/l.
- *Nachweis von Pilzen:* Fluconazol (Diflucan) und Flucytosin (Ancotil):
  - Fluconazol: 200 mg i.p. jeden 2. Tag (in Nachtbeutel).
  - Flucytosin: Initialdosis: 2000 mg i.v., Erhaltungsdosis: 1000 mg/d i.v. (Serumspiegelkontrolle!).
  - Bei Nichtansprechen oder Resistenzentwicklung Explantation des PD-Katheters, nur in Ausnahmefällen Versuch mit Amphotericin B (Ampho B) 20–30 mg/d i.v.

➤ **Therapiedauer:**
- *Unkomplizierte Peritonitis:* 3–5 Tage über das Unterschreiten von 100 LID/µl hinaus, mindestens 14 Tage.
- *Ursächlich periluminale Infektion:* Fortführung der Therapie bis zum Ausheilen der Tunnelinfektion. Evtl. Katheterwechsel.
- *Pseudomonas- und Pilzinfektionen:* 3–4 Wochen ab Ansprechen der Therapie. Häufig sind Pseudomonas-Infektionen allerdings therapierefraktär. Dann frühzeitige Explantation des PD-Katheters, passagere Hämodialyse und Fortführung der Therapie intravenös. Erneute Implantation eines PD-Katheters erst nach mindestens 4–6wöchigem infektfreien Intervall.
- *Fehlendes oder unzureichendes Ansprechen der Therapie:* Kritische Reevaluation mit Kontrolle der Entzündungsparameter und nochmalige Asservierung von Dialysat zur mikrobiologischen Diagnostik.

➤ **Prognose:**
- Meist innerhalb von 48 Stunden nach Beginn der effektiven Therapie deutliche Besserung des Befindens mit Abfall der LID. Die Mehrzahl der Patienten kann ambulant behandelt werden. Engmaschige Kontrolle in den ersten Tagen!
- Nach Primärbehandlung im Zentrum mit Systemwechsel, Asservierung und 1. Antibiotikagabe kann der Patient die Antibiotikatherapie bei gutem Allgemeinbefinden zu Hause fortsetzen. Zu Beginn tägliche ambulante Vorstellung zur Diagnostik der Leukozytenzahlen im Nachtdialysat und des klinischen Zustandes.

Komplikationen

➤ **Akut im Rahmen der Peritonitis** aufgrund gesteigerter peritonealer Permeabilität:
- Schnellere Glukoseresorption aus dem Dialysat mit Ultrafiltrationsverlust und konsekutiver Flüssigkeitsretention. Gefahr der Überwasserung (evtl. Einsatz höherprozentiger Glukoselösungen, vgl. S. 293).
- Rascherer Transport kleinmolekularer Substanzen. Gefahr der Hypokaliämie.
- Anstieg des transperitonealen Proteinverlustes bis auf 40–60 g/d. Bei länger dauernder Peritonitis und unzureichender oraler Substitution Gefahr der Malnutrition.

Nierenersatztherapie bei chronischer Niereninsuffizienz

- Ausbildung ausgedehnter fibröser Adhäsionen mit Reduktion der effektiven peritonealen Austauschfläche sowie Gefahr einer Darmobstruktion (Ileus).
- Prolongierte Antibiotikatherapie (auch im Rahmen von exit site- und Tunnel-infektionen) begünstigt das Auftreten einer sekundären Pilzperitonitis.

➤ **Rezidivierende Peritonitis (Relapse):**
- *Definition:* Innerhalb von vier Wochen nach Beendigung der antibiotischen Therapie erneute Peritonitis, verursacht durch den gleichen Erreger wie die unmittelbar zuvor abgelaufene Peritonitisepisode.
- Bei rezidivierender Staphylokokken-Peritonitis: Konsequente vierwöchige Therapie mit Vancomycin i.p. und Rifampicin p.o., vgl. oben.

➤ **Sklerosierende Peritonitis:**
- *Definition:* Bindegewebige Verdickung der Peritonealmembran, tritt akut oder verzögert auf.
- *Ursachen:* Rezidivierende Peritonitiden sowie der Kontakt des Peritoneums mit Acetatdialysat, Desinfektionsmitteln, Plastik- und Kathetermaterialien werden diskutiert.
- *Klinik:* Ultrafiltrationsverlust, z.T. Abdominalschmerzen, Gewichtsverlust, Fieber, blutiges Dialysat und Darmobstruktion.
- Sklerosierende Peritonitis sehr selten, bei Diagnose Beendigung der Perito-nealdialyse.

Peritonitisprophylaxe

➤ Sorgfältige Implantationstechnik des PD-Katheters.
➤ Präzise Patientenschulung.
➤ Große Sorgfalt im Umgang mit Katheter und Katheteraustrittstelle.
➤ Frühzeitige und konsequente Therapie eines exit site- oder Tunnelinfektes (S. 383).
➤ Keine Dialysatzusätze (Ausnahmen: Heparin, Antibiotika).
➤ Bei infektionsbegünstigenden Zwischenfällen (Berühren der Konnektoren beim Beutelwechsel, Kontamination des Überleitungssystems oder Beutels, Lecka-gen) kein weiterer Dialysateinlauf durch den Patienten und unmittelbare Vor-stellung im behandelnden Zentrum. Wechsel des Überleitungssystems sowie prophylaktische Applikaton von 1 g Vancomycin i.p. in den nächsten Dialysat-beutel.
➤ Rezidivierende Peritonitis durch Staphylococcus aureus: Mikrobiologische Un-tersuchung von Nasenabstrichen. Falls dort auch Staphylococcus aureus nach-weisbar ist, Therapieversuch mit mupirocinhaltiger Nasensalbe (Truxin).

Katheterinfektion

➤ **Prädisposition:** Eine prolabierte, über dem Hautniveau liegende äußere Dacron-Muffe prädisponiert zum Auftreten infektiöser Komplikationen.
➤ **Keimspektrum:**
 – Infektionen des Katheteraustritts (exit site) sowie des Katheters im Verlauf des Bauchwandtunnels (Tunnelinfektion) werden ganz überwiegend (> 50%) durch Staphylococcusaureus verursacht.
 – Weitere: Koagulasenegative Staphylokokken und Pseudomonas species mit einer Häufigkeit von 20% bzw. 10 – 15%.
⊘ *Cave:* Erhöhtes Peritonitisrisiko bei periluminaler Ausbreitung der Entzündung!
➤ **Klinik:** Zeichen der Entzündung mit Erythem, palpabler Induration (evtl. druckdolent) und putrider Sekretion.
➤ **Diagnostik:**
 – Abstrich vom exit site zur mikrobiologischen Untersuchung.
 – Sonographie mit 7,5 MHz-Schallkopf: Ausdehnung einer abszedierenden Entzündung? Distanz zum Peritoneum?
➤ **Therapie:**
 – *Bei oberflächlichem Infekt* des exit sites mit isoliertem Erythem: Lokale Therapie (z.B. Anwendung von Polyvidonjod-Lösung in der sog. „Katheterbadewanne" oder zeitlich limitierter Gebrauch einer Natriumhypochloritlösung (0,5%) bzw. einer clindamcinhaltigen Lösung).
 – *Bei allen anderen Infektionen* ergänzend bis zum Erhalt des mikrobiologischen Ergebnisses: Beginn einer empirischen Therapie mit einem staphylokokkenwirksamen Antibiotikum:
  • Clindamycin (Sobelin) p.o. 3 × 300 – 600 mg/d.
  • alternativ Flucloxacillin (Staphylex) p.o. 3 × 1 g/d.
  • alternativ Vancomycin i.p.: Initialdosis 1000 mg in einen Dialysatbeutel mit einer Verweilzeit von mindestens 6 Stunden, nächste Gabe nach 5 – 7 Tagen bzw. adaptiert an den Serumspiegel (bei Talspiegel ≤ 10 mg/l erneute Gabe notwendig).
 – *Bei Nachweis gramnegativer Erreger:*
  • Ciprofloxacin (Ciprobay) p.o. 2 × 500 mg/d.
  • alternativ Ceftazidim (Fortum) i.p. (Initialdosis 500 mg/l Dialysat, Erhaltungsdosis: 125 mg/l).
 – *Infektionen mit Pseudomonas species* sind häufig therapierefraktär und stellen relative Indikationen, chronische Tunnelinfektionen absolute Indikationen zum Katheterwechsel dar: Meist einzeitig mit Implantation des neuen PD-Katheters kontralateral.
➤ **Therapiedauer:** Bis zur kompletten Sanierung des Kathetertunnels, nicht selten über einen Zeitraum von 4 – 6 Wochen.
➤ **Nachsorge:**
 – *Kontrolle der Therapieeffektivität* bei Tunnelinfekten mit Sonographie: Abnahme der Perikatheter-Flüssigkeit und zunehmende bindegewebige Organisation sprechen für Heilung.
 – Bei *rezidivierendem Auftreten von Staphylococcus* aureus mikrobiologische Untersuchung von Nasenabstrichen. Falls dort ebenfalls Staphylococcus aureus nachweisbar: Therapieversuch mit mupirocinhaltiger Nasensalbe (Truxin).

25.11 Katheterassoziierte Komplikationen der PD

Katheterdislokation/-obstruktion

➤ **Katheterfehllagen** können als Zufallsbefund bei asymptomatischen Patienten beobachtet werden.
➤ Bei **Umschlagen der Katheterspitze nach kranial** können Mißempfindungen und Schmerzen sowie Auslaufproblemen auftreten.
➤ **Ein- und Auslaufprobleme:** Abknicken des Katheters im Tunnel (unmittelbar postoperativ nach Katheteranlage), Obstruktion des Katheterlumens durch Blutgerinnsel und Fibrin (z. B. im Rahmen einer Peritonitis), Umwachsen der Katheterspitze durch das große Netz.
➤ **Diagnostik:**
  – *Sonographie:* Darstellung des intraperitonealen Katheterverlaufs.
  – *Röntgen-Abdomenübersicht* in 2 Ebenen (mit maximal 500 ml Dialysat in der Peritonealhöhle), wenn der Katheterverlauf sonographisch nicht ausreichend darstellbar ist.
➤ **Therapie:**
  – *Symptomatische Dislokationen:*
    • Bei Obstipation abführende Maßnahmen, Regulierung des Stuhlverhaltens, körperliche Aktivität (Hüpfen, Springen).
    • Einfüllen von Dialysat unter manueller Kompression des Beutels.
    • Falls diese Maßnahmen nicht erfolgreich sind: Reposition der Katheterspitze mit Führungsdraht oder chirurgisch, evtl. Katheterwechsel.
  – *Obstruktionen durch Blutgerinnsel oder Fibrin:*
    • Zugabe von Heparin in das Dialysat (maximal 2000 IE/l i.p.).
    • Versuch einer fibrinolytischen Therapie mit Urokinase: 50 000 – 100 000 IE Urokinase in 20 ml-Spritze, hiermit unter sterilen Bedingungen und Antibiotikaprophylaxe (1 × 1 g Vancomycin) den Katheter füllen.
  – *Obstruktionen durch Umwachsen der Katheterspitze durch das große Netz:* Chirurgische Exploration mit Lösen des Katheters aus dem Omentum, ggf. partielle Netzresektion.

Hydrostatische Komplikationen

➤ **Pathophysiologie:** Patienten unter Peritonealdialyse haben einen erhöhten intraabdominellen Druck. Dieser ist abhängig von der intraperitoneal befindlichen Dialysatmenge und wird durch eine aufrechte Körperposition sowie Husten und Pressen verstärkt.
➤ **Klinik:**
  – Dialysatleckagen: Extern unmittelbar nach PD-Katheterimplantation, subkutan mit Ausbildung eines Bauchwandödems auch zu späterem Zeitpunkt möglich.
  – Skrotal- oder Vulvaödem bei offenem Processus vaginalis.
  – Hydrothorax: Bevorzugt bei Frauen, rechtsseitig.
  – Hernien: Femoral, inguinal, umbilikal, diaphragmal.
  – Hämorrhoidalleiden.
  – Rückenschmerzen.

➤ **Diagnostik:**
- Klinische Untersuchung.
- *Hernien bzw. Skrotal- und Vulvaödem:*
  - Sonographie.
  - Röntgen (oder CT) nach Instillation von Dialysat mit sterilem Kontrastmittel (100 ml Omnipaque oder Ultravist pro 2 l Dialysat) in die Peritonealhöhle.
- *Leckagen bzw. Hydrothorax:*
  - Bestimmung der Glukosekonzentration in austretender Flüssigkeit bzw. Pleurapunktat (Glukose im Punktat > Serum).
  - Ergänzend bei Hydrothorax: Nachweis einer Kommunikation zwischen Peritoneal- und Pleurahöhle durch Instillation von Methylenblau i.p. → Auftreten im Pleurapunktat. Mögliche Nebenwirkung: Chemische Peritonitis. Alternativ nuklearmedizinischer Nachweis durch i.p. Gabe von Technetium-markiertem Albumin.

➤ **Therapie:**
- Unterbrechung der CAPD.
- Fortführung der Peritonealdialyse in liegender Position mit kleineren Füllvolumina i.p. (Cyclertherapie/APD S. 373) oder Umstellung auf die Hämodialyse.
- Häufig ist eine chirurgische Revision erforderlich.
- Bei Hydrothorax: Versuch einer Pleurodese mit Fibrinkleber.

Metabolische Komplikationen ─────────────────

➤ **Glukose:**
- Tägliche Resorption von 100 – 200 g Glukose aus dem Dialysat, entsprechend einer Kalorienzufuhr von 400 – 800 kcal alleine via Peritoneum.
- *Mögliche Folgen:* Hyperinsulinämie, Hyperlipoproteinämie, gesteigerter Insulinbedarf bei insulinabhängigem Diabetes mellitus (IDDM), Manifestation eines latenten Diabetes mellitus, Gewichtszunahme, Völlegefühl und Inappetenz.

➤ **Lipide:**
- *Pathophysiologie:* Die Glukoseresorption unter Peritonealdialyse kann zur Verschlimmerung der bereits häufig im Rahmen der terminalen Niereninsuffizienz zu beobachtenden Fettstoffwechselstörung beitragen.
- *Diagnostik:* Meist Nachweis erhöhter Serumkonzentrationen von Triglyceriden, Gesamtcholesterin sowie von LDL- und VLDL-Cholesterin, bei gleichzeitig erniedrigtem HDL-Cholesterin (atherogenes Risiko!).
- *Therapie:* Diät. Einsatz von Lipidsenkern (Fibrate bzw. Cholesterinsynthesehemmer), dosisadaptiert an die eingeschränkte Nierenfunktion und unter engmaschiger Kontrolle (Nebenwirkungen).

➤ **Aminosäuren und Proteine:**
- *Pathophysiologie:* Täglicher Verlust von 2 – 4 g Aminosäuren und 5 – 15 g Proteinen via Peritoneum, im Falle einer Peritonitis aufgrund erhöhter peritonealer Permeabilität noch deutlich größer.
- *Klinik:* Im ausgeprägten Zustand des Eiweißmangels Katabolismus, Muskelabbau, klinische Zeichen der Eiweißmangelernährung, Ödeme, Rückgang der Ultrafiltration.

- *Therapie:*
  - Zur Prophylaxe einer Hypalbuminämie und einer Malnutrition ausreichende Proteinzufuhr mit der Ernährung: ca. 1,2 g bis 1,5 g Eiweiß/kg Körpergewicht, vgl. S. 294.
  - Falls die Proteinaufnahme mit der Nahrung nicht ausreicht: Ergänzende Verordnung phosphatarmer Eiweißkonzentrate (Sonana Renapro, Protein 88).
  - Alternativ Verwendung einer aminosäurenhaltigen Dialyselösung (z. B. ein Beutel pro Tag). Bei CCPD z. B. in der Nacht weiter glucosehaltige Lösungen, tagsüber für den long dwell z. B. Nutrineal 1,1 % 2 l, bei CAPD Verweilzeit Nutrineal mindestens sechs Stunden.

➤ **Vitamine und Hormone:**
  - Transperitonealer Verlust von Vitaminen, Spurenelementen und Hormonen (auch von Vitamin D und Parathormon!).
  - *Schilddrüse:* Trotz Verlust der Schilddrüsenhormone (T_3 und T_4) sowie des thyroxinbindenden Globulins (TBG) in das Dialysat findet sich bei PD-Patienten nur selten eine manifeste Hypothyreose. Das basale TSH ist häufig im oberen Referenzbereich bzw. leicht erhöht. Klinische Beobachtung mit Schilddrüsensonographie und regelmäßige Kontrolle des freien T_4 und des TSH, evtl. mit TRH-Test.
  - *Therapie:* Substitution des Vitaminverlustes durch ausgewogene Ernährung und zusätzliche Gabe wasserlöslicher Vitamine (Vitamin C, Vitamin-B-Komplex, Folinsäure): Renovit, Dreisavit.

Basiskriterien einer adäquaten Dialyse

- ➤ Keine klinischen Symptome oder Zeichen von Urämie.
- ➤ Subjektives Wohlbefinden mit guter Rehabilitation.
- ➤ Guter Ernährungszustand mit Serumalbumin > 3,5 g/dl.
- ➤ Ausgeglichene Flüssigkeitsbilanz.
- ➤ Hämatokrit > 25 % (ohne EPO).
- ➤ Stabile Nervenleitgeschwindigkeit.
- ➤ Gut kontrollierter Blutdruck.
- ➤ Optimale Behandlung des Hyperparathyreoidismus.

Laborparameter zur Definition einer adäquaten Dialyse

- ➤ Kreatinin, Harnstoff, Harnsäure.
- ➤ Elektrolyte (insbesondere Kalium, Calcium), Phosphat.
- ➤ Intaktes Parathormon.
- ➤ β_2-Mikroglobulin
- ➤ Blutbild (insbesondere Hämatokrit).
- ➤ Gesamteiweiß, Albumin.
- ➤ Blutgasanalyse (pH, Bikarbonat).
- ➤ Blutfette (Cholesterin, Triglyzeride).

Kinetikmodelle zur Definition einer adäquaten Dialyse

- ➤ **Wöchentliche Kreatininclearance (wCcr):**
  - *Klinischer Einsatz dieses Kinetik-Modells:* Überprüfung der wCcr und des Kt/V alle 3 – 6 Monate oder bei Rückgang der Diurese oder bei klinischem Verdacht auf Unterdialyse .
  - *GFR:* Bei Nierenrestfunktion wird die glomeruläre Filtrationsrate (GFR) aufgrund der tubulären Kreatininsekretion überschätzt. Die GFR ist nur als $^3/_8$ der ermittelten endogenen Kreatininclearance anzusetzen (vgl. S. 31).
  - *Berechnung der wCcr* aus der Kreatininclearance via Dialysat sowie über die residuale Nierenfunktion: Ccr = (D/P × V/t) + (U/P × V/t)/1,73 m².
    - Einheit: Die Ccr wird üblicherweise in Litern pro Woche angegeben. Hierzu ist der Wert aus einer 24 stündigen Sammelperiode mit 7 zu multiplizieren, zur Umrechnung in ml/min mit 1440 zu dividieren.
    - D = Kreatininkonzentration im (Auslauf-)Dialysat.
    - U = Kreatininkonzentration im Urin.
    - V = Volumen von (Auslauf-)Dialysat bzw. Urin.
    - P = Kreatininkonzentration im Serum.
    - t = Sammelperiode (in Minuten).
  - Sammlung des gesamten Auslaufvolumens des Dialysats (im Rahmen einer Hämodialysesitzung bzw. der tatsächlichen Behandlungszeit bei der Peritonealdialyse, z. B. über 24 Stunden bei CAPD).
  - 24-h-Sammelurin (S. 18).
  - *Zeitpunkt der Serumkreatinin-Bestimmung:*
    - Bei CAPD beliebig (steady state).
    - Bei kontinuierlicher zyklischer Peritonealdialyse (CCPD, S. 374): Mittelwerte sind am späten Nachmittag zu erreichen.

- Bei nächtlicher intermittierender Peritonealdialyse (NIPD, S. 374) ist der Mittelwert zweier Bestimmungen vor und nach Behandlungsintervall zu verwenden.
  - *Empfohlener Wert* der wCcr (unter Peritonealdialyse): > 70 – 80 l/Woche/1,73 m^2.

➤ **Wöchentliche verteilungsvolumenbezogene Harnstoffelimination (wKt/V):**
  - *Klinischer Einsatz dieses Kinetik-Modells:* Wichtiger Parameter, sollte alle 3 – 6 Monate oder bei Änderung der Dialyse, Verdacht auf Unterdialyse bzw. bei Rückgang der Nierenrestfunktion bestimmt werden.
  - „Kinetisches Harnstoffmodell" 1985 von Gotch für die Hämodialyse entwikelt.
  - Kt/V ist ein Index für die exponentielle Harnstoffabnahme im Verlauf einer Hämodialysesitzung.
    - K = Harnstoffclearance des Dialysators in ml/min.
    - t = Behandlungszeit in Minuten.
    - V = Verteilungsvolumen von Harnstoff [l]:
  - *Abschätzung von V* (Verteilungsvolumen von Harnstoff, entspricht dem Gesamtkörperwasser):
    - Körpergewicht × 0,55 (für Frauen) bzw. × 0,6 (für Männer), relativ ungenau!
    - Anthropometrisch nach der Formel von Watson:
      Für Frauen: V = – 2.097 + [0,1069 ×] Größe (cm)] + [0,2466 ×] Gewicht (kg)]
      Für Männer: V = 2.447 – [0,09516 ×] Alter (Jahre)] + [0,1074 ×] Größe (cm)] + [0.3362 ×] Gewicht (kg)]
    - Alternativ bioelektrische Impedanzmessung (nicht klinisch angewendet, experimentell).
  - *Abnahme der Harnstoffkonzentration im Serum* während einer Hämodialyse: Folgende Faktoren sind beteiligt:
    - Mit Auswirkung auf die Clearanceleistung des Dialysators (K): Blutfluß, Dialysatfluß, Verlust von Dialysatoroberfläche im Verlaufe der Behandlung.
    - Mit Auswirkung auf die Behandlungszeit (t): Unterbrechungen durch Alarme.
    - Mit Auswirkung auf das Harnstoff-Verteilungsvolumen (V): Veränderung während der Dialyse durch Flüssigkeitsentzug (Ultrafiltration).
  - *Richtwert für eine adäquate Hämodialyse:* Kt/V pro Behandlung mindestens > 1,2 (besser 1,4 – 1,6), entsprechend einem wKt/V von 3,6 – 4,8.
  - *Berechnung des Kt/V unter CAPD* aus Serumharnstoff, Harnstoff und (Auslauf-)Volumen aller Dialysate und im 24-h-Sammelurin.
    - K = Harnstoffclearance der CAPD (K_{CAPD}) und der renalen Harnstoffclearance (K_{renal}).
    - K_{CAPD} = [Dialysat 1 (Harnstoffkonzentration ×] Volumen) + Dialysat 2 + Dialysat 3 + Dialysat 4] / Serumharnstoff.
    - K_{renal} = (Harnstoff im Urin/Harnstoff im Serum) × Urinmenge.
  - *Richtwerte für das wKt/V bei Peritonealdialyse:*
    - CAPD > 1,9.
    - NIPD > 2,3.

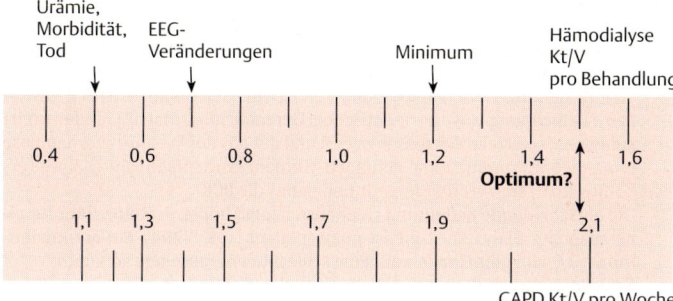

Abb. 71 Verteilungsvolumenbezogene Harnstoffelimination (Kt/V) bei Hämodialyse (Angabe/Behandlung) und CAPD (Angabe/Woche)

– Aufgrund der „peak concentration hypothesis" (Keshaviah) wird postuliert, daß Patienten unter Peritonealdialyse zur Erzielung einer adäquaten Dialyse im Vergleich zu Hämodialysepatienten mit einem niedrigeren Kt/V auskommen. Als Erklärung wird angenommen, daß Urämiesymptome nicht von der Durchschnittskonzentration, sondern vielmehr von der Spitzenkonzentration kleinmolekularer Toxine abhängig sind. Um die prädialytischen Spitzenkonzentrationen bei der Hämodialyse der steady-state-Konzentration bei der CAPD anzunähern, ist eine höhere Clearanceleistung erforderlich. Wegen des schnellen Abfalls des Serumharnstoffs unter der Hämodialyse (Kompartementeffekt) wird mit gleicher Clearance weniger Harnstoff entfernt als bei der CAPD, wo die Clearanceleistung des Peritoneums an gleichbleibenden Harnstoffkonzentrationen wirksam werden kann.

➤ **Harnstoffverschwinderate (URR = Urea Reduction Ratio):**
– Die URR ist eine quantitative Messung der Harnstoffclearance während einer einzelnen Hämodialysebehandlung, abhängig vom verwendeten Dialysator, der Zeitdauer der Behandlung sowie des Harnstoffverteilungsvolumens eines Patienten.
– *Berechnung:*
URR = 100 × (1 - C_t/C_0).
• C_t = Konzentration des Harnstoffs im Blut, gemessen fünf Minuten nach Beendigung der Dialysebehandlung.
• C_0 = Konzentration des Harnstoffs im Blut, vor Beginn der Dialysebehandlung.
– *Guter Prädiktor hinsichtlich Mortalität:* Eine URR von < 60% geht – verglichen mit einer URR von > 65% – mit einer deutlich erhöhten Mortalität einher.
– Zwischen *URR und Kt/V* besteht eine nicht lineare mathematische Beziehung, wobei annäherungsweise eine URR von 60% einem Kt/V von 1,1 und eine URR von 70% einem Kt/V von 1,4 – 1,5 entspricht.

➤ **Protein catabolic rate (PCR):**
  – Die Eiweißzufuhr läßt sich bei stoffwechselstabilen (nicht katabolen) Patienten aus der Gesamtausscheidung von Harnstoff im Dialysat und Urin als Protein catabolic rate (PCR) bestimmen.
  – Eine Beziehung zwischen Kt/V und PCR ist einerseits mathematisch gekoppelt (Berechnung aus der identischen Untersuchungsmatrix), andererseits konnte eine Korrelation zwischen PCR und der aus der Ernährungsanamnese errechneten Proteinzufuhr gefunden werden. Eine effektivere Dialyse (erhöhtes Kt/V) steigert den Appetit und damit die PCR.
  – Die entscheidende Bedeutung einer ausreichend hohen Proteinzufuhr für eine adäquate Dialysetherapie ist unzweifelhaft (vgl. S. 294). Ein Serumalbumin $< 3,0$ g/dl gibt Hinweis auf eine schlechte Prognose quo ad vitam.
  – *Berechnung der PCR:* Gebräuchliche Formel nach Randerson:
    PCR (g/Tag) = $10,76 \times (G + 1,46)$ mit:
    • G = Harnstoffausscheidung in mg/min, ermittelt aus der Summe der Harnstoffausscheidung über 24 Stunden im Urin und Dialysat, dividiert durch 1440.
    • 1,46 = Konstante für nichtrenale Harnstoffelimination, z. B. obligater Verlust über Stuhl und Atmung.
  – Weitere Berechnung: „Normalized protein catabolic rate (NPCR)": Dividierung von PCR durch V/0,58 (V als Angabe des Harnstoffverteilungsvolumens, berechnet nach der Watson-Formel S. 388).
  – *Angestrebte Proteinzufuhr = NPCR:*
    • Beim Hämodialysepatienten: 1 g/kg Körpergewicht/Tag.
    • Beim Peritonealdialysepatienten: $> 1,2$ g/kg Körpergewicht/Tag.

Indikationen und Methode

➤ **Indikationen:** Sofortiger temporärer Zugang zu einer großen Körpervene, um die erforderliche Blutmenge für die Dialyse zu erhalten.
➤ **Methode:** In Seldinger-Technik wird z. B. ein Doppel-Lumen-Katheter (extrakorporaler Blutfluß 300 ml/min) in die V. cava superior oder inferior eingeführt.
➤ **Wahl der Vene:**
   – Die Punktion der V. jugularis interna ist der Punktion der V. subclavia vorzuziehen, da die Subklavia-Punktion mit mehr Komplikationen behaftet ist (hämorrhagischer Pleuraerguß bei versehentlicher Arterienpunktion, Pneumothorax, Mediastinalhämatom, Hämatothorax).
   – Die Punktion der V. femoralis ist indiziert, wenn kein anderer Gefäßzugang zu kanülieren ist oder aber, wenn eine arterielle Fehlpunktion unter allen Umständen vermieden werden muß (Quick ≤ 10 %, vitale Indikation zu extrakorporalen Verfahren).
➤ **Katheter-Material:**
   – Katheter aus Polymeren (Polyurethan, Polyethylen, Polytetrafluorethylen) werden bevorzugt, da sie bei Raumtemperatur rigide sind (gute Einführbarkeit) und bei Körpertemperatur weicher werden (geringes vaskuläres Trauma). Innerhalb der Gruppe der Polymeren ist der Polyurethankatheter der flexibelste und am wenigsten thrombogen.
   – Der Polyvinylchloridkatheter kann chemische Zusätze freisetzen und ist somit trotz gutem „handling" nicht optimal einsetzbar. Silikonkatheter sind am weichsten und am wenigsten thrombogen.

Komplikationen bei Einbringung eines Hämodialysekatheters

➤ Atriale und ventrikuläre Arrhythmien.
➤ Arterienpunktion.
➤ Hämatothorax.
➤ Pneumothorax.
➤ Luftembolie.
➤ Perforation einer zentralen Vene oder des rechten Vorhofs.
➤ Perikardtamponade.
➤ Katheterinfektion.
➤ Katheter-Lumen-Thrombose.

26.2 Nierenersatztherapie bei Akutem Nierenversagen ▬▬

Indikationen ──────────────────────────────

➤ Störungen des Flüssigkeits-, des Säure-Basen-, des Harnstoff-Stickstoff- und des Elektrolythaushaltes, die mit konventioneller Therapie nicht kontrolliert werden können.

➤ **Grenzbereiche** zur Einleitung der renalen Ersatztherapie:
  - Interstitielles Lungenödem oder massive Ansammlung peripherer Ödeme.
  - ≥ 24 Stunden anhaltende Anurie.
  - Hyperkaliämie (Kalium ≥ 6,5 mmol/l).
  - Urämische Azidose (pH ≤ 7,20).
  - Erhöhte renale Retentionsparameter. Eine definitive obere Grenze bezüglich Kreatinin und Harnstoff-Stickstoff kann aufgrund der verschiedenen zum ANV führenden Grunderkrankungen nicht definiert werden, entscheidend ist ein progredienter Anstieg der erhöhten Retentionsparameter trotz optimaler konservatver Therapie (Flüssigkeitsangebot, Diuresestimulation) (s. S. 267).

Übersicht: Möglichkeiten der Nierenersatztherapie ──────

➤ Die Tabelle 68 bietet eine Übersicht über die Möglichkeiten der Nierenersatztherapie (kontinuierlich und diskontinuierlich).

Tabelle 68   Möglichkeiten der Nierenersatztherapie

Diskontinuierliche Verfahren			Kontinuierliche Verfahren		
Verfahren	Stofftransport	Indikation	Verfahren	Stofftransport	Indikation
HD	Diffusion	CNI, ANV	CAVH	Konvektion	ANV
			CVVH	Konvektion	ANV
HF	Konvektion	CNI, ANV	CAVHD	Diffusion	ANV
			CVVHD	Diffusion	ANV
			CAVHDF	Konvektion, Diffusion	ANV
			CAVHDF	Konvektion, Diffusion	ANV
HDF	Diffusion, Konvektion	CNI, ANV	PD	Diffusion, Konvektion	CNI, NV

HD Hämodialyse; HF Hämofiltration; HDF Hämodiafiltration; CAVH kontinuierliche arteriovenöse Hämofiltration; CVVH kontinuierliche venovenöse Hämofiltration; CAVHD kontinuierliche arteriovenöse Hämodialyse; CVVHD kontinuierliche venovenöse Hämodialyse; CAVHDF kontinuierliche arteriovenöse Hämodiafiltration; CVVHDF kontinuierliche venovenöse Hämodiafiltration; PD Peritonealdialyse; ANV/CNI Aktues Nierenversagen/Chronische Niereninsuffizienz

Diskontinuierliche bzw. intermittierende Verfahren ────────

➤ **Intermittierende Hämodialysetherapie (HD):** Die HD ist sowohl beim akuten als auch beim chronischen Nierenversagen das Standardverfahren der Detoxikation bei kreislaufstabilen Patienten. Mit dieser Methode kann sowohl eine Senkung der harnpflichtigen Substanzen (Diffusion/Osmose) als auch ein Flüssigkeitsentzug durchgeführt werden (s. Hämodialyse S. 353).

➤ **Hämofiltration (HF):**
– Die Hämofiltration beruht auf dem Prinzip der Konvektion (vgl. S. 349). Die HF wird sowohl zur Therapie des ANV als auch der chronischen Niereninsuffizienz (CNI) eingesetzt. Dieses Verfahren ist insbesondere zum Flüssigkeitsentzug geeignet, da im Vergleich zur Hämodialyse eine bessere Kreislaufverträglichkeit besteht.
– Die HF kann auch als kontinuierliches Verfahren – CAVH, CVVH – durchgeführt werden (s. u.).
– Die Hämofiltration ist im Vergleich zur Hämodialyse aus logistischen Gründen (kein Wasseranschluß, keine Wasseraufbereitungsanlage) auch außerhalb von Dialysestationen einsetzbar.

➤ **Intermittierende Hämodiafiltration (HDF):**
– Die HDF kombiniert HF und HD und ist das effektivste Eliminationsverfahren. Die HDF ist insbesondere beim chronischen Nierenversagen zur optimalen Retentionsparameter-Elimination und zum kreislaufschonenden Flüssigkeitsentzug geeignet. Der apparative Aufwand (Wasseraufbereitungsanlage wie für HD) ist hoch.
– *Indikationen:* Die HDF bleibt wenigen Patienten vorbehalten – z. B. bei schwerer Herzinsuffizienz, autonomer Neuropathie, vgl. S. 366.

Kontinuierliche Verfahren ──────────────────────────

➤ **Indikationen:** Die kontinuierlichen extrakorporalen Verfahren sind Eliminationsmethoden, die bei kreislaufinstabilen Patienten auf der Intensivstation (Multiorganversagen, Sepsis, kardiozirkulatorische, respiratorische, hepatische Erkrankungen) eine individuelle, der Kreislauflage und dem Katabolismus optimal angepaßte Behandlung ermöglicht.

➤ **Vergleich zu intermittierenden Verfahren:** Ein effektiver und kontinuierlicher Flüssigkeitsentzug ist möglich, der eine optimale Bilanzierung und eine adäquate, hochkalorische parenterale Ernährung gestattet.

➤ **Methoden:** Die Blutreinigung erfolgt extrakorporal unter Verwendung von Filtern unterschiedlicher Trenneigenschaften, s. u.

➤ **Kontinuierliche arteriovenöse Hämofiltration (CAVH) und kontinuierliche venovenöse Hämofiltration (CVVH):**
– *Methode:*
  • CAVH: Durch Punktion einer zentralen Vene und Arterie unter Ausnutzung des physiologischen Druckgefälles kann ohne großen apparativen Aufwand eine Hämofiltration auch in Krankenhäusern ohne Dialyseabteilung durchgefüht werden (**dieses Vorgehen ist wegen Komplikationen weitestgehend verlassen**).
  • CVVH: Hier ist eine alleinige Venenpunktion ausreichend; entweder wird mit einem Doppellumenkatheter (ein zuführender und ein abführender Schenkel) eine zentrale Vene punktiert oder es werden zwei Venen punktiert; das erforderliche Druckgefälle wird durch eine Pumpe hergestellt.

- Trenngrenze: 20 000 – 50 000 Dalton; der Stofftransport erfolgt in Abhängigkeit vom transmembranösen Druck konvektiv (vgl. S. 349), das Ultrafiltrat weist nahezu die gleiche Zusammensetzung auf wie das Plasmawasser. Der Plasmawasserverlust wird je nach gewünschter Bilanz ganz oder teilweise durch Substitutionslösung (Kaliumgehalt je nach Bedarf) ausgeglichen. Verwendet werden Hohlfaserfilter.
- *Indikationen/Vergleich:*
  - CAVH: Nierenersatzverfahren bei kreislaufinstabilen Patienten mit akutem Nierenversagen. Durch die Entwicklung der CVVH als Methode weitestgehend verlassen (CAVH: arterieller Blutdruck als treibende Kraft für die Filtration bei Intensivpatienten oft zu niedrig, CVVH erzielt durch Blutpumpeneinsatz größere Filtratmengen → effektivere Senkung der Retentionsparameter; bei Einsatz der CVVH geringere Komplikationsrate bezüglich Blutung und Thrombose, da keine arterielle Punktion erforderlich ist).
  - CVVH: Nierenersatzverfahren der Wahl bei kreislaufinstabilen Patienten mit akutem Nierenversagen.
- *Kreislaufstabilität:* Die Hämofiltration wird bezüglich der Kreislaufstabilität gut toleriert.
- *Kontraindikation:* Bei kritischer Hyperkaliämie ist das Verfahren ungünstig (diffusibler Transport mit HD oder CVVHD bevorzugt bzw. Steigerung des Flüssigkeitsumsatzes).
- *Vorteile:*
- Flüssigkeitsumsatz: Bei der CVVH müssen mindestens 1,0 – 1,5 l/h (evtl. bei deutlichem Katabolismus > 2 l/h) umgesetzt werden.

➤ **Kontinuierliche arteriovenöse Hämodialyse (CAVHD)** bzw. **kontinuierliche venovenöse Hämodialyse (CVVHD):**
- *Methode:*
  - Die kontinuierliche Hämodialyse basiert auf dem Grundprinzip der Diffusion über eine semipermeable Membran (vgl. S. 349). Wie bei der konventionellen Dialyse wird dabei der Filter im Gegenstrom mit Dialysat perfundiert.
  - Der Dialysatfluß beträgt 1 – 2 Liter pro Stunde. Verwendet werden Hämofiltrationslösungen.
  - Der Einsatz einer Doppelschlauchpumpe und einer zusätzlichen Infusionspumpe erleichtern die Steuerung und die Bilanz. Bei langsamem Dialysatfluß kommt es zum Ausgleich von Serum- und Dialysatkonzentration. Ein Blutfluß von 60 – 80 ml/min ist ausreichend.
  - Die gewünschte Clearance wird durch Variation des Dialysatflusses eingestellt.

- *Indikationen:* Eine Effizienzsteigerung hinsichtlich der Senkung der harnpflichtigen Substanzen (niedermolekulare Substanzen-Diffusion) ist ein Vorteil gegenüber der CVVH. Definierte Indikationen liegen nicht vor, die Wahl des Verfahrens ist abhängig von der individuellen Entscheidung des behandelnden Arztes sowie der apparativen Ausstattung.
- *Vorteile:*
  - Höhere Elimination niedermolekularer Substanzen < 500 Dalton (z.B. Harnstoff und Kreatinin) und dadurch bessere Kontrolle der Azotämie im Gegensatz zur CVVH.
- *Nachteile:* Hoher apparativer Aufwand des Verfahrens.

➤ **Kontinuierliche arteriovenöse Hämodiafiltration (CAVHDF)** bzw. **kontinuierliche venovenöse Hämodiafiltration (CVVHDF),** Tab. 68 S. 392.
  - *Methode:*
    - Diese Verfahren verbinden die kontinuierliche, kreislaufschonende Hämofiltration (Konvektion) mit einer Hämodialyse (Diffusion), so daß eine deutliche Erhöhung der Harnstoffclearance resultiert.
    - Es wird dialysiert, über die erforderliche Negativbilanz hinaus ultrafiltriert und die Flüssigkeit substituiert.
    - Wie bei der konventionellen Dialyse wird der Filter in Gegenstrom mit Dialysat perfundiert; verwendet werden Hämofiltrationslösungen.
    - Teures und aufwendiges Verfahren, welches in der Routine nicht eingesetzt wird.

➤ **Differentialtherapie der Peritonealdialyse** (PD, APD, CAPD) s. Peritonealdialyse S. 373.
  - Peritonealdialyse trotz theoretischer Vorteile in Deutschland beim ANV nur bei Kindern eingesetzt.

26.2 Nierenersatztherapie bei Akutem Nierenversagen

Differentialtherapie: Intermittierende – kontinuierliche Verfahren

➤ Die **Wahl der Nierenersatztherapie** bei Akutem Nierenversagen richtet sich primär nach dem individuellen hämodynamischen Status, d. h. der Kreislaufstabilität des Patienten:

 – Bei Patienten mit multiplen schwersten Vitalfunktionsstörungen (Schock, Sepsis, Hypotension, intravasale Hämolyse) stehen aufgrund der hämodynamischen Verträglichkeit die kontinuierlichen Verfahren im Vordergrund (s. o.).

 – Bei stabilem Kreislauf- und Volumenstatus wird ein intermittierendes Verfahren bevorzugt.

➤ **Weitere Faktoren:** Blutungsrisiko, Mobilitätsgrad des Patienten (kontinuierliche Verfahren für komatöse oder sedierte Patienten, intermittierende Verfahren für wache Patienten), apparative Verfügbarkeit.

➤ **Prophylaktischer Einsatz von kontinuierlichen Eliminationsverfahren bei gering eingeschränkter Nierenfunktion.**

 – Patienten mit Multiorganversagen (MOV) können auch bei gering eingeschränkter Nierenfunktion durch Verbesserung der kardiovaskulären Stabilität und Erleichterung der Respiratortherapie profitieren.

 – Eine Verbesserung der Situation beim MOV durch Elimination von Mediatoren konnte nicht bewiesen werden.

Grundlagen

➤ **Definition:** Kontinuierliche Abtrennung des Plasmas von den korpuskulären Anteilen des Blutes (Plasmaseparation); das so gewonnene Plasma wird mit gelösten Bestandteilen (v. a. Plasmaproteine) verworfen und durch eine kolloidosmotisch aktive Lösung ersetzt.

➤ **Synonym:** Plasmapherese.

➤ **Indikationen:**
  – Die Plasmaseparation und selektive Blutreinigungsverfahren dienen der Entfernung pathogener Proteine (Antikörper, Immunkomplexe) und/oder proteingebundenen Toxinen bzw. Medikamenten, der Zufuhr von Plasmafaktoren und der Immunmodulation.
  – Der therapeutische Plasmaaustausch kann prinzipiell bei allen Krankheitsbildern zum Einsatz kommen, bei denen die genannten pathogenetischen Faktoren vermutet werden oder bewiesen sind. Da ausreichende klinische Studien fehlen, muß die Indikation im Einzelfall erfahrenen Zentren überlassen werden. Die Tabelle 69 gibt eine Übersicht über sicher und mögliche Indikationen sowie Indikationen in besonderen Einzelfällen (experimentell bei fehlenden therapeutischen Alternativen).

Tabelle 69 Indikationen zur Plasmaseparation und selektiven Blutreinigungsverfahren

	Krankheitsbilder
sichere Indikationen	Myasthenische Krise
	Eaton-Lambert-Syndrom
	Polyneuritis Guillain-Barré (schwerer Verlauf)
	Chronisch inflammatorisch demyelisierende Polyneuropathie (CIDP)
	schwere Polyneuropathie bei Gammopathie (IgG, IgA)
	Hämolytisch-urämisches Syndrom bzw. thrombotisch-thrombozytopenische Purpura (HUS/TTP)
	Goodpasture-Syndrom
	symptomatisches Hyperviskositätssyndrom
	Familiäre Hypercholesterinämie
mögliche Indikationen	primäre Vaskulitiden mit Multiorganbefall (z. B. Wegener-Granulomatose, mikroskopische Polyangiitis, Churg-Strauß-Syndrom)
	Schwerster therapieresistenter SLE
	Kryoglobulinämie

Fortsetzung Tab. 69 ▶

Tabelle 69	Fortsetzung

	Krankheitsbilder
mögliche Indikationen	Akutes myelomassoziiertes Nierenversagen
	rekurrierende fokal segmental sklerosierende Glomerulonephritis im Transplantat
	Pemphigus vulgaris
	Intoxikationen durch Substanzen mit hoher Eiweißbindung und kleinem Verteilungsvolumen (sehr selten)
Indikationen in besonderen Einzelfällen	septisch-toxische Krankheitsbilder (z. B. Meningokokkensepsis, toxisches Schocksyndrom)
	schwere akute Pankreatitis
	toxische Epidermolyse
	fulminantes Leberversagen (bei geplanter Transplantation)

Methode

➤ **Prinzipien:** Separation des Patientenplasmas durch spezielle Zentrifugen oder durch Membranplasmafilter.

➤ **Gefäßzugang:**
- *Kubitalvenen* werden nur bei optimalen anatomischen Verhältnissen punktiert, in der Regel ist die Nutzung dieses Gefäßzugangs nur bei Zentrifugenseparation möglich.
  - Vorteile: Keine möglichen Komplikationen eines zentralen Venenkatheters wie Blutung, Pneumothorax, Thromboembolie, Infektion.
  - Nachteile: Geringer Blutfluß, längere Behandlungsdauer, geringerer Patientenkomfort.
- Ein *temporärer Vena-Cava-Doppellumenkatheter* ist meist bei Membranplasmaseparation notwendig.
  - Erste Wahl: Einlage des Katheters über die V. jugularis, zweite Wahl V. subclavia und nur im Notfall über eine Femoralvene. Im letzteren Fall ist wegen der Gefahr thromboembolischer Komplikationen auf eine strenge kontinuierliche Antikoagulation zu achten.
  - Bei notwendigen chronischen Plasmaseparationen muß die Anlage eines arteriovenösen Shunts erwogen werden.

➤ **Technische Voraussetzungen:**
- *Austauschvolumen:* 100 – 150 % des Plasmavolumens.
- *Substituat:* Isoonkotische Humanalbuminlösung (6 – 8 %).
- *Ausnahmen:* Blutungsgefahr; HUS/TTP-Syndrom → Austausch gegen fresh frozen plasma (FFP, vgl. u.).

- *Membranplasmaseparation:*
  - **Geräte** unterschiedlicher Anbieter.
  - Plasmafilter: Hohlfaser; Siebkoeffizient von 1 im hochmolekularen Bereich.
  - Blutfluß: 200 ml/min.
  - Filtratfluß: 20–60 ml/min.
  - Transmembrandruck: < 80 mmHg.
- *Plasmaseparation durch Zentrifugation:*
  - Zentrifuge zur kontinuierlichen Separation.
  - Blutfluß 40–60 ml/min.
  - Filtratfluß 10–15 ml/min.
- ➤ **Antikoagulation:** Heparinisierung.
  - *Steuerung:*
    - Initial Ausgangswert ACT (Activated-Clotting-Time, vgl. S. 359).
    - Heparinbolus 30 IE/KG i.v.
    - Kontinuierlich 1000–2000 IE/h.
    - 15 minütige ACT-Kontrollen.
    - Zielwert: 150–200% des ACT-Ausgangswertes.
- ✖ *Cave:* Bei Austausch gegen Frischplasma intravenöse Kalziumsubstitution, da dem FFP ACD (Acidium-citricum-Dextrose) zugesetzt ist (dadurch Gefahr der Hypokalzämie).
- ➤ **Behandlungsdauer:** 4–12 Behandlungen (je nach Grunderkrankung); 3–4 Behandlungen pro Woche.

Komplikationen

- ➤ **Inzidenz:** Komplikationen sind in 1–10% der Fälle zu erwarten.
- ➤ Allergische Reaktion.
- ➤ Hypotension.
- ➤ Katheterinfektion, -Sepsis.
- ➤ Virusinfektion bei FFP-Gabe (HCV, HIV, HBV, CMV).
- ➤ Hypokalzämie bei FFP-Gabe.

Selektive Verfahren

- ➤ Die unselektive Entfernung des Patientenplasmas mit der Notwendigkeit einer Substitution mit Fremdeiweiß hat zur Entwicklung mehr selektiver Verfahren geführt, die bei bestimmten Krankheitsbildern mit Erfolg eingesetzt werden (s.u.).
- ➤ **Methoden der selektiven Entfernung von Plasmabestandteilen:**
  - Kaskadenfiltration.
  - Kryofiltration.
  - Hydrogelierung.
  - Immunadsorption.
  - Adsorbentien.
- ➤ **Indikationen:** Die genannten Indikationen gehen z.T. über die in Tabelle 69 S. 397 genannten Indikationen hinaus und repräsentieren den experimentellen Charakter dieser Behandlungen.

27.1 Plasmaseparation u. selektive Blutreinigungsverf.

➤ Klinisch durchgesetzt haben sich bis heute selektive Verfahren, die das separierte Plasma über antikörperbeschichtete Säulen führen und so relativ unbegrenzt Immunglobuline und Immunkomplexe entfernen können (Immunadsorption).Insbesondere werden diese Verfahren bei der LDL-Apherese, systemischen rheumatologischen Erkrankungen (z.B. SLE) sowie hämatologischen Erkrankungen (z.B. Hemmkörper-Hämophilie) eingesetzt. Auch bei der Entfernung von zytotoxischen Antikörpern gegen HLA-Antigene im Rahmen von Organtransplantationen ist diese Methode experimentell einsetzbar.

Blutaustauschtransfusion

➤ Vollblutaustausch beim Erwachsenen selten. Indikation bei schwersten Verläufen der Malaria tropica (Schistosomenbefall bei > 10% der Ery's) oder schwersten Transfusionszwischenfällen.
➤ Durchführung mittels eines Hämofiltrationsgerätes unter Verwendung einer isovolumetrisch arbeitenden Doppelrollenpumpe. Austausch von 6–8 l Blut.
➤ Dem zugeführten Blut wird Natriumzitrat beigegeben. Calciumgluconat zur Vermeidung von Hypocalcämien (etwa 10 ml einer 10%igen Calciumgluconatlösung pro l Blut).

Methode

➤ **Prinzip:** Die Hämoperfusion ist ein effektives extrakorporales Verfahren zur Elimination von großmolekularen, lipophilen oder proteingebundenen Toxinen mit Adsorption von Substanzen an Aktivkohle oder Neutralharzen (Resine, neutrale Ionentauscher). Das Patientenblut wird unter Heparinzugabe mittels Pumpen über die Adsorberkartuschen geleitet und zum Patienten zurückgegeben.
➤ Maximales Molekulargewicht: 10 000 – 15 000 Dalton.
➤ Die Adsorptionskapazität des Filters ist nach ca. 3 Stunden erschöpft.
➤ **Hämoperfusionskapseln:** Das Adsorptionsmaterial ist zur Verbesserung der Biokompatibilität vorbehandelt und beschichtet.
  – Beschichtete Aktivkohle (z. B. Adsorba 300/150, Haemocol).
  – Sphärische Aktivkohle auf Petroleumbasis (Hemosorba, DHP-1, Detoxyl 2).
  – Adsorberharz (Haemoresin, XR 004).

Indikationen

➤ **Pharmakokinetische Voraussetzungen:**
  – Kinetische Modelle über das Verhalten von Toxinen dienen als Grundlage für die Entscheidung über das Verfahren zur extrakorporalen Giftelimination.
  – Die Pharmakokinetik einer Substanz wird bestimmt von der Bioverfügbarkeit, dem Verteilungsvolumen, Proteinbindung, sowie der renalen und extrarenalen Clearance und der Plasmahalbwertszeit.
➤ **Indikationsstellung:**
  – Die entscheidende Forderung für die Indikation eines jeden Blutreinigungsverfahrens ist die deutliche Verkürzung der Plasmahalbwertszeit des Toxins.
  – *Verteilungsvolumen:* Bei hohem Verteilungsvolumen ist eine Substanz nur schwer für die extrakorporale Elimination zugänglich.
  – Die Hämoperfusion bietet gegenüber der Hämodialyse die Möglichkeit der Entfernung von größermolekularen, lipophilen z. T. auch proteingebundenen Toxinen (Proteinbindung 20 – 90 %).
➤ **Indikationen für den Einsatz extrakoroporaler Verfahren bei schweren Intoxikationen** sind:
  – Einnahme einer potentiell letalen Dosis.
  – Letale oder kritische Serumspiegel.
  – Atem- und/oder Kreislaufinsuffizienz.
  – Leber- oder Niereninsuffizienz.
  – Kumulation toxischer Metabolite.
  – Toxine mit zeitverschobener Wirksamkeit (Beispiele s. Tabelle 70 S. 403).
  – Verschlechterung oder nicht ausreichende klinische Besserung unter konservativer Therapie.

Praktische Durchführung

➤ Geräte unterschiedlicher Hersteller. Ausreichend ist der Blutpumpenteil eines Gerätes, mit dem sonst andere Behandlungen wie Hämodialyse, Hämofiltration oder Plasmaseparation durchgeführt werden.
➤ System und Hämoperfusions-Kapsel werden nach Gebrauchsanweisung gespült und gefüllt.
➤ Als Gefäßzugang dient meist ein Doppellumen-Dialysekatheter (S. 391).

27.2 Hämoperfusion (HP)

➤ Venöses Blut des Patienten wird mit einer Blutpumpe in den extrakorporalen Kreislauf gefördert (Abb. 61 S. 350).
➤ Kontinuierlicher Blutfluß; zu Beginn 100 ml/min, dann auf 200 ml/min steigern.
➤ **Antikoagulation:** Heparin.
  – Steuerung anhand Activated-Clotting-Time (ACT, S. 359).
  – Ausgangswert bestimmen.
  – Ziel-ACT 220 – 300 Sekunden.
  ◪ *Cave:* Bei ACT < 180 Sekunden besteht die Gefahr von Thrombenbildung in der Kartusche.
➤ **Überwachung:**
  – *Druck:*
    • Vor dem Adsorber ist ein Druckabnehmer eingebaut, welcher die Widerstandserhöhung in der Kapsel erfaßt; tolerabel bis 150 mmHg. Zu achten ist auf Druckanstiege gegenüber dem Ausgangswert!
    • Ursachen eines Druckanstiegs: Clotting im Adsorber, Abknicken des Schlauches; spätestens bei Druckanstieg > 300 mmHg.
    • Maßnahme: Adsorber zügig auswechseln.
  – Monitor-Überwachung, Blutzuckerkontrollen, Blutabnahme zur toxikologischen Untersuchungen vor und nach der Behandlung, Blutbildkontrolle und Hämolysezeichen nach Hämoperfusion, insbesondere muß auf einen möglichen Abfall der Thrombozyten geachtet werden.

Differentialtherapie bei Intoxikationen

➤ Die Abb. 72 zeigt die Entscheidungen/Differentialtherapie bei Intoxikationen.

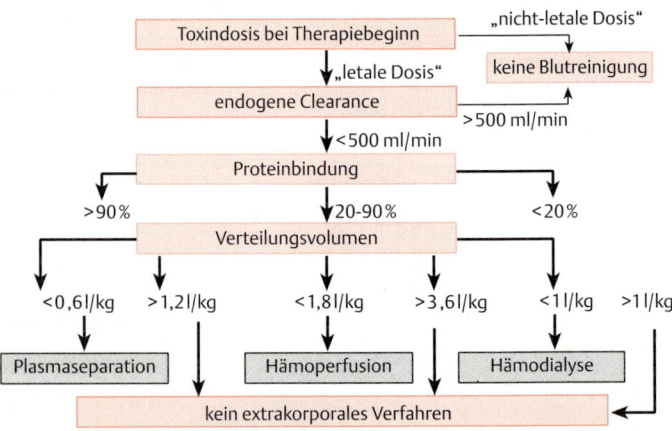

Abb. 72   Differentialtherapie bei Intoxikationen

➤ Substanzen, welche mit der **Hämoperfusion** effektiv eliminiert werden können: Amitryptilin, Barbiturate, Carbamazepin, Chinidin, Gluthetimid, Phenytoin, Meprobamat, Methaqualon, Methotrexat, Herbizide (z. B. Paraquat), organische Phosphorsäureester (z. B. E 605), Trichlorethanol, Theophyllin.
➤ Die Tabelle 70 stellt verschiedene Toxine und deren Eliminationsmöglichkeiten dar.

Tabelle 70 Beispiele für Toxine und deren Eliminationsmöglichkeiten

Substanz	wasserlöslich	Verteilungs-volumen (l/kg)	Eiweiß-bindung	Ver-fahren
Carbamazepin	nein	1,4	74 %	HP
Ethylenglykol	ja	0,6	0	HD
Methanol	ja	0,7	0	HD
Lithium	ja	0,6 – 1,0	0	HD
Phenobarbital	nein	0,54	24 %	HP
Theophyllin	ja	0,5	56 %	HP
Salizylate	ja	0,2	90 %	HD

HD = Hämodialyse; HP = Hämoperfusion

Komplikationen

➤ Thrombozytopenie.
➤ Blutung/Blutverlust.
➤ Blutdruck-Abfall, Hypoglykämie, Hypokaliämie, Hypokalzämie.

28.1 Indikationen, Kontraindikationen u. Voruntersuchungen

Indikation

➤ Chronische dialysepflichtige Niereninsuffizienz. Bei planbarem Transplantationszeitpunkt (Lebendspende) ggf. auch wenige Wochen vor Eintritt der Dialysepflichtigkeit.

Kontraindikationen

➤ Inadäquates Operationsrisiko wegen kardialer, pulmonaler oder hepatischer Insuffizienz.
➤ Biologisches Alter > 70 Jahre.
➤ Fehlende Kooperationsfähigkeit des Patienten.
➤ Floride immunologische Grunderkrankung trotz Immunsuppression.
➤ Bestehende Malignome und behandelte Malignome mit einem rezidivfreien Zeitraum von unter 3 bzw. 5 Jahren (je nach Tumor), bei denen nicht beurteilbar ist, ob Behandlung kurativ war.
➤ Chronische Infektionen, die durch eine immunsuppressive Therapie exazerbieren können. Ausgeheilte chronische Infektionen (Tuberkulose, Osteomyelitis) stellen nur relative Kontraindikationen dar.
➤ Virushepatitis B oder C mit aktiven Entzündungszeichen in der Leberbiopsie, positivem HBeAg oder HBV-DNA. Keine Kontraindikation sind die histologisch inaktive Hepatitis B (auch bei HBsAg-Persistenz) und inaktive Hepatitis C (auch bei positiver HCV-PCR).
➤ Fehlende Anastomosierungsmöglichkeit der Arterie (schwere Arteriosklerose der A. iliaca), der Vene (Beckenvenen- und Cavathrombose) oder des Ureters nach Zystektomie (ggf. Neoblase).

Untersuchungen vor Transplantation

➤ **Anamnese:** Allgemein, Niere (Grunderkrankung, Infektionen), Komplikationen, Voroperationen, Transfusionen, Schwangerschaften, Dialyseverlauf, psychosoziale Situation.
➤ **Labor:**
 – Blutgruppe, HLA-Antigene, zytotoxische HLA-Antikörper.
 – Virusserologie (HBsAg, HCV-AK, HIV-AK, CMV-AK).
 – Blutbild, Elektrolyte, Parathormon, Leberparameter, Gerinnungsstatus.
 – Immunologie (ANA, RF, ACPA).
 – Urinstatus und Urin-Mikrobiologie.
➤ **Apparative Diagnostik:**
 – Röntgen-Thorax, Röntgen-Abdomen (Gefäßkalk?).
 – Abdomensonographie.
 – EKG, Belastungs-EKG, Echokardiographie.
 – Koronarangiographie bei KHK-Hinweisen oder exzessivem Risikoprofil sowie bei allen Diabetikern und Patienten > 60 Jahren (s. S. 305).
 – Gastroskopie bei Ulkusanamnese.
 – Carotisdoppler bei vaskulären Risikopatienten.

➤ **Konsiliaruntersuchungen:**
- – Urologie: Bei unklarer Grunderkrankung, obstruktiver Uropathie, Harnwegsinfekten, Analgetika-Nephropathie, Restharn, Männern > 50 Jahre.
- – HNO, Zahnarzt, Gynäkologie, Dermatologie (jeweils Frage nach chronischem Infekt, Tumorhinweis).

➤ **Aufnahme auf die Warteliste:** Die Entscheidung wird in kritischer Wertung der o.g. Punkte und nach ausführlicher Information des Kandidaten über die Chancen und Risiken der Transplantation bzw. der alternativen Verfahren in aller Regel gemeinsam mit dem Patienten getroffen.

28.2 Organspende

Postmortale Organspende

➤ **Voraussetzungen:**
- Voraussetzung und Durchführung der Organspende einschließlich Organvermittlung regelt das am 1.12.97 in Kraft getretene Transplantationsgesetz.
- Hirntod gesichert gemäß der Richtlinien der BÄK (Ursache meist spontane Subarachnoidalblutung, intrazerebrale Blutung, Schädel-Hirn-Trauma), vgl. Abb. 73 und s. u.
- Einverständnis des Verstorbenen (persönlich zu Lebzeiten oder durch Angehörige i. S. des Verstorbenen).
- Kreislauf und Beatmung sind bis zur Organentnahme aufrechtzuhalten.

➤ **Hirntoddiagnostik** (Abb. 73 S. 407):
- Die Untersuchungen müssen von zwei Ärzten durchgeführt werden, die unabhängig vom Transplantationszentrum sind und die über eine mehrjährige Erfahrung in der Intensivbehandlung von Patienten mit schweren Hirnverletzungen verfügen.
- *Voraussetzungen:* Eine Hirntoddiagnostik kann nur erfolgen, falls eine *akute* Hirnschädigung besteht und eine Intoxikation, Sedation, Unterkühlung oder andere Ursachen einer schweren reversiblen ZNS-Störung nicht vorliegen.
- *Klinische Symptome des Hirntodes:* Durch klinische Untersuchung können auf jeder Intensivstation die Zeichen des zerebralen Funktionsausfalls bestimmt werden. Ein *momentaner* Ausfall ist festzustellen, wenn folgende Zeichen vorliegen:
  - Koma (nach Ausschluß anderer Ursachen, s. o.).
  - Mittelweite oder weite lichtstarre Pupillen.
  - Fehlen des okulozephalen Reflexes (sog. Puppenkopfphänomen).
  - Fehlen des Kornealreflexes.
  - Fehlende Schmerzreaktion im Trigeminusbereich.
  - Fehlender Husten- oder Würgereflex.
  - Fehlende Spontanatmung trotz Hypoventilation ($PCO_2 > 60$ mmHg).
- *Nachweis der Irreversibilität* des Ausfalls der gesamten Hirnfunktion: Der oben beschriebene momentane Ausfall der Hirnfunktion ist mit Sicherheit irreversibel, wenn dieser Ausfall auch nach einer festgelegten Beobachtungszeit fortbesteht *oder* wenn ergänzende apparative Untersuchungen (EEG oder evozierte Potentiale oder Nachweis des zerebralen Zirkulationsstillstandes) die Diagnose des Hirntodes bestätigen.
- *Anmerkung/Literaturhinweis:* Zur korrekten Feststellung des Hirntodes sind zahlreiche Besonderheiten zu beachten, auf die hier nicht eingegangen werden kann. Sie können in der „Stellungnahme des Wissenschaftlichen Beirates der BÄK: Kriterien des Hirntodes", Dt. Ärzteblatt 1997 (94), B1032 – 39 oder im Sammelordner „Organspende", der über alle Transplantationszentren bezogen werden kann, nachgelesen werden. Wichtig erscheint eine Strukturierung der Abläufe im Vorfeld der Hirntoddiagnostik/Organspende.

➤ **Organentnahme:**
- Hochsterile Operation.
- Arterielle Perfusion mit 3 – 10 Litern einer 4 °C kalten, organprotektiven Lösung (UW- oder HTK-Lösung). Verwendet werden:
  - EuroCollins: Klassische Standardlösung, schlechtere Konservierung als bei UW- oder HTK-Lösung.

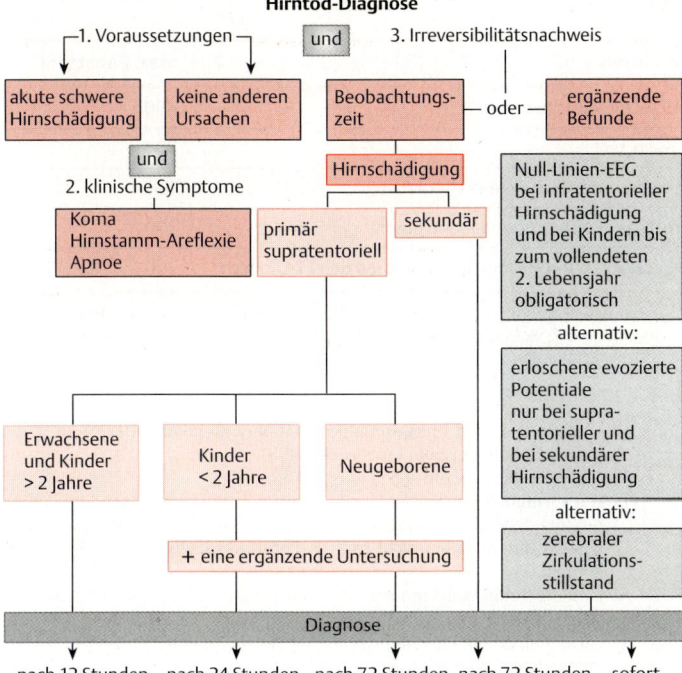

Hirntod-Diagnose

Abb. 73   Hirntod-Diagnose (modifiziert nach „Stellungnahme des 'Wissenschaftlichen Beirates der Bundesärztekammer'", Dt. Ärzteblatt 1997)

- UW-Lösung: Kolloidhaltige Lösung mit hohen Mannitol- und Adenosin-Anteilen zur Verhinderung eines interstitiellen und zellulären Ödems und zur Zufuhr von Energieträgern (Adenosin ist Vorstufe von ATP).
- HKT-Lösung: Histidinhaltige Pufferlösung zur Verhütung der intrazellulären Azidose während der Ischämie.
- Arterien und Venen werden mit Aorten- bzw. Cava-Patch entnommen.
- Ureter wird unter Schonung seiner periuretralen Gefäße möglichst lang entnommen.
- Nieren werden steril verpackt und in Transportbehältern auf Eis gelagert.
- HLA-Antigene werden postoperativ innerhalb von ca. 5 Stunden aus Milz und Lymphknoten bestimmt.
➤ **Organverteilung:**
- Die Organzuteilung erfolgt seit 3/96 ausschließlich durch EUROTRANSPLANT in Leiden, Holland. Dort sind z. Zt. ca. 13 500 wartende Dialysepatienten registriert.

28.2 Organspende

Tabelle 71 Faktoren der Nierentransplantat-Zuteilung durch EUROTRANS-PLANT (ET)

Faktoren	max. Punktzahl
HLA-Übereinstimmung	400
Wartezeit	200
Sonderpunkte für seltene HLA-Muster	100
Distanz zwischen Spende- und Empfänger-Zentrum	300
Korrekturfaktoren* für Bilanz zwischen den ET-Ländern	200

* Durch den Korrekturfaktor wird nun verhindert, daß ET-Länder mit niedrigen Organ-spenderaten (z. B. Deutschland) mehr Nieren aus dem ET-Verbund (z. B. Belgien) erhalten als sie abgeben

- Die Zuteilung erfolgt blutgruppenkompatibel und gemäß eines Scores, der sich aus 5 Faktoren ergibt (Tabelle 71 S. 408).
- *Priorität* vor dieser Score-Verteilung haben:
  - Hochdringliche Patienten ($< 2\%$). Hierunter fallen insbesondere Patienten, bei denen keine Möglichkeit mehr zur Anlage eines Dialyse-Shunts besteht und die auch nicht mit der Peritonealdialyse behandelt werden können.
  - Patienten mit vollständiger Übereinstimmung der HLA-Antigene zwischen Spender und Empfänger (sog. Full-house), ca. 23%.
  - Patienten, die auf eine Mehrfachorgantransplantation warten (Niere/Pankreas, Niere/Leber oder Niere/Herz).
- Zur Bedeutung der HLA-Übereinstimmung siehe „Prognose nach Nierentransplantation" S. 419).

Lebend-Organspende

➤ **Voraussetzungen:**
- Die Lebend-Organspende ist möglich zwischen blutgruppenkompatiblen Verwandten oder Personen, die seit vielen Jahren emotional eng verbunden sind.
- Absolute Freiwilligkeit (Ausschluß von kommerziellen Beweggründen oder familiärem Druck) gemäß Transplantationsgesetz ist dies von einer nach Landesrecht zuständigen Kommission gutachtlich zu prüfen.
- Nicht erhöhtes Operations- und Langzeitrisiko des Spenders.

➤ **Vorteile:**
- Optimale Organqualität (kurze Ischämiezeit, keine vorangegangene Intensivmedizinische Betreuung).
- Immunsuppression schon präoperativ möglich.
- Elektive OP, nur bei optimalem Zustand des Empfängers.
- Planbarkeit der Transplantation. Bei primärer Transplantation wenige Wochen vor Eintritt der Dialysepflichtigkeit sind z. B. keine Shunt-OP und keine längerfristige Umstellung privater und beruflicher Abläufe notwendig.

➤ **Risiken des Spenders:**
  – *Letalität* 0,03 %.
  – *Frühmorbidität* 5 %: Blutung, Re-OP, Pneumothorax, Wundheilungsstörung.
  – *Langzeitrisiko:*
    • Lebenserwartung nicht verkürzt.
    • Das Risiko einer dialysepflichtigen Niereninsuffizienz ist statistisch nicht erhöht.
    • Proteinurie häufig bis 700 mg/d (nicht progredient).
    • Blutdruck langfristig systolisch und diastolisch ca. 5 mmHg höher als Kontrollkollektive.
    • Bei Verlust der verbliebenen Einzelniere posttraumatisch oder bei totaler Nephrektomie wegen großem Nierenzellkarzinom entsteht selbst Dialysepflichtigkeit.

➤ **Vorbereitungsuntersuchungen des Spenders:**
  – *Anamnese:* Insbesondere Familienanamnese (hereditäre Nephropathie?), Harnwegsinfekte, Nephrolithiasis, Hypertonie, Infektionen, psychotherapeutische oder psychiatrische Vorbehandlung, bei Frauen Verlauf der Schwangerschaften.
  – *Labor:*
    • Blutgruppe, HLA-Antigene, Cross match.
    • Virusserologie (HBsAg, HCV-AK, HIV-AK, CMV-AK).
    • Blutbild, Elektrolyte, Leberparameter, Gerinnungsstatus.
    • Urinstatus und Urinmikrobiologie, endogene Kreatininclearance, Proteinurie.
  – *Apparative Diagnostik:*
    • Abdomensonographie, Isotopennephrogramm (seitengleiche Clearance?, vgl. S. 32).
    • Röntgen-Thorax.
    • EKG.
    • Klärung der Anatomie durch intraarterielle Angiographie DSA (letzte abschließende Untersuchung, da invasiv).
    • Weitergehende Diagnostik: Sofern klinische Hinweise bestehen: Großzügige Indikation für Belastungs-EKG, Echokardiographie, 24-Stunden-Blutdruckmessung und Konsiliaruntersuchungen stellen.
  – *Psychologische Begleitung* prä- und postoperativ. Reflexion über die Motive der Organspende, um auch bei Problemen eine dauerhaft stabile Einstellung zur Organspende und zum Transplantatempfänger erreichen zu können.

Transplantation

➤ **Unmittelbar präoperativ (Empfänger):**
- *Cross-match:* Falls das Empfänger-Serum die Spender-Lymphozyten lysiert, ist eine hyperakute Abstoßung möglich → Kontraindikation zur Transplantation!
- Klinische Untersuchung, Routinelabor, EKG, Röntgen-Thorax: Erneute Überprüfung, ob aktuell Kontraindikationen zur Transplantation vorliegen (hochflorider Infekt, KHK, periphere arterielle Verschlußkrankheit (pAVK).
- Dialyse bei deutlicher pulmonalvenöser Stauung oder bei Serumkalium > 5,5 mmol/l.
- Erneute Aufklärung über Operations- und Transplantationsrisiken.

➤ **Vorbereitung im OP:** ZVK (V. jugularis int.), periphere Venenkatheter, Blasenverweilkatheter.

➤ **Operativer Zugang:** Verlängerter Wechselschnitt im Bereich des rechten oder linken Unterbauches. Extraperitoneale Präparation der Fossa iliaca.

➤ **Anastomosierung** (Abb. 74):
- Transplantatvene End-zu-Seit-Anastomose zur V. iliaca externa.
- Transplantatarterie End-zu-Seit-Anastomose zur A. iliaca externa.
- Transplantatureter submuköse, antirefluxive Anastomose mit der Blase.

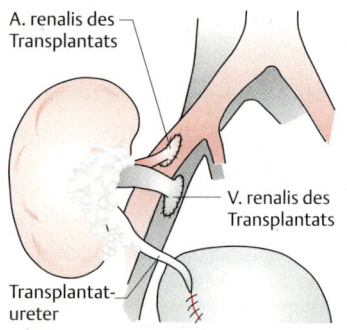

A. renalis des
Transplantats

V. renalis des
Transplantats

Transplantat-
ureter

Abb. 74 Linkes Nierentransplantat in der Fossa iliaca mit typischen End-zu-Seit-Anastomosen zwischen Patch und Empfängergefäß; extravesikale Ureterozystoneostomie (aus Largiadèr F. Checkliste Organtransplantation. 1. Aufl. Stuttgart: Georg Thieme; 1996)

➤ **Intraoperativ und perioperativ:**
- Beginn der Immunsuppression.
- Kurze Ischämiezeiten zur Vermeidung eines initialen akuten postischämischen Nierenversagens (Ischämiezeiten s. S. 411).
- *Kontrollierte Hyperhydrierung*, meist ca. 2000 ml Kristalloide, 750 ml Humanalbumin 5 %; Monitoring über ZVD (Ziel: 10 – 12 cm H_2O), bei kardial kritischen Patienten über Pulmonalis-Katheter.

➤ **Postoperativ:**
  - Hämoglobin-, Elektrolyt- und Bilanzkontrolle, ggf. Transfusion, Dialyse, weitere Flüssigkeitszufuhr (Ziel: ZVD 8 – 12 cm H_2O).
  - Blutdruckkontrollen. Ziel: Systolisch 120 – 160 mmHg, ggf. Dopamin-, Nifedipin-, Clonidin-Perfusor).
  - Thromboseprophylaxe (Heparin 7500 E/24 Std. i. v.).
  - Ulkusprophylaxe (Ranitidin 150 mg/d i. v.).
  - Infektionsprophylaxe (Schutzkleidung, Mundschutz, Händedesinfektion).
  - Mobilisation am ersten postoperativen Tag beginnend.
  - ZVK und Blasenkatheter entfernen, bei unkomplizierter OP am 4. Tag.
  - Drainagen bei Blut- und Sekretfreiheit entfernen (meist bis 4. Tag).
➤ **Terminologie der Ischämiezeiten:**
  - *Erste warme Ischämiezeit:* Zeit vom Kreislaufstillstand bis zum Beginn der kalten Perfusion. Die erste warme Ischämiezeit ist in aller Regel vermeidbar, da die Blutzirkulation aufrechterhalten wird (s. o.).
  - *Kalte Ischämiezeit:* Zeit vom Beginn der kalten Perfusion im Organspender bis zum Beginn der Anastomisierung im Empfänger (bei Lebendspende: Minuten, sonst bis zu 40 Stunden).
  - *Zweite warme Ischämiezeit:* Zeit vom Beginn der Anastomosierung im Empfänger bis zur Blutfreigabe nach Fertigstellung der venösen und arteriellen Anastomose (20 bis 60 Minuten).

Immunsuppressive Therapie nach Nierentransplantation

➤ **Indikationen:** Sowohl bei Leichennieren-Transplantationen als auch bei Lebendspender-Transplantationen (Verwandtennieren-Transplantation, Nichtverwandten-Transplantation) ist das postoperative Ziel:
  - Prävention der Transplantatabstoßung.
  - Vermeidung immunsuppressionsbedingter Komplikationen.
  - Erhaltung der Langzeitfunktion.
➤ **Immunisierungsgrad des Transplantatempfängers:**
  - Die immunsuppressive Basistherapie wird abhängig vom Immunisierungsgrad des Transplantatempfängers gewählt.
  - Nichtrisiko-Transplantatempfänger im immunologischen Sinn: Transplantatempfänger ohne präformierte zytotoxische Antikörper bzw. < 50% Antikörperreaktion, Verwandten-Transplantationen mit einer Haplo- oder besseren Identität.
  - Risiko-Transplantatempfänger im immunologischen Sinn: Patienten mit frühzeitigem (< 6 Monate) immunologischen Transplantatverlust, Patienten mit präformierten zytotoxischen Antikörpern (> 50%), Nichtverwandten-Transplantation.
➤ **Immunsuppressive Basistherapie des Nichtrisikopatienten:**
  - *Standardtherapie* unter Verwendung einer Dual-/Triple-immunsuppressiven Therapie:
    1. Kortikosteroide: Prednisolon bzw. Methylprednisolon, intraoperativ 250 – 500 mg i. v., maximal 2 – 4 Std. vor Freigabe des Blutstromes nach Anastomosenlegung. Postoperativ 1. und 2. postoperativer Tag mit je 125 mg Prednisolon i. v., danach in absteigender Dosierung mit initial 1 mg/kg KG tägl. bis zu einer Erhaltungsdosis von 0,1 – 0,15 mg/kg KG nach 60 – 90 Tagen.

   2. Ciclosporin A (Sandimmun Optoral): Ciclosporin A postoperativ p. o. Anzustrebende Ciclosporin-Vollblutkonzentration bei Talspiegelmessung im TDX-Verfahren 150–200 ng/ml. In der Regel Initialdosierung von 5–10 mg/kg KG/Tag erforderlich, verteilt auf zwei Tagesdosierungen, 12 Std. zeitlicher Dosisabstand.

   3. Bei Triple-Therapie zusätzlich Mycophenolat Mofetil (Cellcept) p. o. nach Transplantation, beginnend mit einer Dosierung von 2 × 1 g, verteilt auf zwei Tagesdosierungen mit 12 Std. Abstand.

  – *Alternativen* in der Basistherapie:

   1. Azathioprin (Imurek): Indikation als Alternative zu Mykophenolat Mofetil. In einigen Untersuchungen schlechtere Transplantationsfunktionsraten. Dosierung p. o., beginnend nach Transplantation mit 2–3 mg/kg KG in Abhängigkeit der Leukozyten- bzw. Granulozytenzahlen. Bei Leukozyten < 2000 und Granulozyten < 1000 kein Einsatz von Azathioprin.

   2. Takrolimus (Prograf): In Deutschland zur Verhinderung der chronischen Rejektion und zur Rescue-Therapie zugelassen. Angestrebte Vollbluttalspiegel < 10 ng/ml. Idealer Vollblutspiegel 4–8 ng/ml.

   ⊘ *Cave:* In höheren Dosierungen erhebliche Neurotoxizität sowie Induktion einer diabetogenen Stoffwechsellage.

➤ **Immunsuppressive Therapie bei Hochrisikoempfängern** (Definition s. o.):

  1. Methylprednisolon intraoperativ s. o.

  2. Kombination mit einem polyklonalen Lymphozytenantikörper (Antilymphozyten/Anti-T-Lymphozytenglobulin) oder monoklonalem Antikörper (Anti-CD3-Antikörper) über 10 Tage.

  3. Postoperativ Mycophenolat Mofetil (Cellcept) 2 × 1 g/die.

  4. Nach 7–8 Tagen einschleichende Ciclosporin-A-Therapie mit angestrebten Vollbluttalspiegeln zwischen 150 und 200 ng/ml. Bei Erreichen der Talspiegel Beenden der Antikörpertherapie. Fortführung der immunsuppressiven Therapie wie bei Nichtrisikopatienten.

➤ **Langzeitimmunsuppressive Therapie:**

  1. Steroiddosierung unterhalb der Cushing-Schwelle (Prednisolon < 6 mg/d).

  2. Ciclosporin-A-Therapie (angestrebte Talspiegel 140–200 ng/ml).

  3. Cellcept (Mycophenolat Mofetil) ausschleichend nach 4–6 Monaten. Zu Cellcept liegen nur wenig Langzeiterfahrungen bisher vor.

  – In begründeten Einzelfällen (z. B. steroidinduzierte Osteonekrose, erhebliche Steroidnebenwirkungen): Monotherapie mit Ciclosporin-A bzw. Dualtherapie unter Kombination mit Azathioprin oder Mycophenolat Mofetil. Bei Ciclosporin-A-Unverträglichkeiten oder bei chronischer Reaktion: Umstellung von Ciclosporin auf Tacrolimus (Zielspiegel s. o.).

28.3 Immunsuppression, Komplikationen, Prognose

➤ Einen Überblick über die Wirkungsweise verschiedener Immunsuppressiva gibt die Tabelle 72.

Tabelle 72 Wirkmechanismen verschiedener Immunsuppressiva

Kortikoide	Suppression der Interleukin-1-Produktion
Cyclosporin A	Inhibition der Interleukin-2-Produkton über Deaktivierung der mRNA-Bildung in T-Lymphozyten
Azathioprin	Reduktion der Purinsynthese bei DNA und RNA
Mycophenolat Mofetil	Purinsynthesehemmung durch spezifische Enzymblockade in Lymphozyten
Anti-T-Lymph. Globulin	Polyklonaler Antikörper, durch Zerstörung verschiedener Proteine T-Lymphozyten-Destruktion
Anti-CD3-Antikörper	Monoklonaler Antikörper, Inaktivierung des T-Zell-Rezeptors und T-Lymphozytendestruktion
Takrolimus	Makrolid, ähnliches Wirkungsspektrum wie Cyclosporin A

➤ Die Tabelle 73 zeigt zusammengefaßt die Zeitpunkte der immunsuppressiven Medikationseinnahmen.

Tabelle 73 Zeitpunkt der immunsuppressiven Medikationseinnahmen

Prednison/Prednisolon	**morgens**
Ciclosporin A	2 × täglich, 12 Std. Abstand
Mycophenolat Mofetil	2 × täglich, 12 Std. Abstand
Steroide u. Azathioprin	morgens 1 ×
Monoklonaler/polyklonaler Antikörper	tagsüber i. v.

Frühkomplikationen nach Nierentransplantation

➤ **Akute Abstoßung:**
  – *Klinik* Häufig klinisch asymptomatisch, gelegentlich Anstieg des Blutdruckes. Allgemeinsymptomatik wie Abgeschlagenheit, Gliederschmerzen, druckschmerzhaftes Transplantat bzw. Transplantatloge, Fieber, Inappetenz, Rückgang der Diuresemenge.

– *Diagnostik:*
1. Klinisch-chemische Untersuchungen: Retentionswertkontrolle (Serum-kreatinin/Kreatininclearance/Urinosmolarität): Anstieg des Serumkreatinins, Abnahme der Urinosmolarität.
2. Sonographie: Schwellung des Transplantates, inhomogene Strukturverdichtung des Parenchyms, schlechte Parenchympyelonabgrenzbarkeit. In der farbkodierten Doppler-Sonographie intraindividuelle Zunahme des Pulsatility-Index (vgl. S. 40).
3. Sicherung der Diagnose über Transplantatbiopsie mit schneller lichtmikroskopischer Diagnostik (< 24 h).
– *Differentialdiagnose:* Akutes Ciclosporin-A-assoziiertes Nierenversagen, Tubulusschädigung, postrenale Störungen, Organperfusionsstörungen. Infektionen durch Pilze, Viren (CMV), Bakterien oder Pneumocystis carinii. Der Ausschluß der einzelnen Differentialdiagnosen erfolgt entweder über entsprechende bildgebende Verfahren, bioptisch durch Nachweis von Ciclosporin-assoziierten Schäden bzw. bei Infektionsproblemen durch Erregernachweis über serologische Reaktionen, differenzierte CMV-Diagnostik (s. u.) oder aber durch direkten bronchoskopischen Nachweis einer Pneumocystis carinii-Infektion.
– *Therapie:*
   • Bei klinischem Verdacht Methylprednisolon i. v. Dosis 250 mg/d über 3 – 5 Tage oder nach bioptischer Sicherung in Abhängigkeit des histologischen Befundes.
   1. Bei interstitieller zellulärer Rejektion Methylprednisolon 250 mg/d i. v. über 3 – 5 Tage.
   2. Bei vaskulärer Rejektion: Lymphozyten-Antikörper (Anti-CD 3/ATG/ALG) über 7 – 10 Tage mit Suppression der Lymphozyten im peripheren Blut $< 100/\mu$l).
   ◘ *Beachte:* Bei Anwendung von lymphozytären Antikörpern muß der Patient zur Vermeidung von schweren sekundären Infektionen isoliert werden, eine Pneumocystis carinii-Pneumonieprophylaxeunter Inhalation von Pentamidine sowie eine CMV-Infektionsprophylaxe mit Gancyclovir oral ist empfehlenswert.

➤ **Infektionen:**
   ◘ *Merke:* Bei Verdacht einer Infektion unter immunsuppressiver Therapie muß die Diagnose unverzüglich und dringend erzwungen werden.
– *Zeitpunkt* und Eintreten der möglichen Infektionen vgl. Abb. 75.
– *Bakterielle Infektionen:* Vorwiegend Harnwegsinfekte (> 50% aller Patienten), Pneumonien etc. Erregerspektrum: Hinsichtlich der Harnwegsinfekte überwiegend Darmkeime (z. B. E. coli, Enterokokken), in seltenen Fällen resistente Hospitalkeime (Staphylokokkus/Pseudomonas). Bei Pneumonien typisches Erregerspektrum der oberen Atemwegsinfektionen.
– *Virale Infektionen:* Vorwiegend Cytomegalie-Virusinfektion insbesondere nach vorangegangenen Therapien mit Lymphozytenantikörpern oder längerfristiger hochdosierter Kortikosteroidbehandlung. Klinisch läßt die Konstellation von diskreten abdominellen Beschwerden, täglichen oft einmaligen Fieberanstiegen oder dauernder geringer Temperaturerhöhung, renaler Funktionsverschlechterung sowie interstitieller röntgenologischer pulmonaler Zeichnungsvermehrung an virale Infektion denken. Im Labor häufig Transaminasenerhöhung, Neutropenie, Thrombozytopenie, Abfall der T4/T8-Ratio im peripheren Blut.

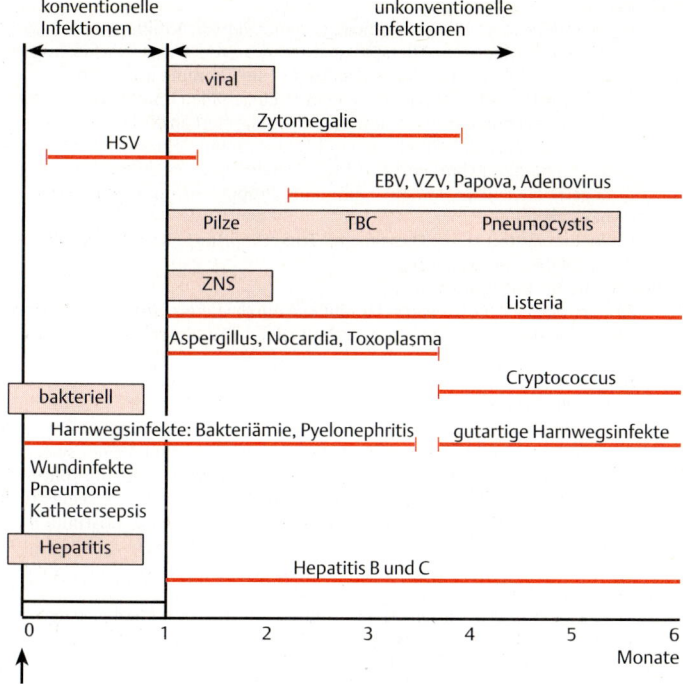

Abb. 75 Zeitliches Auftreten möglicher Infektionen nach Nierentransplantation (mod. nach Rubin)

– *Parasitäre Infektionen:* Überwiegend Pneumocystis carinii-Pneumonie.
– *Spezielle Diagnostik:*
  • Bakteriell: Mikrobiologische Untersuchung des Urins. Bei Pneumonien vor blinder Antibiose oder nicht-Antibiogramm-gerechter Anbehandlung Probenasservation unter Einschluß der Bronchoskopie (BAL).
  • CMV: Nachweis des PP65-Strukturantigens (early antigen) im peripheren Blut.
  👁 *Cave:* Problematik der Anzahl der ausgezählten Zellen der Polymerase chain-Reaction von CMV-DNA und serologischer IgM-Nachweis nur mit zeitlicher Verzögerung.
  • Pneumocystis carinii: Bei klinischem Verdacht zur Diagnosesicherung sofortige bronchoalveoläre Lavage zur zytologischen und mikrobiologischen Untersuchung.

– *Therapie:*
  • Bakteriell: Nach Erregerdiagnose gezielte, gemäß Antibiogramm ausgerichtete antibiotische Therapie über mindestens 14 Tage. Nach Schweregrade des Infektionsstatus ggf. Induktion der Therapie intravenös.
  • Virostatisch mit Gancyclovir i. v. oder in Einzelfällen unter Beachtung der Nephrotoxizität mit Foscarnet strikt dosisadaptiert an die Nierenfunktion. In seltenen Fällen Kombination mit Hyperimmunglobulinen. Bei Hochrisikoempfängern hinsichtlich CMV (Spender IgG positiv/Empfänger IgG negativ oder hohe Immunsuppression: Prophylaxe mit Gancyclovir (i. v. bzw. weiter oral).
  • Pneumocystis carinii: Therapie mit Trimethoprim-Sulfamethoxazol in renal adaptierter Dosierung.

➤ **Postrenale Abflußhindernisse:**
– *Pathophysiologie:* Postrenaler Harnaufstau durch Ureterstrikturen bzw. periureterale oder perirenale Raumforderungen → Tubulusschädigung → Akutes Nierenversagen.
– *Diagnostik:*
  • Initiale Sonographie (wegweisend).
  • Anschließend antegrade Pyelographie (S. 53) mit Darstellung des Kelchsystems und der ableitenden Harnwege. Vorteil: Umgehung einer systemischen Kontrastmittelapplikation, ggf. bei noch vorhandenem Kontrastmittel in situ zur Spätdokumentation und Harnblasenabfluß sequentiell Computertomogramm ohne zusätzliches intravenöses Kontrastmittel.
– *Therapie:*
  • Chirurgische Intervention, Ureteranastomosierung bzw. Ureterosteotomie.
  • In Einzelfällen perkutane Nephrostomie, darüber Ureterbougierung.
  • Postoperativ Anlage eines Ureterkatheters sowie längeres Belassen eines Blasenkatheters (> 2 Wochen).

➤ **Akute vaskuläre Probleme:**
– Postoperativ Transplantatarterienverschluß sowie Transplantatvenenthrombose.
– *Klinik:* Schmerzschwellung des Transplantates, plötzliches Sistieren der Diurese bzw. Anstieg der Retentionsparameter (diese klinischen Zeichen sind diagnostisch wegweisend).
– *Diagnostik:* Mit hoher Sensitivität und Spezifität über farbkodierte Duplexsonographie. Kein Nachweis einer renalen Perfusion im Spektrum (arterieller Verschluß) bzw. pathognomonisches Flußprofil (venöse Thrombose); vgl. S. 40.
– *Therapie:* Chirurgische Freilegung und Inspektion des Transplantates, ggf. gefäßchirurgische akute Intervention sofern noch möglich.

➤ **Ureterleckage und Ausbildung eines Urinoms:**
– *Ursachen:* Insuffizienz der Blasenanastomose (selten) oder Nekrose des Spenderureters.
– *Diagnostik:* Ultraschallgesteuerte Punktion der Flüssigkeitsansammlung. Falls hierin Kreatinin deutlich höher als Serumkreatinin, ist die Diagnose der Ureterleckage sicher. Falls zusätzlich ein Aufstau des Kelchsystems besteht, kann die Lokalisation der Leckage durch eine antegrade Pyelographie (S. 53) erfolgen.
– *Therapie:* In der Regel chirurgische Revision der Anastomose oder Ureterneostomie mit dem Eigenureter des Empfängers.

➤ **Akute postoperative Infektionen** (z. B. Abszeßbildung im Bereich der Faszie bzw. Transplantatloge).
  – *Diagnostik:* Klinische Zeichen der Infektion (Schmerz, Überwärmung, Fieber, CRP-Erhöhung). Diagnosesicherung durch gezielte Punktion sonographisch suspekter Areale oder durch CT (hier zur sicheren Diagnose jedoch meist Kontrastmittel notwendig).
  – *Therapie:* In aller Regel operative Revision mit Anlage einer Saug-Spül-Drainage und Spülung mit Betaisodona-Lösung über mindestens 5 – 6 Tage.

Langzeitkomplikationen

➤ **Chronische Rejektion:**
  – Klinisch asymptomatisch.
  – Langsam progredienter Anstieg des Serumkreatinins bzw. Verschlechterung der Transplantatfunktion.
  – In Biopsiekontrollen Nachweis von entweder interstitiellen lymphozytären Infiltraten oder aber Endothelschädigungen und -abhebungen im Sinne einer chronisch-vaskulären Rejektion.
  – *Therapieoptionen:* Optimierung der Immunsuppression, evtl. Umstellung auf Takrolimus.
➤ **DeNovo oder rekurrierende GN im Transplantat:**
  – Klinisch apparent durch progrediente Transplantatfunktionsverschlechterung, Wiederauftreten bzw. Neuauftreten eines nephritischen bzw. häufig nephrotischen Harnsedimentes.
  – Besonders häufig frühe Rekurrenz von fokal-segmental-sklerosierender Glomerulonephritis und proteinurischer IgA-Nephropathien. Membranöse GN meist später als de novo GN.
  – *Therapie:* Keine spezifische Therapie. Ggf. Erhöhung der Immunsuppression. Ersatz bzw. Ergänzung der Immunsuppression mit Cyclophosphamid ohne sicher belegte Wirkung. Prognose von rekurrierender u. de novo GN ungünstig.
➤ **Steroidinduzierte Nebenwirkungen:**
  – *Klinik:* Osteoporose, Osteonekrosen, Katarakte, Diabetes mellitus (v. a. bei präexistenter diabetischer Stoffwechsellage oder latentem Diabetes mellitus besteht die Gefahr eines steroidinduzierten Diabetes mellitus).
  – *Therapie:*
    • Osteoporose: Speziell in der Postmenopause ggf. Östrogensubstitutionen sowie Steroidminimalisierung bzw. steroidfreie Immunsuppression.
    • Osteonekrosen: Orthopädische Entlastungsbohrungen zur Verbesserung der Vaskularisation, insbesondere im Bereich von Femurkopfnekrosen, ggf. TEP, ansonsten wie bei Osteoporose.
    • Katarakt: Spezifische ophthalmologische Therapie.
    • Steroidinduzierter Diabetes mellitus: Steroidminimierung bzw. steroidfreie Immunsuppression, sofern nicht möglich, Insulintherapie erforderlich.
➤ **Malignomentwicklung:** Die Entwicklung von Malignomen nach Nierentransplantation variiert zu einer altersgleichen „normalen" Population. Im Vordergrund stehen maligne Lymphome, Hauttumoren sowie ebenfalls parenchymatöse Tumoren. Erhöhte Gesamtinzidenz in der Literatur mit Faktor 3 – 4 angegeben; besonders erhöhte Inzidenz (Faktor 8) bei malignen Lymphomen und Hauttumoren. Diesbezüglich engmaschige Screening-Kontrollen (vgl. auch S. 174).

➤ **Kardiovaskuläre Störungen:**
– *Ursachen:* Bei vorbestehender Niereninsuffizienz und metabolischen Störungen wie z. B. langjähriger Hypertonie verlaufen kardiovaskuläre Störungen progredient (koronare Herzerkrankung, Myokardinfarkt, vermehrte Thrombembolieneigung). Inwieweit Immunsuppressiva eine vermehrte Thrombozytenaggregation bedingen, ist nicht geklärt.
– *Überwachung:*
   • Engmaschige Kontrolle der Transplantatfunktion.
   • Internistische Kontrolle und Therapie der kardiovaskulären Risikofaktoren. Invasive Untersuchungen können abhängig vom klinischen Befund notwendig sein (Koronarangiographie, Arteriographie bei peripherer arterieller Verschlußerkrankung).
– *Therapie:* Hyperlipoproteinämie gezielt medikamentös mit CE-Hemmern (selten Rhabdomyolyse) therapieren und sonstige Risikofaktoren minimieren. Zielwert: LDL Cholesterin < 130–150 mg/dl.

➤ **Entwicklung einer arteriellen Hypertonie:**
– *Ursachen:* Persistenz einer vorbestehenden arteriellen Hypertonie oder Entwicklung einer Transplantatarterienstenose oder medikamentöse Induktion (Steroid- Ciclosporin-A-Therapie).
– *Therapie:*
   • Konsequente RR-Einstellung. Ziel RR < 135/85. Es besteht eine enge Korrelation zwischen Blutdruckerhöhung und kürzerem Transplantatüberleben.
   • Bei Transplantatarterienstenose PTRA (s. S. 343) erforderlich.
   • Unter Umständen Ersatz der Immunsuppression mit Ciclosporin A durch Takrolimus, das zu einer nicht ganz so ausgeprägten Hypertonieverschlechterung zu führen scheint. Andererseits kann auch eine steroidfreie Immunsuppression erwogen werden.
⊡ *Beachte:* Vor einer antihypertensiven Therapie mit ACE-Hemmern bzw. ATI-Rezeptorantagonisten muß eine Transplantatarterienstenose sicher ausgeschlossen werden! Bei Transplantatarterienstenosen sehr hohe Sensitivität und Spezifität der farbkodierten Dopplersonographie (s. S. 39 ff).

Monitoring/Nachsorge

➤ Intervalle:
– **Nach initialer** stationärer Phase (ca. 2–4 Wochen) wöchentliche Ambulanzkontrollen bis Tag 60, dann 14 tägig bis Tag 90 –100, dann 4-wöchentliche Intervalle.
– Späteres Langzeitmonitoring in Dreimonatsabständen.
➤ **Umfang der Untersuchungen:**
– Klinische Untersuchung.
– *Labor:* Blutbild, Nierenfunktionsparameter, Leberwerte, Immunsuppressionsspiegel (Vollblutspiegel Ciclosporin A bzw. Takrolimus), ossäre Parameter (nicht supprimierbarer, sog. tertiärer Hyperparathyreoidismus).
– Sonographie (Nierengröße? Aufstau?).
– Farbkodierte Duplexsonographie (Nierenarterie, Durchblutungsspektren als PI s. S. 40).

– 1 × jährlich:
  - Gesamtinternistische Untersuchung.
  - Sonographische Untersuchungen der anderen Abdominalorgane.
  - Throrax-Röntgenaufnahme.
  - EKG. Echokardiographie, Langzeit-Blutdruckmessung.
  - Tumor-Screening (vgl. S. 174).

Prognose

➤ Patientenüberlebensraten bei Nierentransplantation (5 Jahre): 90 – 95 %.
➤ Transplantatüberlebensraten (5 Jahre) 80 – 85 %, nach 10 Jahren 60 %. Die Langzeitfunktionsraten sind deutlich von der HLA (Human Leucocyte Antigen)-Kompatibilität abhängig.
☑ *Merke:* Patienten mit Nierentransplantation im Alter von > 60 Jahren verlieren die Transplantatfunktion in der Regel durch extrarenale Ursachen (kardiovaskuläre Ereignisse, Infektion, Tumoren), nicht durch ein immunologisch bedingtes Transplantatversagen.

A

AA-Amyloidose 166
ABO-Fehltransfusion 263
Abdomen, akutes 311
Abdominalschmerz 263
Abflußbehinderung, postrenale 185
Abgeschlagenheit 124, 201, 260
Abhängigkeit 317
ABM-AK (Antibasalmembran-Antikörper) 27, 123
Abort 215
Abstoßung
– akute 413
– – Differentialdiagnose 414
Abszeß
– Glomerulonephritis, akute 118
– pararenaler 2
– perinephritischer 199
– perirenaler 199
Abwehrmechanismus, peritonealer 370
Abwehrschwäche 190, 207
ACA (anticentromere Antikörper) 159
ACE-Hemmer 240
– Dosierung 244
– Dosisreduktion 120
– Husten 4
– Hyperkaliämie 90, 278
– Hypertonie, renoparenchymatöse 243
– – renovaskuläre 246
– Kontraindikation 211, 306
– Niereninsuffizienz 287
Acetazolamid 229, 276
– Nephrolithiasis 224
Acetazolamidmißbrauch 230
Acetat 355
Acetylsalicylsäure 138, 327
Aciclovir 329
Acidium-citricum-Dextrose 399
ACR-Definition 148
ACTH
– erhöhtes 249
– Produktion, ektope 176 f, 249
– supprimiertes 249
ACTH-Kurztest 91
ACTH-Syndrom, ektopes, Tumorlokalisation 249
Actinomycin D 188

Activated-Clotting-Time 359, 402
ACT-Kontrolle **359**
Adenom, Aldosteron-produzierendes 247
Adenoma sebaceum 237
ADH-Analoga 85
ADH-Sekretion
– erhöhte 80
– inadäquate 80
Adnexitis 197
ADPKD (autosomal dominant polyzystische Nierenerkrankung) 231
Adrenalektomie 248
Adrenalinsekretion, exzessive 251
Adrenocorticotropin-Kortisol-Achse **302**
Adrenogenitales Syndrom 86, 253
Adriamycin 188
Adsorber 402
Adsorptionsfilter 355
Adynamie 87
AGS (adrenogenitales Syndrom) 253
AIDS 128
– Harnwegsinfektion 207
Ajmalin 308 f
Akanthozyten 150
– Alport-Syndrom 234
Akne 249
Akrennekrose 7
Akromegalie 254
– Hyperkalzämie 100
Akrozyanose 184
Aktivkohle 355
– beschichtete 401
– sphärische 401
Akute-Phase-Protein 166
Akutes Abdomen 311
AL-Amyloid 182
AL-Amyloidose 166 f
Alanin-Aminopeptidase 28
Albuminausscheidung 19
Albumininfusion 120
Albuminkonzentration 107
Aldosteron 91
Aldosteronismus, glukokortikoidsensibler 247
Aldosteronproduktion, übermäßige 247
Alendronat 97
Algurie 192 f
– Urogenitaltuberkulose 204
Alkali-Bicarbonat 279

Alkalose
– Chloridsubstitution 89
– Differentialdiagnose 88
– Hypokaliämie 87, 89
– metabolische **110**, 247
– – Cushing-Syndrom 249
– – posthyperkapnische 112
– – Therapie **110 f**
– Mineralokortikoidzufuhr, exogene 247
– respiratorische **113**
– – Hypophosphatämie 101
– schwere 111
Alkohol 4
Alkoholismus
– Harnwegsinfektion 207
– Hypomagnesiämie 104
– Kaliumzufuhr, verminderte 86
– Phosphatzufuhr, verminderte 101
Allen-Test **16**
Allopurinol 186, 227
– Nephritis, interstitielle 268, 325
Alport-Syndrom 6 f, 119, **234 f**
– Nierenbiopsie 76
Aluminium 282
Aluminiumenzephalopathie 10
Aluminiumintoxikation **283**
Aluminiumsalz 282
– Indikation 295
Aluminiumüberladung 286
Amaurosis 171
Amilorid 276
– Dosierung 277
Aminoazidurie 269, 279
Aminogluthetimid 250
Aminoglykoside 199
– Dosisanpassung **335**
– Kaliurese 86
– Kontraindikation 217
– Nebenwirkung 3
Aminopenicillin 197, 199
Aminosäure, essentielle 297
Aminosäurenverlust, dialysebedingter 294
Amiodaron 308 f
Amitryptilin 403
Ammonium 229, 278
Ammoniumchloridbelastung **34**
Ammonium-Chlorid-Belastungstest 227
Amoxicillin 325
– Dosisanpassung 332

Halbfette Seitenzahlen = Haupttextstelle.

Halbfette Seitenzahlen = Haupttextstelle.

Halbfette Seitenzahlen = Haupttextstelle.

Halbfette Seitenzahlen = Haupttextstelle.

Halbfette Seitenzahlen = Haupttextstelle.

Halbfette Seitenzahlen = Haupttextstelle.

Halbfette Seitenzahlen = Haupttextstelle.

Halbfette Seitenzahlen = Haupttextstelle.

Halbfette Seitenzahlen = Haupttextstelle.

Sachverzeichnis ▰▰▰▰ Reflex

441

Halbfette Seitenzahlen = Haupttextstelle.

Halbfette Seitenzahlen = Haupttextstelle.

Halbfette Seitenzahlen = Haupttextstelle.

Notizen

Notizen

Differentialdiagnose der Hämaturie

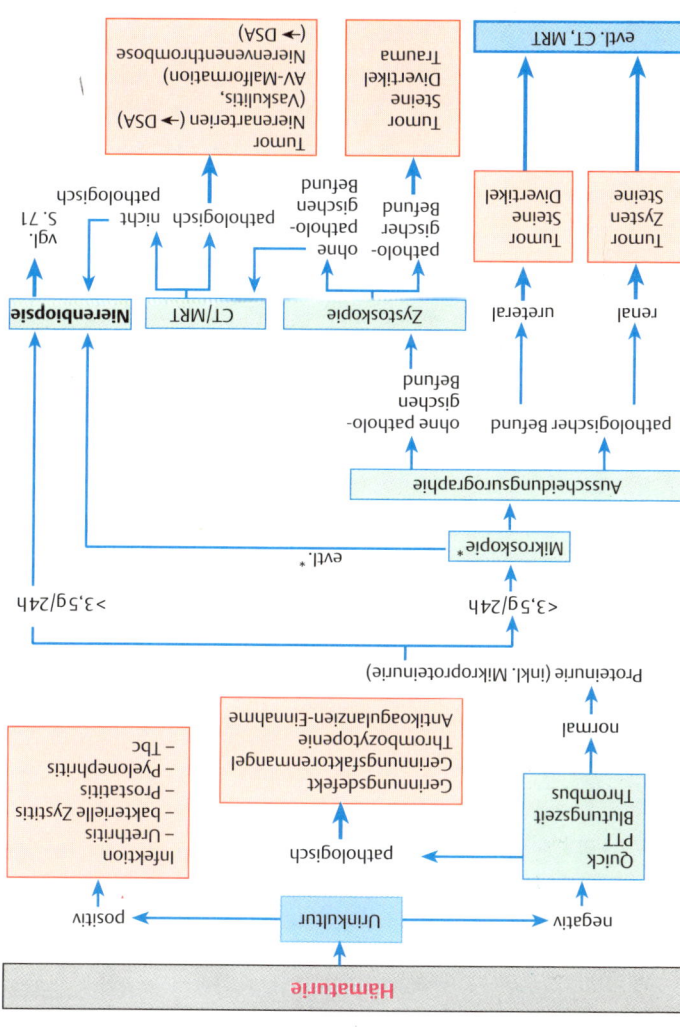

* Bei eindeutig dysmorphen oder eindeutig eumorphen Erythrozyten kann der Untersuchungsgang abgekürzt werden:
Bei eindeutig eumorphen → Ausscheidungsurographie (s.o.)
Bei eindeutig dysmorphen → Auslassen der Ausscheidungsurographie und direkt Biopsie